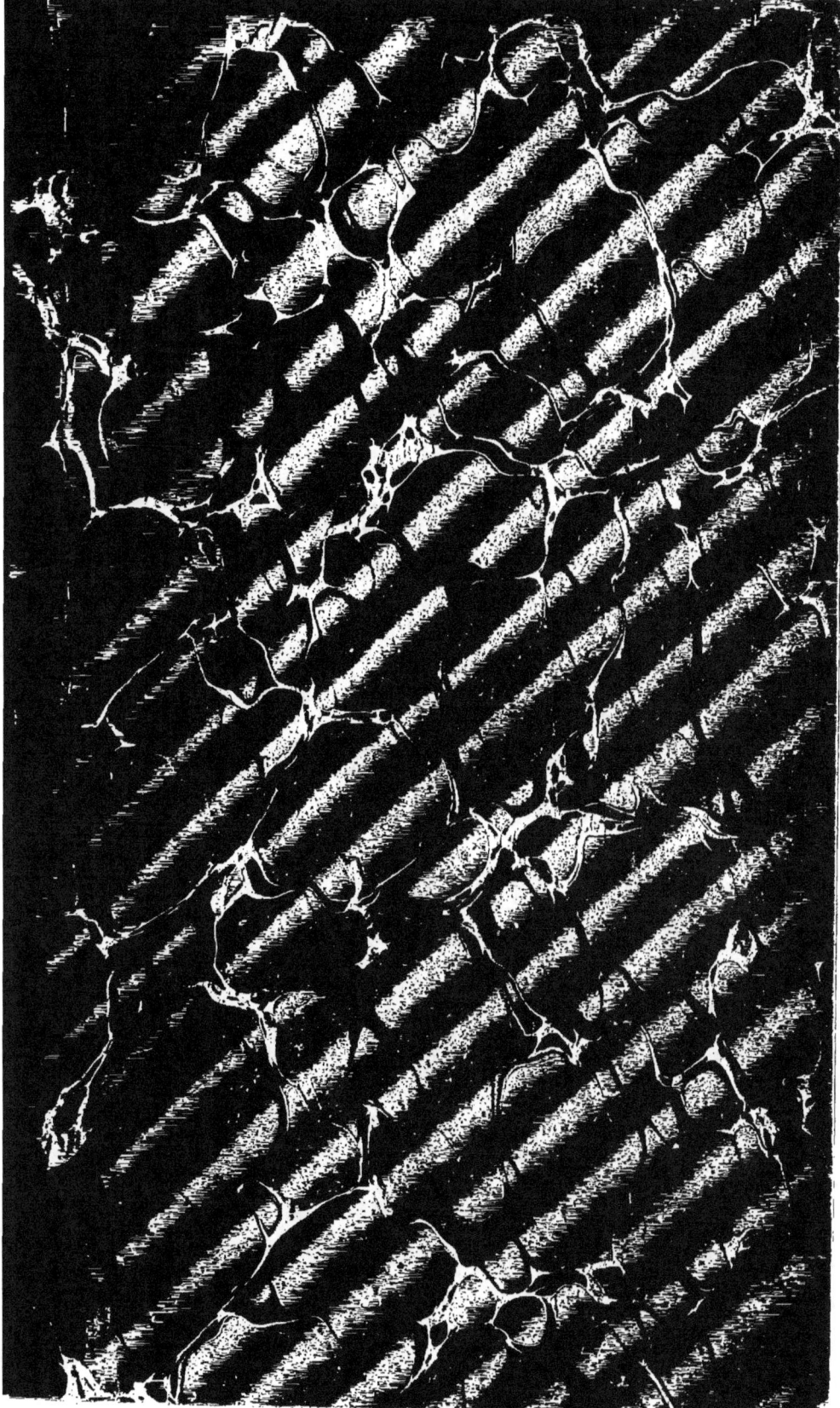

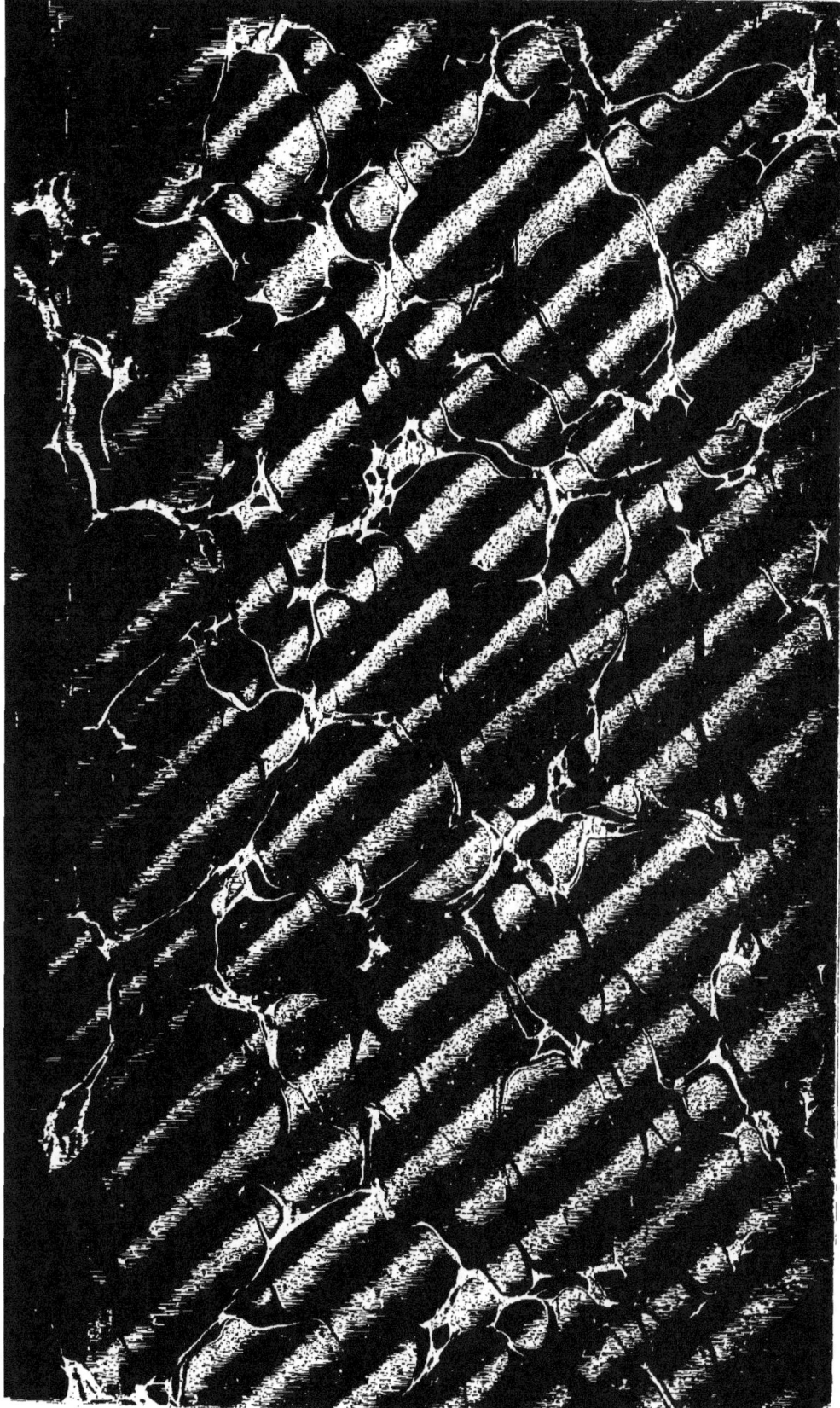

Conserver cette enveloppe

2786

LES ALIMENTS

II

DU MÊME AUTEUR :

Travaux scientifiques des pharmaciens militaires français. Paris, *Asselin*. 1882.

Recherches sur les blés, les farines et le pain. Paris, *Charles-Lavauzelle*. 1894.

La chimie alimentaire dans l'œuvre de Parmentier. Paris, *J.-B. Baillière et Fils*. 1902. 8 fr.

Les travaux de Millon sur les blés. Paris, *Charles-Lavauzelle*. 1905.

Le chimiste Dizé, en collaboration avec A. Pillas, trésorier-payeur général, petit-fils de Dizé. Paris, *J.-B. Baillière et Fils*. 1906. 5 fr.

Sur l'avenir de l'aluminium et son emploi dans l'armée; — sur les essais des ustensiles en aluminium; — sur les altérations produites par l'acide sulfurique dans les magasins de réserve de l'armée; — sur les cuirs employés aux chaussures des troupes; — sur les galons de laine, d'argent et d'or, en usage dans l'armée; — sur l'affinage des bains d'étain chargés de plomb.

(Recherches publiées dans la *Revue du service de l'Intendance militaire* de 1888 à 1905).

Bayen et la pharmacie militaire au xviiie siècle (1887); — Bayen, Lavoisier et la découverte de l'oxygène (1890); — Les travaux de Bayen sur l'étain (1890); — Le centenaire de la mort de Bayen (1898); — Les Ateliers révolutionnaires de salpêtre (1900).

(Articles publiés dans la *Revue Scientifique*).

A LA MÊME LIBRAIRIE

Guide pratique des Falsifications et Altérations des substances alimentaires, par Pierre Breteau, pharmacien-major de 2e classe. Préface par M. le professeur Cazeneuve, professeur à la Faculté de médecine de Lyon. 1 vol. in-16 de 400 pages, avec 8 planches coloriées et 143 figures : **7 fr.**

LES
ALIMENTS

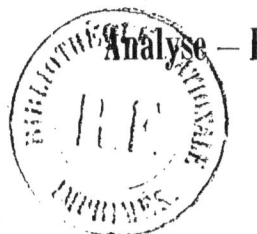

Analyse — Expertise — Valeur Alimentaire

II

LÉGUMES, FRUITS, VIANDES, LAITAGES
CONSERVES, BOISSONS & FOURRAGES

PAR

A. BALLAND

ANCIEN PHARMACIEN PRINCIPAL
AU LABORATOIRE DES EXPERTISES DU COMITÉ DE L'INTENDANCE

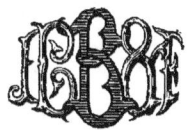

PARIS
LIBRAIRIE J.-B. BAILLIÈRE ET FILS
19, RUE HAUTEFEUILLE, 19
—
1907
Tous droits réservés

LES ALIMENTS

DEUXIÈME PARTIE

LES LÉGUMES, LES FRUITS, LES CONDIMENTS

On désigne vulgairement sous le nom de *légumes* les parties retirées d'une plante potagère servant à l'alimentation : c'est, par exemple, la racine ou le bulbe dans la carotte, les oignons, la patate; les tiges ou les feuilles pour les asperges, les chicorées, les épinards; les fleurs et le réceptacle floral dans les choux-fleurs et les artichauts; les fruits pour les haricots, les pois, le melon, la tomate.

Dans le langage culinaire, les productions des arbres fruitiers (amandes, cerises, dattes, pêches, poires, etc.), sont généralement appelées *fruits*.

Les *condiments* comprennent spécialement les substances d'une saveur plus ou moins prononcée que l'on mêle aux aliments pour en relever la saveur ou en activer la digestion (cannelle, cumin, girofle, moutarde, poivre, etc.).

Ces définitions présentent une telle élasticité que certains produits pourraient être classés indifféremment dans ces trois sections. C'est ce qui nous a décidé à grouper, suivant l'ordre alphabétique, les légumes, les fruits et les condiments.

Tous ces produits ont été analysés en suivant les indications données pour les céréales à divers états d'hydratation. (Voir : tome I, pages 2, 9, 318.)

ABRICOTIER

Les Chinois connaissent l'abricotier (*Prunus armeniaca*), depuis trois à quatre mille ans. Il a gagné très lentement l'Inde et le Caucase, pour arriver en Grèce et en Italie au commencement de l'ère chrétienne.

Quatre abricots pesant 173 gr. ont donné 160 gr. 6 (chair avec peau) présentant la composition suivante (juin 1898).

	À l'état normal.	À l'état sec.
Eau............................	87,70	0,00
Matières azotées............	0,43	3,52
— grasses	0,12	0,96
— sucrées............	8,10	65,85
— extractives........	1,60	13,00
Cellulose.....................	1,41	11,47
Cendres......................	0,64	5,20
	100,00	100,00

Les semences contiennent 74 p. 100 d'eau, et, à l'état sec, 18 p. 100 de matières azotées et 4 p. 100 de cendres.

AIL

La culture de l'ail (*Allium sativum*) en Asie (Chine) et en Europe remonte à une haute antiquité. Les anciens Egyptiens en faisaient grand usage. « On a gravé sur la pyramide [de Chéops] combien on a dépensé pour les ouvriers, en raifort, en oignons et en aulx. Cette dépense se montait à sept cents talents d'argent (1). »

(1) Hérodote, *Hist.*, II, 125.

1. Gousses d'ail récoltées à Saint-Julien, novembre 1897. Poids de 11 gousses ; 20 gr. : acidité 0,218. Les matières extractives contiennent des traces de sucre ; — 2. Ail des champs recouvert de ses enveloppes, provenant de triages de blés de l'ouest (Bretagne). Poids de 100 aulx : 0 gr. 56.

	1		2	
	A l'état normal.	A l'état sec.	A l'état normal.	A l'état sec.
Eau......................	58,00	0,00	12,00	0,00
Matières azotées............	6,52	15,52	5,52	6,27
— grasses............	0,15	0,35	1,80	2,05
— extractives..........	32,68	77,83	71,88	81,68
Cellulose...................	1,22	2,90	6,00	6,82
Cendres....................	1.43	3,40	2,80	3,18
	100,00	100,00	100,00	100,00

AMANDIER

L'amandier (*Amygdalus communis*) existait dans l'Asie occidentale (Mésopotamie, Turkestan), et peut-être en Grèce, avant la période historique. Les Hébreux et les Grecs distinguaient déjà les amandes douces des amandes amères.

Amandes douces vertes. — Poids de 10 amandes : 95 gr. (juin 1898.) 1. Analyse de l'épiderme (peau) ; — 2. Analyse de l'amande sans épiderme ; les matières extractives contiennent 0,42 sucre, à l'état normal, soit 3,5 à l'état sec. **Amandes douces sèches**. — 3. Analyse de l'amande avec la peau (juin 1898). Les coques contiennent 9,6 p. 100 d'eau.

	1		2		3	
	A l'état normal.	A l'état sec.	A l'état normal.	A l'état sec.	A l'état normal.	A l'état sec.
Eau................	84,50	0,00	88,00	0,00	4,40	0,00
Matières azotées......	3,23	20,84	5,67	47,28	18,10	18,95
— grasses......	0,80	5,20	2,19	18,20	54,20	56,69
— extractives...	10,77	69,46	2,79	23,22	18,00	18,82
Cellulose............	0,50	3,20	0,39	3,20	2,80	2,93
Cendres.............	0,20	1,30	0,96	8,00	2,50	2,61
	100,00	100,00	100,00	100,00	100,00	100,00

ANANAS

L'ananas (*Bromelia ananas*) existe à l'état sauvage dans les terres chaudes du Mexique, dans la province de Veraguas, près de Panama, dans la vallée du Haut-Orénoque, à la Guyane et dans la province de Bahia. Il n'en est pas question dans les ouvrages grecs, romains et arabes. Malgré les doutes énoncés par quelques auteurs, c'est une plante américaine introduite en Asie et en Afrique, immédiatement après la découverte de l'Amérique.

Ananas en boîte (1903)

	A l'état normal.	A l'état sec.
Eau	75,70	0,00
Matières azotées	0,68	2,80
— grasses	0,06	0,25
— sucrées	18,40	75,70
— extractives	4,35	17,90
Cellulose	0,57	2,35
Cendres	1,24	1,00
	100,00	100,00

ANIS VERT

L'anis vert (*Pimpinella anisum*), originaire de l'Afrique, est aujourd'hui cultivé dans différentes régions de l'Europe. Les graines sont employées comme condiment et entrent dans la préparation de plusieurs liqueurs.

Anis de Tunisie, provenant de l'Exposition de 1900; poids de 1.000 grains, 2 gr. 75. Les matières grasses extraites par l'éther contiennent environ 2,15 de produits volatils. Il y a des traces de manganèse dans les cendres.

Eau...	12,90
Matières azotées............................	14,14
— grasses................................	16,90
— extractives..........................	40,21
Cellulose......................................	9,85
Cendres.......................................	6,00
	100,00

ARACHIDE

L'origine de l'arachide ou pistache de terre (*Arachis hypogæa*) a été contestée pendant très longtemps; on admet aujourd'hui que cette légumineuse est de provenance américaine et vraisemblablement brésilienne. Des graines d'arachide ont été trouvées dans d'anciens tombeaux péruviens. Toutes les flores récentes d'Asie et d'Afrique mentionnent l'espèce cultivée, et non à l'état sauvage.

Les graines d'arachide sont très nutritives et sont utilisées dans toute l'Afrique, comme un élément important d'alimentation. Les anciens négriers en chargeaient leurs vaisseaux pour nourrir les esclaves pendant la traversée.

L'arachide fait partie des cultures vivrières des indigènes du Congo. C'est la véritable plante économique du Sénégal, où elle est cultivée seulement depuis 1848; on l'exporte annuellement par dizaine de millions de tonnes. La récolte a lieu en octobre-novembre. Les gousses, longues de 3 à 5 centimètres, renferment de 1 à 3 graines de la grosseur d'une petite noisette ordinaire. Les arachides de Galam donnent une huile comestible, moins recherchée que celle des arachides du Cayor. Le sol de la Guinée, plus argileux et moins sec que celui du Sénégal, n'est pas très favorable à la culture de l'arachide. Cette culture est néanmoins très développée en Guinée, car les indigènes sont très friands des graines, qu'ils mangent grillées.

A Madagascar, l'arachide est cultivée, en petite quantité,

dans différentes régions de l'île, particulièrement sur les plateaux. Les cosses renferment de 1 à 3 graines et le plus souvent 2.

Depuis plusieurs années, l'arachide est aussi cultivée à la Nouvelle-Calédonie, et particulièrement à Bourail, où l'on en fabrique une huile excellente pour la consommation locale. La farine d'arachide, privée, comme on le voit par les analyses, de la plus grande partie de ses matières grasses, sert, avec la farine de froment, à faire du pain ou des pâtisseries sèches.

Des essais de culture, entrepris dans les Landes, en 1801, et renouvelés depuis dans d'autres départements du Midi, ont donné de bons résultats, mais n'ont pas été poursuivis.

D'après les analyses suivantes, effectuées sur des produits provenant de l'Exposition de 1900, les matières azotées, dans les graines d'arachide, seraient comprises entre 20 et 30 p. 100 et les matières grasses entre 40 et 50 p. 100. Il y a des traces de manganèse dans les cendres.

Analyses de graines d'Arachides.

1. Arachides d'Algérie : graines grillées ; — 2. Arachides du Bahr-el-Ghazal ; poids de 10 gousses à deux grains 12,5 ; 100 gr. gousses donnent : graines 77 et gousses 33 ; — 3. Arachides du Haut-Oubanghi ; les gousses sont incrustées d'une terre ferrugineuse qui leur donne une teinte rouge ocracée ; elles laissent à l'incinération beaucoup de cendres ferrugineuses, alors que les gousses du Bahr-el-Ghazal en contiennent très peu ; poids de 10 gousses : 13 gr. ; 100 gr. gousses contiennent 78 gr. grains ; — 4. Arachides de la Guinée ; poids de 10 gousses : 16 gr. ; 100 gr. gousses donnent 78 gr. grains ; — 5. Arachides du Sénégal ; poids de 10 gousses 11,5 ; 100 gr. gousses donnent 75 gr. graines ; — 6. Arachides du Tonkin ; 100 gr. gousses donnent : graines 71 gr.

	1	2	3	4	5	6
Eau	3,40	6,50	7,00	5,20	7,00	8,00
Matières azotées	24,24	26,33	28,38	20,19	27,58	26,40
— grasses	51,80	44,45	42,20	46,30	49,40	47,80
— amylacées	17,16	16,82	15,97	21,11	10,82	12,70
Cellulose	1,90	3,40	4,25	4,90	2,50	2,50
Cendres	1,50	2,50	2,20	2,30	2,70	2,60
	100,00	100,00	100,00	100,00	100,00	100,00
Poids de 100 grains	» gr.	47,0 gr.	47,50 gr.	51,20 gr.	47,80 gr.	28,00 gr.

Arachides de Madagascar. — 1. Ankazobé; 100 gr. gousses contiennent 73 gr. grains; — 2. Maintinaro; 100 gr. gousses contiennent 75 gr. grains; — 3. Passandava; 100 gr. gousses contiennent 78 gr. grains; — 4. Id., 100 gr. gousses contiennent 76 gr. grains; — 5. Id., 100 gr. gousses contiennent 77. gr. grains; 6. Id., 100 gr. gousses contiennent 75 gr. grains.

	1	2	3	4	5	6
Eau	5,40	6,90	5,30	5,00	5,10	4,80
Matières azotées	27,24	26,90	29,12	25,62	30,10	27,72
— grasses	45,90	47,70	47,05	46,05	50,50	40,75
— amylacées	17,11	12,65	11,43	17,43	8,40	19,48
Cellulose	1,85	3,55	4,90	3,60	3,90	5,15
Cendres	2,50	2,30	2,20	2,30	2,00	2,10
	100,00	100,00	100,00	100,00	100,00	100,00
Poids de 100 grains	35,00 gr.	48,00 gr.	60,00 gr.	54,20 gr.	53,10 gr.	55,20 gr.

Arachides de la Nouvelle-Calédonie. — 1. Graines entières, poids moyen de dix gousses 13,34; poids moyen de 100 grains 50 gr.; décortication pour 100 gr. de gousses : grains 77,50; cosses 22,50; — 2 et 3. Farines d'arachides, 1re qualité, Bourail; — 4 et 5. Id., 2e qualité, même provenance; — 6. Arachides du Transvaal; poids de 10 gousses 11 gr.; poids moyen de 100 grains 42 gr.; 100 gousses donnent : grains 70 gr.

	1	2	3	4	5	6
Eau	6,30	7,80	14,30	15,40	11,40	5,30
Matières azotées	30,27	48,40	49,24	47,76	46,12	21,82
— grasses	47,15	18,85	10,05	6,40	18,25	50,50
— amylacées	8,33	19,35	19,81	22,74	17,03	19,38
Cellulose	3,75	1,90	2,90	3,80	3,10	1,10
Cendres	4,20	3,70	3,70	3,90	4,10	1,90
	100,00	100,00	100,00	100,00	100,00	100,00

Analyses de cosses d'arachides.

1. Cosses du Bahr-el-Ghazal; — 2. Cosses du Haut-Oubanghi; — 3. Cosses du Sénégal; — 4. Cosses du Transvaal.

	1	2	3	4
Eau	11,00	9,10	8,00	8,80
Matières azotées	2,30	4,73	7,00	3,50
— grasses	0,70	2,60	1,40	0,60
— extractives	24,80	19,92	24,90	22,10
Cellulose	59,90	58,05	56,90	63,40
Cendres	1,30	5,60	1,80	1,60
	100,00	100,00	100,00	100,00

ARBRE A PAIN

L'arbre à pain (*Artocarpus incisa*) est de la même famille que le figuier; ses dimensions sont beaucoup plus grandes. Il est originaire de Java, Amboine et îles voisines, mais l'ancienneté de sa culture dans toute la région insulaire, prouvée par la multitude des variétés, empêche de connaître exactement son histoire (A. de Candolle.)

Le fruit de l'arbre à pain, connu à Tahiti sous le nom de *maïore*, constitue, avec la banane et le poisson, la base de l'alimentation. Il pèse de 1 à 3 kg. et cuit avant maturité, alors qu'il est encore ferme et que son amidon n'est pas converti en sucre, il se consomme en guise de pain. On en fait trois récoltes par an. On en retire des fécules et des farines qui se rapprochent des produits du manioc.

1. Fécule de la Guadeloupe ; — 2. Fruit de la Guyane ; en tranches desséchées de 0 m. 02 à 0 m. 03 de long sur 0 m. 005 d'épaisseur ; — 3. Fruit de Tahiti, en tranches comme le précédent ; acidité : 0,136 ; — 4. Farine de même provenance retirée vraisemblablement des fruits séchés, pulvérisés et tamisés ; — 5. Farine de l'île Saint-Nicolas (Cap-Vert); acidité : 0,109 ; — 6. Farine de même provenance ; acidité : 0,087.

	1	2	3	4	5	6
Eau	16,00	14,40	14,20	14,30	12,10	13,80
Matières azotées	1,82	4,20	2,84	1,10	2,76	2,61
— grasses	0,20	0,55	0,90	0,20	0,90	0,85
— sucrées	0,00	traces	14,76	2,60	traces	traces
— amylacées	81,68	74,55	60,50	81,25	57,79	80,64
Cellulose	0,10	4,20	4,40	0,15	6,25	0,10
Cendres	0,20	2,10	2,40	0,40	2,20	2,00
	100,00	100,00	100,00	100,00	100,00	100,00

ARÉQUIER

La culture de l'aréquier est très ancienne dans toute l'Asie méridionale, où l'on a coutume de mâcher le bétel. L'amande contenue dans le fruit, vendue sous le nom de noix d'arec (*areca catechu*), est aromatique et excitante ; elle provoque la salivation ; on la mâche avec les feuilles du poivrier bétel. Les bourgeons terminaux de l'aréquier, séchés au soleil, entrent dans l'alimentation des Annamites.

L'analyse suivante a été faite sur des noix d'arec de Cochinchine, vendues en petits morceaux de 1 à 2 gr.

Eau	11,50
Matières azotées	8,30
— grasses	6,35
— extractives	57,70
Cellulose	14,25
Cendres	1,90
	100,00

ARROW-ROOT

L'arrow-root (*Maranta arundinacea*), originaire d'Amérique, est une plante basse, herbacée, à souche formée de rhizomes cylindriques gorgés d'une fécule qui est très appréciée. On la cultive aux Antilles, au Brésil, au sud des Etats-Unis, en Guinée, dans l'Inde, etc. La fécule s'obtient en traitant à grande eau les rhizomes préalablement râpés; on jette sur un tamis qui retient la pulpe; on laisse reposer le liquide tamisé; on décante la fécule qui s'est déposée; on la lave à différentes reprises et on la fait sécher.

A la Réunion et à Tahiti, les fécules d'arrow-root servent à la confection de gâteaux très employés dans l'alimentation des enfants.

On désigne souvent indifféremment sous le nom général d'*arrow-root*, les fécules appartenant aux principaux groupes des Euphorbiacées, des Convolvulacées, des Ammomacées, des Cannacées et des Dioscoréacées. Toutes ces fécules, comme l'a parfaitement observé E. Collin, présentent, au microscope, des caractères bien différents.

Dans les analyses qui suivent, les plus beaux échantillons sont ceux qui contiennent le moins d'azote.

1. Arrow-root de Ceylan; acidité : 0,032; — 2. Tahiti; acidité : 0,021; — 3. Tonkin, Hanoï; — 4. Id., Rivière Claire; — 5. Réunion; acidité : 0,032; — 6. Id., acidité : 0,043; — 7. Id.

	1	2	3	4	5	6	7
Eau................	11,00	13,70	15,00	15,40	13,60	13,60	13,20
Matières azotées......	1,38	1,42	0,89	0,45	1,08	1,69	0,44
— grasses......	0,40	0,10	0,15	0,25	0,25	0,15	0,20
— amylacées...	86,87	84,33	83,46	83,70	83,97	84,01	85,96
Cellulose............	0,15	0,15	0,00	0,00	0,70	0,15	0,00
Cendres............	0,20	0,30	0,50	0,20	0,40	0,40	0,20
	100,00	100,00	100,00	100,00	100,00	100,00	100,00

ARTICHAUT

L'artichaut (*Cynara scolymus*), qui n'était pas connu des anciens, paraît avoir été obtenu par la culture du cardon sauvage (*Cynara cardunculus*), originaire des régions méditerranéennes. Il existait en Italie en 1466 ; ce n'est qu'en 1548 qu'il fut introduit en Angleterre. Depuis un siècle, il s'est développé dans certaines régions de l'Amérique du Sud (Brésil, Chili) au point de gêner les communications (A. de Candolle.)

La base des écailles charnues qui entourent les fleurs d'artichaut, ainsi que leur réceptacle, se mangent cuits ou crus. Les analyses suivantes ont été faites sur une pomme d'artichaut de 380 gr., venant des Halles de Paris (mai 1898).

1. Réceptacle dépourvu de fleurs (fond d'artichaut), poids 58 gr. ; — 2. Partie blanche inférieure des écailles centrales ; — 3. Partie violacée supérieure, des mêmes écailles ; — 4. Partie inférieure des écailles vertes externes ; — 5. Partie supérieure des mêmes écailles ; — 6. Tige prise immédiatement au-dessous du réceptacle ; acidité : 0,070. — Les matières grasses sont accompagnées de chlorophylle et d'une substance poisseuse très étirable. Il y a plus de sucre dans les matières extractives de la tige que dans celles des autres parties, qui n'en contiennent que des traces. On trouve du manganèse dans toutes les cendres.

	1		2		3	
	A l'état normal.	A l'état sec.	A l'état normal.	A l'état sec.	A l'état normal.	A l'état sec.
Eau................	80,80	0,00	80,90	0,00	81,00	0,00
Matières azotées......	3,68	19,15	3,76	19,70	1,74	9,17
— grasses......	0,21	1,10	0,52	2,70	0,43	2,25
— extractives...	13,07	68,07	12,73	66,65	11,37	59,83
Cellulose............	1,27	6,63	1,53	8,00	4,80	25,30
Cendres.............	0,97	5,05	0,56	2,95	0,66	3,45
	100,00	100,00	100,00	100,00	100,00	100,00

	4		5		6	
	A l'état normal.	A l'état sec.	A l'état normal.	A l'état sec.	A l'état normal.	A l'état sec.
Eau................	80,00	0,00	80,90	0,00	81,80	0,00
Matières azotées......	2,16	10,78	1,11	5,83	1,57	8,63
— grasses......	0,23	1,15	0,21	1,10	1,56	8,55
— extractives...	15,05	75,24	11,16	58,42	12,43	68,29
Cellulose............	2,11	10,58	5,81	30,40	1,79	9,85
Cendres.............	0,45	2,25	0,81	4,25	0,85	4,68
	100,00	100,00	100,00	100,00	100,00	100,00

ASPERGE

L'asperge (*Asparagus officinalis*) est cultivée depuis plus de deux mille ans; elle est originaire de l'Europe et de l'Asie occidentale tempérée. Pline en parle avec éloge. On en distingue plusieurs variétés, entre autres l'asperge verte à pousses minces et pointues et l'asperge blanche teintée de violet, à pousses plus grosses, plus arrondies.

Asperges vertes. Récoltées à Saint-Julien, mai 1897. — Analyse des pousses coupées à 0 m. 10 du sommet; acidité : 0,086; les matières extractives comprennent 1 de sucre à l'état normal, soit 11 à l'état sec.

	A l'état normal.	A l'état sec.
Eau...............................	90,10	0.00
Matières azotées.................	3,38	34,11
— grasses.................	0,41	4,11
— extractives.............	4,72	47,67
Cellulose...........................	0,58	5,89
Cendres...........................	0,81	8,22
	100,00	100,00

Asperge blanche rosée. Halles de Paris, mai 1897. — 1. Analyse des pointes coupées à 0 m.05 du sommet; — 2. Pousses coupées à 0 m. 05 au-dessous des pointes précédentes; — 3. Partie blanche inférieure des pousses; acidité :

0,068. Les cendres, dans toutes les parties de l'asperge, renferment des traces de manganèse.

	1		2		3	
	A l'état normal.	A l'état sec.	A l'état normal.	A l'état sec.	A l'état normal.	A l'état sec.
Eau................	90,50	0,00	92,80	0,00	91,70	0,00
Matières azotées......	1,31	13,83	0,67	9,37	0,58	7,03
— grasses......	0,31	3.28	0,11	1,37	0,11	1,25
— extractives..	6,78	71,32	5,40	74,96	6,27	75,54
Cellulose............	0,69	7,22	0,65	9,10	0,99	11,98
Cendres.............	0,41	4,35	0,37	5,20	0,35	4,20
	100,00	100,00	100,00	100,00	100,00	100,00

AUBERGINE

Les Grecs et les Romains ne connaissaient pas l'aubergine (*Solanum esculentum*) et aucun botaniste n'en a parlé en Europe avant le commencement du XVIIe siècle. Elle paraît originaire de l'Inde et sa culture a dû se propager vers l'Egypte et tout le nord de l'Afrique, avant le moyen-âge. Les voyageurs modernes ont trouvé l'aubergine cultivée dans toute la région du Nil et sur la côte de Guinée. On l'a transportée en Amérique. (A. de Candolle.)

Aubergine violette longue. Halles de Paris, juin 1898. Poids : 125 gr.

	A l'état normal.	A l'état sec.
Eau.....................	92,30	0,00
Matières azotées............	1,34	17,34
— grasses............	0,17	2,20
— sucrées............	1,92	25,00
— extractives.........	2,85	36,96
Cellulose.................	0,87	11,30
Cendres.................	0,55	7,20
	100,00	100,00

BADIANIER

Le Badianier (*Illicum anisctum*), qui fournit l'anis étoilé du commerce, est originaire de la Chine : il est abondamment cultivé en Annam et au Tonkin.

Le fruit est composé de huit carpelles ligneux, rangés en étoile autour d'un axe central offrant la même consistance et la même couleur brune. Chaque carpelle contient une petite graine comprimée, d'un rouge marron, très dure et très miroitante. Le fruit, employé comme condiment, a le goût et l'odeur de l'anis ordinaire (*Pimpinella anisum*), mais avec beaucoup plus de finesse.

1. Analyse des fruits entiers, Tonkin ; — poids de 20 fruits, 26 gr. ; poids moyen de 100 graines, 4 gr. 70 ; les matières grasses extraites par l'éther comprennent des matières résineuses et environ 5,2 p. 100 de produits volatils localisés dans les capsules. Il y a des traces de manganèse dans les cendres. — 2. Carpelles ; — 3. Graines.

	1	2	3
Eau........................	13,30	16,00	7,60
Matières azotées............	5,53	4,34	54,28
— grasses	12,15	9,40	31,20
— extractives.........	39,52	37,21	32,42
Cellulose...................	26,60	31,00	20,40
Cendres....................	2,60	2,05	4,10
	100,00	100,00	100,00

BALISIER — BAMBOU

Les balisiers (*Canna*), d'origine intertropicale, sont aujourd'hui cultivés dans les jardins d'Europe où ils plaisent par leurs larges feuilles, leur port spécial et leurs fleurs brillantes, rouges ou mêlées de rouge et de jaune. Leur souche est un tubercule farineux qui se multiplie par des bourgeons latéraux. Les tubercules du *Canna edulis* sont utilisés pour l'usage alimentaire et pour l'extraction de la fécule. Beaucoup de fécules de Canna sont vendues sous le nom d'arrow-root. (P. Sagot.)

Le bambou (*Bambusa arundinacea*) est originaire des parties chaudes de l'Asie. Les semences sont parfois utilisées pendant les disettes; les jeunes pousses sont plus recherchées. On les mange vertes, en salade ou sèches, en ragoût avec les viandes (porc, poulet).

1. Fécule de balisier, Guadeloupe ; — 2. Pousses de bambou desséchées, vendues sur les marchés du Tonkin.

	1	2
Eau	17,70	13,70
Matières azotées	1,26	24,92
— grasses	0,10	3,80
— amylacées	80,79	42,28
Cellulose	0,00	7,20
Cendres	0,15	8,10
	100,00	100,00

BANANIER

La culture du bananier (*Musa sapientum*) dans le midi de l'Asie (Inde, Chine), soit sur le continent, soit dans les îles, remonte à la plus grande antiquité. Plusieurs auteurs admettent avec de Humboldt que le bananier aurait été cultivé en Amérique avant la découverte. A. de Candolle rejette cette hypothèse : l'introduction aurait été faite à Saint-Domingue et au Brésil par les Espagnols et les Portugais. Le bananier était inconnu des Hébreux et des anciens Egyptiens. De l'archipel indien, il a gagné, à une époque très reculée, les îles du Pacifique et la Côte occidentale d'Afrique. On en compte de très nombreuses variétés.

Les bananes vertes, cueillies avant leur maturité, c'est-à-dire avant que le sucre n'ait fait son apparition, se mangent cuites de différentes manières.

La farine de banane est préparée avec le fruit non arrivé à maturité. Le fruit, débarrassé de ses enveloppes, est coupé en rondelles qui sont séchées à l'étuve ou au soleil. Ces rondelles sont ensuite broyées et donnent une poudre grossière qui est passée au tamis. Dans les pays de production (archipel Indien, îles du Pacifique, côte occidentale d'Afrique, Brésil, etc.), la farine de banane est très employée dans l'alimentation, à l'état de bouillie, de galette ou de gâteau. Depuis quelques années, on s'efforce de l'introduire en Angleterre, en Allemagne et aussi en France, mais sans grand succès.

La consommation des bananes, en France, s'est accrue considérablement depuis quelques années. En 1897, les importations étaient de 8.000 régimes ; elles dépassent aujourd'hui 400.000, dont la moitié est consommée par Paris.

1. Banane de la Guadeloupe ; tranches coupées en deux dans le sens de la longueur et séchées, avant maturité ; poids d'une tranche 17 gr. — 2. Banane de Tahiti ; fruit privé de sa cosse, coupé et séché au soleil. Saveur très sucrée, mais l'odeur agréable de la banane fraîche a disparu. Les fragments pèsent environ 10 gr. ; — 3. Farines de banane de Ceylan ; acidité, 0,065 ; — 4. Id., et du Cap-Vert ; acidité, 0,054 ; — 5. Fécule de banane de Cochinchine. — Tous ces échantillons viennent de l'Exposition de 1900.

	1	2	3	4	5
Eau....................	13,50	20,10	11,90	11,90	15,70
Matières azotées........	3,08	4,57	3,99	3,68	0,98
— grasses........	0,30	0,45	0,60	0,55	0,20
— sucrées........	traces	69,98	traces	traces	0,00
— extractives...	80,87	traces	78,61	79,82	82,92
Cellulose...............	0,65	2,80	2,50	1,95	0,00
Cendres................	1,60	2,10	2,40	2,10	0,20
	100,00	100,00	100,00	100,00	100,00

Banane achetée à Paris, mai 1898; poids 68 gr., dont chair : 40 gr. et cosse : 28 gr. ; — 1 chair ; — 2 cosse.

	1		2	
	A l'état normal.	A l'état sec.	A l'état normal.	A l'état sec.
Eau................	72,40	0,00	81,00	0,00
Matières azotées......	1,44	5,20	1,28	6,74
— grasses......	0,09	0,34	0,68	3,60
— sucrées......	21,90	79,35	6,20	32,63
— extractives..	2,03	7,36	6,48	34,10
Cellulose............	1,22	4,40	2,42	12,73
Cendres............	0,92	3,35	1,94	10,20
	100,00	100,00	100,00	100,00

BAOBAB

Le baobab, que les botanistes désignent sous le nom d'Adansonia, en l'honneur d'Adanson qui, le premier, l'a fait connaître au retour d'un voyage au Sénégal, appartient à la famille des Malvacées. Il est originaire de l'Afrique tropicale et a été transplanté par l'homme en Asie et en Amérique. Le tronc de cet arbre n'a que 4 à 5 mètres de hauteur, à partir du sol jusqu'aux branches ; mais sa grosseur est énorme et il peut acquérir 30 mètres de circonférence. Adanson a rencontré aux îles du Cap-Vert des boababs qui avaient été mesurés par des voyageurs deux siècles auparavant, et, d'après le peu d'accroissement qu'ils avaient pris depuis cette époque, il estima qu'ils devaient avoir plus de six mille ans. Les fruits du baobab, connus sous le nom de *pain de singe*, sont assez gros, à écorce coriace, semblables à des courges ovales. La pulpe fraîche ou desséchée est mangée par les nègres. Les graines sont réniformes, à enveloppe dure, ligneuse, ayant à peine un millimètre d'épaisseur. L'amande est blanche, bien fournie et rappelle la noisette.

Les échantillons, analysés en 1904 au laboratoire du Comité de l'Intendance, à la demande de M. le général Galliéni, proviennent de la région de Morondava, sur la côte ouest de Madagascar, où l'on trouve un très grand nombre de baobabs. Il résulte de nos analyses que les graines du baobab, par leur teneur en matières grasses, peuvent être classées, à côté du coprah, parmi les graines les plus oléagineuses. L'amande de la noix de Karité, qui sert à préparer le beurre de Karité, si répandu dans le bassin du Niger, ne nous a donné que 51 p. 100 de graisse, alors qu'il y en a plus de 63 p. 100 dans les graines du baobab.

La graisse de baobab sert aux mêmes usages que le beurre de Karité. Les indigènes de Madagascar l'obtiennent en faisant bouillir dans l'eau, pendant plusieurs heures, les graines préalablement concassées. C'est exactement le procédé primitif employé par les nègres pour retirer la graisse des noix de Karité. L'échantillon envoyé par le gouvernement de Madagascar est contenu dans une petite bouteille ordinaire. A la température de 15°, c'est une masse blanchâtre, grumeleuse; vers 25°, elle commence à se liquéfier en partie et à 34° elle est entièrement fluide. Elle présente alors la nuance de l'huile d'olive de Tunisie, une odeur plutôt agréable et une saveur douce qui ne trahit aucune rancidité. Par refroidissement, elle se reprend en masse, très lentement. Il convient d'insister sur la résistance à la rancidité, le produit examiné étant préparé depuis huit à neuf mois.

La graisse de baobab peut être employée avantageusement dans l'alimentation et, en particulier, pour fabriquer des graisses alimentaires analogues à celles que l'on retire depuis quelques années des noix de coco. Je crois aussi, avec E. Milliau, qui a tant de compétence pour tout ce qui touche à l'étude des corps gras, qu'elle serait utilisée avec succès dans la préparation des savons de luxe et des huiles fines pour la parfumerie (1).

Analyse des graines.

Poids moyen de 100 graines, 100 gr.; poids maximum : 139 gr.; poids minimum : 73 gr.; 100 gr. donnent à la décortication : amandes 63 et enveloppes 37. Dans l'analyse suivante effectuée sur les amandes, on a observé que les matières extractives ne contenaient pas d'amidon.

Eau	5,40
Matières azotées	17,08
— grasses	63,20
— extractives	9,72
Cellulose	1,05
Cendres	3,55
	100,00

BETTERAVE

La betterave blanche et la betterave rouge étaient connues des Grecs et des Romains. Elles sont cultivées tantôt pour leurs racines (betteraves) et tantôt pour leurs feuilles employées comme légumes (bette ou poirée). Les botanistes s'accordent à les rattacher à une même espèce (*Beta vulgaris*). Par un effet de la culture, les feuilles, dans la poirée, se sont développées au détriment de la racine.

1. Betterave rouge à salade, Halles de Paris, déc. 1897; acidité, 0,098; — 2. Poirée à carde blanche, Halles de Paris, mai 1898; analyse des parties vertes des feuilles; — 3. Id. analyse des parties blanches (côtes et pétioles); acidité, 0,086; les matières extractives contiennent des traces de sucre.

---

(1) Voy. *l'Agriculture pratique des pays chauds*, année 1904, p. 658.

	1		2		3	
	A l'état normal.	A l'état sec.	A l'état normal.	A l'état sec.	A l'état normal.	A l'état sec.
Eau..................	84,80	0,00	94,70	0,00	96,70	0,00
Matières azotées......	3,09	20,35	1,64	31,00	0,58	17,74
— grasses.......	0,05	0,33	0,31	5,83	0,05	1,45
— extractives...	9,14	60,16	2,13	40,14	1,57	47,51
Cellulose.............	1,18	7,75	0,43	8,13	0,44	13,20
Cendres..............	1,74	11,41	0,79	14,90	0,66	20,10
	100,00	100,00	100,00	100,00	100,00	100,00

Les différentes variétés de betteraves cultivées en Europe pour l'extraction du sucre contiennent de 12 à 18 pour 100 de saccharose, c'est-à-dire à peu près les mêmes quantités que l'on retrouve dans les innombrables variétés de canne à sucre (Saccharum officinarum) cultivées dans toutes les régions chaudes du globe et d'abord dans l'Asie méridionale, d'où elles se sont répandues en Afrique, et plus tard en Amérique.

On estime que la production annuelle du sucre de canne est inférieure de près de moitié à celle du sucre de betterave, qui est de 5 à 6 millions de tonnes.

Le sucre de betterave est constitué par du saccharose; il contient très peu de glucose et des traces d'eau et de cendres. J'ai trouvé, dans des approvisionnements de guerre, du sucre cristallisé qui, après plusieurs années de conservation, présentait des grumeaux de couleur jaunâtre, dus à un commencement d'altération. La composition était moins différente que je ne l'avais supposé au premier abord.

	Sucre cristallisé.	Sucre en grumeaux.
Eau.......................	0,18	0,30
Saccharose.................	99,66	99,30
Glucose....................	0,06	0,31

Le sucre de canne n'est pas plus hydraté que le sucre de betterave et il ne donne pas plus de cendres à l'incinération, mais il contient un peu plus de glucose. Dans des sucres de Mayotte provenant de l'Exposition de 1900, j'ai trouvé de 0,92 à 1,84 p. 100; dans des produits de la Réunion, de 0,73 (sucre 1er jet) à 2,63 (sucre de 3e jet).

Le sucre en pain est parfois azuré à l'outremer, qui lui communique une teinte bleuâtre. J'ai signalé les inconvénients de cette opération pour certains sirops, l'outremer pouvant dégager de l'hydrogène sulfuré au contact des acides végétaux (1).

CAJAN

Le cajan (*Cajanus indicus*) est une légumineuse de la nature des arbustes, très cultivée dans quelques-unes de nos colonies sous les noms d'ambrevade, pois d'Angola, pois du Congo, pois Pigeon... On n'en connaît que deux variétés basées sur la couleur des fleurs qui sont jaunes (*C. flavus*), ou teintées de rouge (*C. bicolor*). La culture du cajan est assez ancienne dans l'Inde. Il paraît originaire de l'Afrique équatoriale et avoir pénétré en Asie avec d'anciens voyageurs, faisant le trafic de Zanzibar à l'Inde et Ceylan (Alph. de Candolle). Le cajan se naturalise avec une grande facilité même dans de mauvais terrains, hors des cultures. Il a été introduit dans la Nouvelle-Calédonie par les Malabars qui accompagnèrent les premiers colons venus de la Réunion.

Les graines de cajan, dans nos colonies, servent à la nourriture des indigènes; mais les colons européens ne les mangent qu'avant leur maturité, à la façon des petits pois; les tiges sont utilisées comme fourrage. Les matières azotées oscillent entre 16 et 22 p. 100 et les matières grasses entre 1 et 2 p. 100. Il y a du manganèse dans les cendres. Les échantillons examinés viennent de l'Exposition de 1900.

---

(1) *Journal de pharmacie et de chimie*, 1877.

1. Cajan de Guinée ; — 2. Guyane ; — 3. Madagascar ; — 4. Nouvelle-Calédonie ; — 5. Réunion.

	1	2	3	4	5
Eau................	11,50	8,50	10,90	12,40	14,20
Matières azotées....	21,13	17,10	19,18	19,39	16,48
— grasses....	1,15	1,25	1,40	1,75	1,35
— amylacées..	56,47	62,70	57,42	56,16	56,82
Cellulose..........	6,15	6,95	6,90	6,10	7,15
Cendres...........	3,60	3,50	4,20	4,20	4,00
	100,00	100,00	100,00	100,00	100,00
Poids de 100 grains.	10,00	11,25	9,61	12,20	16,24

Ambrévades de Madagascar. — 1. Manisana ; — 2. Mahanoro ; — 3. Anamakia ; — 4. Malaimbandy ; — 5. Miarinarivo ; — 6. Vatomandry.

	1	2	3	4	5	6
Eau................	11,30	11,40	11,10	9,70	11,60	11,80
Matières azotées......	16,10	18,29	18,57	19,60	21,42	21,98
— grasses......	1,40	1,30	1,60	1,15	1,20	1,60
— amylacées...	61,95	58,71	58,68	58,75	53,73	54,47
Cellulose..........	5,25	6,70	6,35	7,10	7,65	6,65
Cendres...........	4,00	3,60	3,70	3,70	4,40	3,50
	100,00	100,00	100,00	100,00	100,00	100,00
Poids de 100 grains....	gr. 15,30	gr. 10,20	gr. 15,24	gr. 8,62	gr. 8,54	gr. 8,77

CANNELIER

Le Cannelier (*Cinnamomum zeylanicum*), dont l'écorce des jeunes rameaux constitue les cannelles du commerce, existe à l'état sauvage dans les forêts de Ceylan. Il n'a été mis en culture régulière à Ceylan que vers 1765. Depuis, les plantations se sont étendues dans de nombreuses régions tropicales et produisent des variétés dont les écorces diffèrent plus ou moins suivant la provenance. Les écorces de Cannelier sauvage et d'autres Cinnamomum non cultivés produisant des écorces moins fines (*Cannelle de Malabar*, *Cannelle de Chine*, etc.) ont été l'objet d'un commerce important, dès les temps les plus reculés.

En 1903, il a été importé en France près de 200.000 kg. de cannelles, dont 400 kg. seulement venant de nos colonies.

1. Cannelle de la Guadeloupe : grosse écorce aplatie de 6mm. d'épaisseur et de saveur peu aromatique ; — 2. Cannelle de la Guyane : épaisseur, un tiers de millimètre; couleur orange clair, odeur agréable, saveur très aromatique, chaude et piquante ; — 3. Cannelle de Madagascar : écorces aromatiques roulées sur elles-mêmes, ayant une épaisseur au-dessous du millimètre ; — 4. Graines de cannelier du jardin d'essai de Tamatave; poids moyen de 100 grains, 20 gr. 6 ; — 5. Cannelle de Mayotte, provenant d'essais de culture entrepris récemment : écorce brute, non travaillée, d'environ 2mm. d'épaisseur. — Les matières grasses extraites par l'éther contiennent des produits résineux et de l'essence volatile qui donne aux écorces leur saveur spéciale. Les matières extractives comprennent : sucre, amidon, tanin, etc. Il y a des traces de manganèse dans toutes les cendres.

	1	2	3	4	5
Eau..................	10,60	11,30	11,30	12,70	11,30
Matières azotées.....	2,10	3,41	4,11	9,89	3,50
— grasses (1)..	1,30	2,05	2,10	42,30	1,10
— extractives.	34,95	45,79	43,89	30,51	45,25
Cellulose.............	47,75	33,85	36,10	2,90	36,25
Cendres..............	3,30	3,60	2,50	1,70	2,60
	100,00	100,00	100,00	100,00	100,00
(1) Dont produits volatils..	0,50	1,30	0,90	0,20	0,30

Cannelles des Indes. — 1. Écorces moins roulées que celles de Ceylan, épaisseur plus forte (en moyenne, 1 mm.), odeur et saveur moins pénétrantes ; — 2 et 3. Échantillons de qualité inférieure; les écorces sont plus épaisses, 2 à 3 mm., moins aromatiques, moins roulées ; — 4. Fleurs de cannelier ou clous de cassia. Ce sont les fleurs desséchées du *Cinnamomum cassia :* elles sont employées comme condiment et se rapprochent, par leur aspect, des clous de girofle; odeur et saveur de cannelle; 100 clous pèsent en moyenne 2 gr. 97 et au maximum 4 gr. 20.

	1	2	3	4
Eau....................	11,80	14,20	13,00	10,90
Matières azotées.........	4,45	5,22	5,20	8,29
— grasses (1).....	3,20	2,80	2,25	2,70
— extractives.....	58,55	55,88	58,15	43,46
Cellulose................	18,10	19,90	19,10	31,35
Cendres	3,90	2,00	2,30	3,30
	100,00	100,00	100,00	100,00
(1) Dont produits volatils.....	1,70	1,30	1,35	0,60

CARDAMOME

Le Cardamome (*Cardamomum officinale*) pousse naturellement dans les terrains bas de nos possessions de l'Indo-Chine. Le fruit est une capsule contenant de nombreuses graines irrégulières, plus ou moins comprimées et soudées les unes aux autres. Sous le nom d'*épices du Tonkin* figuraient, à l'Exposition de Paris de 1900, des fruits différents de ceux du Cardamomum officinale, mais appartenant au même genre *Amomum*. Les *graines du paradis* (*Amomum grana paradisi*), également connues sous le nom de *poivre maniguette*, se rattachent à la même famille.

Toutes ces graines ont une saveur aromatique et piquante; elles sont employées comme condiment, à l'instar du poivre.

1. Amome du Tonkin; les matières grasses comprennent 0,6 de produits volatils — 2. Cardamome du Cambodge; les matières grasses comprennent 2,10 produits volatils; — 3. Graines du Paradis, Gabon; poids moyen de 1000 grains, 11 gr.;— 4. Id., de la Guyane; poids moyen de 1000 grains, 12 gr.

CAROTTE

	1	2	3	4
Eau	14,80	11,80	12,00	12,90
Matières azotées	11,51	10,05	7,70	7,75
— grasses	1,70	3,60	5,50	5,80
— extractives	52,74	53,45	53,50	52,60
Cellulose	14,45	13,90	18,50	18,75
Cendres	5,80	7,20	2,80	2,20
	100,00	100,00	100,00	100,00

CAROTTE

La carotte (*Daucus carota*) est cultivée en Europe et dans l'Asie occidentale tempérée, depuis plus de deux mille ans. On la mangeait, aussi bien en Grèce qu'en Italie.

1. *Carotte rouge longue de Crécy*. — Halles de Paris, novembre 1897. Poids 280 gr. Les matières extractives contiennent 3,80 de sucre à l'état normal, soit 31,5 à l'état sec; — **2. *Carotte rouge longue de Crécy*.** — Halles de Paris, janvier 1898. Poids 160 gr.; Analyse de la partie annulaire rouge extérieure; — 3. Id., Analyse de la partie jaune centrale (cœur).

	1		2		3	
	A l'état normal.	A l'état sec.	A l'état normal.	A l'état sec.	A l'état normal.	A l'état sec.
Eau	87,90	0,00	89,40	0,00	89,40	0,00
Matières azotées	1,19	9,87	0,83	7,83	0,92	8,64
— grasses	0,19	1,55	0,13	1,28	0,12	1,17
— extractives	9,50	78,53	8,36	78,87	8,38	79,01
Cellulose	0,76	6,25	0,86	8,08	0,52	4,90
Cendres	0,46	3,80	0,42	3,94	0,66	6,28
	100,00	100,00	100,00	100,00	100,00	100,00

1. *Carotte rouge longue de Meaux*. — Halles de Paris février 1897. Poids : 227 gr.; sucre 3,05 à l'état normal et 35,46 à l'état sec; acidité : 0,144; — **2. *Carotte rouge longue de Meulan*.** — Halles de Paris, février 1897; poids 293 gr.; sucre 3,15 à l'état normal et 28,37 à l'état sec; acidité : 0,205.

	1		2	
	À l'état normal.	À l'état sec.	À l'état normal.	À l'état sec.
Eau....................	91,40	0,00	88,90	0,00
Matières azotées...........	0,50	5,81	0,55	4,95
— grasses............	0,08	0,96	0,09	0,86
— extractives.........	6,93	80,53	8,88	79,99
Cellulose................	0,69	8,00	0,97	8,70
Cendres.................	0,40	4,70	0,61	5,50
	100,00	100,00	100,00	100,00

1. *Carotte rouge de Saint-Germain*. — Halles de Paris, juin 1897; poids de 10 carottes: 145 gr. — 2. *Carotte rouge longue pointue*, récoltée à Saint-Julien (1897); poids, le 17 septembre, 96 gr.; le 24 septembre, 78 gr.; le 4 octobre, date de l'analyse, 55 gr.; sucre 4,5 à l'état normal et 21,43 à l'état sec; acidité : 0,454. — Dans toutes les carottes, les matières grasses obtenues par l'éther sont colorées en jaune et répandent l'odeur caractéristique de la carotte. Les cendres renferment des traces de manganèse.

	1		2	
	À l'état normal.	À l'état sec.	À l'état normal.	À l'état sec.
Eau....................	88,10	0,00	79,00	0,00
Matières azotées...........	1,05	8,87	2,09	9,94
— grasses............	0,14	1,16	0,30	1,45
— extractives.........	9,07	76,26	14,86	70,75
Cellulose................	0,88	7,36	1,86	8,86
Cendres.................	0,76	6,35	1,89	9,00
	100,00	100,00	100,00	100,00

CAROUBIER

Le Caroubier (*Ceratonia siliqua*) était spontané à l'orient de la mer Méditerranée, probablement sur la côte méridionale d'Anatolie et en Syrie, peut-être aussi dans la Cyrénaïque. Sa culture a commencé depuis les temps historiques. Les Grecs l'ont étendue dans leur pays et en Italie ; plus tard les Arabes l'ont propagée jusqu'au Maroc et en Espagne. Dans tous ces pays, l'espèce s'est naturalisée çà et là, sous une forme moins productive, qu'on est obligé de greffer pour avoir de meilleurs fruits. (A. de Candolle.)

Les fruits ou légumes du caroubier sont employés à la nourriture de l'homme et des animaux, en particulier des chevaux.

D'après les analyses qui suivent, les caroubes du commerce contiendraient de 9 à 13 p. 100 d'eau; de 5 à 7 p. 100 de matières azotées; de 8 à 12 p. 100 de cellulose inerte, moins de 1 p. 100 de matières grasses et en moyenne 2 p. 100 de cendres. Il y aurait de 30 à 43 p. 100 de matières sucrées, constituées par du glucose et du saccharose, en proportions variables, suivant l'état de la maturité des fruits. On remarquera que les graines du caroubier, comme toutes les graines des légumineuses, sont très riches en azote; on remarquera aussi qu'elles ne contiennent pas de matières sucrées.

Caroubes d'Algérie provenant de l'Exposition de Paris de 1900. — Une belle gousse entière pesait 22 gr. 65 dont 2 gr. 65 pour 14 graines. Elle mesurait 0 m. 135 de long, sur 0 m. 024 de large, avec une épaisseur moyenne de 0 m. 007. — 1. Gousse entière; — 2. Graines seules; — 3. Cosses. — *Caroubes d'Algérie remises par E. Collin, de Paris, en décembre 1901.* — 4. Bougie, graines seules; — 5. Id., Cosses; les matières sucrées contiennent 30,36 saccharose et 9,32 glucose; — 6. Nemours, gousses entières; les matières sucrées contiennent 9,23 saccharose et 12,50 glucose.

	1	2	3	4	5	6
Eau	13,00	13,00	12,50	10,70	10,70	10,10
Matières azotées	5,08	14,50	2,10	15,40	3,81	6,30
— grasses	0,50	1,25	0,40	1,90	0,51	0,75
— sucrées	30,10	0,00	31,25	0,00	39,68	21,73
— amylacées et congénères	39,87	61,40	42,05	62,40	35,45	51,07
Cellulose	9,10	6,85	9,40	6,50	7,85	7,95
Cendres	2,35	3,00	2,30	3,10	2,00	2,10
	100,00	100,00	100,00	100,00	100,00	100,00

Caroubes exotiques, remises par L. Collin, 1901.

— Le poids des gousses entières oscille entre 8 gr., 6 et 24 gr., 3 dont 0,2 à 2,4 pour les graines seules. Les analyses suivantes ont été faites sur des gousses entières avec les graines. — 1. Candie; — 2. Chypre; — 3. Crète; — 4. Grèce; — 5. Mersina; — 6. Portugal; — 7. Mélange de blé et de caroube servant à l'alimentation des indigènes en Tunisie. Ce mélange, qui a l'aspect d'une poudre grossière, figurait au Concours général agricole de Paris de 1902.

	1	2	3	4	5	6	7
Eau	9,20	11,00	12,00	10,80	12,30	11,80	7,80
Matières azotées	6,02	5,60	5,74	6,86	6,30	5,74	12,60
— grasses	0,55	0,40	0,35	0,50	0,60	0,50	2,90
— sucrées (1)	43,10	43,10	34,24	39,68	39,85	36,76	traces
— amylacées et congénères	28,43	29,70	37,74	30,70	26,95	34,05	68,70
Cellulose	10,50	8,10	7,85	9,50	11,80	9,15	6,00
Cendres	2,20	2,10	2,08	1,96	2,20	2,00	2,00
	100,00	100,00	100,00	100,00	100,00	100,00	100,00
(1) Dont saccharose	21,74	28,57	8,20	29,40	27,10	17,56	0,00

CARVI — CORIANDRE — CUMIN

Le carvi (*Carum carvi*), originaire d'Orient, est cultivé en Europe pour ses graines. Elles ont une odeur aromatique et une saveur chaude et piquante qui les font rechercher comme condiments.

Les graines de la coriandre (*Coriandrum sativum*) sont depuis très longtemps cultivées en Europe, en Asie et en Afrique : elles servent à aromatiser les aliments et entrent dans la fabrication de certaines liqueurs.

Le cumin (*Cuminum cyminum*) appartient, comme le carvi et la coriandre, à la famille des ombellifères. La plante, qui était connue des Hébreux, était, du temps de Théophraste, très cultivée en Egypte et en Asie-Mineure.

1. Carvi de Tunisie; — 2. Coriandre du Transvaal; — 3. Id. de Tunisie; — 4. Cumin des Indes; — 5. Id., de Tuni-

sie ; les matières grasses contiennent 1,25 de produits volatils. — Ces cinq produits viennent de l'exposition de 1900.

	1	2	3	4	5
Eau....................	15,70	8,40	9,50	10,80	11,20
Matières azotées...........	18,62	13,48	12,74	18,58	15,96
— grasses...........	12,25	2,95	9,50	11,90	17,15
— extractives	37,48	40,42	42,46	35,02	36,89
Cellulose................	10,35	30,85	21,00	15,50	11,70
Cendres.................	5,60	3,90	4,80	8,20	7,10
	100,00	100,00	100,00	100,00	100,00
Poids de 1000 grains........	4,34	7,50	11,40	3,97	5,34

CARYOT — SAGOU — TALIPOT

La fécule de caryot est extraite du tronc du caryot (*Caryota urens*), palmier de l'Inde, qui se distingue par ses feuilles très divisées. Le produit est de qualité inférieure au sagou ordinaire que l'on retire du palmier sagou (*Sagus Rumphii*).

Le talipot est également retiré d'un palmier, le *corypha umbraculifera*. Pour l'obtenir, on abat les palmiers quand ils ont de dix à quinze ans, on laisse écouler la sève, on enlève l'écorce, on recueille la moelle que l'on délaie dans l'eau et on jette sur une toile qui retient la partie ligneuse et ne laisse passer que la farine, connue à Ceylan sous le nom de *raw palmirah root flour*.

1. Fécule de Caryot du Tonkin ; — 2. Sagou de Saint-Nicolas (Cap vert); acidité 0,032 ; — 3. Talipot, farine de palmier de Ceylan, acidité 0,119.

	1	2	3
Eau....................	15,90	12,10	12,90
Matières azotées...........	1,07	2,15	4,76
— grasses...........	0,15	0,15	0,50
— amylacées..........	82,33	80,40	77,04
Cellulose................	0,15	4,00	2,00
Cendres.................	0,40	1,20	2,80
	100,00	100,00	100,00

CÉLERI

Le céleri (*Apium graveolens*) se rencontre à l'état sauvage en Europe, en Asie et dans le nord de l'Afrique. Les variétés cultivées sont très nombreuses. Les côtes de céleri sont employées comme légumes.

Le céleri-rave, dont la racine charnue se mange cuite, a été obtenu en développant, par la culture, la racine au détriment des pétioles des feuilles.

1. *Céleri blanc.* Halles de Paris, déc. 1897. Analyse des côtes préparées pour la salade, acidité : 0,109 ; — 2. *Céleri rave;* Halles de Paris, déc. 1897 ; poids 121 gr. ; analyse de la racine ; les matières grasses, comme dans les autres ombellifères, sont aromatiques ; les matières extractives contiennent des traces de sucre ; acidité : 0,305.

	1		2	
	A l'état normal.	A l'état sec.	A l'état normal.	A l'état sec.
Eau..................................	90,50	0,00	88,70	0,00
Matières azotées.................	1,95	20,56	1,91	16,88
— grasses................	0,07	0,73	0,16	1,45
— extractives............	5,02	52,79	7,70	68,09
Cellulose...........................	1,15	12,12	0,70	6,28
Cendres.............................	1,31	13,80	0,83	7,30
	100,00	100,00	100,00	100,00

CERFEUIL

Les anciens auteurs grecs ne parlent point du cerfeuil (*Scandix cerefolium*) ; mais cette ombellifère était cultivée par les Romains au commencement de l'ère chrétienne. Elle paraît spontanée dans le sud-est de la Russie et dans l'Asie occidentale tempérée.

Feuilles du cerfeuil commun récoltées à Saint-Julien, septembre 1897. Les cendres renferment des traces de manganèse.

	A l'état normal.	A l'état sec.
Eau	80,70	0,00
Matières azotées	3,60	17,62
— grasses	0,53	4,80
— extractives	9,61	49,78
Cellulose	1,89	9,80
Cendres	3,47	18,00
	100,00	100,00

CERISIER — MERISIER

L'habitat vrai et bien ancien du cerisier commun (*Prunus cerasus*) paraît s'étendre de la mer Caspienne jusqu'aux environs de Constantinople. Il était connu et se naturalisait déjà au commencement de la civilisation grecque, et un peu plus tard en Italie, vers le commencement de l'ère chrétienne.

On prétend que le premier cerisier planté en Italie venait de Cérasonte, d'où le nom de *cerasus*. Le merisier paraît provenir du cerisier des oiseaux (*Prunus avium*), que l'on trouve à l'état sauvage en Asie, en Europe et en Algérie.

On évalue à 500.000 kg. les cerises récoltées annuellement en Maine-et-Loire pour les liquoristes d'Angers.

Cerises douces. — 1. Trente cerises pèsent 175 gr. dont noyaux 24 gr. 5 (juin 1898); analyse de la chair avec la peau; acidité : 0,240. Les graines, à l'état sec, contiennent 29,8 p. 100 de matières azotées et 12 p. 100 d'huile; — 2. Cerises à queue courte; poids de 86 cerises 100 gr. dont noyaux 25 (juillet 1902).

	1		2	
	A l'état normal.	A l'état sec.	A l'état normal.	A l'état sec.
Eau........................	84,10	0,00	81,00	0,00
Matières azotées..........	1,02	6,42	1,43	7,52
— grasses................	0,09	0,55	0,36	1,88
— sucrées................	8,70	54,71	8,62	45,37
— extractives............	5,42	34,09	6,48	34,13
Cellulose.................	0,49	3,10	1,33	7,00
Cendres...................	0,18	1,13	0,78	4,10
	100,00	100,00	100,00	100,00

Cerises acides. 1. Poids de 40 cerises : 165 gr., dont noyaux 18 gr. (juin 1898). Analyse de la chair avec la peau. Les matières extractives contiennent 9,3 sucre à l'état normal, soit 62 à l'état sec ; acidité : 0,810 ; — 2. Analyse des graines des mêmes cerises ; poids de 100 graines, 10 gr.

	1		2	
	A l'état normal.	A l'état sec.	A l'état normal.	A l'état sec.
Eau........................	85,00	0,00	41,00	0,00
Matières azotées..........	1,26	8,38	6,94	11,76
— grasses................	0,40	2,65	14,13	23,95
— extractives............	11,97	79,82	33,42	56,64
Cellulose.................	1,11	7,40	3,54	6,00
Cendres...................	0,26	1,75	0,97	1,65
	100,00	100,00	100,00	100,00

1. Cerises blanches ; poids de 75 cerises 100 gr., dont noyaux 27 gr. 50 (juillet 1902) ; — 2. Merises rouges ; poids de 94 merises 100 gr., dont noyaux 28 gr. 9 (août 1902). — 3. Merises noires ; poids de 106 merises 100 gr., dont noyaux 29 gr. 60 (juillet 1902) ; — 4. Merises noires ; poids de 98 merises 100 gr., dont noyaux 30,40 (août 1902).

	1		2	
	A l'état normal.	A l'état sec.	A l'état normal.	A l'état sec.
Eau....................	80,00	0,00	82,00	0,00
Matières azotées......	1,35	6,75	1,63	9,06
— grasses......	0,22	1,06	0,20	1,10
— sucrées......	11,60	58,00	9,09	50,50
— extractives...	3,83	19,17	5,32	29,53
Cellulose.............	2,52	12,62	1,06	5,90
Cendres...............	0,48	2,40	0,70	3,91
	100,00	100,00	100,00	100,00

	3		4	
	A l'état normal.	A l'état sec.	A l'état normal.	A l'état sec.
Eau....................	81,90	0,00	77,80	0,00
Matières azotées......	2,69	14,86	2,36	10,64
— grasses......	0,31	1,74	0,32	1,45
— sucrées......	7,97	44,00	11,72	52,76
— extractives...	4,35	24,00	2,93	13,19
Cellulose.............	1,77	9,80	3,47	15,65
Cendres...............	1,01	5,60	1,40	6,31
	100,00	100,00	100,00	100,00

CHAMPIGNONS

Les champignons servent depuis un temps immémorial à la nourriture de l'homme. Les Romains les mangeaient crus, grillés ou bouillis. La culture du champignon ordinaire (agaric comestible ou champignon de couche) prend de plus en plus d'extension dans les environs de Paris (Montrouge, Gentilly, Chatillon). On utilise à cet effet les immenses carrières, d'où l'on a retiré pendant des siècles les matériaux employés aux constructions de Paris. On y récolte, par jour, jusqu'à 25.000 kilogr. de champignons, qui sont expédiés dans toute la France, et même à l'étranger; la vente annuelle atteint 12 à 13 millions de francs.

I. — Agaric comestible (*Agaricus campestris*).

1. Champignons cultivés à Bagneux, juin 1898. Analyse des plus gros; poids moyen, 49 gr.; acidité, 0,151 p. 100; — 2. Analyse des plus petits; poids moyen, 13 gr.; — 3. Analyse des chapeaux; — 4. Analyse des pédicules; — 5. Champignons cultivés à Clamart, août 1898; poids de 12 champignons, 120 gr. Le plus gros pèse 19 gr. et le plus petit 5 gr.; — 6. Cèpes à la Bordelaise, préparés dans un restaurant de Paris (1900).

	1		2	
	A l'état normal.	A l'état sec.	A l'état normal.	A l'état sec.
Eau..................	90,09	0,00	90,20	0,00
Matières azotées......	4,50	44,98	4,25	43,34
— grasses.......	0,32	3,21	0,38	3,88
— extractives...	3,68	36,76	3,76	38,43
Cellulose.............	0,72	7,24	0,44	4,47
Cendres..............	0,78	7,81	0,97	9,88
	100,00	100,00	100,00	100,00

	3		4	
	A l'état normal.	A l'état sec.	A l'état normal.	A l'état sec.
Eau..................	90,50	0,00	90,80	0,00
Matières azotées......	4,28	45,05	2,87	31,16
— grasses.......	0,31	3,27	0,15	1,60
— extractives...	2,98	31,36	4,75	51,64
Cellulose.............	0,77	8,12	0,44	4,80
Cendres..............	1,16	12,20	0,99	10,80
	100,00	100,00	100,00	100,00

	5		6	
	A l'état normal.	A l'état sec.	A l'état normal.	A l'état sec.
Eau..................	90,10	0,00	78,60	0,00
Matières azotées......	2,68	27,10	5,66	26,46
— grasses.......	0,13	1,30	6,17	28,84
— extractives...	5,14	51,91	2,27	10,60
Cellulose.............	0,64	6,46	1,18	5,50
Cendres..............	1,31	13,23	6,12	28,60
	100,00	100,00	100,00	100,00

II. — Chanterelle ou Girolle (*Agaricus cantharellus*).

1. Champignons achetés aux Halles de Paris, juin 1898. Poids de 10 champignons, 120 gr.; acidité, 0,186; — 2. Id., achetés aux Halles de Paris et préparés pour la cuisine, août 1898; — 3. Analyse des épluchures provenant des mêmes champignons. Dans toutes ces analyses de champignons, les matières extractives comprennent les différents sucres (tréhalose, glucose, mannite) trouvés par E. Bourquelot(1). Il y a généralement des traces de manganèse dans les cendres.

	1		2		3	
	A l'état normal.	A l'état sec.	A l'état normal.	A l'état sec.	A l'état normal.	A l'état sec.
Eau.............	93,70	0,00	92,00	0,00	90,00	0,00
Matières azotées.	1,00	15,88	1,10	13,72	1,95	19,46
— grasses.	1,06	16,92	0,37	4,65	0,48	4,80
— extract.	2,98	47,32	5,31	66,33	5,23	52,34
Cellulose........	0,60	9,43	0,43	5,40	1,13	11,30
Cendres.........	0,66	10,45	0,79	9,90	1,21	12,10
	100,00	100,00	100,00	100,00	100,00	100,00

III. — Morille (*Morchella rotonda*).

Récoltée à Pierre-en-Bresse (Saône-et-Loire), en mai 1901. Variété de morille comestible très commune dans les environs de Paris.

	A l'état normal.	A l'état sec.
Eau........................	91,00	0,00
Matières azotées.............	2,99	33,24
— grasses............	0,44	4,85
— extractives.........	3,73	41,46
Cellulose...................	0,88	9,80
Cendres....................	0,96	10,65
	100,00	100,00

---

(1) Voy. l'article *Champignon* du *Dictionnaire de physiologie* de Ch. Richet, tome III, pp. 271-328.

IV. — Truffe.

La saveur et le parfum de la truffe (*Lycoperdon tuber*) sont estimés depuis la plus haute antiquité. Les Romains l'aimaient avec passion ; les truffes de Lybie étaient particulièrement recherchées (Juvénal, *Sat.* V). « Des Romains jusqu'à nous, il y a eu un long interrègne et la résurrection des truffes est assez récente. Vers 1780, les truffes étaient encore rares à Paris... Les meilleures truffes de France viennent du Périgord ; c'est vers le mois de janvier qu'elles ont tout leur parfum (Brillat-Savarin). »

En 1903, la production de la truffe française a été évaluée à 7.413 quintaux, dont 4.018 pour le Lot, 791 pour la Dordogne, 745 pour les Basses-Alpes, 640 pour la Vaucluse, 411 pour la Drôme, 164 pour le Gard et 120 pour le Tarn-et-Garonne. La truffe française a conquis tous les marchés du monde ; par son arôme, qu'elle doit au terroir même, elle défie toute concurrence.

Truffe de la Dordogne (janv. 1905). Poids de la truffe, 17 gr. 10 ; après lavage et brossage, 15 gr. 30.

	A l'état normal.	A l'état sec.
Eau..................................	74,20	0,00
Matières azotées...............	6,65	25,76
— grasses................	0,75	2,90
— extractives............	14,79	57,34
Cellulose.........................	1,93	7,50
Cendres..........................	1,68	6,50
	100,00	100,00

V. — Champignons exotiques provenant de l'Exposition de 1900.

1. Champignons de la Nouvelle-Calédonie ; — 2. Champignon de Tahiti (*Fungus Hirneola*). Ce champignon est exporté

en grande quantité en Chine, où il est consommé sous forme de potage, comme aphrodisiaque (E. Raoul). Il est très sec et se présente sous une forme parcheminée; son poids moyen est de 4 à 5 grammes. Lorsqu'on le met dans l'eau, il se gonfle rapidement en prenant un grand développement et retient jusqu'à 265 d'eau p. 100, c'est-à-dire qu'à cet état il renferme 76 d'eau p. 100; les matières extractives contiennent 2,18 de sucre; — 3. Champignon d'Annam (*Excidia fungi*); — 4. Champignon d'Annam, plus fin au goût que le précédent; — 5. Champignon d'Annam, récolté sur les arbres des forêts; — 6. Champignon du Tonkin (*Excidia cornea*); — 7. Champignon du Tonkin (*Peziza speciosa*).

	1	2	3	4	5	6	7
Eau	11,70	12,20	13,70	13,70	21,90	12,80	13,30
Matières azotées	7,01	5,36	9,67	8,46	16,84	9,77	8,68
— grasses	0,52	0,60	0,65	0,35	0,55	0,52	0,79
— extractives	77,46	3,14	68,65	59,31	51,61	70,72	71,19
Cellulose	1,86	6,40	2,68	7,12	4,61	2,79	2,63
Cendres	1,45	2,30	4,65	11,06	4,49	3,40	3,41
	100,00	100,00	100,00	100,00	100,00	100,00	100,00

CHATAIGNIER

Le châtaignier (*Castanea vulgaris*), désigné par les Grecs sous le nom de noyer de Castane, κασταναϊκὴ καρύα, parce qu'ils le rapportèrent de Castana, ville du Pont (Fée), a une habitation naturelle assez étendue mais disjointe. « Il constitue des forêts dans les pays montueux de la zone tempérée, de la mer Caspienne au Portugal. On le trouve aussi en Algérie, en Tunisie, au Japon et aux Etats-Unis. On l'a semé ou planté dans plusieurs localités de l'Europe méridionale et occidentale et aujourd'hui il est difficile de savoir s'il y est spontané ou cultivé. La culture principale consiste dans l'opération de greffer de bonnes variétés sur l'arbre de qualité médiocre. Dans ce but, on recherche surtout la variété qui donne les *marrons*, c'est-à-dire les fruits contenant une seule graine et non deux ou trois petites séparées par des membranes, comme cela se voit dans l'état naturel de l'espèce (A. de Candolle). »

Le châtaignier peut atteindre de très grandes proportions ; on en cite ayant plus de dix mètres de circonférence.

La plupart des échantillons analysés viennent des maisons Bonetta, Tirveillot et Vigier de Paris.

I. — ANALYSES DE MARRONS

I. — Châtaigniers de France.

1re Région. — *Marrons de Bretagne et du Maine*, 1896. — 1. Marrons récoltés à Bains ; poids de 10 marrons : 155 gr. ; acidité : 0,071 ; — 2. Marrons provenant de la région du Mans ; poids de 10 marrons : 153 gr. ; acidité : 0,133 ; 100 gr. donnent : amandes 74 et enveloppes 26 ; — 3. Mêmes marrons, après cuisson à l'eau, sans addition de sel.

	1		2		3	
	A l'état normal.	A l'état sec.	A l'état normal.	A l'état sec.	A l'état normal.	A l'état sec.
Eau	53,70	0,00	53,40	0,00	71,50	0,00
Matières azotées	2,21	4,75	2,96	6,36	1,84	6,42
— grasses	1,64	3,54	1,24	2,65	0,80	2,80
— amylacées	40,74	88,01	40,25	86,39	24,50	85,98
Cellulose	1,12	2,42	0,98	2,10	0,74	2,60
Cendres	0,59	1,28	1,17	2,50	0,62	2,20
	100,00	100,00	100,00	100,00	100,00	100,00

4e Région. — *Marrons du Limousin*, 1896. — 1. Châtaignes récoltées à Saint-Germain-les-Belles ; poids de 10 châtaignes : 94 gr. 7 ; acidité : 0,155 ; — 2. Marrons de la région de Limoges ; poids de 10 marrons : 158 gr. ; acidité : 0,092.

	1		2	
	A l'état normal.	A l'état sec.	A l'état normal.	A l'état sec.
Eau	61,20	0,00	62,00	0,00
Matières azotées	2,47	6,36	3,15	8,28
— grasses	0,89	2,30	1,08	2,85
— amylacées	33,16	85,47	32,17	84,67
Cellulose	1,16	2,99	0,80	2,10
Cendres	1,12	2,88	0,80	2,10
	100,00	100,00	100,00	100,00

5ᵉ **Région**. — *Marrons du Berry*, 1896. — 1. La Châtre ; poids de 10 marrons : 120 gr. ; acidité : 0,144 ; 100 gr. donnent : amandes 81, enveloppes 19 ; — 2. Le Blanc : poids de 10 marrons : 108 gr. ; acidité : 0,103 ; 100 gr. de marrons donnent : amandes 79 et enveloppes 21.

	1		2	
	A l'état normal.	A l'état sec.	A l'état normal.	A l'état sec.
Eau	58,70	0,00	61,70	0,00
Matières azotées	3,10	7,52	3,05	7,98
— grasses	0,95	2,30	0,45	1,17
— amylacées	35,02	84,79	32,41	84,63
Cellulose	1,36	3,29	1,22	3,16
Cendres	0,87	2,10	1,17	3,06
	100,00	100,00	100,00	100,00

6ᵉ **Région**. — *Marrons de la Savoie*, 1896. — 1. Châtaignes ; poids de 10 châtaignes : 85 gr. ; — 2. Marrons ; poids de 10 marrons : 149 gr. ; acidité : 0,065.

	1		2	
	A l'état normal.	A l'état sec.	A l'état normal.	A l'état sec.
Eau	58,00	0,00	55,10	0,00
Matières azotées	2,67	6,36	2,72	6,06
— grasses	0,91	2,16	1,25	2,78
— amylacées	36,79	87,60	39,40	87,76
Cellulose	0,74	1,76	0,88	1,96
Cendres	0,89	2,12	0,65	1,44
	100,00	100,00	100,00	100,00

Marrons de Lyon. — Les marrons dits *de Lyon* viennent surtout du Dauphiné et du Vivarais. Les échantillons ont été acheté à Paris, chez le même marchand (nov. 1896) ; — 1. Marrons crus ; poids de 10 marrons : 115 gr. ; acidité : 0,092 ; 100 gr. donnent à la décortication : amandes 83,5 et enveloppes 16,5 ; — 3. Mêmes marrons rôtis.

	1		2	
	A l'état normal.	A l'état sec.	A l'état normal.	A l'état sec.
Eau.............................	56,40	0,00	42,40	0,00
Matières azotées............	3,28	7,52	3,81	6,62
— grasses............	1,00	2,30	1,61	2,80
— amylacées........	37,61	86,27	50,14	87,04
Cellulose.......................	0,94	2,15	1,06	1,84
Cendres.........................	0,77	1,76	0,98	1,70
	100,00	100,00	100,00	100,00

7ᵉ **Région**. — *Marrons du Périgord, 1896.* — 1. Poids de 10 marrons : 98 gr.; acidité : 0,113; 100 gr. donnent : amandes 79,5 et enveloppes 20,5;— 2. Poids de 10 marrons : 150 gr.; acidité : 0,164; 100 gr. donnent : amandes 72 et enveloppes 28.

	1		2	
	A l'état normal.	A l'état sec.	A l'état normal.	A l'état sec.
Eau.............................	62,60	0,00	59,40	0,00
Matières azotées............	2,67	7,13	3,05	7,52
— grasses............	0,80	2,15	1,02	2,50
— amylacées........	32,22	86,15	34,37	84,66
Cellulose.......................	0,86	2,29	1,22	3,00
Cendres.........................	0,85	2,28	0,94	2,32
	100,00	100,00	100,00	100,00

Marrons des Pyrénées, 1896. — 1. Marrons des Pyrénées; poids de 10 marrons : 186 gr.; acidité : 0,127; 100 gr. donnent : amandes 76,4 et enveloppes 23,6;— 2. Marrons de Tarbes, 1896; poids de 10 marrons : 184 gr.; 100 gr. donnent : amandes, 80, et enveloppes, 20.

	1		2	
	A l'état normal.	A l'état sec.	A l'état normal.	A l'état sec.
Eau.............................	62,50	0,00	61,00	0,00
Matières azotées............	3,14	8,38	4,31	11,05
— grasses............	0,79	2,10	0,76	1,95
— amylacées........	31,54	84,12	32,05	82,17
Cellulose.......................	1,12	2,98	1,08	2,77
Cendres.........................	0,91	2,42	0,80	2,06
	100,00	100,00	100,00	100,00

CHATAIGNIER

8ᵉ et 9ᵉ Régions. — *Marrons du Cantal, du Vivarais et du Var, 1896.* — 1. Marrons de Murat; poids de 10 marrons : 181 gr.; acidité : 0,059; — 2. Châtaignes de l'Ardèche; poids de 10 châtaignes : 93 gr.; acidité : 0,082; — 3. Marrons de l'Ardèche; poids de 10 marrons : 122 gr.; acidité : 0,072 : — 4. Marrons de Vesseaux, pour confiseurs; poids de 10 marrons, 139 gr.; acidité 0,082; 100 gr. donnent; amandes 82 et enveloppes 18; — 5. Marrons du Luc; poids de 10 marrons, 125 gr.; acidité : 0,092; 100 gr. donnent : amandes 82 et enveloppes 18.

	1		2	
	A l'état normal.	A l'état sec.	A l'état normal.	A l'état sec.
Eau	55,40	0,00	53,80	0,00
Matières azotées	2,21	4,95	2,62	5,67
— grasses	1,48	3,32	1,13	2,45
— amylacées	39,04	87,53	40,64	87,96
Cellulose	0,96	2,16	0,96	2,08
Cendres	0,91	2,04	0,85	1,84
	100,00	100,00	100,00	100,00

	3		4		5	
	A l'état normal.	A l'état sec.	A l'état normal.	A l'état sec.	A l'état normal.	A l'état sec.
Eau	56,80	0,00	55,60	0,00	53,70	0,00
Matières azotées	2,45	5,67	4,15	9,36	3,48	7,52
— grasses	0,91	2,10	1,07	2,40	1,50	3,24
— amylacées	38,23	88,49	37,04	83,43	39,09	84,42
Cellulose	0,80	1,86	0,92	2,07	1,26	2,72
Cendres	0,81	1,88	1,22	2,74	0,97	2,10
	100,00	100,00	100,00	100,00	100,00	100,00

En 1900, la production totale des châtaignes en France a été de 3.948.042 quintaux, dont :

Corrèze	853,789	quintaux.
Ardèche	650,400	—
Dordogne	400,000	—
Haute-Vienne	372,546	—
Aveyron	350,128	—
Basses-Pyrénées	198,000	—

Corse............	146,600 quintaux.
Lot...............	127,500 —
Cantal............	85,566 —
Creuse............	72,216 —
Gard..............	62,221 —

Dans ces départements, les châtaignes contribuent pour une large part à l'alimentation publique; en Corse, elles remplacent presque partout le blé (1).

II. — Châtaigniers des Pays étrangers. — Italie.

Marrons de Naples, 1896. — 1. Poids de 10 marrons : 151 gr.; acidité : 0,059; — 2. Poids de 10 marrons : 186 gr.; acidité : 0,092; 100 gr. donnent : amandes 84 et enveloppes 16; — 3. Poids de 10 marrons : 170 gr.; acidité : 0,164; 100 gr. donnent : amandes 80 et enveloppes 20.

	1		2		3	
	A l'état normal.	A l'état sec.	A l'état normal.	A l'état sec.	A l'état normal.	A l'état sec.
Eau................	54,90	0,00	53,80	0,00	55,40	0,00
Matières azotées.....	2,01	4,45	2,20	4,75	2,32	5,24
— grasses.......	1,40	3,10	1,73	3,74	1,63	3,65
— amylacées....	39,96	88,61	40,63	87,96	38,89	87,20
Cellulose.............	0,81	1,80	0,93	2,01	1,06	2,38
Cendres..............	0,92	2,04	0,71	1,54	0,70	1,56
	100,00	100,00	100,00	100,00	100,00	100,00

Marrons du Piémont, 1896. — 1. Châtaignes de Bussoleno, vallée de Suse; poids de 10 châtaignes : 118 gr.; acidité : 0,072 — 2. Châtaignes de Cunéo; poids de 10 châtaignes, 108 gr.; acidité : 0,092; — 3. Châtaignes de Cunéo, décortiquées et séchées; — 4. Marrons de Turin; poids de 10 marrons : 145 gr.; acidité : 0,082; 100 gr. donnent : amandes 84,5 et enveloppes 15,5; — 5. Marrons de Turin, pour confiseurs; poids de 10 marrons : 102 gr.; acidité : 0,154; 100 gr. donnent :

---

(1) Voy. Comte, *le Rôle alimentaire de la farine de châtaigne en Corse* (Revue de l'Intendance, août 1905).

CHATAIGNIER

amandes 77 et enveloppes 23; — 6. Marrons de Turin, achetés à Paris; poids de 10 marrons : 118 gr.; 100 gr. donnent : amandes 84,5 et enveloppes 15,5.

	1		2		3	
	A l'état normal.	A l'état sec.	A l'état normal.	A l'état sec.	A l'état normal.	A l'état sec.
Eau..................	57,20	0,00	54,40	0,00	12,40	0,00
Matières azotées.......	3,38	7,89	2,71	5,98	5,24	5,98
— grasses.......	1,53	3,58	1,60	3,50	3,31	3,78
— amylacées....	36,14	84,45	39,86	87,40	76,05	86,82
Cellulose.............	0,91	2,12	0,86	1,88	1,23	1,40
Cendres..............	0,84	1,96	0,57	1,24	1,77	2,02
	100,00	100,00	100,00	100,00	100,00	100,00

	4		5		6	
	A l'état normal.	A l'état sec.	A l'état normal.	A l'état sec.	A l'état normal.	A l'état sec.
Eau..................	52,80	0,00	53,30	0,00	55,00	0,00
Matières azotées......	3,18	6,75	2,65	5,67	2,32	5,15
— grasses.......	1,62	3,42	1,53	3,28	1,33	2,96
— amylacées....	40,31	85,41	40,70	87,16	39,74	88,31
Cellulose.............	1,36	2,88	0,90	1,93	0,98	2,18
Cendres..............	0,73	1,54	0,92	1,96	0,63	1,40
	100,00	100,00	100,00	100,00	100,00	100,00

Marrons de Toscane, 1896. — Poids de 10 marrons : 198 gr.; acidité : 0,092; 100 gr. donnent : amandes 84 et enveloppes : 16.

	A l'état normal.	A l'état sec.
Eau........................	54,30	0,00
Matières azotées...............	2,91	6,36
— grasses................	1,66	3,64
— amylacées.............	39,12	85,61
Cellulose.....................	1,00	2,19
Cendres.....................	1,01	2,20
	100,00	100,00

II. — ANALYSES D'ENVELOPPES ET DE GERMES DE MARRONS

1. Enveloppes des marrons de Tarbes, après quelques jours de conservation à l'air libre ; — 2. Grosses enveloppes extérieures des marrons de Lyon ; — 3. Petites enveloppes adhérentes à l'amande ; mêmes marrons. Le tanin compris dans les matières extractives est en plus forte proportion dans ces enveloppes que dans les précédentes ; — 4. Germes des mêmes marrons ; 100 germes pèsent 2 gr. 75 ; analyse à l'état normal ; — 5. Id. à l'état sec.

	1	2	3	4	5
Eau................	15,40	35,00	64,20	34,80	0,00
Matières azotées....	2,53	1,80	1,38	16,79	25,75
— grasses.....	1,00	0,29	0,36	2,25	3,45
— extractives .	46,97	39,18	26,38	45,07	69,12
Cellulose..........	33,50	23,21	7,50	0,00	0,00
Cendres...........	0,60	0,52	0,18	1,09	1,68
	100,00	100,00	100,00	100,00	100,00

III. — OBSERVATIONS GÉNÉRALES SUR LES MARRONS

1. Les plus gros marrons que nous ayons examinés sont ceux de Naples et des Pyrénées : le poids moyen du marron atteint, en ces pays, 18 gr. 60. Le poids de l'amande représentée par le marron décortiqué est compris entre 72 et 84 p. 100 ; la totalité des enveloppes est de 16 à 28 p. 100. Ces écarts s'observent parfois entre produits d'une même région.

2. Les marrons décortiqués ont donné à l'analyse :

	Minimum p. 100.	Maximum p. 100.
Eau....................	52,80	62,60
Matières azotées............	2,01	4,31
— grasses............	0,45	1,73
— amylacées..........	31,54	40,74
Cellulose................	0,74	1,36
Cendres.................	0,57	1,22

L'acidité végétale est comprise entre 0,059 et 0,164 p. 100. Les matières sucrées ont atteint 1,80 p. 100, soit, à l'état sec, environ 4 p. 100. Les cendres ne sont pas fusibles comme celles du blé; elles renferment moins de phosphates que ces dernières, plus de chlorures et surtout plus de sulfates; elles sont généralement plus ou moins verdâtres et donnent avec les acides dilués la coloration rouge caractéristique du manganèse. Ces divers éléments se retrouvent dans les germes et les enveloppes.

On compte environ 36 germes par gramme; ils sont cinq fois plus azotés que l'amande. Les enveloppes contiennent une forte proportion de cellulose, de tanin et de matières colorantes; elles laissent moins de cendres que l'amande.

3. Les marrons rôtis, vendus dans les rues de Paris, retiennent encore 40 p. 100 d'eau. Les marrons cuits à l'eau en contiennent jusqu'à 72 p. 100. Les marrons conservés dans un local sec et aéré se dessèchent lentement jusqu'à ce qu'ils arrivent à ne retenir que 12 à 15 p. 100 d'eau; ils gonflent alors beaucoup moins à la cuisson et ne contiennent que 55 p. 100 d'eau, au lieu de 72 p. 100.

4. Certains marrons, à l'état sec, ont presque autant d'azote que le blé avec un peu plus de matières grasses. Les plus azotés sont ceux de Tarbes, de Vesseaux (Ardèche) et de Limoges. Les marrons du Piémont et de la Toscane ne sont pas plus azotés que les marrons du Berry, du Maine, du Périgord, de la Savoie et du Var. Les marrons de Naples et de Bretagne sont moins azotés. Si l'on se reporte à nos analyses de pain, on voit qu'il y a autant de matière azotée dans 1 kilogramme de marron à 50 p. 100 d'eau que dans 500 grammes de pain. Contrairement à d'antiques préjugés [1], les marrons, dans les garnisons où ils se vendent à

---

[1] Pline s'étonne que la nature ait protégé avec tant de soin les vils fruits du châtaignier « *miramque vilissima esse quæ tanta occultaverit cura naturæ* » (liv. XV, 25).

bas prix, pourraient donc être associés avantageusement aux vivres ordinaires du soldat (1).

CHICORÉES

La chicorée sauvage (*Cichorium intybus*) croît spontanément en Europe, dans l'Asie occidentale et le nord de l'Afrique. Elle était connue des Grecs et des Romains. Quant aux chicorées blanches, endive ou scarole (*Cichorium endivia*), moins amères que la chicorée sauvage, il n'existe pas dans les textes anciens une preuve positive de l'emploi de cette plante chez les Grecs et les Romains, mais il est probable qu'ils s'en servaient, comme de plusieurs autres chicorées.

1. *Chicorée endive* : Halles de Paris, décembre 1897 ; analyse des feuilles ; acidité : 0,130 ; — 2. Chicorée scarole ; Halles de Paris, décembre 1897 ; acidité, 0,109. — 3. Chicorée sauvage, récoltée à Saint-Julien, sept. 1897 ; les matières extractives contiennent du sucre et les cendres du manganèse ; — 4. Chicorée sauvage, barbe de capucin ; Halles de Paris, déc. 1897 ; feuilles préparées pour la salade ; acidité 0,098.

	1		2	
	A l'état normal.	A l'état sec.	A l'état normal.	A l'état sec
Eau	93,50	0,00	92,90	0,00
Matières azotées	0,92	14,10	1,04	14,60
— grasses	0,14	2,23	0,10	1,49
— extractives	4,56	70,15	4,02	56,61
Cellulose	0,55	8,42	0,96	13,50
Cendres	0,33	5,10	0,98	13,80
	100,00	100,00	100,00	100,00

(1) *Comptes-rendus Acad. Sc.*, 8 février 1897.

	3		4	
	A l'état normal.	A l'état sec.	A l'état normal.	A l'état sec.
Eau.......................	83,10	0,00	95,40	0,00
Matières azotées.........	3,18	18,80	1,12	24,43
— grasses...........	0,67	3,96	0,12	2,71
— extractives......	9,38	55,52	2,32	50,36
Cellulose.................	1,00	5,92	0,51	11,07
Cendres..................	2,67	15,80	0,53	11,43
	100,00	100,00	100,00	100,00

CHOUX

Le chou ordinaire (*Brassica oleracea*), tant vanté par Caton, paraît originaire d'Europe, où sa culture est probablement antérieure aux invasions aryennes. Il était inconnu des Hébreux. D'innombrables variétés se sont formées depuis Théophraste, qui n'en comptait que trois. Parmi les plus productives on peut citer le gros Cabus, cultivé en Alsace pour faire la choucroute, le chou de Hollande, le chou de Milan, le chou de Saint-Denis.

Dans la plupart des choux, ce sont les feuilles qui ont été développées par la culture (choux verts); dans d'autres, la culture a fait prendre un développement considérable à la tige qui s'est renflée en boule, ou à la racine principale qui a pris l'apparence d'un navet (choux-raves, choux-navets). Enfin il y a des variétés dans lesquelles les modifications résultant de la culture ont porté sur les petits rejets pommés qui naissent tout le long de la tige (choux de Bruxelles).

1. ***Chou frisé.*** — Halles de Paris, novembre 1897. Poids, 800 gr. Analyse des feuilles préparées pour le pot-au-feu; traces de manganèse dans les cendres; — 2. **Chou de Milan ou de Savoie.** Récolté à Saint-Julien, septembre 1897.

	1		2	
	A l'état normal.	A l'état sec.	A l'état normal.	A l'état sec.
Eau.......................	93,30	0,00	89,40	0,00
Matières azotées.........	1,06	15,78	3,00	28,32
— grasses...........	0,14	2,05	0,45	4,24
— extractives.......	4,53	67,62	4,60	43,38
Cellulose.................	0,51	7,65	1,18	11,16
Cendres..................	0,46	6,90	1,37	12,90
	100,00	100,00	100,00	100,00

Chou pommé à feuille lisse. — Halles de Paris, janvier 1899. 1. Analyse des feuilles blanches centrales; — 2. Analyse des feuilles vertes externes entières; — 3. Analyse des nervures des feuilles externes; — 4. Analyse du pied.

	1		2	
	A l'état normal.	A l'état sec.	A l'état normal.	A l'état sec.
Eau.......................	90,00	0,00	86,40	0,00
Matières azotées.........	2,68	26,75	1,91	14,02
— grasses...........	0,28	2,80	0,42	3,11
— sucrées...........	0,95	9,50	1,02	7,50
— extractives.......	4,44	44,40	8,12	59,71
Cellulose.................	0,94	9,44	1,10	8,11
Cendres..................	0,71	7,11	1,03	7,55
	100,00	100,00	100,00	100,00

	3		4	
	A l'état normal.	A l'état sec.	A l'état normal.	A l'état sec.
Eau.......................	90,00	0,00	87,40	0,00
Matières azotées.........	1,36	13,58	1,90	15,04
— grasses...........	0,23	2,29	0,21	1,70
— sucrées...........	0,85	8,50	1,05	8,30
— extractives.......	5,85	58,55	7,21	57,26
Cellulose.................	1,02	10,20	1,33	10,60
Cendres..................	0,69	6,88	0,90	7,10
	100,00	100,00	100,00	100,00

Chou rouge. — 1. Halles de Paris, décembre 1898 ; — 2. Chou rouge, récolté à Aubervilliers, janvier 1899.

	1		2	
	A l'état normal.	A l'état sec.	A l'état normal.	A l'état sec.
Eau................	88,60	0,00	90,00	0,00
Matières azotées.........	1,13	9,90	3,07	30,69
— grasses.........	0,17	1,49	0,39	3,92
— extractives......	9,09	79,73	4,71	47,07
Cellulose...............	0,67	5,90	1,14	11,42
Cendres................	0,34	2,98	0,69	6,90
	100,00	100,00	100,00	100,00

Chou de Bruxelles. — 1. Halles de Paris, octobre 1897. En boules bien fermées ; 10 choux pèsent 68 gr. ; les matières extractives contiennent 1,08 de sucre à l'état normal, soit 6,3 à l'état sec ; — 2. Chou de Bruxelles ; Halles de Paris, décembre 1897. Poids de 10 choux, 105 grammes ; traces de manganèse dans les cendres ; acidité : 0,163.

	1		2	
	A l'état normal.	A l'état sec.	A l'état normal.	A l'état sec.
Eau................	82,80	0,00	81,00	0,00
Matières azotées.........	3,80	22,10	4,35	22,92
— grasses.........	0,58	3,40	0,34	1,78
— extractives......	9,62	55,90	11,51	60,56
Cellulose...............	1,79	10,40	1,50	7,88
Cendres................	1,41	8,20	1,30	6,86
	100,00	100,00	100,00	100,00

Chou-fleur. — Halles de Paris, octobre 1897. Poids du chou-fleur privé de ses feuilles, comprenant les fleurs avec l'ensemble des ramifications florales : 250 gr. — 1. Analyse du chou-fleur comprenant les fleurs et les supports ; acidité : 0,109 ; — 2. Analyse des fleurs seules représentant la tête du chou-fleur ; — 3. Analyse des ramifications florales qui se mangent avec les fleurs. Il y a du manganèse dans les cendres de toutes les parties du chou-fleur.

	1		2		3	
	A l'état normal.	A l'état sec.	A l'état normal.	A l'état sec.	A l'état normal.	A l'état sec.
Eau..................	91,00	0,00	89,00	0,00	91,10	0,00
Matières azotées......	2,57	28,54	3,51	31,92	1,91	21,48
— grasses......	0,22	2,40	0,38	3,50	0,19	2,10
— extractives...	4,30	47,76	4,89	44,48	5,23	58,72
Cellulose.............	0,71	7,90	0,72	6,50	0,71	8,00
Cendres..............	1,20	13,40	1,50	13,60	0,86	9,70
	100,00	100,00	100,00	100,00	100,00	100,00

Chou monté ou chou bricoli; Halles de Paris, janvier 1899. — 1. Analyse des rejets de la tige; acidité : 0,123 — 2. Grosses feuilles inférieures; les matières extractives contiennent 0,82 de sucre à l'état normal, soit 9,1 à l'état sec ; traces de manganèse dans les cendres.

	1		2	
	A l'état normal.	A l'état sec.	A l'état normal.	A l'état sec.
Eau..................	91,00	0,00	83,00	0,00
Matières azotées........	3,76	41,78	4,86	28,56
— grasses........	0,31	3,45	0,54	3,20
— extractives......	3,80	42,32	8,96	52,72
Cellulose.............	0,89	9,85	1,45	8,52
Cendres..............	0,24	2,60	1,19	7,00
	100,00	100,00	100,00	100,00

Chou colza. Navette. — Les grains de colza appartiennent au chou colza (*Brassica oleifera*) qui est cultivé dans certaines régions du Nord de la France pour la préparation de l'huile de colza. L'huile de navette est retirée du *Brassica napus*. En 1900, la production de la navette, en France, a été évaluée à 52.957 hl., pesant 36.166 quintaux, et celle du colza à 631.484 hl., pesant 425.310 quintaux.

	Colza.	Navette.
Eau......................	6,20	5,30
Matières azotées...........	23,10	18,44
— grasses...........	35,25	42,45
— extractives.......	22,20	22,46
Cellulose..................	8,75	7,55
Cendres...................	4,50	3,80
	100,00	100,00
Poids de 1000 grains......	3,80	2,98

CIBOULE. — CIBOULETTE

La ciboule commune (*Allium fistulosum*) existe en Sibérie à l'état sauvage. Les anciens ne la connaissaient pas; elle n'a pénétré en Europe qu'après le moyen-âge, sans doute par la Russie.

La ciboulette (*Allium Schœnoprasum*) était certainement connue des anciens Grecs et Romains, car on la trouve à l'état sauvage en Italie et en Grèce; elle est également répandue dans toute l'Europe, en Sibérie et dans l'Amérique septentrionale, vers les grands lacs du Nord et au delà.

1. Ciboule récoltée à Paris, août 1902; long. 0 m. 12 à 0 m. 15; — 2. Ciboulette fausse échalotte; halles de Paris, mai 1898; analyse faite sur les feuilles avec les bulbes, mais sans les racines; acidité: 0,129. Les matières extractives contiennent 0,25 de sucre à l'état normal, soit 2,50 à l'état sec.

	1		2	
	À l'état normal.	À l'état sec.	À l'état normal.	À l'état sec.
Eau....................	80,30	0,00	90,00	0,00
Matières azotées..........	4,28	21,76	0,94	9,37
— grasses...........	1,55	7,84	0,24	2,42
— extractives........	9,65	48,98	7,89	78,91
Cellulose................	2,58	13,10	0,51	5,10
Cendres	1,64	8,32	0,42	4,20
	100,00	100,00	100,00	100,00

COCOTIER

Le cocotier (*Cocos nucifera*) est peut-être, de tous les arbres intertropicaux, celui qui donne les produits les plus variés (bois, fibres, sève, fruit). Il exige un climat chaud et humide, et ne réussit pas, loin de la mer. Il paraît originaire de l'archipel Indien. L'extension vers la Chine, Ceylan et l'Inde continentale ne date pas de plus de trois ou quatre mille ans, mais les transports par mer sur les côtes d'Amérique et d'Afrique remontent peut-être à des temps plus anciens, quoique postérieurs aux époques dans lesquelles existaient des conditions géographiques différentes de celles d'aujourd'hui. Toutefois on peut affirmer que l'apparition du cocotier au Brésil, aux Antilles et sur la côte occidentale d'Afrique n'est pas antérieure à trois cents ans (A. de Candolle).

A Tahiti, les plantations de cocotiers se développent régulièrement et les exportations de *noix de coco*, de *farine de coco* et de *coprahs* (amandes sèches coupées en morceaux) vont en augmentant d'année en année. La farine se prépare en desséchant rapidement la pulpe obtenue en râpant les amandes : cette farine est très employée, aux Etats-Unis, par les confiseurs et les pâtissiers.

Une noix de coco fournit de 500 à 600 gr. de coprahs. En 1904, il est entré en France 91.000 tonnes de coprahs, dont 20.000 seulement des colonies françaises.

Le produit que l'on trouve actuellement dans certaines épiceries sous le nom de *végétaline* est une graisse alimentaire fabriquée à Marseille avec des coprahs. Les végétalines qui ont été présentées à différentes reprises au ministère de la Guerre étaient constituées par des matières grasses entièrement saponifiables et ne contenaient que des traces d'eau et de cendres. Le pharmacien-major Lahache, dans une intéressante étude(1), s'est étendu longuement sur l'examen chimique et microscopique de la végétaline spécialement préparée par la maison Rocca, Tassy et de Roux.

1. Coprah de Tahiti; exposition de 1900 ; — 2. Farine de coprah, même provenance.

(1) *Archives de médecine et de pharmacie militaires* de 1903.

	1	2
Eau	2,80	3,00
Matières azotées	7,14	5,83
— grasses	67,90	46,50
— sucrées	5,10	traces
— amylacées et extractives	12,66	40,62
Cellulose	2,60	2,45
Cendres	1,80	1,60
	100,00	100,00

COGNASSIER

Le cognassier (*Cydonia vulgaris*) est spontané dans les bois, au nord de la Perse, près de la mer Caspienne, dans la région au midi du Caucase et en Australie. A. de Candolle admet que sa naturalisation dans l'Europe orientale serait antérieure à la guerre de Troie. Quelques auteurs ont été jusqu'à soutenir que la pomme disputée par Junon, Vénus et Minerve était un coing. La culture a peu modifié ce fruit, qui est resté aussi acerbe et acide que du temps des anciens Grecs. Les Romains le mangeaient cuit avec du miel. On lui a attribué la propriété de neutraliser les poisons (Athénée, III).

Coing examiné en oct. 1898 ; poids 190 gr. — 1. Chair avec la peau. — 2. Graines : Poids de 100 graines 6,8.

	1		2	
	A l'état normal.	A l'état sec.	A l'état normal.	A l'état sec.
Eau	71,70	0,00	49,30	00,00
Matières azotées	1,12	3,96	16,35	32,25
— grasses	0,69	2,45	6,13	12,10
— sucrées	6,70	23,68	3,60	7,10
— extractives	0,53	1,87	17,67	34,85
Cellulose	18,79	66,40	4,97	9,80
Cendres	0,47	1,64	1,98	3,90
	100,00	100,00	100,00	100,00

COLEUS ET PLECTRANTHES

L'attention publique a été portée sur ces plantes alimentaires par un récent travail des professeurs A. Chevalier et E. Perrot. Ce travail a été établi d'après des matériaux recueillis au cours du long voyage de la *Mission Chari-Lac Tchad*, où M. Aug. Chevalier, par le rôle prépondérant qu'il y a rempli, s'est assuré une très belle page dans l'histoire économique et scientifique de nos colonies. J'ai pris, dans cette étude si approfondie (1), les renseignements qui suivent :

« On a cru longtemps, écrivent MM. Chevalier et Perrot, que les Solanées et les Convolvulacées étaient les seules familles de Gamopétales susceptibles de produire des tubercules utilisés par l'homme pour son alimentation. Mais des végétaux d'une famille voisine des deux précédentes, la famille des Labiées, peuvent aussi donner, par la culture, des tubercules jouissant de propriétés analogues.

« MM. Pailleux et Bois ont, depuis de nombreuses années, vulgarisé en France l'une de ces plantes, le *Stachys affinis*, aujourd'hui bien connu sous l'appellation de *Crosnes*. Dans la plupart des contrées tropicales de l'Ancien Monde, on rencontre des plantes de la même famille, appartenant au genre *Coleus* et qui sont également cultivées pour leurs tubercules alimentaires.

« De Flacourt avait déjà signalé, en 1658, l'une de ces plantes rencontrée à Madagascar dès le XVIIe siècle ; Rumphius figura, en 1747, une plante analogue, rencontrée à Java. Mais ce n'est que dans ces dernières années que l'attention des voyageurs et des naturalistes fut de nouveau attirée sur les Labiées qui jouent réellement, en certaines

---

(1) *Les Coleus à tubercules alimentaires*, in *les Végétaux utiles de l'Afrique tropicale française*. Paris, 1905, pp. 100-153.

	1	2
Eau	2,80	3,00
Matières azotées	7,14	5,83
— grasses	67,90	46,50
— sucrées	5,10	traces
— amylacées et extractives	12,66	40,62
Cellulose	2,60	2,45
Cendres	1,80	1,60
	100,00	100,00

COGNASSIER

Le cognassier (*Cydonia vulgaris*) est spontané dans les bois, au nord de la Perse, près de la mer Caspienne, dans la région au midi du Caucase et en Australie. A. de Candolle admet que sa naturalisation dans l'Europe orientale serait antérieure à la guerre de Troie. Quelques auteurs ont été jusqu'à soutenir que la pomme disputée par Junon, Vénus et Minerve était un coing. La culture a peu modifié ce fruit, qui est resté aussi acerbe et acide que du temps des anciens Grecs. Les Romains le mangeaient cuit avec du miel. On lui a attribué la propriété de neutraliser les poisons (Athénée, III).

Coing examiné en oct. 1898; poids 190 gr. — 1. Chair avec la peau. — 2. Graines : Poids de 100 graines 6,8.

	1		2	
	A l'état normal.	A l'état sec.	A l'état normal.	A l'état sec.
Eau	71,70	0,00	49,30	00,00
Matières azotées	1,12	3,96	16,35	32,25
— grasses	0,69	2,45	6,13	12,10
— sucrées	6,70	23,68	3,60	7,10
— extractives	0,53	1,87	17,67	34,85
Cellulose	18,79	66,40	4,97	9,80
Cendres	0,47	1,64	1,98	3,90
	100,00	100,00	100,00	100,00

COLEUS ET PLECTRANTHES

L'attention publique a été portée sur ces plantes alimentaires par un récent travail des professeurs A. Chevalier et E. Perrot. Ce travail a été établi d'après des matériaux recueillis au cours du long voyage de la *Mission Chari-Lac Tchad*, où M. Aug. Chevalier, par le rôle prépondérant qu'il y a rempli, s'est assuré une très belle page dans l'histoire économique et scientifique de nos colonies. J'ai pris, dans cette étude si approfondie (1), les renseignements qui suivent :

« On a cru longtemps, écrivent MM. Chevalier et Perrot, que les Solanées et les Convolvulacées étaient les seules familles de Gamopétales susceptibles de produire des tubercules utilisés par l'homme pour son alimentation. Mais des végétaux d'une famille voisine des deux précédentes, la famille des Labiées, peuvent aussi donner, par la culture, des tubercules jouissant de propriétés analogues.

« MM. Paillieux et Bois ont, depuis de nombreuses années, vulgarisé en France l'une de ces plantes, le *Stachys affinis*, aujourd'hui bien connu sous l'appellation de *Crosnes*. Dans la plupart des contrées tropicales de l'Ancien Monde, on rencontre des plantes de la même famille, appartenant au genre *Coleus* et qui sont également cultivées pour leurs tubercules alimentaires.

« De Flacourt avait déjà signalé, en 1658, l'une de ces plantes rencontrée à Madagascar dès le XVIIe siècle; Rumphius figura, en 1747, une plante analogue, rencontrée à Java. Mais ce n'est que dans ces dernières années que l'attention des voyageurs et des naturalistes fut de nouveau attirée sur les Labiées qui jouent réellement, en certaines

---

(1) *Les Coleus à tubercules alimentaires*, in *les Végétaux utiles de l'Afrique tropicale française*. Paris, 1905, pp. 100-153.

régions, un rôle important dans l'alimentation de l'homme.

« L'un de nous a rencontré récemment, dans les pays les plus divers de l'Afrique tropicale, plusieurs espèces et variétés nouvelles de *Coleus* alimentaires. Nous avons noté les conditions dans lesquelles vivent ces plantes; des expériences sur leur culture ont été poursuivies à la station de Fort-Sibut; enfin, l'analyse microscopique et chimique a confirmé la haute valeur alimentaire de ces végétaux. Nous sommes ainsi en possession des plus importants documents qui aient été rassemblés sur ce groupe de plantes, qu'il importe de faire connaître pour les répandre dans toutes les colonies tropicales. L'une des espèces, le *Coleus rotundifolius*, est déjà cultivée sous diverses variétés, dans l'Inde, à Ceylan, à Java, à Madagascar, dans l'Afrique tropicale; elle vient d'être introduite en Indo-Chine et aux Antilles. Nous montrerons que ces *Coleus* n'offrent pas seulement un grand intérêt scientifique : ils sont appelés à prendre, quand on les aura mieux fait connaître, une grande place parmi les cultures vivrières de tous les pays tropicaux. »

Les analyses suivantes, qui m'ont été demandées par MM. Chevalier et Perrot, figurent dans le travail précité. Elles sont accompagnées de deux analyses de *Plectranthus* exposés par le gouvernement de la Guinée au Concours agricole de Paris de 1902.

1. **Coleus Dazo**. Cultivé dans le moyen Congo, dans le haut Oubanghi et dans le haut Chari. Les tubercules sont cylindriques, très allongés, plus ou moins ramifiés et groupés en faisceaux digités, divergeant de la base des tiges aériennes. Ils mesurent ordinairement de 0 m. 05 à 0 m. 10 de long et leur diamètre à l'état adulte varie de 0 m. 015 à 0 m. 020. On peut rencontrer jusqu'à cinquante griffes tubéreuses, ramifiées par touffe. — 2. **Coleus langouassiensis**. Cultivé par les indigènes du haut Oubanghi, spécialement aux environs de Bangui et de Besson. Dans cette dernière localité, ce sont exclusivement les indigènes constituant la peu-

plade Banda des Langouassis qui connaissent cette plante. Les tubercules se rapprochent beaucoup de ceux du Coleus Dazo. Les plus belles griffes peuvent atteindre jusqu'à 0 m. 30 de long et 0 m. 035 de diamètre.

	1		2	
	A l'état normal.	A l'état sec.	A l'état normal.	A l'état sec.
Eau	77,30	0,00	87,10	0,00
Matières azotées..........	1,72	7,56	1,59	12,32
— grasses..........	0,54	2,40	0,09	0,70
— amylacées.......	18,29	80,59	10,07	70,02
Cellulose	1,34	5,90	0,52	4,06
Cendres.................	0,81	3,55	0,63	4,90
	100,00	100,00	100,00	100,00

1. ***Coleus rotundifolius***, var. *alba*. — Cultivé en grand par les indigènes du coude de l'Oubanghi et du haut Chari. Tubercules oblongs ou ovoïdes, de forme régulière, à peau mince; longueur moyenne : 0 m. 045; épaisseur : 0 m. 015. — 2. Id., var. *nigra*. — C'est, de toutes les variétés rencontrées par M. Chevalier, la plus répandue au Soudan français, d'où elle a été rapportée d'abord au Muséum, puis à l'Institut colonial de Marseille et distribuée ensuite dans la plupart des colonies françaises. Tubercules oblongs, ovoïdes, pouvant atteindre la grosseur d'un œuf de pigeon et parfois celle d'une pomme de terre moyenne; — 3. Id., var. *rubra*. — Introduit d'abord du Transvaal au Muséum, puis répandu au Congo et en Indo-Chine. La première provenance semble être Madagascar. Se rencontre, mêlé au *Coleus rotundifolius* variété *alba*, dans les cultures de la Boucle du Niger. Petits tubercules ovoïdes n'ayant, en général, que 0 m. 02 de long sur 0 m. 01 de large.

	1		2		3	
	A l'état normal.	A l'état sec.	A l'état normal.	A l'état sec.	A l'état normal.	A l'état sec.
Eau.................	76,40	0,00	72,90	0,00	78,20	0,00
Matières azotées.......	2,08	8,82	1,46	5,40	1,31	6,02
— grasses.......	0,33	1,40	0,30	1,10	0,20	0,40
— amylacées...	19,45	82,42	23,40	86,35	18,57	85,18
Cellulose.............	0,83	3,50	0,87	3,20	0,85	3,90
Cendres..............	0,91	3,80	1,07	3,95	0,89	4,00
	100,00	100,00	100,00	100,00	100,00	100,00

Plectranthes de la Guinée. Les deux produits analysés 1 et 2 ont été présentés au Concours agricole de Paris de 1902, sous le nom de *Plectranthus ternatus* et de *Plectranthus tuberosus*. Les tubercules du premier mesurent environ 0 m. 050 de long sur 0 m. 015 de diamètre, et ceux du second, 0 m. 055 de long sur 0 m. 030. Ils diffèrent peu des trois précédents, dont ils ont la forme et la composition chimique ; ce sont des arguments à l'appui de la thèse de MM. Chevalier et Perrot qui, conformément aux lois de la nomenclature, rattachent ces plantes à une espèce unique à laquelle ils ont donné le nom de *Coleus rotundifolius*.

	1		2	
	A l'état normal.	A l'état sec.	A l'état normal.	A l'état sec.
Eau	71,30	0,00	77,00	0,00
Matières azotées	2,74	9,56	1,52	6,62
— grasses	0,39	1,35	0,26	1,13
— amylacées	22,69	79,04	18,90	82,18
Cellulose	1,26	4,40	1,05	4,56
Cendres	1,62	5,65	1,27	5,49
	100,00	100,00	100,00	100,00

La constitution chimique des tubercules de toutes ces Labiées (*Coleus* et *Plectranthus*) se rapproche essentiellement de celle des pommes de terre. Il y a absence de sucre et des traces de manganèse dans les cendres.

COLOCASE — CONOPHALLUS — TARO — TAVOLO

La fécule désignée à Tahiti sous le nom d'*Ape* est extraite des rhizomes d'une aroïdée, l'alocase à grandes racines (*Arum macrorhizum*), très répandue en Océanie ; elle est en grumeaux, onctueuse au toucher, jaunâtre, et de saveur un peu piquante. La plante, qui est également indigène à Ceylan, croît dans les terrains humides. On la cultive de la même façon que la colocase (*Arum esculentum*), dont les tubercules, sous le nom de *taro*, sont particulièrement appréciées dans toutes les îles polynésiennes.

Le taro d'Océanie (*Colocasia esculenta*) est certainement l'aroïdée qui, par son excellente qualité, sa facile culture et son grand emploi alimentaire local, se place au premier rang des aroïdées alimentaires. On en compte de nombreuses variétés (P. Sagot). Les produits analysés provenant de la Guyane et de Tahiti sont constitués par des tranches de rhizomes, de grosseurs diverses, séchées au soleil. Ils ne contiennent pas de matières sucrées.

La farine de *Conophallus*, dont on fait un grand emploi dans l'alimentation japonaise, est retirée des tubercules d'un *amorphophallus* qui appartient à la même tribu des aroïdées que la colocase. Les tubercules peuvent atteindre 3 à 4 kil. La farine, au contact de l'eau froide, donne, après quelques heures, une masse gluante, très poisseuse, même à la dose de 1 gr. pour 50 gr. d'eau.

Le *Tavolo* de Madagascar est une fécule dans le genre du taro, provenant des tubercules du *tacca pinnatifida*, de la famille des taccacées, voisine des aroïdées. Les Malgaches en font des galettes.

1. Fécule d'ape, Tahiti, Exposition de 1900; acidité 0,084; les matières amylacées contiennent 5,70 de sucre; traces de manganèse dans les cendres; — 2. Farine de conophallus; acidité 0,032; — 3. Taro de la Guyane; — 4. Taro de Tahiti; — 5 et 6. Tavolo de Madagascar.

	1	2	3	4	5	6
Eau	10,60	14,60	13,80	11,20	14,10	14,80
Matières azotées	1,26	3,69	7,00	4,06	0,98	0,99
— grasses	0,55	0,40	0,35	0,45	0,35	0,55
— amylacées	85,84	75,51	75,65	81,20	84,17	82,76
Cellulose	0,85	1,10	1,35	1,29	0,00	0,00
Cendres	0,90	4,70	1,85	1,80	0,40	0,90
	100,00	100,00	100,00	100,00	100,00	100,00

CONCOMBRE

Le concombre (*Cucumis sativus*), cultivé depuis au moins trois mille ans dans l'Inde, a été introduit en Chine beaucoup plus tard. La propagation en Europe s'est faite plus vite, car les anciens Grecs et après eux les Latins ont cultivé le concombre.

Les graines de concombre, comme les graines de courge, sont recherchées par les indigènes du Soudan, qui les mangent crues ou grillées.

1. ***Concombre blanc.*** — Halles de Paris, juin 1898. Poids 310 gr.; acidité : 0,086; — 2. ***Concombre à cornichon.*** — Cornichons verts de Paris, confits au vinaigre, juin 1898.

	1		2	
	A l'état normal.	A l'état sec.	A l'état normal.	A l'état sec.
Eau....................	97,30	0,00	92,60	0,00
Matières azotées.........	0,38	14,07	1,02	13,80
— grasses.........	0,06	2,23	0,38	5,14
— extractives.....	1,44	53,45	3,52	47,56
Cellulose................	0,28	10,35	0,67	9,00
Cendres.................	0,54	19,90	1,81	24,50
	100,00	100,00	100,00	100,00

1. Graines de concombre du Haut-Oubanghi; Exposition de 1900; poids de 100 graines, 5 gr.; 100 gr. donnent à la décortication : amandes 80 et enveloppes 20; analyse des amandes; acidité 0,063; — 2. Id., Analyses des enveloppes; — 3. Graines de Kasso (*lagenaria vulg.*), cucurbitacée de même provenance; poids de 100 graines 13,5; 100 gr. donnent : amandes 71 et enveloppes 29; analyse des amandes; — 4. Id.; Analyse des enveloppes.

	1	2	3	4
Eau....................	9,50	9,20	7,00	9,40
Matières azotées.........	28,70	4,26	31,22	8,51
— grasses.........	50,35	3,70	47,48	4,80
— extractives......	5,20	19,94	7,70	23,49
Cellulose................	3,25	61,10	2,90	49,50
Cendres.................	3,00	1,80	3,70	4,30
	100,00	100,00	100,00	100,00

COTONNIER

On connaît plusieurs espèces de cotonniers: le cotonnier arborescent (*Gossypium arboreum*), originaire de l'Afrique intertropicale, qui a été cultivé en Egypte dès la plus haute antiquité; le cotonnier des Barbades (*Goss. barbadense*), connu aux Antilles, au Pérou et au Brésil, avant la découverte de l'Amérique; le cotonnier herbacé (*Goss. herbaceum*), originaire de l'Inde. Ce dernier est aujourd'hui le plus cultivé. On retire des graines une huile comestible; les tourteaux provenant de l'extraction de cette huile ont pris un développement très considérable pour l'alimentation du bétail (1).

1. Graines de coton de Cochinchine; exposition de 1900; poids de 100 graines, 11 gr. — 2. Graines de coton d'Egypte; poids de 100 graines, 8 gr.; analyse des graines décortiquées (amandes); — 3. Id.; Analyse des enveloppes qui recouvrent les amandes.

	1	2	3
Eau	15,20	6,30	11,60
Matières azotées	19,88	29,92	5,18
— grasses	16,15	37,50	1,60
— extractives	29,12	17,53	43,52
Cellulose	15,85	2,45	35,20
Cendres	3,80	6,30	2,90
	100,00	100,00	100,00

COURGE

Les nombreuses variétés de courges cultivées ne proviennent pas d'un type unique, comme on l'a admis pendant longtemps. La citrouille ou courge pépon (*Cucurbita pepo*) paraît originaire d'Amérique. Les données historiques ne contredisent pas cette opinion, sans l'appuyer cependant.

---

(1) Voy. COLLIN et PERROT. *les Résidus industriels de la fabrication des huiles.* Paris, 1904, p. 179.

Le potiron (*Cucurbita maxima*) serait, d'après de Candolle, originaire de l'ancien monde et aurait été introduit en Amérique par les Européens. Il était cultivé par les Romains.

1. **Courge ordinaire**, récoltée à Saint-Julien, septembre 1897. Analyse de la chair sans l'écorce ; les matières extractives contiennent 2,25 sucre, à l'état normal, soit 41 à l'état sec ; elles renferment également de l'amidon, qui irait en diminuant dans les courges que l'on conserve (1) ; — 2. Analyse de l'écorce seule ; — 3. Potiron jaune ; halle de Paris, nov. 1897 ; poids 25 kilog. ; acidité : 0,083 ; les matières extractives contiennent, 2,11 sucre, à l'état normal, soit 48 à l'état sec ; 100 graines pèsent 39 gr., dont 32 pour les amandes ; celles-ci, à l'état sec, contiennent 32 p. 100 de matières azotées et 15,8 de graisse ; — 4. Semences de courge séchées, trempées dans l'eau salée et grillées ; consommées par les indigènes de la Tunisie ; poids de 100 semences 21 gr., dont 15 pour les amandes analysées.

	1		2		3		4
	À l'état normal.	À l'état sec.	À l'état normal.	À l'état sec.	À l'état normal.	À l'état sec.	À l'état normal.
Eau	94,50	0,00	91,50	0,00	95,60	0,00	4,20
Matières azotées	0,35	6,36	0,65	7,66	0,17	3,96	32,34
— grasses	0,06	1,05	0,12	1,35	0,12	2,65	49,80
— extractives	4,08	74,24	6,45	75,94	2,31	52,39	6,81
Cellulose	0,64	11,65	0,95	11,15	1,36	31,00	2,05
Cendres	0,37	6,70	0,33	3,90	0,44	10,00	4,80
	100,00	100,00	100,00	100.00	100,00	100,00	100,00

CRESSON

Le cresson de fontaine (*Nasturtium officinale*) est originaire de l'Europe et de l'Asie septentrionale. On ne sait à quelle époque remonte la culture de cette crucifère.

---

(1) Leclerc du Sablon, *Comptes-rendus Acad. Sc.*, 30 janvier 1905.

Le cresson alénois (*Lepidum sativum*), de la même famille et également usité comme salade, paraît originaire de la Perse, d'où il s'est répandu dans l'Inde, en Syrie, en Egypte, en Abyssinie, en Grèce, etc.

1. Cresson de fontaine, récolté à Saint-Julien, sept. 1897; — 2. Id., Halles de Paris, déc. 1897; acidité: 0.109; les matières extractives contiennent 0,76 de sucre à l'état normal, soit 8,3 à l'état sec; — 3. Cresson alénois; Halle de Paris, juin 1902.

	1		2		3	
	A l'état normal.	A l'état sec.	A l'état normal.	A l'état sec.	A l'état normal.	A l'état sec.
Eau	93,20	0,00	90,80	0,00	81,30	0,00
Matières azotées	2,17	31,92	2,87	31,20	6,07	32,44
— grasses	0,38	5,60	0,21	2,24	1,42	7,61
— extractives	2,75	40,48	3,19	34,74	7,17	38,33
Cellulose	0,61	9,00	1,21	13,10	1,76	9,42
Cendres	0,89	13,00	1,72	18,72	2,28	12,20
	100,00	100,00	100,00	100,00	100,00	100,00

CROSNES

On désigne sous les noms de crosnes du Japon ou épiaires (*Stachys affinis*), les tubercules d'une labiée, originaire de la Chine. M. Paillieux, qui a récemment propagé leur culture en France, les a appelés Crosnes, du nom d'un village du département de Seine-et-Oise.

Analyse des tubercules. Halles de Paris, décembre 1897; acidité 0,163; les matières extractives comprennent des traces de sucre, il n'y a pas d'amidon.

	A l'état normal.	A l'état sec.
Eau	80,00	0,00
Matières azotées	2,80	13,97
— grasses	0,13	0,66
— extractives	15,12	75,62
Cellulose	0,78	3,90
Cendres	1,17	5,85
	100,00	100,00

CURCUMA

Le curcuma, dont on connaît plusieurs variétés, a une origine indienne. Le rhizome du *Curcuma longa*, en raison de sa saveur forte et poivrée, entre, comme condiment, dans plusieurs préparations culinaires (carris). Il présente, à l'intérieur, une belle couleur jaune safran : de là, le nom vulgaire de *safran* donné au curcuma dans nos colonies (safran de la Guyane, safran des Indes, safran de Cholon, safran de la Réunion, etc.).

1. Safran de la Guyane, en poudre; — 2. Safran des Indes; poids du rhizome analysé, 10 gr.; — 3. Safran de Cholon; poids du rhizome, 11 gr.; — 4. Safran de la Réunion, en poudre. — Les matières grasses en solution dans l'éther ont une teinte jaune, fluorescente. Les matières extractives comprennent, entre autres produits, de l'amidon et une belle matière colorante jaune. Il y a des traces de manganèse dans les cendres.

	1	2	3	4
Eau	11,60	15,10	12,30	13,00
Matières azotées	6,82	10,64	11,70	8,82
— grasses	8,25	15,70	10,87	13,40
— extractives	61,28	50,01	51,38	52,93
Cellulose	4,65	3,45	3,35	5,85
Cendres	7,40	5,10	8,40	6,00
	100,00	100,00	100,00	100,00

DATTIER

A. de Candolle estime que, dans les temps antérieurs aux premières dynasties égyptiennes, le dattier (*Phœnix dactylifera*) existait déjà, spontané ou semé çà et là par des tribus errantes, dans la zone de l'Euphrate aux Canaries et qu'on s'est mis à le cultiver plus tard jusqu'au nord-ouest des Indes d'un côté, et aux îles du cap Vert de l'autre. Les Chinois l'ont reçu de la Perse à différentes reprises, mais actuellement ils l'ont abandonné.

On connaît aujourd'hui plus de 600 variétés de dattiers. Dans le Sud algérien, on en compte 150 (L. Trabut). Les dattes de luxe, caractérisées par leur transparence, sont seules exportées en France.

1. Dattes achetées à Paris, nov. 1897; 12 dattes pèsent 100 gr., dont 15 gr. 6 pour les noyaux; — 2. Id.; Analyse des noyaux; — 3. Dattes d'Algérie, provenant de l'Exposition de 1900; analyse effectuée sur trois dattes pesant 19 gr. dont 3,4 pour les noyaux; — 4. Id.; Analyse des noyaux; — 5. Dattes de Biskra, 1900; 3 dattes pèsent 22 gr. 7 dont 2, 4 pour les noyaux; — 6. Dattes de Tunisie, 1890; 3 dattes pèsent 20 gr. 3, dont 3,2 pour les noyaux; — 7. Id.; Analyse des noyaux; — 8. Déglat de Tunisie, 1890; variété introduite il y a peu d'années; 3 dattes pèsent 27 gr. 2, dont 1,3 pour les noyaux; — 9. Dattes de Bassorah, en sacs de 80 kg; côte des Somalis, 1900. — Il y a des traces de manganèse dans les cendres. L'habitude qu'ont les Arabes de faire manger les noyaux de dattes, après ramollissement dans l'eau, aux chameaux, chevaux, ânes, chèvres, etc., est justifiée par les quantités de matières nutritives azotées et hydrocarbonées contenues dans ces noyaux.

	1	2	3	4
Eau....................	24,50	12,90	25,00	13,00
Matières azotées.........	1,96	4,08	1,70	4,48
— grasses..........	0,06	5,18	0,29	5,00
— sucrées..........	51,30	3,70	49,10	1,25
— extractives......	15,80	67,54	18,46	64,27
Cellulose................	5,06	6,18	3,55	11,00
Cendres.................	1,32	0,42	1,90	1,00
	100,00	100,00	100,00	100,00

	5	6	7	8	9
Eau....................	26,60	33,00	13,00	20,00	16,40
Matières azotées.........	1,58	2,06	3,64	2,58	2,94
— grasses..........	0,15	0,34	4,23	0,72	0,35
— sucrées..........	45,45	55,55	1,10	43,48	66,60
— extractives......	21,52	5,05	67,52	23,70	8,56
Cellulose................	2,85	2,38	9,61	7,92	3,95
Cendres.................	1,85	1,62	0,90	1,60	1,20
	100,00	100,00	100,00	100,00	100,00

DOLIQUES

On cultive dans les pays chauds, et en particulier dans quelques-unes de nos colonies, plusieurs espèces de doliques présentant de nombreuses variétés, dont les graines ont à peu près la même composition chimique, mais qui diffèrent par leur nuance ou leurs dimensions. L'une des espèces les plus répandues est le lablab (*Dolichos lablab*), originaire de l'Inde. Ses variétés portent divers noms indigènes, suivant les pays. Les graines du vigna catjang (*Dolichos sinensis*), venu de l'Amérique du Sud, sont appelées *voamba* à Madagascar, *voëmes* à la Réunion et *niébés* au Soudan. Les noirs sèment ce haricot dans les champs de petit mil: lorsque le mil est mûr, on le récolte en laissant les tiges où viennent grimper les niébés.

Tous ces produits, appartenant à la même tribu des légumineuses, les phaséolées, se mangent secs ou verts, à la façon des haricots ou des petits pois.

Le *horse gram* des Anglais, très cultivé aux Indes pour remplacer l'avoine dans la nourriture des chevaux, est le *Dolichos uniflorus*.

D'après les analyses suivantes, effectuées sur des produits provenant de l'Exposition de 1900 (1), les doliques contiennent de 14 à 24 p. 100 de matières azotées et de 0,7 à 2 p. 100 de matières grasses.

1. Dolique jaune de la Guyane, pénitencier de Kourou; — 2. Dolique jaune du Cambodge; — 3. Dolique panachée d'Hanoï; — 4. Dolique noire d'Hanoï; — 5. Horse gram des Indes.

(1) *Annales d'hygiène publique et de médecine légale*, sept. 1903.

	1	2	3	4	5
Eau	11,70	10,70	12,10	12,30	12,00
Matières azotées	23,24	22,84	24,03	21,80	23,48
— grasses	1,30	1,95	1,65	1,45	0,65
— amylacées	56,81	56,06	55,52	57,15	53,37
Cellulose	3,65	4,95	3,75	4,10	5,60
Cendres	3,30	3,50	2,95	3,20	4,90
	100,00	100,00	100,00	100,00	100,00
	gr.	gr.	gr.	gr.	gr.
Poids moyen de 100 grains	8,47	13,30	7,10	8,80	2,94

1. Lablab brun de Madagascar, récolté à Manamba; — 2. Lablab jaune, de Tamatave; — 3. Lablab noir, de Tamatave; — 4. Dolique brune, Anossibé; — 5. Dolique brune, Béforona; — 6. Dolique brune, Vangaindrano; — 7. Dolique noire, Tamatave; — 8, 9 et 10. Vigna Catjang ou Voamba.

	1	2	3	4	5
Eau	11,70	11,10	12,00	11,90	12,80
Matières azotées	22,72	22,70	22,70	22,70	23,66
— grasses	1,50	1,10	1,12	1,30	1,40
— amylacées	54,68	53,85	54,78	54,85	54,77
Cellulose	5,90	7,55	5,65	6,05	4,15
Cendres	3,50	3,70	3,75	3,20	3,22
	100,00	100,00	100,00	100,00	100,00
	gr.	gr.	gr.	gr.	gr.
Poids moyen de 100 grains	30,3	23,5	31,2	5,34	10,93

	6	7	8	9	10
Eau	11,80	10,30	10,30	11,30	12,10
Matières azotées	22,68	20,50	20,90	22,36	23,60
— grasses	1,50	0,65	1,40	1,15	1,38
— amylacées	56,17	58,95	61,25	57,64	53,17
Cellulose	5,15	5,40	2,35	3,85	6,15
Cendres	2,70	4,20	3,80	3,70	3,60
	100,00	100,00	100,00	100,00	100,00
	gr.	gr.	gr.	gr.	gr.
Poids moyen de 100 grains	7,10	4,60	12,44	12,70	4,15

DOLIQUES

1. Dolique brune de la Nouvelle-Calédonie; — 2. Dolique de Cuba, récoltée à la Nouvelle-Calédonie; — 3. Dolique brune de la Réunion; — 4. Dolique jaune, même provenance.

	1	2	3	4
Eau............................	12,50	13,20	7,00	11,80
Matières azotées............	20,91	22,54	22,40	20,72
— grasses...............	1,35	1,28	1,35	0,65
— amylacées............	58,99	57,08	61,50	58,77
Cellulose....................	3,10	3,05	4,35	4,60
Cendres......................	3,15	2,85	3,40	3,46
	100,00	100,00	100,00	100,00
	gr.	gr.	gr.	gr.
Poids moyen de 100 grains	12,40	14,10	16,95	7,43

1. Niébé blanc du Cayor (Soudan); — 2. Niébé gris, même provenance; — 3. Niébé noir; — 4. Niébé gris en gousses. Les gousses, de 0 m. 10 de long sur 0 m. 01 de large, pèsent en moyenne 2 gr. 30, dont 1 gr. 85 pour les graines.

	1	2	3	4
Eau............................	11,80	10,70	11,50	11,00
Matières azotées............	20,44	21,98	19,88	22,82
— grasses...............	1,25	1,40	0,80	1,13
— amylacées............	60,16	58,62	59,92	57,40
Cellulose.....................	3,35	3,80	4,60	3,95
Cendres......................	3,00	3,50	3,30	3,10
	100,00	100,00	100,00	100,00
	gr.	gr.	gr.	gr.
Poids moyen de 100 grains.....	14,10	28,60	13,90	20,90

Echantillons de doliques remis par M. de Vilmorin, mars 1902. — 1. Dolique Lablab sans parchemin; — 2. Dolique de Cuba à rames; — 3. Dolique Mongette, banette ou haricot cornille; — 4. Dolique du Tonkin.

	1	2	3	4
Eau........................	14,20	13,40	11,20	11,40
Matières azotées..........	19,18	18,90	19,32	17,22
— grasses............	0,96	1,10	1,25	1,28
— amylacées........	53,41	57,60	59,38	61,45
Cellulose..................	9,15	6,00	5,85	5,45
Cendres...................	3,10	3,00	3,00	3,20
	100,00	100,00	100,00	100,00
	gr.	gr.	gr.	gr.
Poids moyen de 100 grains.	47,90	12,50	13,30	6,90

ÉCHALOTTE

De Candolle admet que l'échalotte (*Allium Ascalonicum*) vient de l'oignon et que la modification serait survenue vers le commencement de l'ère chrétienne. On ne la trouve pas à l'état spontané.

L'analyse suivante ne porte que sur les bulbes (mai 1898).

	A l'état normal.	A l'état sec.
Eau......................	80,90	0,00
Matières azotées...............	1,21	6,32
— grasses.............	0,16	0,87
— sucrées.............	1,70	8,90
— extractives..........	14,95	78,31
Cellulose.....................	0,72	3,80
Cendres......................	0,36	1,80
	100,00	100,00

ÉPINARD

L'épinard (*Spinacia oleracea*) était inconnu aux Grecs et aux Romains. Il est probable que sa culture a commencé en Perse ; il a été introduit en Europe, vraisemblablement par les Arabes, dans le courant du xve siècle. Le gros épinard, dont le fruit ne présente pas d'épines, comme le précédent, est un produit des jardins mentionné pour la première fois par Tragus.

L'analyse suivante a été faite sur des feuilles, prises aux Halles de Paris en nov. 1897 ; acidité : 0,163.

	A l'état normal.	A l'état sec.
Eau	87,20	20,00
Matières azotées	4,06	31,69
— grasses	0,33	2,54
— extractives	5,58	43,61
Cellulose	0,89	6,96
Cendres	1,94	15,20
	100,00	100,00

ESTRAGON

L'estragon (*Artemisia dracunculus*) croît naturellement dans les régions montagneuses de l'est de l'Europe, dans la Sibérie, la Tartarie, etc. Les parties herbacées développent une odeur spéciale qui les font rechercher comme condiment (salade, moutarde, vinaigre).

Les sommités des tiges dont l'analyse suit mesuraient 15 à 20 centimètres (juillet 1902).

	A l'état normal.	A l'état sec.
Eau	73,30	0,00
Matières azotées	6,20	23,23
— grasses	1,29	4,85
— extractives	13,52	50,65
Cellulose	3,04	11,38
Cendres	2,65	9,89
	100,00	100,00

FENOUIL

La culture du fenouil (*Anethum fœniculum*) est très ancienne dans le midi de l'Europe. Les graines aromatiques de cette ombellifère sont employées comme condiment dans le pain, les dragées, etc. La plante sèche est aussi utilisée en Tunisie dans le même but.

1. Fenouil des Indes, exposition de 1900 ; — 2. Fenouil de Tunisie ; — 3. Id., même provenance.

	1	2	3
Eau..........................	8,50	13,20	16,50
Matières azotées.............	13,51	16,68	17,78
— grasses.............	11,90	10,55	14,40
— extractives.........	41,59	37,52	35,02
Cellulose.....................	13,30	15,35	10,10
Cendres......................	11,20	6,70	6,20
	100,00	100,00	100,00
Poids de 1000 grains	5,24	8,62	7,10

FENUGREC

Le fenugrec (*Trigonella fœnum-græcum*) est spontané en Asie Mineure, en Perse, dans certaines régions de l'Europe méridionale (Grèce, Italie, Espagne). La culture de cette légumineuse annuelle était déjà pratiquée par les anciens Grecs. Les graines sont utilisées comme condiments par les hommes et quelques animaux domestiques. En Algérie et en Tunisie, les indigènes les considèrent comme digestives, reconstituantes et aphrodisiaques.

1. Fenugrec de Tunisie, 1901 ; — 2. Id., même provenance.

	1	2
Eau..........................	10,10	10,80
Matières azotées.............	22,96	27,72
— grasses.............	5,95	6,65
— extractives.........	51,99	45,48
Cellulose.....................	6,10	6,60
Cendres......................	2,90	2,75
	100,00	100,00
	gr.	gr.
Poids moyen de 100 grains.........	2,18	2,03

FÈVE

La culture de la fève (*Vicia faba*) est préhistorique en Europe, en Egypte et en Arabie. Elle a été introduite en Europe probablement par les Aryens occidentaux, lors de leurs premières migrations (Pélasges, Celtes, Slaves). C'est plus tard qu'elle a été portée en Chine, un siècle avant l'ère chrétienne; plus tard encore au Japon, et tout récemment dans l'Inde (A. de Candolle). La fève était réputée impure chez les anciens Egyptiens. Elle était au contraire en honneur chez les Romains. Pline rapporte que les peuples du Nord de l'Italie en faisaient le plus grand usage et la mêlaient à tout ce qu'ils mangeaient, « *faba sine qua nihil conficiunt* (1) ». « Il n'est sorte de folies qu'on n'ait débitées sur la défense que Pythagore en faisait à ses disciples. Chacun sait pourtant que les suffrages populaires se donnaient autrefois par fèves et non par boules; la fève était devenue le symbole des emplois publics; et le sens du précepte n'a rien d'obscur dans la bouche d'un sage, qui ne voyait qu'avec mépris les jouissances de l'ambition (2) ».

Les analyses suivantes ont été entreprises pour répondre à une demande du ministre de la Guerre, relative à l'emploi des fèves comme denrée de substitution en cas de guerre. Les échantillons viennent en grande partie du service des vivres militaires et des maisons Breuil et Grandin, de Paris.

§ I. — ANALYSES DE FÈVES

I. — Fèves de France.

2ᵉ et 3ᵉ Régions. — 1. Fèves d'Artois, 1895 : graines de grosseur moyenne; nuance allant du jaune verdâtre, au brun

---

(1) *Hist. nat.*, lib. XVIII.
(2) Fée, *Flore de Virgile.*

foncé; acidité : 0,050 ; 100 gr. donnent à la décortication : amandes 86,2 et enveloppes 13,8 ; — 2. Id. ; Analyse des amandes provenant de la décortication ; — 3. Féveroles de Picardie, 1900 ; — 4. Petites fèves brunes de Lorraine, 1895; acidité : 0,047 ; 100 gr. donnent : amandes 45 et enveloppes 15 ; — 5. Petites fèves noires de même provenance ; 100 gr. donnent : amandes 83,5 et enveloppes 16,5 ; — 6. Féveroles de Lorraine, 1900.

	1	2	3	4	5	6
Eau................	13,00	12,30	11,10	11,70	11,80	13,60
Matières azotées......	23,87	27,32	29,78	25,40	26,86	28,56
— grasses........	1,18	1,35	1,10	1,36	1,05	1,00
— amylacées....	52,49	54,41	48,62	52,72	50,89	47,84
Cellulose.............	6,76	1,70	6,00	5,94	6,76	6,40
Cendres.............	2,70	2,92	3,40	2,88	2,64	2,60
	100,00	100,00	100,00	100,00	100,00	100,00
	gr.	gr.	gr.	gr.	gr.	gr.
Poids de 100 fèves. moyen.....	53,50	»	54,80	37,20	31,60	30,50
maximum.	68,20	»	64,80	52,00	41,50	43,20
minimum .	27,10	»	37,60	32,50	16,40	19,70

Fèves vertes récoltées en août 1902 à Abbeville-Saint-Lucien (Oise) : — 1. Graines ; — 2. Cosses.

	1		2	
	À l'état normal.	À l'état sec.	À l'état normal.	À l'état sec.
Eau................	75,00	0,00	84,30	0,00
Matières azotées......	7,45	29,82	2,97	18,89
— grasses........	0,56	2,24	0,34	2,20
— extractives.....	12,85	51,41	10,00	63,69
Cellulose.............	2,86	11,43	1,57	10,00
Cendres.............	1,28	5,10	0,82	5,22
	100,00	100,00	100,00	100,00

4ᵉ **Région.** — Fèves de Vendée ; graines un peu plus grosses que les fèves d'Artois, avec lesquelles elles ont une certaine filiation ; — 1. Récolte 1894 ; 100 gr. donnent : amandes 85,4 et enveloppes 14,6 ; — 2. Amandes des mêmes fèves ;

— 3. Récolte 1895 ; 100 gr. donnent : amandes 85,2 ; — 4. Récolte 1895 ; 100 gr. donnent : amandes 86,4 ; — 5. Récolte 1896 ; 100 gr. donnent, amandes 85,6 ; — 6. Récolte 1898.

	1	2	3	4	5	6
Eau	11,00	10,27	13,20	13,60	12,90	12,80
Matières azotées	23,18	27,32	22,59	22,76	21,56	24,10
— grasses	0,95	1,05	0,86	0,98	1,50	0,85
— amylacées	55,85	57,58	54,07	52,78	54,60	53,10
Cellulose	6,42	1,05	7,16	7,14	6,50	6,65
Cendres	2,60	2,80	2,12	2,74	2,94	2,50
	100,00	100,00	100,00	100,00	100,00	100,00
	gr.	gr.	gr.	gr.	gr.	gr.
Poids de 100 fèves. moyen	77,10	»	72,28	74,80	71,00	69,10
maximum	95,00	»	100 00	104,60	86,00	100,00
minimum	46,30	»	50,00	51,00	57,00	31,60

6ᵉ Région. — 1. Fèves récoltées à Saint-Julien, 1895 ; acidité : 0,047 ; 100 gr. donnent : amandes 86 ; — 2. Id. ; Analyse des amandes ; — 3. Fèves de même provenance, 1896 ; 100 gr. donnent : amandes, 86,8 ; — 4. Fèves, même provenance, 1904 ; — 5. Féveroles de Bourgogne, 1895 ; 100 gr. donnent : amandes 86,4 ; — 6. Féveroles, même provenance, 1898 ; 100 gr. donnent : amandes 83.

	1	2	3	4	5	6
Eau	13,20	12,60	14,90	11,30	13,30	12,20
Matières azotées	26,21	30,06	25,21	28,56	22,67	25,00
— grasses	0,98	1,35	1,50	1,55	0,94	0,90
— amylacées	51,43	52,33	48,59	46,94	53,27	53,65
Cellulose	5,98	1,40	7,46	8,80	7,16	6,15
Cendres	2,20	2,26	2,34	2,85	2,66	2,10
	100,00	100,00	100,00	100,00	100,00	100,00
	gr.	gr.	gr.	gr.	gr.	gr.
Poids moyen de 100 fèves	56,82	»	56,80	47,36	38,10	31,50

7ᵉ et 8ᵉ Régions. — Fèves du Midi ; grosses graines, larges et plates, de nuance plus ou moins fauve, assez uniforme. — 1. Fèves récoltées dans la région de Bayonne,

1894; 100 gr. donnent; amandes 83; — 2. Amandes des mêmes fèves; — 3. Fèves de Bayonne, 1895; 100 gr. donnent : amandes 84,6; — 4. Fèves de Castres, 1894; 100 gr. donnent : amandes 85,2; — 5. Id., 1895; 100 gr. donnent; amandes 85,3; — 6. Fèves de Toulouse, 1894; acidité : 0,076; 100 gr. donnent : amandes 85,6.

	1	2	3	4	5	6
Eau...............	11,10	10,90	12,40	12,40	12,20	12,40
Matières azotées....	21,95	26,98	23,45	23,31	23,26	23,31
— grasses...	0,92	1,12	0,96	1,10	0,80	0,90
— amylacées.	54,11	56,74	53,09	53,48	56,62	53,74
Cellulose..........	7,68	1,16	7,36	6,85	7,86	6,95
Cendres...........	3,24	3,10	2,74	2,86	3,26	2,70
	100,00	100,00	100,00	100,00	100,00	100,00
	gr.	gr.	gr.	gr.	gr.	gr.
Poids de 100 fèves { moyen .	187,27	»	210,40	145,70	160,00	149,50
maxim.	223,60	»	240,00	162,40	214,00	194,60
minim..	152,80	»	178,00	135,60	123,00	107,40

En 1900, la production des fèves en France a été évaluée à 691.670 quintaux et la production moyenne par hectare à 10 quintaux 85.

	Production totale.	Moyenne à l'hectare.
Vendée.......................	81,039	17,90
Pas-de-Calais.................	78,760	19,00
Tarn-et-Garonne..............	78,410	11,40
Gers..........................	78,000	22,00
Lot-et-Garonne...............	76,950	11,26
Haute-Garonne................	69,215	3,22
Tarn..........................	46,300	11,08
Nord..........................	38,760	22,60
Gironde...	27,610	12,84
Charente-Inférieure........	10,330	8,80

II. — Fèves des Colonies françaises et des Pays étrangers.

Les grosses fèves d'Algérie et de Tunisie, de même que les fèves de la Nouvelle-Calédonie provenant de l'Exposition de Paris de 1900, présentent les caractères des fèves du Midi de la France. — 1. Fèves d'Algérie; 100 gr. donnent à la décortication : amandes 85,2 et enveloppes 14,8; — 2. Fèves de la Nouvelle-Calédonie; 100 gr. donnent : amandes 84,9 et enveloppes 15,1; — 3. Fèves de Tunisie; — 4. Féveroles d'Algérie, Miliana, 1899; — 5. Id., Tlemcen, 1899; — 6. Féveroles de Tunisie, 1899.

	1	2	3	4	5	6
Eau..............	11,60	12,40	11,40	11,50	10,30	9,50
Matières azotées....	20,87	22,59	25,20	22,96	20,30	20,44
— grasses....	1,14	1,25	1,10	1,10	1,25	1,15
— amylacées.	58,03	54,36	52,95	54,24	57,95	59,36
Cellulose..........	6,30	6,50	6,65	7,70	6,70	6,35
Cendres...........	2,06	2,90	2,70	2,50	3,50	3,20
	100,00	100,00	100,00	100,00	100,00	100,00
	gr.	gr.	gr.	gr.	gr.	gr.
Poids moyen de 100 fèves............	91,10	154,60	181,8	45,40	18,17	26,10

1. Fèves de Tunisie, 1895; 100 gr. donnent : amandes 85,3; — 2. Id.; Analyse des amandes; — 3. Fèves d'Allemagne, Kœnigsberg, 1895; rondes, grosseur assez uniforme; surface miroitante, brune, 100 gr. donnent : amandes 86,7; — 4. Id.; Analyse des amandes; — 5. Fèves d'Egypte, 1895; 100 gr. donnent : amandes 86,4; — 6. Id.; Analyse des amandes; — 7. Id., 1896; 100 gr. donnent : amandes 88,4.

	1	2	3	4	5	6	7
Eau..............	11,40	11,00	11,90	11,70	10,60	10,50	10,80
Matières azotées......	20,96	24,56	24,18	27,92	23,90	27,38	26,51
— grasses......	1,06	1,08	1,38	1,45	1,12	1,45	1,14
— amylacées...	57,64	59,46	54,12	55,07	55,72	56,41	53,55
Cellulose..........	6,26	1,16	5,82	1,02	5,82	1,36	5,24
Cendres...........	2,68	2,74	2,60	2,84	2,84	2,90	2,76
	100,00	100,00	100,00	100,00	100,00	100,00	100,00
	gr.	gr.	gr.	gr.	gr.	gr.	gr.
Poids de 100 fèves — moyen....	130,80	»	37,40	»	65,50	»	44,10
— maximum.	185,00	»	49,00	»	80,60	»	59,60
— minimum.	87,40	»	29,50	»	46,30	»	30,80

§ II. — ANALYSES D'ENVELOPPES ET DE GERMES DE FÈVES

1. Enveloppes de fèves d'Artois, 1895; — 2. Id., fèves de Vendée, 1894; — 3. Id., Saint-Julien, 1895; — 4. Id., Bayonne, 1894; — 5. Id., Tunisie, 1895; — 6. Id., Kœnigsberg, 1895; — 7. Id., Egypte, 1895; — 8. Germes des fèves de Bayonne, 1894; 100 germes pèsent 3 gr. 6; — 9. Germes des fèves de Tunisie, 1895; 100 germes pèsent 2,78.

	1	2	3	4	5
Eau	11,70	10,20	11,80	9,80	10,90
Matières azotées	3,53	3,14	3,68	3,44	6,38
— grasses	0,90	0,80	0,65	0,25	0,12
— extractives	42,17	43,46	45,77	34,56	39,84
Cellulose	39,40	40,30	35,90	49,70	39,86
Cendres	2,30	2,10	2,20	2,25	2,90
	100,00	100,00	100,00	100,00	100,00

	6	7	8	9
Eau	10,80	10,20	8,90	8,00
Matières azotées	4,45	3,14	34,10	40,80
— grasses	0,30	0,70	2,80	4,20
— extractives	41,35	42,86	49,44	42,58
Cellulose	41,00	40,50	0,76	0,62
Cendres	2,10	2,60	4,00	3,80
	100,00	100,00	100,00	100,00

§ III. — PRODUITS ALIMENTAIRES RETIRÉS DES FÈVES

1. Farine de fève extra, fabriquée à Alfort, 1898; acidité : 0,065; — 2. Farine première, même fabrique; acidité : 0,087; — 3. Farine envoyée à l'Exposition de 1900 par la Chambre de commerce de Tunis; — 4. Farine de fèves torréfiées de Lisbonne, exposition de 1900; acidité : 0,109; — 5. Fèves d'Egypte décortiquées à la machine; Alfort, 1898; — 6. Mêmes fèves nettoyées, avant décortication.

	1	2	3	4	5	6
Eau	12,00	12,30	12,50	10,90	12,40	10,80
Matières azotées	22,70	27,46	27,63	23,49	25,49	23,64
— grasses	1,70	2,05	1,75	1,85	1,54	1,50
— amylacées	62,10	54,19	54,37	55,16	57,37	56,91
Cellulose	0,40	1,50	0,65	4,70	1,50	5,00
Cendres	1,10	2,50	3,10	3,90	1,80	2,15
	100,00	100,00	100,00	100,00	100,00	100,00

§ IV. — OBSERVATIONS GÉNÉRALES SUR LES FÈVES (1)

1. Les fèves, suivant leur provenance, varient par la forme, la nuance et le poids. Elles présentent les écarts suivants :

	Minimum	Maximum
Eau	10,60	15,30
Matières azotées............	20,87	26,51
— grasses..........	0,80	1,50
— amylacées.......	50,89	58,03
Cellulose	5,24	7,86
Cendres..................	2,06	3,26

L'acidité est comprise entre 0,047 et 0,087 p. 100. Les cendres sont fusibles, solubles dans l'acide nitrique, et fortement phosphatées.

2. L'amande (cotylédons) est le plus souvent dans la proportion de 84,60 à 88,40 p. 100. L'enveloppe extérieure (épisperme) est représentée par 11,80 à 15,40 et les germes (embryons) par 1,50 à 1,75 p. 100. On compte, par gramme, de 28 à 36 germes.

L'amande contient jusqu'à 30 p. 100 de matières azotées et peu de cellulose : les fèves décortiquées sont donc plus alimentaires que les fèves entières.

La composition des enveloppes est assez uniforme ; il n'y a pas d'amidon. Les matières de nature cellulosique dominent ; elles sont accompagnées de matières tanniques et de matières colorantes qui prennent une belle teinte rouge lorsqu'on traite les enveloppes par l'acide chlorhydrique dilué, pour en effectuer le dosage de la cellulose.

Les germes sont presque aussi azotés que les germes du blé, mais bien moins riches qu'eux en matières grasses.

---

(1) *Comptes-rendus Acad. Sciences*, 5 oct. 1896.

3. Les grosses fèves plates, chez lesquelles l'enveloppe est généralement en proportion plus élevée que dans les petites fèves, sont aussi moins azotées. La préférence donnée en France à la fève d'Egypte par les fabricants de farines de fèves et de fèves décortiquées est justifiée par l'état de siccité de cette denrée, sa richesse en azote, sa forme ronde qui se prête bien à la décortication mécanique et aussi, par l'absence de plus en plus remarquée sur nos marchés, des fèves de Bourgogne, de Bresse et de Lorraine.

FIGUIER

Le figuier (*Ficus carica*) existait, pendant la période préhistorique, dans la région moyenne et méridionale de la mer Méditerranée, depuis la Syrie jusqu'aux îles Canaries. De nos jours, il est spontané dans une vaste région qui s'étendrait de la Perse orientale aux Canaries, et dont la Syrie est à peu près le milieu. En général, le figuier s'arrête, comme l'olivier, au pied du Caucase et des montagnes de l'Europe qui bordent le bassin de la Méditerranée; on le trouve cependant à l'état presque spontané, sur la côte sud-ouest de la France, grâce à la douceur des hivers. Les meilleures variétés viennent de la Grèce, de l'Asie Mineure et de la Syrie.

Des peintures trouvées dans des tombes pharaoniques de la XIIe dynastie prouvent qu'à cette époque le figuier était déjà cultivé en Egypte. Les Chinois n'ont reçu le figuier, de la Perse, qu'au VIIIe siècle de notre ère.

1. Figues vertes achetées à Paris en août 1897; poids de 6 figues 195 gr.; acidité : 0,210; — 2. Figues violettes achetées en oct. 1897; poids de 6 figues 178 gr.; — 3. Figues violettes cueillies dans les jardins de l'Hôtel des Invalides, oct. 1898; poids de 3 figues 160 gr.

… FIGUIER

	1		2		3	
	A l'état normal.	A l'état sec.	A l'état normal.	A l'état sec.	A l'état normal.	A l'état sec.
Eau................	84,80	0,00	78,80	0,00	84,00	0,00
Matières azotées.....	0,79	5,20	0,95	4,47	0,99	6,19
— grasses.......	0,32	2,10	0,31	1,45	0,20	1,25
— sucrées	8,30	54,61	16,60	78,30	6,50	40,62
— extractives ...	3,85	25,33	1,23	5,80	6,21	38,81
Cellulose...........	1,23	8,06	1,74	8,22	1,67	10,44
Cendres............	0,71	4,70	0,37	1,75	0,43	2,69
	100,00	100,00	100,00	100,00	100,00	100,00

Voici quelques expériences faites à Cherchell, en 1876, sur des figues mûres, prises sur l'arbre. Tout le sucre existe à l'état de sucre réducteur.

18 juin. — Trois figues, pesant 240 gr., ont donné 70 gr. de suc contenant 12,2 p. 100 de sucre. — Six figues, cueillies le 31 août suivant sur le même figuier (2e récolte), pesaient 217 gr., et ont fourni 83 gr. de suc contenant 12,6 p. 100 de sucre.

20 juin. — Trois figues violettes, pesant 220 gr., ont cédé à la presse 107 gr. de suc contenant 13,3 p. 100 de sucre.

9 septembre. — Quatre figues violettes, pesant 228 gr., ont fourni 148 gr. de suc renfermant 17,5 p. 100 de sucre.

10 octobre. — Une figue verte, du poids de 46 gr., convenablement délayée dans l'eau, a donné 5 gr. de sucre.

1. Figues sèches du marché de Paris, février 1897 ; acidité : 0,124 ; Analyse à l'état normal ; — 2. Id., à l'état sec ; — — 3. Graines retirées des figues ; il y a des traces de manganèse dans les cendres.

	1	2	3
Eau....................	31,00	0,00	7,70
Matières azotées............	2,26	3,28	11,96
— grasses...........	2,10	3,04	21,00
— sucrées...........	48,40	70,15	traces
— extractives.........	5,27	7,64	24,04
Cellulose.................	7,82	11,33	29,80
Cendres.................	3,15	4,56	2,50
	100,00	100,00	100,00

FIGUIER DE BARBARIE

Le fruit improprement désigné sous le nom de *figue de Barbarie*, car il n'a aucun rapport avec la figue ordinaire, est produit par l'*Opuntia ficus indica*, de la famille des Cactacées. La plante est originaire d'Amérique et lorsque les Espagnols pénétrèrent au Mexique, ils en trouvèrent plusieurs variétés cultivées, dont le nopal à cochenilles (*Op. coccinellifera*). L'opuntia est une des premières plantes américaines qui aient été transportées en Espagne; de là elle s'est étendue dans tout le nord de l'Afrique où le fruit joue un rôle important dans l'alimentation des indigènes.

La figue de Barbarie pèse en moyenne 85 gr.; on peut en retirer par expression 30 à 40 gr. de suc, contenant jusqu'à 15 p. 100 de sucre. Elle sert aujourd'hui à fabriquer de l'alcool.

L'article suivant (1), qui a été reproduit par divers journaux français et étrangers, a précédé cette évolution industrielle.

Expériences relatives à l'alcool que l'on peut retirer de la figue de Barbarie.

1. Le 19 août 1875, à Cherchell, je soumettais à l'action d'une petite presse 370 figues de Barbarie pesant 33 kg., et j'en retirais 11 kg. de suc que j'abandonnais à la fermentation dans plusieurs grandes bouteilles. Ce suc, à sa sortie de la presse, possédait une saveur fade sucrée, une odeur pénétrante peu agréable; sa couleur était d'un rouge brun.

Il marquait à l'aréomètre Baumé 6° et au densimètre 104,4. Son acidité, rapportée à 1.000 cmc., était représentée par 2 gr., 8 d'acide sulfurique monohydraté; elle fut déterminée volumétriquement à l'aide d'une solution très étendue de soude, titrée avec le plus grand soin.

(1) Balland, *Journal de Pharmacie et de Chimie*, 1876.

Le sucre, avant l'action des acides, se trouvait dans la proportion de 128 gr. par litre ; l'action des acides n'a modifié en rien ce résultat. J'ai suivi pour ces dosages les procédés employés par Buignet dans ses recherches sur la matière sucrée des fruits (1).

Les jours suivants, je répétais les mêmes expériences, et j'enregistrais les données qui sont rapportées dans ce tableau :

DATES des expériences.	DENSITÉ du suc.	ACIDITÉ pour 1000 cmc.	SUCRE pour 1000 cmc.	ALCOOL (2) pour 100.	
19 août	104.4	2,8	128	»	
20 —	104.2	2,8	125	»	Le liquide s'est éclairci.
21 —	104.1	»	»	0	Fermentation hésitante.
22 —	103.9	»	»	»	— très nette.
23 —	102.3	7,8	55	»	— très active.
24 —	100 6	»	4	4,1	— mourante.
25 —	100.4	»	0	4,2	— nulle.
28 —	100 3	7,8	0	4,2	

Pendant toute la durée de la fermentation, la température ambiante avait été de 25°. Dans une bouteille exposée au soleil, le 22 (température de 45° à 54°), la fermentation s'arrêta pour ne recommencer que le 23. A la suite d'une nouvelle exposition de quelques heures dans la journée du 24, la fermentation fut de nouveau paralysée (densité du liquide, 103). Elle ne reprit que le 26, et se poursuivit très activement jusqu'au 28 (D = 100,2).

Le 30, le liquide fermenté fut soumis à une première distillation au bain-marie. L'alcool ainsi obtenu, rectifié par une seconde distillation, marque 85° ; il est incolore, doué d'une grande mobilité ; son odeur rappelle vaguement le kirsch ; il possède une saveur particulière de fruit, très agréable, avec un très léger goût d'empyreume : ce goût a paru s'affaiblir avec le temps.

II. Le 2 septembre, on a répété les mêmes essais sur un lot de 244 figues pesant 21 kg. Les 10 kg. de suc obtenus ont été abandonnés à la fermentation dans diverses bou-

---

(1) *Thèse pour le doctorat ès-sciences.* Paris, 1860.
(2) En volume, dosé à l'appareil Salleron, à 15°.

teilles. Le tableau qui suit résume les différentes phases de l'opération :

DATES des expériences.	DENSITÉ du suc.	ACIDITÉ pour 1000 cmc.	SUCRE pour 1000 cmc.	ALCOOL pour 100.		
2 sept.	104,7	0	145	»		
4 —	104,7	»	»	»	Fermentation	hésitante.
5 —	104,6	»	»	»	—	très nette.
6 —	103,9	5,6	85	»	—	très active.
7 —	102,9	6,7	51	2	—	très active.
8 —	101,8	7,8	26	3	—	très active.
9 —	100,9	8,4	6	6	—	mourante.
10 —	100,7	8,4	0	4,2	—	nulle.

Le suc fermenté, mis en bouteille le 11 et examiné deux mois après, s'était dépouillé en grande partie de la matière colorante; sa surface était recouverte d'un voile de mycodermes; sa densité était toujours 100,7; sa richesse alcoolique 4,2; son acidité 13.

III. Même série d'expériences le 22 septembre; 6 kg. 800 de figues soumises deux fois à l'action de la presse ont donné 4 kg. 100 de suc. Ce suc a éprouvé pendant sa fermentation les variations suivantes :

DATES des expériences.	DENSITÉ du suc.	ACIDITÉ pour 1000 cmc.	SUCRE pour 1000 cmc.	ALCOOL pour 100.		
22 sept.	104,7	1,4	140	»		
23 —	»	1,9	»	»		
24 —	»	3,1	»	»	Fermentation	hésitante.
25 —	»	4,2	»	»	—	nette.
26 —	»	5,6	»	»	—	très active.
27 —	»	7,0	»	»	—	très active.
28 —	»	7,5	»	»	—	lente.
29 —	100,7	8,5	0	4,5	—	nulle.

IV. Nous voyons par ce qui précède que la figue de Barbarie contient une proportion relativement considérable de sucre et que, malgré son très faible état d'acidité, tout ce sucre existe à l'état de sucre interverti. Elle peut donner, par expression, les deux tiers de son poids en suc; ce suc, abandonné au contact de l'air dans un milieu dont la température est comprise entre 25 et 30 degrés, ne tarde pas à fermenter. La fermentation se produit nettement au bout de quarante-huit heures ; elle ne semble apparaître que lorsque le jus a atteint un certain degré d'acidité, et elle se termine dans l'espace de cinq à six jours, alors que tout le sucre est détruit. A ce moment, le liquide marque de 100,5 à 100,7 au densimètre (1° Baumé), et contient en moyenne 45 pour 1000 d'alcool absolu, soit en poids 35 gr. 7.

En analysant ce dernier résultat, on remarque qu'il n'est pas en rapport avec la quantité de sucre trouvée dans nos essais. D'après la théorie, nous devrions obtenir en poids de 58 à 65 gr. pour 1000 d'alcool absolu, soit en volume 69 à 80 p. 1000. Il resterait donc à expliquer la disparition de 50 à 60 gr. de sucre. L'acidité de la liqueur au détriment de l'alcool ne saurait être invoquée à ce sujet ; cette acidité, d'ailleurs, n'est guère plus élevée que celle trouvée par Maumené (1) dans certains vins de France. L'examen du suc fermenté provenant du second essai nous fournit une explication plus rationnelle. Par évaporation de ce suc au bain-marie, nous avons obtenu une moyenne de 45 gr. par litre d'extrait (2). Cet extrait, traité par l'alcool bouillant, lui a cédé 34 gr. d'un corps particulier qui nous a semblé être de la mannite. Parfaitement purifié, ce produit est blanc ; il cristallise avec la plus grande facilité en aiguilles prismatiques tantôt isolées, tantôt réunies autour d'un centre commun ; son goût est faiblement sucré ; il est très soluble dans l'eau, insoluble dans l'éther et sans action sur le tartrate de cuivre. Lorsqu'on le chauffe, il fond, puis se décompose en laissant un résidu charbonneux.

Le sucre contenu dans la figue de Barbarie subirait dès lors une double fermentation, la fermentation alcoolique et la fermentation mannitique. En comparant d'après les tableaux ci-dessus le sucre détruit avec l'alcool obtenu, on est même conduit à supposer que la fermentation mannitique doit se produire la première, ou tout au moins qu'elle

---

(1) MAUMENÉ, *Traité du travail des vins*, 2ᵉ édition, 1874.
(2) Le suc retiré de la préparation du 19 août contenait, le 29 novembre, 42 gr. pour 1000 d'extrait ; celui du 21 septembre, 44 gr.

doit être au début bien plus active que la fermentation alcoolique.

V. Dans le but de s'opposer à cette fermentation mannitique, on a tenté divers essais, le 21 novembre, sur le jus retiré de 26 kg. de figues. Nous ne rapportons que les principaux :

A. Suc naturel : il marque 104,7 au densimètre et contient 120 gr. pour 1000 de sucre. — B. Suc additionné de tanin, 1 gr. par litre. — C. Suc additionné d'acide chlorhydrique, 5 cmc. par litre. — D. Suc additionné d'acide sulfurique, 3 cmc. par litre.

La température a toujours été maintenue à 30°; la fermentation, sauf en D, s'est manifestée dès le second jour. Le 23 et le 24, elle était encore hésitante en D, mais très active partout ailleurs, surtout en C. Le 25, elle était mourante en A, B et C; elle continuait lentement en D.

Ces différents liquides, examinés successivement le 26, ont donné :

	Densité du suc.	Alcool pour 100.	Extrait pour 1.000	Acidité pour 1.000.
A	100,6	4,5	44	6,2
B	100,0	5,3	19	6,2
C	99,9	6,2	18	6,2
D	104,7	»	»	6,2

La fermentation s'est poursuivie en D jusqu'au 9 décembre. Le liquide répandait alors une odeur désagréable; il marquait 100,9 au densimètre et contenait 4,5 pour 100 d'alcool.

L'extrait A a cédé à l'alcool bouillant 36 gr. de mannite : je n'ai trouvé qu'une faible quantité de ces produits gommeux, insolubles dans l'alcool, qui, d'ordinaire, accompagnent la fermentation mannitique.

En résumé, le suc de la figue de Barbarie abandonné, après expression, à une température constante de 30°, ne tarde pas à subir une double fermentation mannitique et alcoolique. La fermentation mannitique peut être enrayée au profit de la fermentation alcoolique; il suffit d'ajouter au suc du tanin, ou mieux de l'acide chlorhydrique dans la proportion de 4 à 5 gr. par litre (1).

On obtient ainsi, par distillation de 1.000 litres de suc fermenté, représentant 1,500 kg. de figues, de 70 à 75 litres d'alcool à 85° (2).

Quand on songe que cette distillation peut s'effectuer directement et donner des liquides alcooliques plus agréables au goût et plus faciles à rectifier que les alcools retirés des différents tubercules ; que la fermentation peut se produire spontanément, que l'extraction du jus nécessite une main-d'œuvre peu dispendieuse, que les résidus peuvent entrer avec économie dans la ration alimentaire du bétail ; que la plante enfin se rencontre partout dans notre Algérie, même dans les terrains les plus rocailleux, où elle végète sans culture et sans travail, on trouve que de tels chiffres ont leur éloquence ; et en voyant l'évolution commerciale que tend à prendre notre colonie, il ne serait peut-être pas imprudent de provoquer l'industrie à tenter de nouveaux essais dans cette voie.

FRAISIER

Le fraisier commun (*Fragaria vesca*) est très répandu. Il est spontané en Europe, en Asie et en Amérique. Les Grecs et les Romains n'ont pas cultivé le fraisier. Sa culture dans le Nord de la France ne remonte qu'au xv⁵ siècle, mais elle existait déjà dans le Midi et en Angleterre.

On trouve aujourd'hui des fraiseraies couvrant 1800 hectares dans les environs de Paris (vallées de la Bièvre, de l'Orge, de l'Yvette) ; dans les environs de Carpentras (1000 hectares) ; en Bretagne (500 hectares) ; dans les Cévennes, l'Hérault (50 à 60 hectares).

---

(1) P. Carles a conseillé, plus tard, l'acide tartrique (De l'acidulation des moûts sujets à la fermentation mannitique, in *Bull. de la Soc. de ph. de Bordeaux*, août 1893).

(2) D'après Barral, 1.000 kg. de betteraves doivent donner 44 litres d'alcool commercial.

1. Fraises des bois, achetées à Paris, juin 1898; poids de 100 fraises : 86 gr. ; acidité : 0,240 ; — 2. Grosses fraises, achetées à Paris, mai 1898 ; 14 fraises pèsent 100 gr.

	1		2	
	A l'état normal.	A l'état sec.	A l'état normal.	A l'état sec.
Eau................	85,60	0,00	90,60	0,00
Matières azotées.......	1,36	9,44	0,82	8,73
— grasses........	0,99	6,90	0,38	4,04
— sucrées........	3,70	25,70	6,50	69,15
— extractives.....	5,15	35,79	0,80	8,51
Cellulose............	2,56	17,75	0,60	6,38
Cendres.............	0,64	4,42	0,30	3,19
	100,00	100,00	100,00	100,00

Grosses fraises, achetées en juin 1898 ; poids de 12 fraises 195 gr.; — 1. Analyse des parties extérieures sur une épaisseur de 1 à 2 millim. comprenant les ovaires et les styles desséchés ; — 2. Analyse des parties centrales.

	1		2	
	A l'état normal.	A l'état sec.	A l'état normal.	A l'état sec.
Eau................	88,40	0,00	91,40	0,00
Matières azotées.......	0,75	6,46	0 31	3.60
— grasses........	0,15	1,33	0,03	0,35
— sucrées........	4,00	34,48	3,30	38,37
— extractives.....	4,47	38,54	4,39	51,05
Cellulose............	1,84	15,86	0,36	4,19
Cendres.............	0,39	3,33	0,21	2,44
	100,00	100,00	100,00	100,00

FRAMBOISIER

Le framboisier (*Rubus idæus*) est originaire de l'Asie et de l'Europe tempérées. Il est cultivé depuis moins de 2.000 ans.

1. Framboises entières, juillet 1898; acidité 1,220 ; — 2. Framboises entières, août 1902 ; poids de 36 framboises : 40 gr.

	1		2	
	A l'état normal.	A l'état sec.	A l'état normal.	A l'état sec.
Eau................	84,50	0,00	82,60	0,00
Matières azotées...	1,07	6,90	1,60	9,18
— grasses........	1,12	7,25	1,11	6,39
— sucrées........	5,70	36,77	7,14	41,04
— extractives....	4,94	31,88	3,04	17,45
Cellulose.........	2,33	15,00	3,91	22,50
Cendres...........	0,34	2,20	0,60	3,44
	100,00	100,00	100,00	100,00

GINGEMBRE

La plante qui produit le gingembre (*Zingiber officinale*) est originaire de l'Afrique tropicale. On la cultive aujourd'hui dans plusieurs de nos colonies, où les rhizomes sont utilisés comme condiment. Les rhizomes examinés viennent d'Alépé (Côte d'Ivoire) et la poudre vient de Tahiti. Les rhizomes de gingembre, que l'on trouve dans le commerce, renferment généralement moins de 15 p. 100 d'eau.

1. Gingembre de la Côte d'Ivoire; — 2. Poudre de gingembre de Tahiti. — Les matières grasses sont formées, en partie, par une huile essentielle jaune, très aromatique. Il y a des traces de manganèse dans les cendres et de l'amidon dans les matières extractives.

	1		2	
	A l'état normal.	A l'état sec.	A l'état normal.	A l'état sec.
Eau................	64,50	0,00	17,30	0,00
Matières azotées...	3,94	11,09	1,15	1,39
— grasses........	2,25	6,33	3,75	4,53
— extractives....	22,81	64,25	72,26	87,38
Cellulose.........	3,80	10,73	3,70	4,48
Cendres...........	2,70	7,60	1,84	2,22
	100,00	100,00	100,00	100,00

GIROFLIER

Le Giroflier (*Caryophyllus aromaticus*) est originaire des Moluques. On le trouve dans quelques-unes de nos colonies; il couvre presque entièrement l'île Sainte-Marie-de-Madagascar. La partie que l'on emploie comme condiment, sous le nom de *clou de girofle*, est constituée par le calice surmonté du bouton de la fleur. Les fruits sont connus dans le commerce sous les noms d'*antofle*, *mère de girofle*, *matrice de girofle* : ils ont la forme d'une baie allongée, terminée en pointe à la partie inférieure et couronnée, à son sommet, par les quatre dents du calice. La surface est constituée par une enveloppe très brune recouvrant deux cotylédons inégaux, de consistance cornée, qui s'engrènent l'un dans l'autre. Ces fruits, beaucoup moins aromatiques que les boutons desséchés des fleurs, sont également employés comme condiment.

Les Romains ne connaissaient pas les produits du Giroflier et il ne paraît pas qu'on en ait reçu en Europe avant la découverte des Moluques par les Portugais (A. De Candolle).

Les clous de girofle que l'on rencontre dans le commerce contiennent généralement moins de 16 p. 100 d'eau. En 1903, il a été importé en France 513.238 kg. de clous de girofle, dont 15.654 de Madagascar et dépendances.

1. Clous de girofle de la Guadeloupe; poids de 100 clous : 7 gr.; — 2. Clous de girofle des Indes françaises; poids de 100 clous : 5,86; — 3. Fruits entiers de même provenance; poids de 100 fruits : 86,2; — 4. Cotylédons seuls, provenant des mêmes fruits : 73,7 p. 100 des fruits; — 5. Enveloppe des cotylédons : 26,3 p. 100. — Il y a des traces de manganèse dans toutes les cendres.

	1	2	3	4	5
Eau.........................	24,80	25,00	14,50	16,30	13,20
Matières azotées.......	5,57	6,60	4,91	3,22	6,60
— grasses (1)....	19,80	19,90	4,30	0,90	4,50
— extractives....	36,58	36,40	68,13	74,03	53,80
Cellulose..................	8,25	7,35	7,50	4,00	17,70
Cendres....................	5,00	4,75	3,66	1,55	4,20
	100,00	100,00	100,00	100,00	100,00
(1) Dont produits volatils................	14,00	4,60	1,50	0,35	1,70

1. Clous de girofle de Madagascar ; — 2. Clous de girofle de Sainte-Marie de Madagascar ; poids de 100 clous : 5,82 ; — 3. Fruits de même provenance ; poids de 100 fruits : 96 gr. ; — 4. Clous de girofle de la Martinique ; poids de 100 clous : 12,2 ; — 5. Clous de girofle de la Grande-Comore ; poids de 100 clous : 7,2 ; — 6. Clous de girofle de la Réunion ; poids de 100 clous : 7 gr. — Il y a des traces de manganèse dans toutes les cendres.

	1	2	3	4	5	6
Eau.........................	29,10	26,60	17,00	18,90	24,20	25,40
Matières azotées.......	5,60	5,78	3,65	7,15	6,54	6,71
— grasses (1)....	21,00	21,20	2,30	14,00	18,80	17,95
— extractives...	32,92	34,86	67,20	43,90	39,76	34,74
Cellulose..................	6,68	7,36	7,60	10,85	6,60	10,20
Cendres....................	4,70	4,20	2,25	5,20	4,10	5,00
	100,00	100,00	100,00	100,00	100,00	100,00
(1) Dont produits volatils................	16,10	15,25	0,40	9,00	14,00	13,00

GRENADIER

Les arguments botaniques, historiques et linguistiques s'accordent à faire considérer l'espèce actuelle (*Punica granatum*) comme originaire de la Perse, où il existe encore à l'état sauvage. La culture en a commencé dans un temps préhistorique et l'extension s'est faite d'abord vers l'occident (Asie-Mineure, Grèce, Région méditerranéenne, Madère), puis beaucoup plus tard en Chine, quelques siècles seulement avant l'ère chrétienne.

Grenade achetée à Paris, fév. 1899; poids : 198 gr. — 1. Chair sans les grains; acidité : 0,220; — 2. Graines; poids de 200 graines : 10 gr.; — 3. Écorce; les matières extractives contiennent une forte proportion de tanin.

	1		2		3	
	À l'état normal.	À l'état sec.	À l'état normal.	À l'état sec.	À l'état normal.	À l'état sec.
Eau.................	84,20	0,00	60,60	0,00	32,80	0,00
Matières azotées....	0,59	3,76	4,50	11,42	0,88	1,30
— grasses...	0,15	9,94	5,87	14,90	0,46	0,68
— sucrées...	10,10	63,92	4,40	11,17	9,60	14,29
— extractives	1,76	11,13	11,73	29,77	40,01	59,54
Cellulose...........	2,91	18,40	11,94	30,30	15,25	22,70
Cendres...........	0,29	1,85	0,96	2,44	1,00	1,49
	100,00	100,00	100,00	100,00	100,00	100,00

La chair d'une grenade de 335 gr., venant d'être cueillie à Cherchell en octobre 1876, m'a donné, par expression à la presse, 158 gr. de suc de densité 1061, dont l'acidité était de 0,121 p. 100 et la teneur en sucre réducteur de 15,6 p. 100. Il n'y avait pas de saccharose.

GROSEILLIER

Le groseillier rouge ordinaire (*Ribes rubrum*) croît spontanément dans l'Europe septentrionale et tempérée, de même que dans toute la Sibérie et le Canada. Il était inconnu aux Grecs et aux Romains. Sa culture date du moyen âge; la plante cultivée diffère à peine de la plante sauvage.

Le groseillier noir ou cassis (*Ribes nigrum*), très employé dans la fabrication de certaines liqueurs, paraît avoir été cultivé vers la même époque que le précédent. Il est spontané dans l'Europe septentrionale, depuis la Laponie jusque dans le nord de la France et de l'Italie; en Arménie, en Sibérie, dans l'Himalaya occidental.

Groseilles à maquereau; poids de 12 groseilles : 96 gr.; juillet 1898. — 1. Chair sans la peau et les graines; acidité : 0,960; les matières extractives contiennent : sucre 4,90 à l'état normal et 61,25 à l'état sec; — 2. Peau fortement exprimée à la main; — 3. Graines.

	1		2		3	
	A l'état normal.	A l'état sec.	A l'état normal.	A l'état sec.	A l'état normal.	A l'état sec.
Eau............	92,00	0,00	87,30	0,00	61,10	0,00
Matières azotées...	0,31	3,81	0,73	5,75	6,44	16,56
— grasses....	0,65	8,18	0,61	4,80	11,01	28,30
— extractives	5,46	68,29	9,07	71,38	18,09	46,51
Cellulose........	1,43	17,90	2,08	16,42	2,08	5,35
Cendres.........	0,15	1,82	0,21	1,65	1,28	3,28
	100,00	100,00	100,00	100,00	100,00	100,00

1. Groseilles à maquereau, août 1902; poids de 19 groseilles : 30 gr., dont pulpe et peau sans les graines : 26,85. Analyse sans les graines; — 2. Petites groseilles blanches, juillet 1898; poids de 100 groseilles : 48 gr.; Analyse de la pulpe avec la peau; acidité : 1,250; — 3. Analyse des graines des mêmes groseilles.

	1		2		3	
	A l'état normal.	A l'état sec.	A l'état normal.	A l'état sec.	A l'état normal.	A l'état sec.
Eau............	86,50	0,00	87,40	0,00	51,70	0,00
Matières azotées...	0,63	4,66	0,88	6,95	10,54	21,81
— grasses....	0,64	4,72	0,53	4,25	13,96	28,90
— sucrées....	7,16	53,03	6,80	53,97	traces	traces
— extractives	2,19	16,21	1,05	8,33	20,82	43,11
Cellulose........	2,57	19,08	2,71	21,50	2,16	4,48
Cendres.........	0,31	2,30	0,63	5,00	0,82	1,70
	100,00	100,00	100,00	100,00	100,00	100,00

1. Petites groseilles blanches, août 1902; poids de 200 groseilles : 104 gr.; pulpe et peau sans les graines; — 2. Petites groseilles rouges, août 1902; poids de 200 groseilles :

99 gr. 8, dont graines : 15 gr. 4; analyse de la pulpe sans les graines; — 3. Groseilles noires, juillet 1902 ; poids de 106 groseilles : 60 gr.

	1		2		3	
	A l'état normal.	A l'état sec.	A l'état normal.	A l'état sec.	A l'état normal.	A l'état sec.
Eau................	85,30	0,00	90,30	0,00	81,20	0,00
Matières azotées......	1,42	9,68	0,75	7,74	1,23	6,52
— grasses......	0,25	1,70	0,19	1,99	0,68	3,63
— sucrées......	6,28	42,76	5,35	55,10	11,68	62,11
— extractives...	2,98	20,25	0,19	2,00	0,44	2,36
Cellulose............	3,23	21,95	2,70	27,85	4,02	21,40
Cendres.............	0,54	3,66	0,52	5,32	0,75	3,98
	100,00	100,00	100,00	100,00	100,00	100,00

HARICOT

Les botanistes ont cru pendant longtemps que le haricot ordinaire (*Phaseolus vulgaris*) venait de l'Inde, mais aujourd'hui on lui attribue généralement une origine américaine. « Aucune graine de haricot n'a jamais été trouvée dans les habitations lacustres et dans les hypogées égyptiens, aussi bien que dans les ruines des cités grecques et romaines ; en outre, cette plante n'est mentionnée ni dans la Bible, ni dans le Talmud ; il faut descendre jusqu'aux auteurs grecs de la période post-homérique pour trouver, sous les noms δόλιχος, φάσηολος, l'indication d'une légumineuse à gousse et à graines comestibles que l'on a voulu identifier avec notre haricot à rames. Mais les textes que la plupart des commentateurs rapportaient à cette espèce désignent d'autres légumineuses : dolique, pois ou gesse (1). »

Le haricot ordinaire aurait donc été importé d'Amérique en Espagne et dans les Flandres, par suite du régime poli-

---

(1) Ed. Bonnet, le Haricot ordinaire était-il connu dans l'ancien monde avant la découverte de l'Amérique? (*Journal de Botanique*, XI, 1897).

tique qui unissait alors les deux pays. De là, il gagna rapidement l'Allemagne, l'Italie et la France. Il ne paraît avoir été introduit en Angleterre que vers 1594.

Le haricot ordinaire est extrêmement répandu dans nos colonies. On y trouve des variétés aussi nombreuses qu'en France.

§ I. — ANALYSES DE HARICOTS

Ces analyses ont été commencées en 1897, à la demande du Président du Conseil, ministre de l'Agriculture (M. Méline), « pour rechercher en quelles régions du territoire la culture des haricots devait être encouragée, pour la nourriture de l'armée ». La plupart des échantillons ont été adressés par les directeurs du service de l'Intendance dans les corps d'armée; d'autres viennent de grandes maisons de Paris, de l'Exposition de 1900 ou de concours agricoles.

I. — Haricots de France.

2º Région. — *Haricots du Nord*, 1897 ; grains blancs, oblongs, légèrement courbés en rognons ; — 1. Armentières ; — 2. Béthune ; — 3. Dunkerque ; acidité : 0,065 ; — 4. Laventie ; — 5. Richebourg-l'Avoué.

	1	2	3	4	5
Eau..................	11,30	12,00	12,00	13,10	13,60
Matières azotées.......	19,48	19,34	19,02	19,48	19,48
— grasses.......	1,90	1,90	1,70	1,70	1,85
— amylacées....	61,22	58,91	61,38	59,67	58,92
Cellulose.............	3,00	4,75	2,75	2,75	2,85
Cendres..............	3,10	3,10	3,15	3,30	3,30
	100,00	100,00	100,00	100,00	100,00
	gr.	gr.	gr.	gr.	gr.
Poids de { moyen.....	66,25	60,30	56,35	56,73	53,00
100 { maximum.	77,56	68,10	65,00	65,10	63,75
haricots. { minimum.	48,80	40,50	40,35	44,75	44,75
Décortic. { amandes....	93,40	93,00	93,80	93,50	93,60
p. 100. { enveloppes..	6,60	7,00	6,20	6,50	6,40

Haricots récoltés en 1896 dans les départements de l'Aisne, d'Eure-et-Loir, de la Seine, de Seine-et-Marne et de Seine-et-Oise, remis par la maison Lapostolet et Certeux, de Paris. 1. Chartres français; grains aplatis, plus ou moins courts, présentant souvent des bouts carrés; couleur rouge vineuse; ombilic blanc légèrement cerclé de noir; — 2. Chartres orléanais, mêmes caractères que les précédents, mais la teinte rouge est plus foncée et les grains plus gros; — 3. Chevriers français; grains verts, aplatis, légèrement échancrés en forme de rognons; — 4. Lingots français; grains blancs, droits, cylindriques, allongés, bien pleins; — 5. Petits plats français; grains blancs, plats, plus ou moins échancrés en forme de rognons; — 6. Rognons de coq; grains en rognons, de couleur rouge brun violacé, uniforme; — 7. Soissons français; gros grains blancs, aplatis, en rognons; — 8. Suisses rouges français; grains allongés, rouge pâle avec marbrures rouge foncé.

	1	2	3	4
Eau	17,20	13,40	16,80	20,40
Matières azotées	20,41	18,72	20,18	19,07
— grasses	1,42	1,48	1,48	1,54
— amylacées	54,41	59,98	54,84	52,91
Cellulose	3,22	3,16	3,70	3,28
Cendres	3,34	3,26	3,00	2,80
	100,00	100,00	100,00	100,00
Acidité pour 100	0,072	0,072	0,082	0,092
	gr.	gr.	gr.	gr.
Poids de 100 haricots. moyen	30,50	31,80	31,50	61,00
maximum	40,20	42,30	32,80	68,40
minimum	20,00	20,10	18,80	49,40
Décortication p. 100. Amandes	92,00	»	91,00	93,00
Enveloppes	8,00	»	9,00	7,00

	5	6	7	8
Eau	17,00	16,30	18,00	17,30
Matières azotées	18,65	18,72	20,18	22,25
— grasses	1,66	1,36	1,44	1,38
— amylacées	56,59	57,78	53,68	52,99
Cellulose	3,30	3,10	3,74	3,44
Cendres	2,80	2,74	2,96	2,64
	100,00	100,00	100,00	100,00
Acidité pour 100	0,082	0,077	0,092	0,095

		gr.	gr.	gr.	gr.
Poids de	moyen	41,00	54,30	78,00	51,10
100	maximum	52,80	68,20	100,00	68,40
haricots.	minimum	30,40	44,00	60,00	34,40
Décortication	Amandes	92,00	»	92,00	93,00
p. 100.	Enveloppes	8,00	»	8,00	7,00

3ᵉ Région. — *Haricots de Champagne*, 1897 : — 1. Cocos jaunes ; — 2. Cocos roses ; — 3. Haricots de jardins, à gros grains plats ; — 4. Nains blancs de Champagne : — *Haricots de la Meuse*, 1897 : — 5 et 6. Nains blancs ; — 7. Petits plats.

	1	2	3	4	5	6	7
Eau	11,60	13,80	13,70	11,20	12,50	12,60	13,20
Matières azotées	17,64	17,64	17,64	19,02	21,48	20,52	17,02
— grasses	1,70	1,45	1,65	1,45	1,50	1,80	1,60
— amylacées	62,56	60,86	59,66	61,03	58,72	58,98	62,08
Cellulose	2,50	2,15	3,25	3,00	3,40	2,90	2,80
Cendres	4,00	4,10	4,10	4,30	2,40	3,20	3,30
	100,00	100,00	100,00	100,00	100,00	100,00	100,00
Acidité p. 100	0,152	0,130	0,152	0,152	0,174	0,174	0,196

		gr.	gr.	gr.	gr.	gr.	gr.	gr.
Poids de	moyen	43,00	62,20	98,70	30,60	31,25	23,80	46,55
100	maximum	47,90	80,20	120,30	39,30	37,50	27,50	60,55
haricots.	minimum	35,10	48,50	74,10	21,50	25,00	19,50	27,05
Décortic.	amandes	93,60	92,90	92,80	93,50	93,00	93,10	93,00
p. 100 gr.	enveloppes	6,40	7,10	7,20	6,50	7,00	6,90	7,00

4ᵉ Région. — *Haricots des Charentes*, 1897 : 1. Lingot blanc, Chabanais ; acidité : 0,064 ; — 2. Plats blancs, Confolens ; — 3. Suisses rouges de Marans ; grains allongés, rouge pâle, marbrures rouge foncé ; acidité : 0,082. — *Haricots de la Vendée*, 1897 : — 4. Haricots blancs dits *Petit-Brezin*, Bocage ; — 5. Petit-plat, Saint-Fulgent ; — 6. Plats à bouts ronds et carrés, Bocage ; — 7 et 8. Haricots blancs, dits *Tout-venant*, Bocage ; — 9. Id., Les Essarts ; — 10. Id., La Mothe-Achard ; — 11. Id., Luçon ; — 12 et 13. Id., marais de Moricq. — *Haricots de la Vienne*, 1897 : 14 et 15. Haricots blancs, à grains ronds, Lencloître ; — 16 et 17. Haricots blancs, à grains ovoïdes, Mirebeau.

96 LES LÉGUMES, LES FRUITS, LES CONDIMENTS

	1	2	3	4	5
Eau	14,20	9,00	15,90	13,40	11,50
Matières azotées	18,88	21,94	21,64	19,82	20,32
— grasses	1,10	1,40	1,32	1,55	1,55
— amylacées	58,12	60,36	55,74	58,73	59,53
Cellulose	3,65	3,85	3,00	3,50	4,00
Cendres	3,75	3,45	2,40	3,00	3,10
	100,00	100,00	100,00	100,00	100,00
	gr.	gr.	gr.	gr.	gr.
Poids de 100 haricots. moyen	62,60	36,70	45,40	29,50	36,83
maximum	91,00	64,00	60,00	34,64	47,80
minimum	44,50	28,50	32,00	21,60	27,00
Décortication p. 100 gr. amandes	92,50	91,30	»	91,50	91,30
enveloppes	7,50	8,70	»	8,50	8,70

	6	7	8	9	10	11
Eau	13,20	13,00	13,50	11,10	12,60	11,50
Matières azotées	19,82	19,94	19,82	19,94	19,48	21,18
— grasses	1,45	1,85	1,60	1,55	1,30	1,35
— amylacées	58,48	58,21	57,83	60,61	60,07	58,92
Cellulose	3,40	3,35	3,75	3,65	3,40	3,80
Cendres	3,65	3,65	3,50	3,15	3,15	3,25
	100,00	100,00	100,00	100,00	100,00	100,00
	gr.	gr.	gr.	gr.	gr.	gr.
Poids de 100 haricots. moyen	55,25	40,25	32,00	36,32	30,00	37,50
maximum	58,10	47,10	47,16	50,10	44,40	46,40
minimum	35,92	34,00	22,80	21,50	22,00	24,00
Décortic. p. 100 gr. amandes	90,80	91,20	91,90	92,00	91,00	92,20
enveloppes	9,20	8,80	8,10	8,00	9,00	7,80

	12	13	14	15	16	17
Eau	12,00	11,50	10,60	11,80	11,90	12,10
Matières azotées	19,64	19,34	19,64	19,34	18,88	19,64
— grasses	1,50	1,40	1,70	1,55	1,75	1,65
— amylacées	60,71	59,71	61,01	59,26	58,72	59,31
Cellulose	3,40	4,65	3,50	4,15	4,00	3,65
Cendres	2,75	3,40	3,55	3,90	4,75	3,65
	100,00	100,00	100,00	100,00	100,00	100,00

		gr.	gr.	gr.	gr.	gr.	gr.
Poids de	moyen	33,50	41,50	47,35	53,10	54,10	57,00
100	maximum	45,60	47,60	61,24	61,80	62,50	62,70
haricots.	minimum	25,00	25,80	39,96	41,30	39,50	40,00
Décortic.	amandes	91,60	91,50	92,60	92,40	92,90	93,00
p. 100 gr.	enveloppes	8,40	8,50	7,40	7,60	7,10	7,00

5e Région. — *Haricots du rayon de Blois.* — 1. Indiens, 1896; Grains droits, allongés, à bouts plus ou moins carrés; marbrures blanches rosées, sur un fond rouge foncé; acidité: 0,082; — 2. Flageolets blancs, 1897; grains aplatis, échancrés en forme de rognons; acidité: 0,086; — 3. Petits haricots blancs, de vigne, 1897; — 4. Petits-rouges, dits *Chartres*, 1897; — 5. Petits-rouges dits *Berquillons*, 1897.

	1	2	3	4	5
Eau	15,00	11,60	14,40	12,00	12,80
Matières azotées	19,34	22,70	19,48	22,70	21,18
— grasses	1,30	1,65	1,50	1,45	1,25
— amylacées	58,30	57,50	52,22	55,15	57,97
Cellulose	3,20	4,15	5,75	5,65	3,80
Cendres	2,86	2,40	6,65	3,05	3,00
	100,00	100,00	100,00	100,00	100,00

		gr.	gr.	gr.	gr.	gr.
Poids de	moyen	51,50	32,20	37,50	36,70	40,00
100	maximum	60,20	43,50	53,00	47,00	53,00
haricots.	minimum	36,10	20,90	20,80	25,30	24,50
Décortic.	amandes	»	92,40	91,50	91,00	92,60
p. 100 gr.	enveloppes	»	7,60	8,50	9,00	7,40

6e Région. — 1. Haricots blancs ordinaires de Bresse, 1896; — 2. Nains blancs de Bresse, 1896; — 3. Petits nains blancs de la Côte-d'Or, Dijon, 1897; 100 gr. donnent: amandes 91,8 et enveloppes 8,2; — 4. Petits nains blancs de Saône-et-Loire, Louhans, 1897; acidité: 0,065; 100 gr. donnent: amandes 92,1 et enveloppes 7,9; — 5. Id., Saint-Germain-du-Bois; acidité: 0,086; 100 gr. donnent: amandes 91,9 et enveloppes 8,1.

	1	2	3	4	5
Eau	10,80	10,00	12,90	12,40	12,40
Matières azotées	25,16	24,10	19,82	20,32	19,48
— grasses	0,98	1,14	1,65	1,70	1,45
— amylacées	54,46	56,66	57,73	55,53	59,22
Cellulose	4,40	4,20	4,50	4,40	3,90
Cendres	4,20	3,90	3,40	5,65	3,55
	100,00	100,00	100,00	100,00	100,00
	gr.	gr.	gr.	gr.	gr.
Poids moyen de 100 grains	78,00	32,80	25,00	26,50	27,15

Haricots récoltés à Saint-Julien. — 1. Haricots autrichiens 1895, grains ovoïdes, marbrures rouges sur fond couleur chair; ombilic blanc entouré d'un petit cercle rouge brun; acidité : 0,088; 100 gr. donnent : amandes 92,4 et enveloppes 7,6; — 2. Id., Analyses des amandes; — 3. Haricots de même origine, 1896; acidité: 0,082; 100 gr. donnent : amandes 93; — 4. Id., récolte 1897; — 5. Haricots blancs d'Espagne, 1895; très gros grains en rognons; acidité : 0,088; 100 gr. donnent : amandes 92; — 6. Id., Analyse des amandes; — 7. Haricots de même origine, 1896; 100 gr. donnent : amandes 92.

	1	2	3	4	5	6	7
Eau	13,90	13,20	15,60	13,20	14,90	12,10	15,80
Matières azotées	21,18	22,56	20,56	22,70	18,32	19,48	13,81
— grasses	1,38	1,42	1,46	0,95	2,24	2,44	2,46
— amylacées	57,38	58,46	56,52	55,40	56,04	59,34	59,21
Cellulose	2,74	0,96	2,46	4,40	4,62	2,70	4,56
Cendres	3,42	3,40	3,40	3,35	3,88	3,94	4,16
	100,00	100,00	100,00	100,00	100,00	100,00	100,00
	gr.	gr.	gr.	gr.	gr.	gr.	gr.
Poids moyen de 100 grains	58,00	»	65,00	66,00	134,60	»	»

7ᵉ et 8ᵉ Régions. — Haricots blancs de Gascogne communs aux départements de l'Ariège, de la Dordogne, du Gers, de la Haute-Garonne, des Hautes-Pyrénées, du Lot, du Tarn et de Tarn-et-Garonne; récolte de 1897. — 1. Gros grains plats, mélangés de Soissons, Excideuil; — 2. Grains

HARICOT

plats, Périgueux; acidité : 0,087; — 3. Grains plats et ronds mélangés, Auch; — 4. Haricots plats, Montastruc; — 5. Haricots à grains plats, Haute-Garonne; — 6. Haricots de jardin très gros grains, semblables aux haricots d'Espagne; — 7 et 8. Grains plats, en rognons, Tarbes, 1re qualité; acidité : 0,076; — 9. Id., 2e qualité; acidité : 0,087; — 10. Haricots du Tarn, grains plats en rognons; — 11. Même provenance, plus petits que les précédents; — 12. Même provenance, grains plats et ronds mélangés.

		1	2	3	4	5	6
Eau		9,50	9,20	12,30	13,50	12,20	10,70
Matières azotées		19,64	19,82	18,88	19,64	18,72	18,10
— grasses		1,50	1,55	1,10	1,15	1,30	1,90
— amylacées		61,96	62,53	60,82	56,82	57,39	61,10
Cellulose		3,85	3,40	3,90	5,65	6,65	4,50
Cendres		3,55	3,50	3,00	3,24	3,74	3,70
		100,00	100,00	100,00	100,00	100,00	100,00
		gr.	gr.	gr.	gr.	gr.	gr.
Poids de 100 grains.	moyen	61,25	65,75	51,25	41,70	38,20	126,80
	maximum	80,20	74,50	75,70	67,70	68,50	»
	minimum	34,50	39,30	33,00	32,70	29,50	»
Décortication pour 100 gr.	Amandes	93,70	91,60	91,00	92,30	92,00	91,70
	Enveloppes	6,30	8,40	9,70	7,70	8,00	8,30

		7	8	9	10	11	12
Eau		14,00	12,40	12,10	11,30	12,20	12,20
Matières azotées		20,32	20,32	19,64	19,94	18,72	18,88
— grasses		1,15	1,30	1,20	1,35	1,30	1,55
— amylacées		58,28	58,83	59,61	59,01	58,88	57,61
Cellulose		4,00	3,65	3,70	4,90	5,90	6,30
Cendres		2,25	3,50	3,75	3,50	3,00	3,46
		100,00	100,00	100,00	100,00	100,00	100,00
		gr.	gr.	gr.	gr.	gr.	gr.
Poids de 100 grains.	moyen	82,30	64,50	45,10	46,75	35,30	31,50
	maximum	97,20	75,30	50,50	60,20	49,80	37,00
	minimum	59,50	54,50	40,00	27,00	24,30	25,50
Décortication p. 100 gr.	Amandes	91,20	91,00	91,00	92,50	92,00	92,00
	Enveloppes	8,80	9,00	9,00	7,50	8,00	8,00

La production totale des haricots, pour la France, a été évaluée, en 1900, à 852.726 quintaux et la production moyenne par hectare à 6 qx. 10.

	Production totale.	Production moyenne à l'hectare.
Landes	66,035	3,30
Nord	51,190	23,60
Haute-Garonne	43,950	8,14
Ariège	38,500	11,00
Gers	37,200	12,00
Bouches-du-Rhône	34,504	30,30
Seine-et-Oise	28,852	13,81
Vendée	24,091	4,91
Seine	22,550	97,60
Lot-et-Garonne	21,170	7,00
Haute-Vienne	20,560	10,00
Tarn	20,125	8,88
Pas-de-Calais	18,830	16,00
Oise	18,390	13,58

II. — Haricots des Colonies françaises.

Congo. — 1. Haricots récoltés à Bangasso. Minces gousses plates, de couleur fauve, uniformes ; elles mesurent jusqu'à 0 m. 22, mais ne dépassent pas un centimètre de large. Les grains (20 dans les plus longues gousses, 6 dans les plus petites de 0 m. 06) sont petits, noirs, de grosseur assez uniforme, de saveur plus accentuée que celle de nos haricots ordinaires : 100 gr. de cosses contiennent : graines 26,50 et cosses vides 73,50.

Dahomey. — 2. Petits haricots de nuance brune, présentant des marbrures, avec le hile blanc cerclé de noir. On les cultive pour l'alimentation dans toutes les parties du Dahomey. Les semis se font en mars ou en octobre, les récoltes en juin et décembre ; 100 gr. donnent : amandes 90,8 gr.

Guinée. — 3. Haricots très plats, de poids variable : 0 gr. 25 à 1 gr. 30. Enveloppe de couleur uniforme, fauve ; hile blanc, cerclé de brun foncé.

Guyane. — 4. Haricots bruns variés ; 100 gr. donnent : amandes 87,5 ; — 5. Haricots noirs dits d'Alger ; 100 gr. donnent : amandes 87.

Soudan. — 6. Haricots blancs, plats, provenant du cercle de Kissi.

HARICOT

	1	2	3	4	5	6
Eau................	10,00	9,80	11,20	9,00	10,10	13,00
Matières azotées.......	22,86	25,23	23,50	20,97	17,82	17,36
— grasses......	1,45	1,75	0,95	1,30	1,70	1,25
— amylacées...	57,39	54,42	56,65	58,63	62,63	58,44
Cellulose.............	4,70	5,20	4,30	6,00	4,35	4,75
Cendres...............	3,60	3,60	3,40	4,10	3,40	5,20
	100,00	100,00	100,00	100,00	100,00	100,00
	gr.	gr.	gr.	gr.	gr.	gr.
Poids moyen de 100 grains........	13,50	11,80	»	14,50	20,40	78,00

Madagascar. — *Haricots blancs* : 1. Ambositra ; — 2. Anossibé ; — 3. Mahanoro ; — 4. Moramanga ; — 5, 6 et 7. Tamatave ; — *Haricots panachés* : 8. Anjozorobé ; — 9. Diégo-Suarez ; — 10. Mananjary ; — 11. Tamatave ; — 12. Vangaindrano.

	1	2	3	4	5	6
Eau.................	12,50	13,10	12,20	13,40	14,60	11,70
Matières azotées.......	20,44	22,68	20,29	21,84	21,07	20,85
— grasses......	1,25	0,98	0,48	1,75	1,50	0,80
— amylacées....	57,46	56,24	60,53	55,21	55,93	58,25
Cellulose.............	4,75	3,40	2,50	4,00	3,40	4,30
Cendres...............	3,60	3,60	4,00	3,80	3,50	4,10
	100,00	100,00	100,00	100,00	100,00	100,00
	gr.	gr.	gr.	gr.	gr.	gr.
Poids moyen de 100 grains.....	19,23	60,60	60,20	25,97	32,46	134,00

	7	8	9	10	11	12
Eau.................	12,80	12,70	13,20	11,90	11,40	12,50
Matières azotées......	22,40	17,10	22,15	19,82	16,11	21,56
— grasses......	0,95	1,70	1,40	1,25	1,40	1,60
— amylacées...	56,10	60,70	56,85	59,33	63,19	56,94
Cellulose............	4,05	4,70	3,30	4,60	4,30	3,40
Cendres..............	3,70	3,10	3,10	3,10	3,60	4,00
	100,00	100,00	100,00	100,00	100,00	100,00
	gr.	gr.	gr.	gr.	gr.	gr.
Poids moyen de 100 grains.......	74,00	33,78	58,14	37,60	37,10	19,40

Mayotte. — 1. Haricots blancs;
Nouvelle-Calédonie. — 2, 3 et 4. Flageolets blancs; — 5. Haricots œufs de lézard; — 6. Haricots riz nains; — 7. Haricots de Soissons; — 8, 9, 10, 11 et 12. Haricots bruns ou panachés; — 13, 14 et 15. Haricots rouges.

	1	2	3	4	5
Eau....................	13,10	14,30	13,30	11,80	13,00
Matières azotées...........	26,46	22,10	20,76	22,50	19,98
— grasses.............	0,65	1,50	1,28	1,30	1,52
— amylacées..........	52,04	54,95	57,86	56,70	59,15
Cellulose.................	4,30	3,75	3,30	3,10	2,85
Cendres..................	3,45	3,40	3,50	4,60	3,50
	100,00	100,00	100,00	100,00	100,00
	gr.	gr.	gr.	gr.	gr.
Poids moyen de 100 grains..	41,35	25,30	86,90	64,10	34,40

	6	7	8	9	10
Eau....................	12,00	13,80	14,10	12,20	11,80
Matières azotées...........	24,77	22,60	23,28	20,92	21,14
— grasses.............	1,25	1,40	1,10	1,55	1,25
— amylacées..........	53,13	55,25	54,67	58,13	58,26
Cellulose.................	4,45	3,25	3,25	3,00	4,15
Cendres..................	4,40	3,70	3,30	4,20	3,40
	100,00	100,00	100,00	100,00	100,00
	gr.	gr.	gr.	gr.	gr.
Poids moyen de 100 grains.	11,50	98,00	37,00	54,30	17,00

	11	12	13	14	15
Eau....................	13,50	13,30	13,30	13,80	11,80
Matières azotées...........	22,54	18,32	18,84	20,91	23,40
— grasses.............	1,60	1,20	1,50	1,35	1,20
— amylacées..........	54,31	58,58	59,71	57,64	55,15
Cellulose.................	3,35	4,60	3,55	2,10	4,35
Cendres..................	4,70	4,00	3,10	4,20	4,10
	100,00	100,00	100,00	100,00	100,00
	gr.	gr.	gr.	gr.	gr.
Poids moyen de 100 grains..	22,30	43,10	43,90	62,50	33,40

Réunion. — Haricots blancs : 1. Flageolet; — 2. Lingot;

HARICOT

— 3. Nain : — 4. Rond. — Haricots bruns : 5. Nains; — 6. Long nankin; — 7. Flageolet; — Haricots jaunes : 8. — Haricots noirs : 9 et 10.— Haricots rouges : 11 et 12. — Haricots panachés : 13. Bec rose; — 14. Marron d'Australie; — 15. Marron clair; — 16. Marron foncé.

	1	2	3	4	5
Eau	10,00	10,30	11,50	12,00	8,50
Matières azotées	18,37	20,13	20,86	19,69	19,40
— grasses	1,75	1,65	1,58	1,65	1,37
— amylacées	64,78	59,52	59,96	60,06	63,23
Cellulose	3,60	4,85	2,50	3,10	3,50
Cendres	3,50	3,55	3,60	3,50	4,00
	100,00	100,00	100,00	100,00	100,00
Poids moyen de 100 gr.	62,50 gr.	42,60 gr.	28,90 gr.	50,00 gr.	

	6	7	8	9	10
Eau	12,60	11,00	9,00	12,00	11,10
Matières grasses	18,96	19,70	19,69	18,08	20,16
— azotées	1,75	1,48	1,65	1,15	1,25
— amylacées	61,54	59,27	63,11	62,57	57,99
Cellulose	2,35	4,35	2,55	2,60	3,90
Cendres	2,80	4,20	4,00	3,60	5,60
	100,00	100,00	100,00	100,00	100,00
Poids moyen de 100 grains	29,80 gr.	52,00 gr.	38,46 gr.	34,45 gr.	20,60 gr.	40,00 gr.

	11	12	13	14	15	16
Eau	13,30	9,40	12,50	12,70	10,90	11,00
Matières azotées	18,23	20,27	21,00	20,86	20,42	20,38
— grasses	1,20	1,25	1,75	1,40	1,65	1,10
— amylacées	60,42	61,83	59,40	57,39	60,63	59,22
Cellulose	3,35	3,85	2,35	3,85	1,80	4,10
Cendres	3,50	3,40	3,00	3,80	4,60	4,20
	100,00	100,00	100,00	100,00	100,00	100,00
Poids moyen de 100 grains	76,40 gr.	58,80 gr.	44,50 gr.	28,60 gr.	44,00 gr.	31,70 gr.

III. — Haricots des Pays étrangers.

1. Canaris d'Autriche, 1896; Grains ovoïdes, couleur jaune pâle, ombilic blanc avec cercle brun; — 2. Cocos jaunes de Russie, Libau en 1902; première apparition sur le marché de Paris en 1903; — 3. Cocos d'Illyrie, 1896; grains ovoïdes roses, tachetés de rouge lie de vin; ombilic blanc avec cercle brun rougeâtre; — 4. Nains blancs perlés du Danube, 1893; — 5. Id., 1894; - 6. Id., 1896 : 100 grammes donnent à la décortication : amandes, 91, enveloppes, 9; — 7. Lingot de Galicie, 1896; grains blanc cylindrique allongés; 100 gr. donnent : amandes 92 et enveloppes 8; — 8. Nains blancs de Californie, première apparition sur le marché de Paris en 1897; 100 gr. donnent : amandes 92,5 et enveloppes 7,5; — 9. Haricots bruns du Canada, Exposition de 1900; — 10. Haricots noirs, même provenance; — 11. Haricots roux; — 12. Haricots Ottava; — 13. Haricots de Birmanie, vendus sur le marché de Paris en 1903.

	1	2	3	4	5	6	7
Eau	14,10	10,30	15,40	12,30	12,00	16,20	15,80
Matières azotées	17,92	22,82	18,72	20,86	21,53	20,18	19,17
— grasses	1,32	1,20	1,44	1,38	1,40	1,56	1,44
— amylacées	60,98	58,53	58,34	57,72	57,61	55,30	57,95
Cellulose	2,56	3,65	3,00	3,74	3,86	3,66	3,26
Cendres	3,12	3,50	3,10	4,00	3,60	3,10	2,38
	100,00	100,00	100,00	100,00	100,00	100,00	100,00
Acidité p. 100	0,072	»	0,082	0,082	0,014	0,092	0,103
	gr.	gr.	gr.	gr.	gr.	gr.	gr.
Poids de 100 haricots. moyen	37,30	36,76	53,70	22,80	25,50	20,00	44,10
minimum	48,10	54,80	68,00	32,20	38,50	24,80	57,40
maximum	28,50	22,40	36,50	16,35	17,30	16,60	34,80

	8	9	10	11	12	13
Eau	12,40	13,20	13,40	12,00	13,30	12,80
Matières azotées	19,82	18,68	17,93	21,42	16,95	18,48
— grasses	1,80	0,92	0,98	0,92	0,90	1,30
— amylacées	58,58	59,85	59,51	57,71	62,01	60,47
Cellulose	3,40	3,35	3,60	4,10	2,93	3,50
Cendres	4,00	4,00	4,58	3,85	3,91	3,45
	100,00	100,00	100,00	100,00	100,00	100,00

		gr.	gr.	gr.	gr.	gr.	gr.
Poids de	moyen....	25,50	48,80	42,47	43,45	27,00	25,00
100	maximum.	27,70	54,60	51,00	53,10	34,00	30,90
haricots.	minimum.	17,10	37,20	33,00	37,80	20,80	21,00

IV. — Haricots verts.

1. Haricots verts, cosses pleines, préparés pour la cuisine; halle de Paris, juin 1898; poids de 67 cosses, 125 gr.; acidité : 0,140 p. 100. Les matières extractives contiennent du sucre et les cendres des traces de manganèse; — 2. Haricots verts non formés, récoltés à Saint-Julien, en août 1897; — 3. Haricots de même provenance, à un degré de maturité un peu plus avancée.

	1		2		3	
	A l'état normal.	A l'état sec.	A l'état normal.	A l'état sec.	A l'état normal.	A l'état sec.
Eau..................	92,00	0,00	94,00	0,00	93,00	0,00
Matières azotées......	1,99	24,90	1,72	28,64	1,80	25,70
— grasses.....	0,28	3,44	0,13	2,11	0,13	1,82
— extractives..	4,17	52,16	3,02	50,37	3,47	49,63
Cellulose.............	0,74	9,25	0,42	7,11	0,92	13,10
Cendres.............	0,82	10,25	0,71	11,77	0,68	9,75
	100,00	100,00	100,00	100,00	100,00	100,00

§ II. — ANALYSES D'ENVELOPPES ET DE GERMES DE HARICOTS

1. Enveloppes de haricots chevriers, 1896; — 2. Id., Soissons français, 1896; — 3. Id., Suisses rouges français, 1894; — 4. Germes des mêmes; poids de 100 germes : 0,63; — 5. Enveloppes des haricots autrichiens de Saint-Julien, 1895; — 6. Id., des haricots espagnols, même provenance, 1895; — 7. Germes des mêmes haricots; — 8. Enveloppes de haricots décortiqués mécaniquement, remis par le commandant Pinet, février 1901; — 9. Germes provenant des mêmes haricots; — 10. Enveloppes provenant du décorticage de haricots par le procédé Vazeille.

	1	2	3	4	5
Eau....................	14,00	14,50	13,20	14,80	12,20
Matières azotées............	6,60	5,20	5,20	44,50	8,28
— grasses...........	0,60	0,80	0,60	1,60	0,80
— extractives........	46,60	43,70	51,50	33,10	51,42
Cellulose.................	29,20	30,00	26,50	2,50	23,90
Cendres..................	3,00	5,80	3,00	3,50	3,40
	100,00	100,00	100,00	100,00	100,00

	6	7	8	9	10
Eau....................	12,80	10,00	8,70	8,90	8,30
Matières azotées............	8,28	33,00	5,68	37,20	4,68
— grasses...........	0,65	5,33	0,10	1,95	0,80
— extractives........	48,32	47,01	48,87	43,10	50,17
Cellulose.................	26,85	2,66	32,25	5,25	31,95
Cendres..................	3,10	2,00	4,40	3,60	4,10
	100,00	100,00	100,00	100,00	100,00

§ III. — ANALYSES DE COSSES DE HARICOTS

1. Cosses jaunes, avant maturité complète et après dessiccation à l'air libre, Saint-Julien, août 1897; — 2. Cosses sèches des mêmes haricots, au moment de la récolte et après dessiccation à l'air; — 3. Cosses des haricots de Bangasso (Congo); — 4. Cosses des haricots bruns de la Guyane; — 5. Cosses des haricots variés, de même provenance; — 6. Cosse des haricots noirs, de même provenance.

	1	2	3	4	5	6
Eau..............	12,00	13,00	9,90	7,10	9,10	10,20
Matières azotées....	17,80	4,28	5,83	6,15	3,47	4,10
— grasses....	1,45	0,90	1,40	0,80	0,30	0,25
— amylacées.	49,55	60,12	18,67	49,95	42,83	42,65
Cellulose..........	11,50	15,90	59,20	30,50	40,70	39,50
Cendres...........	7,70	5,80	5,00	5,50	3,60	3,30
	100,00	100,00	100,00	100,00	100,00	100,00

§ IV. — OBSERVATIONS GÉNÉRALES SUR LES HARICOTS (1)

1. Les analyses ont donné les écarts suivants :

	Minimum.	Maximum.
Eau	8,50	20,40
Matières azotées	13,80	26,46
— grasses	0,48	2,46
— amylacées	52,04	63,23
Cellulose	1,95	6,00
Cendres	2,2	5,65
	gr.	gr.
Poids moyen de 100 grains	11,40	13,46

L'acidité végétale a oscillé entre 0,065 et 0,196 p. 100. La décortication a donné pour les amandes 87 à 93,6 p. 100.

2. Les haricots venant de France ou des pays étrangers présentent la même valeur alimentaire.

3. Dans les amandes seules, représentant des haricots décortiqués, il y a moins de cellulose et plus de matières nutritives; les enveloppes en effet ne contiennent pas d'amidon et très peu de graisse et d'azote; elles présentent la même composition que les cosses sèches.

4. Les germes, comme ceux des fèves, sont très azotés, mais relativement pauvres en matière grasse.

5. Pour l'hydratation, il convient de remarquer que les produits ont été examinés après un séjour plus ou moins prolongé dans des locaux secs. En réalité, à la récolte, la proportion d'eau peut dépasser de beaucoup le maximum indiqué, notamment dans les régions du nord, où les haricots cueillis en fin de saison, souvent même au moment des pluies, ne se conservent pas et sont consommés à court terme. Pour le service de l'armée, ils ne devraient pas con-

---

(1) *Comptes-rendus Acad. des Sc.*, 12 juillet 1897 et 10 octobre 1898.

tenir plus de 12 à 14 p. 100 d'eau. Ces conditions, qui constitueraient une garantie de conservation pour des denrées devant séjourner un an dans les magasins, pourraient être réalisées si les récoltes s'effectuaient avec plus de soin, par un temps sec, et si les produits mis en couche étaient préalablement ressués au soleil ou sous des hangars bien aérés. Il semble aussi que les agriculteurs, pour satisfaire aux demandes de la Guerre, devraient, de préférence, rechercher les espèces à petits grains, qui sont généralement plus azotées que les espèces à gros grains et perdent plus vite leur excès d'hydratation.

§ V. — ALTÉRATIONS DES HARICOTS PAR LES BRUCHES (1)

Les bruches font partie d'un groupe d'insectes très voisins des charançons et recherchent de préférence les graines des légumineuses. Il y a la bruche des haricots, des pois, des fèves, des lentilles, etc. On en compte jusqu'à 140 espèces.

Ces insectes déposent leurs œufs sur les fleurs au moment de la floraison. Plus tard, les œufs se trouvent emprisonnés dans les graines où ils se transforment en larves qui vivent aux dépens de l'amidon. Ce n'est qu'au dernier moment, lorsque la larve est devenue un insecte parfait, que se produit, sur l'enveloppe du grain, le trou de sortie. A première vue, on ne distingue donc pas la présence de ces insectes; mais en jetant les grains dans l'eau, tous ceux qui ont été en partie attaqués viennent nager à la surface.

Les fortes chaleurs favorisent le développement des bruches. Dans le nord de la France, on les trouve assez rarement; mais on les a souvent observés dans le midi de la France et en Espagne, notamment sur les pois, les fèves et

---

(1) Note rédigée en exécution d'une lettre ministérielle du 11 janvier 1901.

les haricots. Elles n'apparaissent que dans les années très chaudes. Depuis 1899, on a également signalé sur le marché français des haricots de la Plata, qui étaient envahis par les bruches.

On peut arrêter les attaques des bruches, en exposant les denrées qui en contiennent aux vapeurs de sulfure de carbone, comme on le fait pour le charançon des blés, ou en les portant à une température de 45° à 50°, qui est suffisante pour détruire les larves.

En effectuant ses achats de haricots quelques mois après leur récolte, en janvier ou en février, c'est-à-dire à une époque où l'on peut constater sûrement la présence des bruches par l'attaque des grains, l'Administration de la Guerre éviterait en partie les dégâts qui ont été signalés notamment en 1900 dans certaines places de la 16e région militaire (Montpellier).

§ VI. — PRODUITS ALIMENTAIRES RETIRÉS DES HARICOTS

1. Farine pour potage fabriquée à Paris, 1894; acidité : 0,044; — 2. Farine pour potage, en tablettes comprimées de 50 gr.; présentée par un industriel de Paris, février 1897; — 3. Farine provenant de l'Exposition de 1900; acidité : 0,119; — 4. Farine présentée par un industriel de Paris, mars 1903; — 5. Farine de haricot destinée à un essai de fabrication de potage pour l'usine alimentaire de Billancourt, avril 1900; les haricots ayant servi à l'expérience étaient de l'espèce dite *flageolets*, de la récolte de 1899; poids spécifique 84 kg.; ils n'ont subi, avant mouture, aucune préparation et n'ont pas été mouillés. La mouture a été effectuée sur 60 kg. au moulin militaire Saint-Paul, à Besançon, au moyen d'une paire de meules à gruaux : l'opération a nécessité trois passages. Il a été obtenu, après tamisage, 50 kg. de farine; — 6. Haricots entiers au moment de la mouture; poids moyen de 100 grains : 21 gr. 36; — 7. Haricots décortiqués remis par le commandant Pinet, 1901; — 8. Haricots décortiqués par le procédé Vazeille; présentés au ministère de

la Guerre en janvier 1903; — 9. Farine obtenue avec les mêmes haricots.

	1	2	3	4
Eau	8,30	12,30	10,00	8,10
Matières azotées	21,60	20,96	20,88	23,62
— grasses	2,10	1,54	1,65	2,00
— amylacées	62,65	62,10	60,57	60,78
Cellulose	2,00	1,66	3,00	1,90
Cendres	3,35	1,44	3,90	3,60
	100,00	100,00	100,00	100,00

	5	6	7	8	9
Eau	11,90	14,00	9,80	9,90	11,60
Matières azotées	21,49	20,86	22,87	24,22	23,82
— grasses	1,75	1,58	0,80	1,00	0,80
— amylacées	58,81	56,08	62,03	60,08	60,03
Cellulose	2,75	3,99	1,00	1,40	0,85
Cendres	3,30	3,49	3,50	3,40	2,90
	100,00	100,00	100,00	100,00	100,00

HARICOT COURBÉ — HARICOT MUNGO HARICOT TRILOBÉ

Le haricot courbé (*Phaseolus lunatus*), originaire du Brésil, est aujourd'hui si répandu dans tous les pays tropicaux qu'on l'a décrit, sans s'en douter, sous plusieurs noms. On en trouve de nombreuses variétés dans nos colonies, sous les noms : haricots de Lima, pois du Cap, pois savon, pois de sept ans, etc. On a signalé des cas d'empoisonnement sur l'homme et les animaux, dus à l'acide cyanhydrique contenu dans ces haricots à l'état sauvage (1).

---

(1) Voir : L. Guignard. Le haricot à acide cyanhydrique (*Revue de l'Intendance*, avril 1906). — G. Pouchet. Les haricots et les végétaux capables de dégager de l'acide cyanhydrique (*Ann. d'Hygiène pub. et de méd. lég.*, 4ᵉ série, tome VI, 1906).

Le haricot Mungo (*Phaseolus Mungo*) est très cultivé dans l'Asie méridionale et en Afrique. Le nombre considérable de ses variétés et l'existence de trois noms différents dans les langues indiennes actuelles font présumer une date de mille ou deux mille ans au moins pour la culture, mais on ne cite aucun nom sanscrit. En Afrique, l'espèce est probablement plus ancienne (A. de Candolle). Les graines, d'un vert plus ou moins foncé, sont souvent désignées par les colons européens sous le nom de lentilles (lentilles du Cambodge, lentilles malgaches, etc.), bien que leur forme n'ait rien de lenticulaire.

Le haricot trilobé (*Phaseolus trilobus*) est très cultivé dans l'Inde depuis quelques années. Les botanistes s'accordent à dire que cette espèce est sauvage, au pied de l'Himalaya et jusqu'à Ceylan.

Phaseolus lunatus. : 1. Poids de sept ans, Guyane; 100 grains donnent : amandes 89,1 et enveloppes 10,9; — 2. Pois savon, même provenance; 100 gr. donnent : amandes 90,5; — 3. Pois des Indes; — 4. Pois du Cap, Madagascar; — 5. Pois à bec noir, Madagascar; — 6. Haricot de Lima, Réunion; — 7. Phaseolus Mungo, Indes; — 8. Phaseolus calcaratus, même provenance; — 9. Phaseolus faririnosus, même provenance; — 10. Phaseolus Mungo, Cambodge; — 11, 12 et 13. Id., Madagascar; — 14. Id., Réunion; — 15. Phaseolus trilobus, Indes.

	1	2	3	4	5
Eau	11,70	12,30	12,40	11,90	12,00
Matières azotées	18,29	17,97	18,42	18,43	18,89
— grasses	0,80	0,90	1,03	1,25	0,55
— amylacées	60,66	60,93	58,50	59,32	62,76
Cellulose	5,25	4,60	5,85	5,60	3,10
Cendres	3,30	3,30	3,80	3,50	2,70
	100,00	100,00	100,00	100,00	100,00
	gr.	gr.	gr.	gr.	gr.
Poids moyen de 100 grains	29,76	32,40	29,85	111,00	84,70

	6	7	8	9	10
Eau................	9,80	10,20	10,00	9,40	12,00
Matières azotées....	17,36	22,11	23,79	24,25	23,28
— grasses....	1,15	1,15	1,05	1,06	1,25
— amylacées..	62,24	57,19	55,96	54,99	56,82
Cellulose...........	5,45	5,85	5,30	5,80	3,10
Cendres...........	4,00	3,50	3,90	4,50	3,55
	100,00	100,00	100,00	100,00	100,00
	gr.	gr.	gr.	gr.	gr.
Poids moyen de 100 grains....	102,00	2,65	8,89	11,30	4,90

	11	12	13	14	15
Eau................	12,10	13,00	9,60	13,00	11,20
Matières azotées.....	24,62	23,24	27,02	21.36	24,52
— grasses (1)..	1,10	0,92	1,05	1,40	0,59
— amylacées..	55,33	56,04	55,18	56,39	49,44
Cellulose...........	3,25	4,40	3,45	4,35	7,75
Cendres...........	3,60	3,40	3,70	3,50	6,50
	100,00	100,00	100,00	100,00	100,00
	gr.	gr.	gr.	gr.	gr.
Poids moyen de 100 grains.....	2,70	4,25	3,52	3,26	1,46

IGNAMES

Les ignames sont des plantes grimpantes monocotylédones, qui appartiennent à la famille des Dioscorées. On en connaît près de deux cents espèces réparties dans les pays intertropicaux. Les rhizomes (parties souterraines des tiges ou tubercules) prennent un grand développement, lorsque la partie aérienne de la plante est près de finir. L'igname forme la base de l'alimentation des habitants de plusieurs îles du Pacifique. L'une des espèces les plus cultivées est l'igname ailé (*Dioscorea alata*), originaire sans doute de l'Asie méridionale et de la Malaisie (P. Sagot).

La culture de l'igname dans l'Inde paraît peu ancienne ;

Le haricot Mungo (*Phaseolus Mungo*) est très cultivé dans l'Asie méridionale et en Afrique. Le nombre considérable de ses variétés et l'existence de trois noms différents dans les langues indiennes actuelles font présumer une date de mille ou deux mille ans au moins pour la culture, mais on ne cite aucun nom sanscrit. En Afrique, l'espèce est probablement plus ancienne (A. de Candolle). Les graines, d'un vert plus ou moins foncé, sont souvent désignées par les colons européens sous le nom de lentilles (lentilles du Cambodge, lentilles malgaches, etc.), bien que leur forme n'ait rien de lenticulaire.

Le haricot trilobé (*Phaseolus trilobus*) est très cultivé dans l'Inde depuis quelques années. Les botanistes s'accordent à dire que cette espèce est sauvage, au pied de l'Himalaya et jusqu'à Ceylan.

Phaseolus lunatus. : 1. Poids de sept ans, Guyane; 100 grains donnent : amandes 89,1 et enveloppes 10,9; — 2. Pois savon, même provenance; 100 gr. donnent : amandes 90,5; — 3. Pois des Indes; — 4. Pois du Cap, Madagascar; — 5. Pois à bec noir, Madagascar; — 6. Haricot de Lima, Réunion; — 7. Phaseolus Mungo, Indes; — 8. Phaseolus calcaratus, même provenance; — 9. Phaseolus faririnosus, même provenance; — 10. Phaseolus Mungo, Cambodge; — 11, 12 et 13. Id., Madagascar; — 14. Id., Réunion; — 15. Phaseolus trilobus, Indes.

	1	2	3	4	5
Eau	11,70	12,30	12,40	11,90	12,00
Matières azotées	18,29	17,97	18,42	18,43	18,89
— grasses	0,80	0,90	1,03	1,25	0,55
— amylacées	60,66	60,93	58,50	59,32	62,76
Cellulose	5,25	4,60	5,85	5,60	3,10
Cendres	3,30	3,30	3,80	3,50	2,70
	100,00	100,00	100,00	100,00	100,00
	gr.	gr.	gr.	gr.	gr.
Poids moyen de 100 grains	29,76	32,40	29,85	111,00	84,70

	6	7	8	9	10
Eau................	9,80	10,20	10,00	9,40	12,00
Matières azotées....	17,36	22,11	23,79	24,25	23,28
— grasses....	1,15	1,15	1,05	1,06	1,25
— amylacées..	62,24	57,19	55,96	54,99	56,82
Cellulose............	5,45	5,85	5,30	5,80	3,10
Cendres............	4,00	3,50	3,90	4,50	3,55
	100,00	100,00	100,00	100,00	100,00
	gr.	gr.	gr.	gr.	gr.
Poids moyen de 100 grains....	102,00	2,65	8,89	11,30	4,90

	11	12	13	14	15
Eau................	12,10	13,00	9,60	13,00	11,20
Matières azotées.....	24,62	23,24	27,02	21,36	24,52
— grasses (1)..	1,10	0,92	1,05	1,40	0,59
— amylacées..	55,33	56,04	55,18	56,39	49,44
Cellulose............	3,25	4,40	3,45	4,35	7,75
Cendres............	3,60	3,40	3,70	3,50	6,50
	100,00	100,00	100,00	100,00	100,00
	gr.	gr.	gr.	gr.	gr.
Poids moyen de 100 grains.....	2,70	4,25	3,52	3,26	1,46

IGNAMES

Les ignames sont des plantes grimpantes monocotylédones, qui appartiennent à la famille des Dioscorées. On en connaît près de deux cents espèces réparties dans les pays intertropicaux. Les rhizomes (parties souterraines des tiges ou tubercules) prennent un grand développement, lorsque la partie aérienne de la plante est près de finir. L'igname forme la base de l'alimentation des habitants de plusieurs îles du Pacifique. L'une des espèces les plus cultivées est l'igname ailé (*Dioscorea alata*), originaire sans doute de l'Asie méridionale et de la Malaisie (P. Sagot).

La culture de l'igname dans l'Inde paraît peu ancienne;

elle provient soit d'espèces indigènes encore mal définies, soit d'espèces étrangères cultivées ailleurs (A. de Candolle).

1. Igname ailé de Cochinchine ; rondelles très blanches de 0 m. 03 à 0 m. 04 de diamètre sur 0 m. 004 d'épaisseur ; — 2. Igname des pays nègres, Guyane ; copeaux très blancs de 0 m. 003 à 0 m. 005 d'épaisseur ; — 3. Igname indien, Indes ; en rondelles, comme l'igname de Cochinchine. Ces trois échantillons m'ont été remis en 1903, par J. Grisard, directeur des musées de l'Office colonial de Paris. Les matières amylacées contiennent de 2 à 3 de sucre.

	1	2	3
Eau	14,70	13,70	12,80
Matières azotées	5,04	5,18	3,92
— grasses	0,35	0,30	0,32
— amylacées	77,76	78,77	80,42
Cellulose	0,65	0,70	0,24
Cendres	1,50	1,35	2,30
	100,00	100,00	100,00

JUJUBIER

Le jujubier commun (*Zizyphus vulgaris*) paraît originaire du Nord de la Chine. Il a gagné l'Asie occidentale et n'est arrivé en Grèce et en Italie qu'au commencement de l'ère chrétienne. Les Romains l'ont porté dans le Nord de l'Afrique et en Espagne.

Jujubes du Soudan, exposition de 1900 ; 100 jujubes pesant 100 gr. ont donné : pulpe 51 et noyaux 49, dont 8 pour les graines ; — 1. Analyse de la pulpe ; — 2. Analyse des graines : 100 graines pèsent 4 gr.

	1	2
Eau	15,20	6,80
Matières azotées	5,60	36,40
— grasses	1,05	28,20
— sucrées	29,41	traces
— extractives	38,99	11,20
Cellulose	6,75	13,40
Cendres	3,00	4,00
	100,00	100,00

KARITÉ

Le karité (*Bassia parkii*) est un bel arbre, très répandu dans le bassin du Niger, qui donne des fruits en abondance vers le mois de juin. Les indigènes mangent la pulpe du fruit et retirent des graines, par ébullition dans l'eau, le *beurre de karité* qui sert à l'alimentation, à la fabrication du savon indigène, à l'éclairage, etc.

Les échantillons analysés, originaires du Soudan, viennent de l'exposition de Paris de 1900. La noix pesait 4 gr. 45 dont amande 3 gr. 10 et coque 1 gr. 35. Le beurre, qui était entouré de plusieurs feuilles végétales, avait l'aspect d'une graisse blanche, assez consistante, légèrement rance. Point de fusion 39°5.

	Amande.	Beurre.
Eau.....................	7,00	1,50
Matières azotées...........	7,28	0,47
— grasses...........	50,45	98,03
— extractives.........	25,02	0,00
Cellulose.................	7,25	0,00
Cendres..................	3,00	0,00
	100,00	100,00

KOLATIER

Le kolatier (*Cola acuminata*), dont le port rappelle celui du châtaignier, se trouve en abondance sur toute la côte occidentale d'Afrique. Les indigènes consomment généralement les graines à l'état frais, mais ils usent aussi des graines sèches qu'ils mâchent, après les avoir pulvérisées. La culture du kolatier est la source d'un gros revenu pour les populations de la Côte-d'Ivoire, car il n'y a pas de fête, pas de réunion au Soudan, où l'on ne s'offre des noix de kola (1).

Les noix analysées viennent d'Alépé (Côte d'Ivoire) et pèsent de 5 à 10 gr.; elles sont formées de deux cotylédons de couleur rougeâtre. Les matières amylacées sont accompagnées de matières colorantes rouges, de tanin, de gomme et de glucose. La présence de la caféine justifie l'emploi de la noix de kola, comme aliment d'épargne.

	A l'état normal.	A l'état sec.
Eau	11,70	0,00
Matières azotées	10,25	11,61
— grasses	1,25	1,41
— amylacées et congénères	64,60	73,16
Cellulose	8,90	10,08
Cendres	3,30	3,74
	100,00	100,00
Caféine pour 100	2,75	3,11

LAITUE

Les botanistes considèrent la laitue comme une modification de la laitue sauvage (*Lactuca scariola*). Celle-ci croît dans l'Europe tempérée et méridionale, dans le Nord de l'Afrique et dans l'Asie occidentale tempérée. Les anciens Grecs et les Romains cultivaient déjà la laitue et la mangeaient en salade. Théophraste en mentionne trois variétés : on en compte aujourd'hui en France, une quarantaine.

1. Laitue pommée, Halles de Paris, août 1897 ; analyse des feuilles préparées pour salade ; acidité : 0,180 ; 2 — Id., Halles de Paris, mai 1898 ; feuilles préparées pour salade ; — 3. Laitue romaine, Halles de Paris, mai 1898 ; feuilles préparées pour salade ; acidité : 0,082 ; — 4. Id., Halles de Paris, février 1899 ; acidité : 0,068.

---

(1) *Bulletin de la Société de géographie commerciale*, mai 1906, p. 304.

	1		2	
	A l'état normal.	A l'état sec.	A l'état normal.	A l'état sec.
Eau...................	95,70	0,00	94,90	0,00
Matières azotées.........	1,37	31,86	1,52	29,73
— grasses............	0,24	5,58	0,16	3,05
— sucrées............	0,40	9,30	1,17	23,00
— extractives.........	1,06	24,65	1,20	23,55
Cellulose...............	0,62	14,42	0,44	8,73
Cendres................	0,61	14,19	0,61	11,94
	100,00	100,00	100,00	100,00

	3		4	
	A l'état normal.	A l'état sec.	A l'état normal.	A l'état sec.
Eau...................	96,30	0,00	92,60	0,00
Matières azotées.........	0,92	24,88	1,92	25,90
— grasses............	0,15	4,10	0,40	5,38
— sucrées............	0,67	18,00	0,61	8,30
— extractives.........	1,07	29,03	3,12	42,16
Cellulose...............	0,38	10,10	0,75	10,11
Cendres................	0,51	13,89	0,60	8,15
	100,00	100,00	100,00	100,00

LENTILLE

La lentille (*Ervum lens*) paraît avoir existé dans l'Asie occidentale tempérée, en Grèce et en Italie, quand les hommes ont eu l'idée de la cultiver, dans un temps préhistorique très ancien, et l'ont portée en Egypte. La culture paraît s'être étendue à une époque moins reculée, mais à peine historique, à l'Ouest et à l'Est, c'est-à-dire en Europe et dans l'Inde (A. de Candolle).

§ I. — ANALYSES DE LENTILLES

I. — Lentilles de France et des Colonies.

1. Lentilles d'Auvergne, 1896 ; petits grains bombés, d'un gris verdâtre marbré de vert très foncé ; acidité : 0,044 ; 100

gr. donnent : amandes 91 et enveloppes 9 ; — 2. Id., Analyse des amandes ; — 3. Lentilles d'Algérie, Bouffarik ; exposition de 1900 ; — 4 et 5. Lentillons de même provenance ; — 6. Lentilles de Tunisie ; — 7 et 8. Lentilles de la Nouvelle-Calédonie ; — 9. Lentilles de la Réunion —

	1	2	3	4	5
Eau	13,50	9,80	12,50	11,10	11,00
Matières azotées	23,04	24,25	20,16	21,00	20,58
— grasses	1,45	1,58	1,10	0,95	1,15
— amylacées	56,07	60,75	60,74	61,25	60,87
Cellulose	3,40	1,08	3,75	3,50	3,70
Cendres	2,54	2,54	1,75	2,20	2,70
	100,00	100,00	100,00	100,00	100,00
	gr.	gr.	gr.	gr.	gr.
Poids de 100 grains. moyen	2,97	»	7,45	2,89	2,43
maximum	3,60	»	9,10	3,30	3,60
minimum	2,00	»	6,40	2,35	1,80

	6	7	8	9
Eau	11,40	12,70	13,30	12,50
Matières azotées	24,64	19,74	19,36	23,66
— grasses	1,10	0,75	0,80	0,50
— amylacées	57,71	60,36	60,29	58,70
Cellulose	3,05	3,35	3,10	2,88
Cendres	2,10	3,10	3,15	1,76
	100,00	100,00	100,00	100,00
	gr.	gr.	gr.	gr.
Poids de 100 grains. moyen	6,80	6,75	6,98	2,33
maximum	9,10	8,10	9,00	2,80
minimum	5,40	5,80	6,20	1,70

II. — Lentilles des Pays étrangers

1. Lentilles de Bohême, 1896 ; grains arrondis, très larges, très plats, de nuance pâle légèrement verdâtre ; acidité : 0,042 ; 100 gr. donnent : amandes 91, 2 et enveloppes 8, 8 ; — 2. Id., Analyse des amandes ; — 3. Lentilles d'Egypte, 1896 : petits grains bombés, comme les lentilles d'Auvergne, mais de couleur rougeâtre, uniforme ; acidité : 0,041 ; — 4. Lentilles d'Es-

pagne, 1896; grains très déprimés, de contour arrondi, de nuance fauve; acidité : 0,051 ; — 5. Lentilles de Moravie, 1896; se rapprochent beaucoup des lentilles de Bohême ; acidité : 0,053 — 6. Lentilles de Russie, 1896; même nuance que les précédentes, mais un peu plus plates ; acidité : 0,046 ; — 7. Lentilles de Russie, décortiquée par le procédé Vazeille; présentées au ministère de la Guerre en 1901.

	1	2	3	4	5	6	7
Eau..................	12,50	9,30	12,50	11,70	12,00	12,30	9,60
Matières azotées......	22,50	23,88	24,24	20,32	22,48	22,24	28,28
— grasses......	0,94	0,98	1,08	0,58	0,86	0,94	0,50
— amylacées...	58,14	62,38	56,26	62,45	58,54	58,62	58,07
Cellulose.............	3,56	1,10	3,36	2,96	3,46	3,50	1,05
Cendres..............	2,36	2,36	2,56	1,99	2,66	2,40	2,50
	100,00	100,00	100,00	100,00	100,00	100,00	100,00
	gr.	gr.	gr.	gr.	gr.	gr.	gr.
Poids de { moyen....	6,56	»	2,49	6,30	6,22	5,18	»
100 { maximum.	8,00	»	2,40	6,80	8,60	7,60	»
graines. { minimum.	4,70	»	2,00	4,10	4,90	4,70	»

§ II. — OBSERVATIONS GÉNÉRALES SUR LES LENTILLES [1]

1. Les écarts de composition sont :

	Minimum.	Maximum.
Eau.......................	11,00	13,50
Matières azotées...............	19,36	24,64
— grasses.................	0,50	1,45
— amylacées..............	56,07	62,45
Cellulose....................	2,88	3,75
Cendres.....................	1,75	3,15
	gr.	gr.
Poids moyen de 100 lentilles......	2,34	6,98

Les matières amylacées comprennent les matières sucrées; Bourquelot a trouvé jusqu'à 3 p. 100 de saccharose [2]. L'a-

---

(1) *Comptes-rendus Acad. Sc.*, 12 juillet 1897.
(2) *Journ. pharm. et chimie*, 1903.

cidité végétale est peu élevée. La décortication donne 91 d'amandes, pour 9 d'enveloppes, ayant la composition suivante :

	Auvergne.	Bohême.
Eau	10,40	8.20
Matières azotées	10,42	8,90
— grasses	0,50	0,50
— extractives	48,68	49,75
Cellulose	27,50	30,30
Cendres	2,50	2,35
	100,00	100,00

En traitant les enveloppes par l'acide chlorhydrique, pour effectuer le dosage de la cellulose, on observe des colorations rouges semblables à celles que produisent les fèves, les sorghos et les haricots rouges.

2. La composition des lentilles offre assez d'analogie avec celle des fèves. Les lentilles d'Egypte, ainsi que les fèves de même provenance, tiennent le premier rang pour l'azote. Les lentilles d'Auvergne, presque aussi petites que celles d'Egypte, sont plus azotées que les lentilles de Bohême, d'Espagne, de Moravie et de Russie, dont le poids moyen du grain est deux fois plus élevé.

3. En 1900 la production des lentilles en France a été d'environ 94.000 quintaux, pour une surface de 7.045 hectares ; les départements de la Haute-Loire et du Pas-de-Calais ont produit chacun plus de 25.000 quintaux ; viennent ensuite les départements de Meurthe-et-Moselle et de la Somme, avec 7 à 8.000 quintaux ; puis les Alpes-Maritimes et le Doubs, avec 3.000 quintaux ; et, entre 2.000 et 3.000, l'Aisne, le Cantal et la Corse.

LOTUS

Le lotus blanc (*Nymphea lotus*) est connu, de toute antiquité, dans la vallée du Nil où ses graines et son rhizome servaient à l'alimentation (1). D'après Théophraste, les anciens Egyptiens pilaient les graines, qui sont très petites, pour en faire une espèce de pain; aujourd'hui encore, au Soudan, elles entrent dans la préparation des couscous.

Le lotus rose ou nelombo (*Nelumbium speciosum*) se rencontre à l'état spontané dans les régions tropicales. Il peut être naturalisé, jusqu'à disparition par un hiver plus rigoureux, dans la zone tempérée chaude; il paraît avoir été ainsi naturalisé en Egypte, d'où il a disparu.

Les rhizomes sont consommés cuits par les Hindous; on en retire une fécule rosée. Les graines, grosses comme une petite noisette, dont elles ont un peu le goût, sont mangées crues, grillées ou bouillies (P. Sagot). En Chine, les graines vertes sont mangées à l'état naturel; parvenues à maturité, elles sont moulues et employées comme le Millet (2).

1. Rhizomes de lotus blanc provenant du Sénégal; en morceaux blancs, irréguliers, généralement de 5 à 10 gr.; Office colonial de Paris; — 2. Graines de lotus blanc, même provenance; poids de 1.000 graines : 0 gr. 54; — 3. Graines de Nelombo du Cambodge; poids de 0 gr. 8 à 1 gr.; 100 gr. de graines ont donné à la décortication 67 gr. d'amandes qui ont servi à l'analyse; — 4. Id., de Cochinchine, graines noires semblables aux précédentes. L'analyse a été faite sur les amandes.

---

(1) Voy. Ch. Joret, *les Plantes dans l'antiquité*. Paris, 1897, t. I, p. 175.
(2) Rupp, *Revue de l'Intendance*, 1903, p. 331.

	1	2	3	4
Eau...............................	11,20	11,10	9,00	11,00
Matières azotées...............	9,38	9,10	21,56	16,61
— grasses	0,60	2,85	1,85	2,90
— extractives...........	71,67	74,70	60,54	63,84
Cellulose........................	4,70	0,95	3,10	1,85
Cendres.........................	2,45	1,30	3,95	3,80
	100,00	100,00	100,00	100,00

LUPIN

Le lupin (*Lupinus albus*) était cultivé par les anciens Grecs et Romains qui utilisaient les graines pour la nourriture de l'homme et des animaux. C'est vraisemblablement le lupin des anciens qui est encore cultivé en Grèce, en Italie et en Espagne.

Eau...............................	8,10
Matières azotées...............	34,02
— grasses...................	8,00
— amylacées................	35,63
Cellulose........................	10,15
Cendres.........................	4,10
	100,00
	gr.
Poids ⎰ moyen.................	38,40
de ⎱ maximum.............	50,20
100 grains. ⎱ minimum.............	24,90

MACHE

La mache commune ou doucette (*Valerianella olitoria*) se trouve à l'état spontané dans l'Europe tempérée et méridionale, le nord de l'Afrique, l'Asie Mineure et les environs du Caucase. La culture et l'emploi de cette salade paraissent modernes. Il n'en est pas question dans *le Jardinier Français* de 1651.

Analyse de feuilles de mache préparées pour la salade.
(Halles de Paris, novembre 1897).

	A l'état normal.	A l'état sec.
Eau................................	90,00	0,00
Matières azotées.............	2,57	25,74
— grasses................	0,50	5,00
— extractives..........	4,74	47,41
Cellulose.........................	0,50	4,95
Cendres...........................	1,69	16,90
	100,00	100,00

MACRE

La macre ou châtaigne d'eau (*Trapa natans*) se rencontre dans les eaux stagnantes, étangs, mares, etc., de l'Europe centrale et méridionale. On la trouve en abondance en Indo-Chine et en Chine. Les fruits se mangent cuits à l'eau.

Il y avait, à l'Exposition de Paris de 1900, des échantillons de farine de châtaignes d'eau, exposés par la Commission impériale de la Chine du Sud.

Macres provenant du canal de Pont-de-Vaux, sept. 1898; 100 graines pèsent 154 gr., dont 91 pour les amandes et 63 pour les enveloppes cornées; analyse des amandes.

	A l'état normal.	A l'état sec.
Eau................................	47,50	0,00
Matières azotées.............	6,73	12,82
— grasses................	0,47	0,90
— sucrées................	traces	traces
— extractives..........	42,86	81,63
Cellulose.........................	1,39	2,65
Cendres...........................	1,05	2,00
	100,00	100,00

MANIOC

Le manioc (*Manihot utilissima*) est une euphorbiacée originaire d'Amérique. Porté par les navigateurs portugais à la côte occidentale d'Afrique, il s'est rapidement propagé à l'intérieur du continent africain. La culture en est commune dans les régions équatoriales, surtout en Amérique, au Brésil aux Antilles où le manioc est vulgairement désigné sous le nom de *Yucca*. En Afrique, elle est moins générale et paraît moins ancienne. Dans certaines colonies asiatiques, elle est d'introduction moderne (A. de Candolle). Le manioc est actuellement très répandu dans plusieurs de nos colonies : au Dahomey, sa culture semble augmenter d'année en année, au détriment de celle du maïs.

On connaît de nombreuses variétés de manioc dont les tubercules servent à préparer des produits alimentaires très recherchés (couacs, cassaves, farines, fécules, tapiocas, etc.). Le *couac* est en granulations plus ou moins grosses, tantôt blanches, tantôt jaunes. Pour le préparer, on détache par simple frottement la pellicule extérieure qui recouvre les racines de manioc; on les lave et on les râpe. On porte à la presse qui en sépare un liquide vénéneux, tenant en suspension de la fécule, que l'on recueille ultérieurement, lave à grande eau et sèche. On étend la pulpe pressée sur une plaque de fer modérément chauffée; on remue continuellement, jusqu'à dessiccation complète ; on passe ensuite le produit sec au tamis, et l'on a finalement des couacs à grains plus ou moins gros représentant plusieurs qualités commerciales désignées sous les noms de *farine de manioc*, *couac blanc*, *couac jaune*, etc. La nuance jaune est donnée avec le curcuma que l'on ajoute à la pulpe avant le séchage.

La *cassave*, qui est une véritable galette, provient, comme le couac, de la pulpe exprimée ; cette pulpe est triturée dans des mortiers de bois, de façon à obtenir une pâte uniforme, puis étalée, sous forme de petites galettes rondes, sur des plaques de fer chauffées. Lorsque la cuisson est opérée sur l'une des faces, on retourne la galette avec soin pour ne pas la briser. La cassave de Cuba, dont l'analyse suit, ressemblait plutôt à une crêpe qu'à la galette ; son épaisseur était de 5 à 6 millimètres.

La *fécule de manioc* est obtenue en délayant dans l'eau la racine rapée ; on laisse reposer et on décante l'eau laiteuse qui surnage pour la laisser déposer à nouveau. Par dessiccation au soleil, on a de l'amidon en petites plaques fendillées. Cet amidon, soigneusement pulvérisé et bluté, donne la *moussache* qui, dans le commerce de la parfumerie, peut rivaliser avec les plus belles poudres de riz.

Le *tapioca* se prépare en prenant de la fécule humide que l'on dessèche rapidement au four et que l'on soumet ensuite au broyage. Par le criblage, on a des tapiocas de différentes grosseurs. La fécule humide, mélangée avec du sucre donne aussi, sur place, des pâtisseries très recherchées.

Les analyses qui suivent prouvent que tous ces produits alimentaires, provenant de l'Exposition de 1900, sont presque entièrement constitués par de l'amidon, avec 10 à 14 p. 100 d'eau. Il y a peu d'azote et des traces de matières grasses. On ne trouve la cellulose, en quantité notable, que dans les produits obtenus par des procédés très primitifs. Les cendres, en faible proportion, sont toujours blanches, non fusibles.

§ I. — ANALYSES DE MANIOCS

I. — Maniocs des Colonies françaises.

Côte-d'Ivoire : 1. Farine de manioc.
Dahomey : 2. Farine de manioc.
Guyane : 3. Amidon de manioc, Cayenne ; — 4. Amidon

de même provenance; — 5. Couac blanc de Macouria; — 6. Id., propriété Pascaud; — 7. Couac jaune, Cayenne; acidité : 0,050; — 8. Id., Oyapoc; — 9. Tapioca de Cayenne; acidité : 0,030; — 10. Id., acidité : 0,022;

Indo-Chine : 11. Fécule de manioc du Tonkin ;

Madagascar : 12. Tubercules de manioc, en rondelles de 0^m,035 de diamètre; — 13. Id., Ambatondrazaka; —14. Manioc haché; — 15. Manioc desséché, Passandava; — 16. Id., Malaimbandy; — 17 et 18. Fécules de manioc.

	1	2	3	4	5	6
Eau	9,80	9,50	11,80	13,50	9,00	10,20
Matières azotées	1,11	2,68	0,94	1,84	1,26	1,26
— grasses	0,25	0,25	0,40	0,50	0,20	0,25
— amylacées	85,39	83,62	86,36	83,16	85,99	84,84
Cellulose	2,45	2,65	traces	0,60	2,25	2,25
Cendres	1,00	1,30	0,50	0,40	1,30	1,20
	100,00	100,00	100,00	100,00	100,00	100,00

	7	8	9	10	11	12
Eau	11,30	10,70	14,90	14,10	15,80	12,30
Matières azotées	1,84	2,05	1,38	0,77	0,44	2,59
— grasses	0,40	0,25	0,45	0,45	0,22	0,85
— amylacées	83,46	83,10	82,87	84,43	83,34	79,21
Cellulose	1,90	2,60	0,20	0,10	0,00	2,35
Cendres	1,10	1,30	0,20	0,15	0,20	2,70
	100,00	100,00	100,00	100,00	100,00	100,00

	13	14	15	16	17	18
Eau	14,30	13,80	14,10	14,80	15,80	15,20
Matières azotées	2,38	1,82	2,38	2,38	0,84	0,84
— grasses	0,65	0,70	0,85	1,35	0,20	0,35
— amylacées	78,93	80,33	78,56	75,27	82,96	83,21
Cellulose	2,45	2,25	2,85	4,30	0,00	0,00
Cendres	1,29	1,10	1,26	1,90	0,20	0,40
	100,00	100,00	100,00	100,00	100,00	100,00

Martinique : 1 et 2. Farines de manioc; — 3. Tapioca.
Nouvelle-Calédonie : 4. Couac; — 5, 6, 7, 8 et 9. Tapiocas.

126   LES LÉGUMES, LES FRUITS, LES CONDIMENTS

Réunion : 11. Fécule de manioc ;— 12. Poudre ; acidité : 0,032 ;— 13. Tapioca ;
Soudan : 14. Fécule du manioc ;
Tahiti : 15. Poudre de manioc ; acidité : 0,010.

	1	2	3	4	5
Eau	8,80	10,10	9,30	7,00	13,80
Matières azotées	0,30	0,45	0,30	2,37	0,45
— grasses	0,20	0,40	0,45	0,85	0,15
— amylacées	86,85	86,30	88,95	84,73	85,20
Cellulose	2,35	1,25	0,00	3,25	0,00
Cendres	1,50	1,50	1,00	1,80	0,40
	100,00	100,00	100,00	100,00	100,00

	6	7	8	9	10
Eau	13,60	13,60	12,70	12,50	12,00
Matières azotées	0,45	0,30	0,30	0,70	0,59
— grasses	0,20	0,25	0,15	0,25	0,25
— amylacées	85,50	85,60	86,60	86,35	86,96
Cellulose	0,00	0,00	0,00	00,00	0,00
Cendres	0,25	0,25	0,25	0,20	0,20
	100,00	100,00	100,00	100,00	100,00

	11	12	13	14	15
Eau	14,50	13,90	10,60	11,20	14,30
Matières azotées	0,44	1,23	1,68	0,30	1,26
— grasses	0,10	0,25	0,40	0,25	0,10
— amylacées	84,66	83,42	86,82	87,95	84,04
Cellulose	0,00	0,85	0,00	0,00	0,10
Cendres	0,30	0,35	0,50	0,30	0,20
	100,00	100,00	100,00	100,00	100,00

II. — Maniocs des Pays étrangers.

1. Fleurs de Cassave de Ceylan ; acidité : 0,021 ;— 2. Galette de Cassave de Cuba ; acidité : 0,043 ;— 3. Farine de manioc de Saint-Nicolas, Cap-Vert ; acidité : 0,021 ; — 4. Id. ; acidité : 0,021 ; — 5. Amidon de Yucca, du Guatémala ; acidité : 0,043 ; —6. Farine de même provenance ; acidité : 0,022 ; — 7. Id. ; acidité : 0,021 ; — 8. Farine de Yucca du Pérou ; acidité : 0,021 ; — 9. Id. ; acidité : 0,032.

	1	2	3	4
Eau	13,50	12,50	12,20	13,80
Matières azotées	1,08	3,07	1,38	1,69
— grasses	0,20	0,25	0,15	0,10
— amylacées	85,02	79,58	83,77	81,06
Cellulose	0,00	3,10	2,30	3,25
Cendres	0,20	1,50	0,20	0,10
	100,00	100,00	100,00	100,00

	5	6	7	8	9
Eau	13,70	13,20	14,20	15,80	13,40
Matières azotées	0,46	1,07	1,23	1,23	1,53
— grasses	0,30	0,10	0,10	0,15	0,25
— amylacées	84,09	84,78	84,17	82,07	83,87
Cellulose	0,75	0,55	0,20	0,25	0,75
Cendres	0,70	0,30	1,10	0,50	0,20
	100,00	100,00	100,00	100,00	100,00

MAPÉ — MÉLIA-BOMBO — MÉNÉ — NÉTÉ

Mapé. — Le fruit du mapé (*Inocarpus edulis*) est une drupe dont le noyau contient une amande réniforme, charnue, longue de 5 à 6 centimètres. Le fruit se mange cuit ; il a le goût des châtaignes (1).

Mélia-Bombo. — Le mélia-bombo peut atteindre 20 mètres de hauteur ; il produit des fruits gros comme des prunes, qui sont utilisés par les indigènes des colonies portugaises.

Méné. — Le méné (*Lophira alata*) est un arbre dont le feuillage rappelle celui du chêne et dont le tronc ressemble plutôt à celui de l'olivier. Il est commun de Conakry à la source du Niger. Il fleurit en février-mars et ses graines sont mûres en avril-mai. Les indigènes retirent des graines une huile comestible.

Nété. — Le nété (*Parkia biglobosa*), que l'on rencontre dans toute la zone intra-tropicale de l'Afrique, est un grand

(1) P. Sagot, *loc. cit.*, p. 266.

arbre de la famille des légumineuses. Il donne des gousses énormes, qui sont très appréciées des nègres. Les graines sont entourées d'une pulpe d'un blanc jaunâtre, très sucrée, constituant le produit connu sous le nom de *farine de nété*. Les graines seules, dépouillées de la mince enveloppe ligneuse qui les recouvre, servent aussi à l'alimentation.

1. Fécule de Mapé ; acidité : 0,021 ; les matières amylacées contiennent 3,18 de sucre ; traces de manganèse dans les cendres ; — 2. Farine de melia-bombo, d'Angola, exposition de 1900 ; acidité : 0,163 ; — 3. Id., même provenance ; acidité : 0,109 ; — 4. Graines de méné, Guinée ; poids des grains dans les coques, 0,2 à 1 gr. ; — 5. Graines de nété, Guinée ; poids moyen de 100 graines, 27 gr. ; 100 gr. donnent 70 amandes ; analyse des amandes ; les matières amylacées contiennent 12,60 de sucre ; — 6. Farine de nété, même provenance ; les matières amylacées contiennent 31,25 de sucre.

	1	2	3	4	5	6
Eau.................	14,80	12,50	11,90	7,80	5,70	9,90
Matières azotées......	0,79	2,61	1,38	18,19	36,21	3,63
— grasses.......	0,10	0,65	0,60	43,50	22,75	0,90
— amylacées....	83,66	78,44	80,82	24,61	28,14	69,72
Cellulose............	0,15	3,30	3,10	3,70	2,90	11,65
Cendres.............	0,50	2,50	2,20	2,20	4,30	4,20
	100,00	100,00	100,00	100,00	100,00	100,00

MELON

Le melon, d'après Naudin, constitue une espèce comprenant un nombre extraordinaire de variétés, et même de races, pouvant se féconder entre elles, et donner des produits variés et variables. La culture du melon (*Cucumis melo*) a pu commencer séparément dans l'Inde et en Afrique. Son introduction en Chine paraît dater du viiie siècle de notre ère. Il n'est pas prouvé que les anciens Egyptiens aient cultivé le melon. L'espèce s'est introduite dans le monde gréco-romain, probablement à l'époque de l'Empire. Depuis la Renaissance, une culture plus perfectionnée et des rapports avec l'Orient et l'Egypte ont amené de meilleures variétés dans les jardins (A. de Candolle).

Le melon d'eau ou pastèque (*Cucurbita citrullus*) paraît originaire de l'Afrique intertropicale, où on le trouve encore à l'état sauvage. Il était cultivé par les anciens Egyptiens et n'a pénétré en Grèce que vers le commencement de l'ère chrétienne ; ce sont les Européens qui ont transporté le melon d'eau en Amérique.

1. Melon cantaloup ; Halles de Paris, juillet 1897 ; poids 2 kg. 500 ; chair sans l'écorce ; acidité : 0,130 ; — 2. Petits melons verts, préparés pour être mis au vinaigre, avec des cornichons ; Halles de Paris, juillet 1898 ; acidité : 0,160 ; — 3. Graines de pastèque de Tombouctou ; exposition de 1900 ; poids de 100 grains 5,80 ; 100 grains donnent à la décortication : amandes 78,8 et enveloppes 21,2 ; analyse des amandes ; — 4. Id., Analyse des enveloppes.

	1		2		3	4
	A l'état normal.	A l'état sec.	A l'état normal.	A l'état sec.	A l'état normal.	A l'état normal.
Eau...............	95,00	0,00	94,10	0,00	6,50	9,00
Matières azotées...	0,60	11,90	1,53	25,87	35,14	6,44
— grasses...	0,11	2,15	0,20	3,36	51,10	3,15
— extractives.	3,72	74,40	2,23	37,76	1,86	22,90
Cellulose..........	0,33	6,70	0,53	9,40	2,10	49,71
Cendres..........	0,24	4,85	1,39	23,61	3,30	8,80
	100,00	100,00	100,00	100,00	100,00	100,00

Les matières extractives du cantaloup examiné en juillet contenaient 1,05 p. 100 de sucre, soit 21 p. 100 à l'état sec. Dans les melons d'Algérie la proportion du sucre est plus élevée, mais, néanmoins, de beaucoup inférieure à celle que l'on trouve dans la betterave blanche. Le suc des melons d'Algérie ne renferme pas plus de 6 p. 100 de sucre, dont la moitié seulement en sucre cristallisable. Voici quelques résultats que j'ai obtenus à Cherchell, en septembre 1876, pour 1000 parties de suc (1).

1. Melon d'Espagne à écorce lisse pesant 1 kg. 980 ; — 2. Melon à écorce bleue, pulpe blanche, maturité avancée ; poids, 1 kg. 600 ; — 3. Melon à écorce lisse, blanche ; poids, 0 kg. 900 ; — 4. Melon à écorce veinée, pulpe orange ; poids 4 kg. 500 ; — 5. Melon d'Espagne, maturité très avancée ; poids, 0 kg. 800.

	Densité du suc.	Sucre total.	Sucre cristallisable.	Sucre non cristallisable
1.	102,2	40,0	10,0	30,0
2.	102,7	52,0	24,7	27,3
3.	102,3	43,0	6,0	37,0
4.	103,2	57,5	28,5	29,0
5.	103,4	61,0	35,0	26,0

Le pharmacien aide-major Bernou a trouvé 10, 13 et jusqu'à 19 p. 100 de saccharose dans diverses espèces de betterave à sucre cultivées en Algérie (2).

MOUTARDE

La moutarde blanche (*Sinapis alba*), comme la moutarde grise (*Sinapis nigra*), est spontanée dans l'Europe tempérée et méridionale, l'Afrique du Nord et l'Asie centrale tempérée. Ces plantes sont cultivées depuis plus de deux mille ans. Les graines pulvérisées, mêlées à divers ingrédients (moût de raisin, vinaigre, épices...), servent depuis un temps immémorial à préparer les moutardes condimentaires.

1. Moutarde blanche, 1902 ; — 2. Moutarde noire d'Alsace, 1902 ; — 3. Moutarde de Cochinchine ; exposition de 1900.

---

(1) Ces résultats ont été publiés dans le *Journal officiel de l'Algérie* du 26 sept. 1876 pour répondre à certains articles de la presse algérienne préconisant la culture du melon comme substance saccharifère.
(2) *Algérie agricole*, juillet 1887.

	1	2	3
Eau...............................	7,00	6,30	6,20
Matières azotées................	26,46	29,40	26,58
— grasses	26,30	25,95	28,30
— extractives	26,94	23,70	28,92
Cellulose.........................	9,10	9,55	5,85
Cendres..........................	4,20	5,10	4,15
	100,00	100,00	100,00
	gr.	gr.	gr.
Poids de 1.000 grains.........	6,79	2,18	1,72

MUSCADIER

Le muscadier (*Myristica fragrans*) est un petit arbre originaire des Moluques. Les Hollandais ont eu pendant longtemps le monopole de sa culture. Des Moluques, il s'est répandu dans certaines colonies anglaises, puis à Madagascar, à la Réunion et dans l'Amérique tropicale. Le fruit du Muscadier est une drupe ovoïde, contenant une seule graine enveloppée d'un arille charnu, lacinié, d'une couleur rougeâtre, connu sous le nom de *macis*. La *noix muscade*, employée, comme condiment, en raison de son odeur aromatique et de sa saveur épicée, est la graine du Muscadier dépourvue, après dessiccation, de son enveloppe ligneuse extérieure (testa). Les Européens ont reçu la noix muscade par le commerce de l'Asie, depuis le moyen âge (A. De Candolle).

Le vers souvent cité :

> Aimez-vous la muscade? On en a mis partout.
> (BOILEAU, *Sat.*, III.)

prouve que ce condiment est aujourd'hui beaucoup moins recherché qu'autrefois.

Les muscades d'origine asiatique, en vue de les préserver

des attaques des insectes, sont généralement plongées dans un lait de chaux avant d'être livrées au commerce.

1. Fruit du muscadier des Indes françaises, sans la drupe : poids 7 gr. 55, dont : amande 5 gr. 40 et enveloppes 2 gr. 15 ; analyse de l'amande ; — 2. Id., Analyse de l'enveloppe ligneuse (testa) ; — 3. Macis de même provenance ; — 4. Fruit du muscadier de la Réunion, sans la drupe : poids 4 gr. 05, dont 2 gr. 70 pour l'amande et 1 gr. 35 pour l'enveloppe ; analyse de l'amande ; — 5. Id., Analyse de l'enveloppe.

	1	2	3	4	5
Eau	11,00	11,00	20,00	17,00	10,00
Matières azotées	5,10	2,76	7,37	7,15	2,02
— grasses (1)	23,85	1,30	36,10	27,55	0,90
— extractives	47,25	55,34	29,23	39,55	37,53
Cellulose	10,10	28,60	5,10	6,25	55,35
Cendres	2,70	1,00	2,20	2,50	1,20
	100,00	100,00	100,00	100,00	100,00
(1) Dont produits volatils.	3,80	0,95	7,80	2,00	»

Les matières grasses (beurre de muscade) extraites par l'éther sont très aromatiques ; elles sont rouges pour le macis et jaunes pour les amandes. D'après Brachin (1), les matières extractives de la noix muscade comprendraient de l'amidon et du saccharose.

NAVET — RAVE

Les navets et les raves (*Brassicæ*) sont originaires de l'Europe tempérée. Leur culture s'est répandue en Europe avant l'invasion des Aryas. Elle paraît s'être propagée en Chine par la Sibérie. Elle s'est répandue dans le sud-ouest de l'Asie depuis l'antiquité hébraïque, car les Hébreux n'avaient pas plus de nom pour les raves et les navets que pour les choux (A. de Candolle). On a trouvé des raves pesant jusqu'à trois kilogrammes.

---

(1) *Journal de pharmacie et de chimie*, 1900.

Avant l'introduction de la pomme de terre en Bresse, les raves, cuites à l'eau, ou sous les cendres, étaient très employées dans l'alimentation. Elles ont été chantées par Claude Bigothier, dans un poème rarissime (1) qui a été reproduit dans les *Annales de la Société d'émulation de l'Ain* de 1891.

1. Navet de Clamart; Halles de Paris, juin 1897; poids 134 gr.; — 2. Navet de Meaux; Halles de Paris, janvier 1897; poids : 210 gr.; acidité : 0,082; — 3. Navet de Meulan, collet rouge; Halles de Paris, janv. 1897; poids : 293 gr.; acidité : 0,110; — 4. Rave récoltée à Saint-Julien, en sept. 1897, et analysée un mois après; acidité : 0,185; les matières grasses ont l'odeur caractéristique des raves; les matières extractives renferment 7 de sucre à l'état normal, soit 31 à l'état sec; les cendres contiennent des traces de manganèse; — 5. Rave récoltée et analysée dans les mêmes conditions.

	1		2		3	
	A l'état normal.	A l'état sec.	A l'état normal.	A l'état sec.	A l'état normal.	A l'état sec.
Eau....................	93,10	0,00	92,60	0,00	91,40	0,00
Matières azotées......	0,47	6,81	0,61	8,24	1,36	15,81
— grasses.........	0,06	0,87	0,07	0,95	0,07	0,82
— sucrées.........	3,25	47,10	2,90	39,19	3,00	34,88
— amylacées...	2,32	33,63	2,40	32,43	2,76	32,09
Cellulose.............	0,53	7,68	0,73	9,87	0,84	9,77
Cendres..............	0,27	3,91	0,69	9,32	0,57	6,63
	100,00	100,00	100,00	100,00	100,00	100,00

	4		5	
	A l'état normal.	A l'état sec.	A l'état normal.	A l'état sec.
Eau....................	77,40	0,00	87,60	0,00
Matières azotées.........	1,41	6,36	1,72	13,89
— grasses...........	0,27	1,20	0,21	1,65
— extractives......	17,70	78,31	8,32	67,12
Cellulose...............	2,23	9,88	1,07	8,60
Cendres................	0,96	4,25	1,08	8,74
	100,00	100,00	100,00	100,00

(1) Rapina seu Raporum encomium, autore Claudio Bigotherio, poeta rapicio. *Lugduni, apud Theobaldum Paganum.* MDXL. In-12 de 64 pages.

NÉFLIER

Le Néflier (*Mespilus germanica*) se trouve à l'état sauvage dans les parties moyennes et septentrionales de l'Europe.

Analyse sur les fruits blets, sans les semences, nov. 1898 ; poids de 6 nèfles entières 72 gr.

	À l'état normal.	À l'état sec.
Eau...............................	74,10	0,00
Matières azotées................	0,35	1,36
— grasses................	0,44	1,68
— sucrées................	9,10	35,13
— extractives...........	2,37	9,15
Cellulose.........................	13,20	51,00
Cendres..........................	0,44	1,68
	100,00	100,00

NÉFLIER DU JAPON

Le néflier du Japon ou Bibassier (*Eriobotrya Japonica*), importé sur le littoral algérien, à la suite de notre colonisation, a le port d'un grand arbrisseau ; ses feuilles sont persistantes ; ses fleurs, réunies en bouquet, ont une odeur qui rappelle l'aubépine ; ses fruits ont le volume d'une petite prune. Ils sont jaunes, ronds et gorgés d'un suc abondant; à l'intérieur, ils présentent rarement une, le plus souvent deux, quelquefois trois et même quatre semences.

100 nèfles cueillies à Cherchell, en mai 1876, pesaient 708 gr., dont 229 gr. pour les amandes seules. La pulpe, fortement exprimée à l'aide d'une petite presse, a donné 424 p. 100 de jus dont l'acidité, en acide sulfurique monohydraté, était représentée par 0,289 p. 100. Les matières sucrées s'y trouvaient dans la proportion de 10 gr. 38 p. 100 (1).

---

(1) *Journal de pharmacie et de chimie*, 1876.

Les semences, transformées par addition d'eau en pâte fluide, ont fourni à la distillation un liquide lactescent, doué d'une forte odeur d'amande amère, dans lequel il a été facile de caractériser très nettement l'acide cyanhydrique. La moyenne des dosages que j'ai effectués volumétriquement, par le procédé Buignet, m'a donné, pour 100 grammes de semences, 52 mg. d'acide cyanhydrique anhydre correspondant à 520 mg. d'acide médicinal. C'est la quantité d'acide cyanhydrique contenue dans 100 gr. d'eau de laurier-cerise, préparée d'après le Codex.

L'ingestion des semences du néflier du Japon serait donc loin d'être inoffensive (1).

NIGELLE

La nigelle aromatique (*Nigella sativa*) est originaire de l'Orient. Les graines de nigelle servent à aromatiser les aliments, le pain et la galette des indigènes d'Algérie. On en fait, pour le même usage, un mélange avec les semences de sésame (2).

Eau....................................	7,80
Matières azotées.........................	21,00
— grasses..........................	20,70
— extractives......................	26,90
Cellulose................................	19,40
Cendres.................................	4,20
	100,00
	gr.
Poids de 1000 grains..................	3,28

---

(1) Le *Journal de médecine et de pharmacie de l'Algérie* de juin 1885 cite, du docteur Bertherand, d'Alger, le cas d'un empoisonnement d'un enfant de 10 ans, qui avait mangé des semences de bibassier.
(2) A. JULIEN. *Flore de la région de Constantine*. Constantine, 1894.

NOISETIER

Les noisettes que l'on mange comme dessert et qui entrent dans la confection des dragées sont les fruits du noisetier (*Corylus avenalla*), que l'on trouve dans toutes les régions tempérées de l'hémisphère nord.

1. Noisettes récoltées à Saint-Julien en 1895 et examinées en janvier 1897; poids de 10 noisettes : 14 gr., dont amandes ayant servi à l'analyse 7,8; — 2. Noisettes provenant du même arbre, récoltées en 1896 et analysées en janvier 1897; poids de 10 noisettes : 14 gr. 8, dont amandes employées à l'analyse, 7,7 et coques 7,1; les coques renferment 9,3 p. 100 d'eau.

	1		2	
	A l'état normal.	A l'état sec.	A l'état normal.	A l'état sec.
Eau	3,50	0,00	8,30	0,00
Matières azotées	15,58	16,13	13,96	15,22
— grasses	61,16	63,37	62,92	68,62
— extractives	13,22	13,70	7,60	8,29
Cellulose	3,84	4,00	4,72	5,15
Cendres	2,70	2,80	2,50	2,72
	100,00	100,00	100,00	100,00

NOYER

Les Romains ont cultivé le noyer (*Juglans regia*) dès l'époque de leurs rois; ils le regardaient comme d'origine persane. L'habitation actuelle, hors des cultures, s'étend de l'Europe tempérée orientale jusqu'au Japon; elle ne dépasse guère la limite septentrionale de la vigne et s'avance beaucoup moins qu'elle au midi.

Les noix dans l'antiquité étaient recherchées comme friandise. A l'instar des billes de nos jours, elles servaient aussi

Les semences, transformées par addition d'eau en pâte fluide, ont fourni à la distillation un liquide lactescent, doué d'une forte odeur d'amande amère, dans lequel il a été facile de caractériser très nettement l'acide cyanhydrique. La moyenne des dosages que j'ai effectués volumétriquement, par le procédé Buignet, m'a donné, pour 100 grammes de semences, 52 mg. d'acide cyanhydrique anhydre correspondant à 520 mg. d'acide médicinal. C'est la quantité d'acide cyanhydrique contenue dans 100 gr. d'eau de laurier-cerise, préparée d'après le Codex.

L'ingestion des semences du néflier du Japon serait donc loin d'être inoffensive (1).

NIGELLE

La nigelle aromatique (*Nigella sativa*) est originaire de l'Orient. Les graines de nigelle servent à aromatiser les aliments, le pain et la galette des indigènes d'Algérie. On en fait, pour le même usage, un mélange avec les semences de sésame (2).

Eau....................................	7,80
Matières azotées.......................	21,00
— grasses........................	20,70
— extractives	26,90
Cellulose...............................	19,40
Cendres................................	4,20
	100,00
	gr.
Poids de 1000 grains.................	3,28

---

(1) Le *Journal de médecine et de pharmacie de l'Algérie* de juin 1885 cite, du docteur Bertherand, d'Alger, le cas d'un empoisonnement d'un enfant de 10 ans, qui avait mangé des semences de bibassier.
(2) A. Julien. *Flore de la région de Constantine*. Constantine, 1894.

NOISETIER

Les noisettes que l'on mange comme dessert et qui entrent dans la confection des dragées sont les fruits du noisetier (*Corylus avenalla*), que l'on trouve dans toutes les régions tempérées de l'hémisphère nord.

1. Noisettes récoltées à Saint-Julien en 1895 et examinées en janvier 1897; poids de 10 noisettes : 14 gr., dont amandes ayant servi à l'analyse 7,8; — 2. Noisettes provenant du même arbre, récoltées en 1896 et analysées en janvier 1897; poids de 10 noisettes : 14 gr. 8, dont amandes employées à l'analyse, 7,7 et coques 7,1; les coques renferment 9,3 p. 100 d'eau.

	1		2	
	À l'état normal.	À l'état sec.	À l'état normal.	À l'état sec.
Eau................	3,50	0,00	8,30	0,00
Matières azotées........	15,58	16,13	13,96	15,22
— grasses........	61,16	63,37	62,92	68,62
— extractives......	13,22	13,70	7,60	8,29
Cellulose.............	3,84	4,00	4,72	5,15
Cendres..............	2,70	2,80	2,50	2,72
	100,00	100,00	100,00	100,00

NOYER

Les Romains ont cultivé le noyer (*Juglans regia*) dès l'époque de leurs rois; ils le regardaient comme d'origine persane. L'habitation actuelle, hors des cultures, s'étend de l'Europe tempérée orientale jusqu'au Japon; elle ne dépasse guère la limite septentrionale de la vigne et s'avance beaucoup moins qu'elle au midi.

Les noix dans l'antiquité étaient recherchées comme friandise. A l'instar des billes de nos jours, elles servaient aussi de jouets aux enfants; les Grecs en avaient donné l'exemple aux Romains.

Depuis une quarantaine d'années, la culture du noyer a pris beaucoup d'extension dans quelques régions de la France (Dauphiné, Périgord, Bourbonnais). Les plus belles noix viennent de Vizille; elles sont en grande partie expédiées en Allemagne et en Amérique, pour y être employées à la pâtisserie et à la confiserie. L'huile de noix, obtenue à froid, est très comestible; l'huile extraite à chaud, des noix de qualité inférieure, est utilisée pour la peinture.

1. Noix achetées à Paris, oct. 1897; amandes sans l'épiderme; — 2. Epiderme.

	1		2	
	A l'état normal.	A l'état sec.	A l'état normal.	A l'état sec.
Eau............................	26,50	0,00	20,90	0,00
Matières azotées..............	11,05	15,03	5,82	7,36
— grasses................	41,98	57,12	12,31	15,57
— extractives...........	17,57	23,90	51,37	64,95
Cellulose......................	1,60	2,18	8,00	10,10
Cendres.......................	1,30	1,77	1,60	2,02
	100,00	100,00	100,00	100,00

OIGNON

L'oignon (*Allium cepa*) est une des espèces le plus anciennement cultivées. Les anciens en connaissaient plusieurs variétés; l'une d'elles était adorée des Egyptiens. Dans la région orientale de la Méditerranée, dans l'Inde, en Chine et même au Japon, la culture remonte à une époque très reculée.

Oignon rosé, récolté à St-Julien, sept. 1897; poids : 107 gr.; 1. Analyse du bulbe sans les enveloppes; acidité: 0,240; les matières grasses ont l'odeur forte, caractéristique de l'oignon; les matières extractives contiennent 2,06 de sucre à l'état normal (1), soit 11,88 à l'état sec; — 2. Enveloppes extérieures.

	1		2	
	À l'état normal.	À l'état sec.	À l'état normal.	À l'état sec.
Eau....................	83,50	0,00	16,40	0,00
Matières azotées..........	1,62	9,82	3,52	4,21
— grasses............	0,10	0,57	5,31	6,35
— extractives.........	13,69	82,97	52,12	62,34
Cellulose................	0,50	3,04	16,65	19,92
Cendres.................	0,59	3,60	6,00	7,18
	100,00	100,00	100,00	100,00

OLIVIER

La patrie préhistorique de l'olivier (*Olea europæa*) s'étendait probablement de la Syrie vers la Grèce. Les plus anciens livres hébreux parlent de l'olivier sauvage et cultivé (Genèse, VIII, 11). Les anciens Égyptiens cultivaient l'olivier. Les Romains l'ont connu plus tard que les Grecs. L'olivier sauvage existe aujourd'hui dans une vaste région à l'est et à l'ouest de la Grèce, depuis le Bélouchistan jusqu'en Portugal et même à Madère, aux Canaries et au Maroc. Dans la direction du midi au nord, il s'étend de l'Atlas (2) jusqu'au midi de la France, en Crimée, au Caucase. « On doublera la production de l'olivier quand on voudra prendre la peine de greffer les pieds sauvages, à l'imitation des Français d'Algérie » (A. de Candolle).

Les olives servant à l'alimentation ont subi certaines pré-

---

(1) Dans un oignon de 224 gr. venant d'être récolté à Cherchell, en novembre 1876, j'ai trouvé 5,7 p. 100 de sucre.
(2) Voir le très remarquable rapport de Paul Bourde sur la culture de l'olivier en Tunisie, publié à Tunis, en 1893.

parations (lessives plus ou moins alcalines) destinées à faire disparaître l'amertume du fruit (1).

1. Olives longues, conservées dans l'eau salée, oct. 1898; poids de 12 olives, 42 gr., dont pulpe 34,5 et noyaux 7,5 ; les graines contenues dans les noyaux ont donné à l'état sec, 17,4 p. 100 de matières azotées et 21,8 d'huile ; — 2. Olives rondes, conservées dans l'eau salée, oct. 1898; poids de 12 olives 48 gr., dont 40,7 pour la pulpe ayant servi à l'analyse.

	1		2	
	A l'état normal.	A l'état sec.	A l'état normal.	A l'état sec.
Eau....................	75,40	0,00	73,30	0,00
Matières azotées............	0,76	3,10	0,67	2,49
— grasses............	14,48	58,85	14,03	52,54
— extractives.........	8,04	32,67	9,81	36,80
Cellulose.................	0,90	3,68	1,81	6,76
Cendres..................	0,42	1,70	0,38	1,41
	100,00	100,00	100,00	100,00

ORANGER

L'oranger (*Citrus aurantium*) est originaire de Chine et de Cochinchine ; il était inconnu aux Grecs et aux Romains ; il paraît s'être répandu dans l'Inde vers le commencement de l'ère chrétienne ; de là, il s'est étendu en Arabie, en Syrie, etc. Ce sont les Arabes qui ont introduit l'oranger en Sicile, en Espagne et dans l'Afrique orientale. Il a pénétré en Amérique avec les Européens.

Les variétés de citrons, limons, oranges, actuellement cultivées sont innombrables. La culture de ces produits, en Algérie et en Tunisie, prend de jour en jour plus de développement.

---

(1) Voir : ROLET. *l'Industrie des conserves d'olives* (*Journ. de l'Agric. pratique et Revue de l'Intendance*, janv. 1906). — D'AYGALLIERS, *l'Olivier et l'huile d'olive*. Paris, 1900.

Orange achetée à Paris, févr. 1898; poids, 130 gr.; dont écorce, 33 gr.; — 1. Chair, sans les grains; les matières extractives contiennent 6,2 sucre à l'état normal, soit 46,61 à l'état sec; — 2. Graines; poids de 24 grains, 4,8; — 3. Ecorce.

	1		2		3	
	A l'état normal.	A l'état sec.	A l'état normal.	A l'état sec.	A l'état normal.	A l'état sec.
Eau..................	86,70	0,00	48,40	0,00	70,10	0,00
Matières azotées.....	0,69	5,20	6,57	12,75	0,88	2,96
— grasses......	0,26	1,95	11,76	22,80	0,58	1,95
— extractives..	11,14	83,75	20,17	39,10	22,34	75,49
Cellulose............	0,93	7,00	3,09	5,95	3,23	10,90
Cendres.............	0,28	2,10	10,01	29,40	2,57	8,70
	100,00	100,00	100,00	100,00	100,00	100,00

Voici quelques expériences faites à Cherchell, en février 1876, sur l'acidité des oranges ordinaires et des oranges amères, récemment cueillies.

Exp. I. — Poids de 25 oranges de Blidah, 2.950 gr., dont écorces 700 gr. Les oranges, privées de leurs écorces (2.250 gr.), soumises à l'action d'une petite presse, ont donné 975 gr. de suc dont l'acidité, représentée en acide sulfurique, était de 0,93 pour 100; soit 3,66 en acide citrique.

Exp. II. — Poids de 25 oranges amères, 2.670 gr. dont écorces, 995 gr. et suc, 645 gr. La densité du suc était de 1.044; son acidité, en acide sulfurique, de 2,36 p. 100; soit 8,30 en acide citrique.

Exp. III. — Poids de 140 oranges amères, 15 kg., dont écorces 9 kg. et suc 2.080. Densité du suc 1.047. Acidité en acide sulfurique, 1,37 p. 100; en acide citrique, 5,40.

OSEILLE

L'oseille (*Rumex acetosa*) est originaire de l'Europe, de l'Asie septentrionale et des montagnes de l'Inde. On ne sait à quelle époque on a commencé à la cultiver.

1. Grande oseille; Halles de Paris, nov. 1897. Poids de 10 feuilles, 150 gr.; acidité : 0,580. — 2. Petite oseille ; Halles de Paris, fév. 1899; poids de 43 feuilles, 30 gr.; acidité : 0,746.

	1		2	
	A l'état normal.	A l'état sec.	A l'état normal.	A l'état sec.
Eau....................	91,40	0,00	90,10	0,00
Matières azotées..........	2,74	31,88	2,69	27,14
— grasses	0,40	4,60	0,74	7,50
— extractives.......	3,57	41,52	4,21	42,51
Cellulose.................	0,60	7,00	1,12	11,30
Cendres.................	1,29	15,00	1,14	11,55
	100,00	100,00	100,00	100,00

OWALA — RAVENALA

L'owala du Soudan (*Pentaclethra macrophylla*) produit une graine plate, de forme irrégulière, très riche en huile alimentaire.

Le Ravenala de Madagascar (*Ravenala Madagascariensis*), de la famille des musacées, est plus connu sous le nom d'*arbre du voyageur*, qui lui a été donné en raison du réservoir formé par la gaîne de ses feuilles où l'eau de pluie est retenue. Les graines broyées et cuites avec du lait forment une bouillie très appréciée des indigènes.

1. Graine d'owala; longueur, 35 mm.; largeur, 34; épaisseur maxima 10; poids 5 gr. 5, dont 4,65 pour l'amande analysée; exposition de 1900; — 2. Graines de Ravenala; poids moyen de 100 grains, 14 gr.; max. 23,6; min. 10,41; exposition de 1900.

	1	2
Eau.....................	6,30	14,10
Matières azotées...............	22,12	12,55
— grasses............	50,10	3,08
— extractives.........	13,98	62,22
Cellulose.................	5,40	4,75
Cendres.................	2,10	3,30
	100,00	100,00

OXALIS D'AMÉRIQUE

Le Professeur E. Perrot, de l'Ecole de pharmacie, m'a signalé, en décembre 1902, la présence sur le marché de Paris des bulbes d'une oxalis très cultivée au Mexique. Ce sont de petits tubercules œilletés, de couleur jaune serin, pesant de 5 gr. à 10 gr. Ils sont employés aux mêmes usages culinaires que les crosnes du Japon et les pommes de terre, dont ils se rapprochent d'ailleurs beaucoup par leur composition. Leur analyse a donné :

	À l'état normal.	À l'état sec.
Eau	79,90	0,00
Matières azotées	1,57	7,84
— grasses	0,19	0,95
— sucrées	1,28	6,34
— amylacées	15,81	78,67
Cellulose	0,28	1,40
Cendres	0,97	4,80
	100,00	100,00

PALMIER A HUILE

L'Élaeis de Guinée (*Elaeis guincensis*) est un arbre indigène sur toute la côte de Guinée. Il a été introduit en Amérique par les nègres et les négriers, lorsqu'ils passaient de la côte de Guinée à la côte opposée américaine (A. de Candolle).

Le palmier à huile rivalise avec le cocotier, sinon comme quantité de production, du moins comme qualité de matière. Il atteint 10 à 16 mètres et, de 5 à 50 ans, donne annuellement 7 à 10 régimes de fruits. Les fruits, de la grosseur d'une noix moyenne, ont leur portion externe fibreuse, mais gorgée d'huile; à l'intérieur est un noyau qu'il faut briser pour en retirer l'amande. L'huile extraite de l'amande (huile de palmiste) est plus blanche que l'huile retirée du péricarpe (huile de palme) qui est d'un jaune tirant sur l'orangé.

De tout temps les nègres ont utilisé pour leur alimentation ces huiles, aujourd'hui si employées par la stéarinerie et la savonnerie. Le palmier à huile, comme le cocotier et le dattier, fournit également du vin de palme.

Les produits analysés viennent de l'Exposition de 1900. 1. Côte d'Ivoire, 8 drupes pesant 40 gr. 2 ont donné : brou 10,4; noyau 23,3; graines 6,5; Analyse du brou; — 2. Id., Analyse des graines; — 3. Dahomey; analyse des graines; — 4. Guinée; analyse des graines.

	1	2	3	4
Eau	6,40	5,90	6,20	5,00
Matières azotées	4,89	11,51	12,74	10,75
— grasses	41,00	42,70	49,75	47,60
— extractives	38,01	35,49	13,85	18,45
Cellulose	8,10	12,10	15,50	16,00
Cendres	1,60	2,30	1,96	2,20
	100,00	100,00	100,00	100,00
	gr.	gr.	gr.	gr.
Poids moyens de 100 grains.	»	82,00	91,00	58,80

PANAIS

Le panais (*Pastinaca sativa*) est originaire de l'Europe moyenne et méridionale; sa culture remonte à moins de deux mille ans.

Panais long, Halles de Paris, mai 1898; poids, 56 gr.; analyse de la racine; acidité : 0,086.

	A l'état normal.	A l'état sec.
Eau	85,70	0,00
Matières azotées	2,57	17,94
— grasses	0,37	2,60
— extractives	8,20	57,36
Cellulose	2,19	15,30
Cendres	0,97	6,80
	100,00	100,00

PATATE

L'origine de la patate (*Convolvulus batatas*) est douteuse ; pour plusieurs auteurs, elle est asiatique et pour d'autres américaine. Il est certain que la patate était inconnue aux Egyptiens, aux Grecs, aux Romains et aux Arabes ; mais elle est décrite dans des livres chinois du IIe ou IIIe siècle de notre ère. En Amérique, sa culture remonte à une époque reculée. Les racines de la patate ressemblent aux pommes de terre, d'où il est résulté que les navigateurs du XVIe siècle ont appliqué le même nom à deux espèces qui appartiennent à des familles différentes. Les parties charnues de la première, qui est une convolvulacée, sont de véritables racines ; celles de la seconde, qui est une solanée, sont constituées par de simples rameaux souterrains.

1. Patate d'Algérie, février 1899 ; acidité : 0,082 ; les matières amylacées contiennent 6 de sucre à l'état normal, soit 21,51 à l'état sec ; — 2. Patate des plantations de Wapou, Côte d'Ivoire ; exposition de 1900 ; les matières amylacées contiennent 7,96 sucre à l'état normal, soit 17,50 à l'état sec ; — 3. Patate de Cochinchine, Cholon ; exposition de 1900.

	1		2		3	
	A l'état normal.	A l'état sec.	A l'état normal.	A l'état sec.	A l'état normal.	A l'état sec.
Eau.............	72,10	0,00	54,50	0,00	71,30	0,00
Matières azotées.	0,94	3,36	3,00	6,59	1,16	4,05
— grasses.	0,24	0,85	0,30	0,65	0,21	0,75
— extract.	23,92	85,74	37,97	83,46	25,11	87,50
Cellulose........	0,91	3,25	1,91	4,20	1,01	3,50
Cendres.........	1,89	6,80	2,32	5,10	1,21	4,20
	100,00	100,00	100,00	100,00	100,00	100,00

1. Patate sèche de la Cochinchine, en tranches cornées de 4 à 5 mm. d'épaisseur ; exposition de Paris ; — 2. Fécule granulée, même provenance ; — 3. Vermicelle de patate,

même provenance ; — 4. Patate de la Guyane, tranches séchées au soleil ; exposition de 1900 ; — 5. Patate du Pérou, exposition de 1900.

	1	2	3	4	5
Eau	10,20	12,00	12,10	11,60	15,50
Matières azotées	2,10	1,40	3,24	4,26	1,99
— grasses	0,95	0,10	0,10	0,90	0,25
— amylacées	83,91	85,10	84,46	77,19	81,71
Cellulose	0,94	0,00	0,00	3,75	0,35
Cendres	1,90	0,80	0,10	2,30	0,20
	100,00	100,00	100,00	100,00	100,00

PAVOT — PIN

Le Pavot (*Papaver somniferum*) était déjà cultivé en Grèce du temps d'Homère. On connaissait les propriétés somnifères du suc et les graines étaient utilisées par les Romains, qui en mettaient dans leur pain (Athénée). En Lorraine, on mange les graines de pavot, sous le nom de *Sémezan* (Fée, *Flore de Virgile*). Dans plusieurs régions du Nord de la France (Aisne, Nord, Pas-de-Calais, Seine-Inférieure, Somme), on cultive, pour en retirer l'*huile d'œillette*, le *papaver somniferum* conjointement avec le *papaver setigerum*, qui est spontané dans la région méditerranéenne, notamment en Espagne, en Algérie, en Corse, en Sicile, en Grèce et dans l'île de Chypre (A. De Candolle).

Les graines de certaines variétés de pin, notamment le pin d'Alep (*Pinus Halepensis*) et le pin à pignon (*Pinus pinea*) sont utilisées pour la nourriture de l'homme. Les graines grillées sont particulièrement appréciées des indigènes du Nord de l'Afrique, qui les mangent avec du miel.

1. Graines de pavot, Somme ; — 2. Graines de pin d'Alep, Tunisie ; poids moyen de 100 grains, 1 gr. 60 ; maximum, 2,40.

	1	2
Eau....................	5,10	6,10
Matières azotées.........	22,12	27,16
— grasses..........	46,10	36,55
— extractives.......	13,23	3,59
Cellulose................	5,20	20,00
Cendres.................	7,25	6,60
	100,00	100,00

PÊCHER

Le pêcher (*Amygdalus persica*) est d'origine chinoise; il a été transporté de Chine dans l'Asie centrale, puis dans l'Asie occidentale. Les Grecs et les Romains ne l'ont reçu de la Perse qu'au commencement de l'ère chrétienne.

Pêches. — Achetées à Paris, juillet 1898. Poids de deux pêches : 150 gr., dont noyaux, 13 gr.; Analyse de la chair avec la peau; acidité : 0,810.

L'amande contenue dans les noyaux renferme de l'acide cyanhydrique. J'en ai trouvé jusqu'à 64 milligrammes p.100 dans des pêches récoltées à Cherchell en août 1876 : 75 pêches m'avaient donné 30 gr. d'amandes.

	A l'état normal.	A l'état sec.
Eau....................	86,60	0,00
Matières azotées.........	0,86	6,42
— grasses..........	0,48	3,57
— sucrées..........	6,70	50,00
— extractives.......	3,66	27,31
Cellulose................	1,19	8,90
Cendres.................	0,51	3,80
	100,00	100,00

PERSIL

Le persil (*Petroselinum sativum*) se trouve à l'état sauvage dans le midi de l'Europe, depuis l'Espagne jusqu'en Macédoine, et dans le nord de l'Afrique. Rien ne prouve qu'il fut cultivé du temps des Romains; il l'était sous Charlemagne. Les Anglais ne l'ont reçu qu'en 1548.

Persil commun, Halles de Paris, mai 1898; analyse des feuilles; acidité : 0,043; les matières extractives contiennent 0,90 de sucre à l'état normal, soit 4,92 à l'état sec.

	A l'état normal.	A l'état sec.
Eau	81,70	0,00
Matières azotés	4,00	21,87
— grasses	0,82	4,46
— extractives	9,59	52,40
Cellulose	1,42	7,76
Cendres	2,47	13,51
	100,00	100,00

PHYTOLAQUE DIOIQUE

Les auteurs qui se sont occupés des *Phytolaccées* donnent peu de détails sur le phytolaque dioïque (*Phytolacca dioïca* de Linné, *Pircunia dioïca* de Moquin-Tandon). D'après de Candolle, il serait originaire du Brésil ou du Mexique. Il ne résiste pas à des températures inférieures à zéro, aussi, n'est-il connu à Paris que comme un arbuste de serre. Il se développe parfaitement sur le littoral algérien, et l'on peut voir, notamment sur les places publiques d'Oran, de Cherchell ou de Ténez, des Phytolaques de 25 à 30 ans, qui ont une hauteur de 7 à 8 mètres, et des troncs de 2 à 3 mètres de circonférence. Leur bois, très filandreux et spongieux, n'acquiert pas la consistance ligneuse : il est impropre à la combustion et n'a pas encore été utilisé par l'industrie. On les recherche pour leur feuillage qui persiste presque toute l'année, et fournit beaucoup d'ombre; de là, sans doute, le nom vulgaire de *Bella-ombra* (*belombra*) qu'on leur donne exclusivement en Algérie. Cette dénomination semblerait indiquer qu'ils y ont été apportés par les Espagnols; les Arabes n'ont pas de terme pour le désigner.

Les branches du phytolaque dioïque, ainsi qu'on le remarque d'ailleurs chez certains végétaux à croissance rapide, sont fréquemment aplaties et offrent parfois de curieux exemples de *fasciation* (Durando). Les fleurs sont dioïques, petites, verdâtres et disposées en grappe. Le fruit est une baie charnue, d'un jaune vert, pesant à peine un gramme et renfermant, chacune dans une loge spéciale, 12 à 15 petites graines comprimées, caractérisées par un embryon cylindrique, roulé autour de l'endosperme.

Les grappes qui le portent se détachent naturellement de l'arbre vers la fin d'octobre, et pèsent, en moyenne, de 30 à 40 gr. Elles sont alors très sucrées et peuvent être mangées sous forme de confiture. Elles cèdent à la presse 74 p. 100 de suc. Ce suc est épais, gluant, et a une odeur légèrement nauséabonde. Il marque au densimètre 1,100. Son acidité est représentée par 0 gr. 51 p. 100 d'acide sulfurique monohydraté. Abandonné à l'air libre, à une température moyenne de 20°, il se clarifie très lentement et ne fermente pas spontanément. Sa couleur, après filtration, est brune. Lorsqu'on l'étend d'eau, il blanchit fortement, et l'on remarque, sur les parois du vase, une fluorescence marquée. Il fournit, par évaporation, 24,6 p. 100 d'extrait, et par incinération un volumineux charbon qui se réduit finalement à 1 gr. 86 de cendres.

Analyse du suc du phytolaque dioïque (1).

Eau..	75,40
Chlorophylle, cire, résine, huile essentielle et acide volatil.........................	0,45
Sucre réducteur............................	3,20
Sucre non réducteur.......................	11,20
Acide organique indéterminé..............	2,60
Gomme....................................	4,40
Matières albuminoïdes, substances pectiques et pectose.........................	0,89
Matières salines	1,86
	100,00

(1) *Comptes-rendus Acad. Sc.*, 13 juin 1881.

La résine est très âcre et soluble dans l'éther; elle n'existe qu'en minime quantité, de même que l'huile essentielle qui donne au suc son odeur particulière.

Le traitement éthéré et la distillation directe ont permis de constater la présence d'un acide volatil dont l'éther, à odeur très agréable, rappelle l'éther butyrique : titré volumétriquement à l'aide d'une solution alcaline, il serait représenté, en acide sulfurique monohydraté, par 0 gr. 05 p. 100.

L'autre acide organique dont l'analyse élémentaire n'a pu être faite (étant données les faibles ressources du laboratoire de l'hôpital militaire de Cherchell) se trouve dans l'extrait alcoolique à l'état de sel acide de potasse. Ce sel est insoluble dans l'éther et soluble dans l'eau; il est incristallisable et ne précipite pas par le nitrate de baryte; il présenterait ainsi quelques-uns des caractères de l'*acide phytolaccique* retiré par Terreil des baies du *Phytolacca decandra* (1).

Les matières sucrées ont été dosées par les méthodes volumétriques, après défécation préalable du suc.

Les matières salines sont formées en majeure partie par de la potasse, par très peu de fer, de chaux, de la magnésie, de la silice, des phosphates et des traces seulement de sulfates et de chlorures.

Les recherches faites en vue d'obtenir un alcaloïde ont donné un résultat négatif.

PIMENTS

Les piments (*Capsicum annuum, Capsicum frutescens*) paraissent originaires du Brésil. On les trouve dans le commerce sous différents noms : *poivre du Brésil, poivre de Cayenne, poivre de Guinée, poivre d'Inde, poivre d'Espagne, poivre de Turquie, poivre rouge, piment des jardins,* etc.

Le piment vient parfaitement dans quelques-unes de nos colonies, où les indigènes le mêlent à presque tous leurs aliments. Il pourrait devenir un important article d'exportation. Les fruits ont une forme conique, allongée ; ils sont

---

(1) *Comptes-rendus de l'Ac. des Sc.*, nov. 1880.

de couleur rouge verdâtre. Les graines sont nombreuses, plates, jaunâtres et pèsent en moyenne 5 milligr.

La *poudre à kari du piment de Salem* est une poudre assez terne, de couleur rougeâtre, extrêmement piquante et présentant à peu près la même composition que les fruits entiers. Le piment âcre désigné, aux Antilles, sous le nom de *Cannelier sauvage*, *Quatre épices*, *Bois d'Inde*, est le *pimenta* ou *myrtus acris*, de la famille des Caryophyllées. Le fruit et les feuilles, en raison de leur odeur et de leur saveur spéciales, sont employés comme condiments.

1. Poivre rouge, côte d'Ivoire; exposition de 1900; — 2. Id., Guinée; — 3. Id., Indes; — 4. Poudre à kari, même provenance; — 5. Piment âcre de la Martinique; analyse des baies; 100 baies pèsent en moyenne 6 gr.;— 6. Analyse des feuilles du même piment.—Les matières grasses extraites de tous ces produits ont une saveur forte et très persistante; les cendres contiennent des traces de manganèse.

	1	2	3	4	5	6
Eau..................	9,90	7,90	6,50	9,00	11,60	11,00
Matières azotées......	12,77	12,90	10,50	13,66	10,19	4,48
— grasses......	8,45	9,20	13,45	18,90	5,80	3,25
— extractives..	35,58	34,40	46,20	36,94	43,01	55,27
Cellulose.............	29,50	28,60	13,55	13,55	24,20	17,70
Cendres.............	3,80	7,00	9,80	7,95	5,20	8,30
	100,00	100,00	100,00	100,00	100,00	100,00

1. Piment cardinal, récemment cueilli, Bayonne, oct. 1903; poids, 17 gr.; — 2. Piment doux d'Espagne, même provenance; poids, 181 gr.

	1		2	
	A l'état normal.	A l'état sec.	A l'état normal.	A l'état sec.
Eau..................	82,10	0,00	92,00	0,00
Matières azotées.......	2,48	13,86	1,11	13,86
— grasses.......	1,99	11,10	0,21	2,65
— sucrées.......	traces	traces	2,86	35,70
— extractives...	10,16	56,74	2,75	34,44
Cellulose.............	2,34	13,10	0,74	9,25
Cendres.............	0,93	5,20	0,33	4,10
	100,00	100,00	100,00	100,00

PIMPRENELLE.— PISSENLIT

La pimprenelle commune (*Poterium sanguisorba*), de la famille des rosacées, est employée en salade, comme condiment.

Le pissenlit ou dent de lion (*Taraxacum dens leonis*), de la même famille que les chicorées, est employé en salade. On se contentait autrefois de récolter cette plante indigène dans les prés où elle pousse naturellement ; elle est aujourd'hui cultivée en grand dans le marais vendéen, en vue de la consommation parisienne. La cueillette commence en décembre et se poursuit jusqu'au milieu de mars.

1. Pimprenelle, Halles de Paris, juillet 1902 ; — 2. Pissenlit ; Halles de Paris, déc. 1897 ; acidité : 0,090.

	1		2	
	À l'état normal.	À l'état sec.	À l'état normal.	À l'état sec.
Eau.	62,10	0,00	85,10	0,00
Matières azotées.	7,03	18,56	3,45	23,18
— grasses.	1,07	2,82	0,38	2,53
— extractives.	22,13	58,38	8,05	54,03
Cellulose.	4,16	10,98	1,40	9,42
Cendres.	3,51	9,26	1,62	10,84
	100,00	100,00	100,00	100,00

POIREAU

Le poireau (*Allium ampeloprosum*) est originaire des régions méditerranéennes. Les poireaux d'Egypte étaient, avec les oignons et les melons, les légumes que les Hébreux dans le désert regrettaient le plus (*Nombres*, xi, 5).

1. Poireau, récolté à Saint-Julien, sept. 1897 ; poids de

deux plantes, 430 gr.; Plante entière sans les radicelles; traces de manganèse dans les cendres; — 2. Poireau récolté à Paris, mars 1903; plante entière, 126 gr. dont : racines 6, parties blanches 42 et parties vertes 78 : analyses des parties blanches; — 3. Id., Analyses des parties vertes.

	1		2		3	
	A l'état normal.	A l'état sec.	A l'état normal.	A l'état sec.	A l'état normal.	A l'état sec.
Eau................	88,50	0,00	86,50	0,00	87,40	0,00
Matières azotées......	2,23	19,37	3,89	28,84	2,59	20,58
— grasses......	0,69	6,00	0,40	2,95	0,55	4,35
— extractives....	5,26	45,73	7,17	53,11	7,51	59,62
Cellulose...........	2,05	17,80	0,74	5,50	0,88	6,95
Cendres............	1,27	11,10	1,30	9,60	1,07	8,50
	100,00	100,00	100,00	100,00	100,00	100,00

Poireau à maturité, pris au potager des Invalides, 28 sept. 1899; poids de la plante sans les racines, 63 gr.; hauteur 1 m. 12 : 1. Analyse du bas de la tige; — 2. Le haut, sans les graines; — 3. Feuilles, plus ou moins fanées; — 4. Graines, 2.440, pesant 6 gr. 95; traces de manganèse dans les cendres.

	1		2	
	A l'état normal.	A l'état sec.	A l'état normal.	A l'état sec.
Eau................	69,60	0,00	77,00	0,00
Matières azotées......	1,45	4,76	1,80	7,82
— grasses......	0,18	0,60	0,36	1,55
— extractives....	15,91	52,34	11,98	52,09
Cellulose...........	12,68	41,70	8,18	35,56
Cendres............	0,18	0,60	0,68	2,98
	100,00	100,00	100,00	100,00

	3		4	
	A l'état normal.	A l'état sec.	A l'état normal.	A l'état sec.
Eau................	25,40	0,00	21,00	0,00
Matières azotées......	3,82	5,12	21,27	26,92
— grasses......	1,16	1,55	10,11	12,80
— extractives....	44,91	60,21	33,96	42,99
Cellulose...........	12,92	17,32	9,91	12,54
Cendres............	11,79	15,80	3,75	4,75
	100,00	100,00	100,00	100,00

Une plante entière, de même provenance (poids, 85 gr., hauteur, 0 m.,80), examinée le 18 juin 1899, avait donné :

	Eau.	Matières azotées.		Matières grasses.		Cendres.	
		A l'état normal.	A l'état sec.	A l'état normal.	A l'état sec.	A l'état normal.	A l'état sec.
Bas de la tige..	85,70	0,61	4,28	0,27	1,90	0,57	4,00
Haut de la tige.	83,20	1,16	6,90	0,42	2,50	0,52	3,10
Feuilles.......	89,30	1,86	17,34	0,66	6,20	1,05	9,80

POIRIER

On peut regarder l'habitation actuelle du poirier (*Pyrus communis*) — de la Perse septentrionale à la côte occidentale de l'Europe tempérée, principalement dans les régions montagneuses, — comme préhistorique et même antérieure à toutes cultures. Homère mentionne le poirier et les Romains en connaissaient plusieurs variétés que le pharmacien principal Fée, dans ses commentaires sur Pline (Edition Panckouke), s'est efforcé de déterminer et de classer.

1. Poire récoltée à Saint-Julien, oct. 1897; poids 95 gr.; analyse de la chair; acidité : 0,119; les matières extractives contiennent 6,2 sucre à l'état normal, soit 53,91 à l'état sec; traces de manganèse dans les cendres; — 2. Peau (épluchures); — 3. Graines; poids de 100 grains, 3,65.

	1		2		3	
	A l'état normal.	A l'état sec.	A l'état normal.	A l'état sec.	A l'état normal.	A l'état sec.
Eau...............	88,50	0,00	72,50	0,00	45,30	0,00
Matières azotées......	0,24	2,14	0,17	0,61	17,01	31,10
— grasses.......	0,04	0,30	1,32	4,80	16,04	29,32
— extractives....	9,93	86,36	18,28	69,49	13,96	25,53
Cellulose............	1,12	9,75	7,45	27,10	6,24	11,40
Cendres............	0,17	1,45	0,28	1,00	1,45	2,65
	100,00	100,00	100,00	100,00	100,00	100,00

1. Poire d'hiver, après 6 mois de conservation; même

provenance; poids 72 gr.; analyse de la chair sans la peau et les graines; — 2. Peau (épluchures).

	1		2	
	A l'état normal.	A l'état sec.	A l'état normal.	A l'état sec.
Eau................................	81.80	0,00	70.80	0,00
Matières azotées................	0,45	2,44	1,34	4,60
— grasses................	0,11	0,66	0,75	2,55
— extractives et cellulose...	17,36	95,40	26,79	91,75
Cendres...........................	0,28	1,50	0,32	1,10
	100,00	100,00	100,00	100,00

POIS

Le pois des champs (*Pisum arvense*), cultivé en grand pour ses grains et quelquefois comme fourrage, paraît avoir été confondu par les auteurs grecs et romains avec le pois des jardins potagers. Il existe à l'état spontané, en Italie et dans la Russie méridionale. On le cultive en Orient et jusque dans l'Inde septentrionale. On ne l'a pas rencontré dans les habitations lacustres de l'Italie.

Le pois des jardins ou petit-pois (*Pisum sativum*), plus délicat que le pois des champs, paraît avoir existé dans l'Asie occidentale, avant d'être cultivé. Les peuples aryens l'auraient introduit en Europe, mais il était peut-être dans l'Inde septentrionale avant l'arrivée des Aryens orientaux. Le pois des jardins était cultivé chez les Grecs, du temps de Théophraste; on l'a retrouvé dans les lacustres de la Suisse.

§ I. — ANALYSES DES POIS

Les analyses ont été entreprises en exécution d'une lettre ministérielle relative à l'emploi des pois, comme denrée de substitution en cas de guerre.

I. — Pois de France et des colonies françaises.

1. Pois du Nord, 1896; gros grains verts, assez arrondis; acidité : 0, 051; 100 gr. donnent : amandes, 91, 5 et enveloppes, 8, 5 ; — 2. Id., Analyse des amandes seules ; — 3. Pois de Lorraine, 1894. — 4. Pois du Nord, 1897; acidité : 0,174 ; 100 gr. donnent: amandes, 92,5 ; — 5. Pois de Noyon, 1896 ; grains verts plus petits et plus ronds que les précédents; acidité : 0, 054 p. 100 ; 100 gr. donnent: amandes 91. — 6. Pois à écosser, récoltés à St-Julien, 1896 ; gros grains verts ridés, — 7. Mêmes que les précédents, récoltés avant leur maturité et desséchés à l'air, grains très ridés ; — 8. Petits-pois secs de même provenance, récoltés bien avant leur maturité, 1897 ; — 9. Pois gourmands, Halles de Paris, mai 1889 ; 66 petits-pois pèsent 170 gr. dont : cosses 122 et 304 grains pesant 48 gr.; analyse des cosses à l'état normal; les matières extractives contiennent 2 de sucre ; — 10. Id., Cosses à l'état sec ; les matières extractives contiennent 12,58 sucre ; — 11. Id., Analyse des graines à l'état normal ; les matières extractives contiennent 2 de sucre ; — 12. Id., Graines à à l'état sec ; les matières extractives contiennent 9,46 de sucre ; il y a traces de manganèse dans les cendres.

	1	2	3	4	5	6
Eau...............	12,80	12,00	11,00	12,80	14,20	11,20
Matières azotées....	20,56	22,70	22,87	19,12	20,56	20,32
— grasses....	1,40	1,42	1,45	1,65	1,40	1,26
— amylacées.	57,76	60,14	59,84	60,13	56,18	58,44
Cellulose..........	5,20	1,28	2,38	3,80	5,40	5,48
Cendres...........	2,28	2,46	2,46	2,50	2,26	3,30
	100,00	100,00	100,00	100,00	100,00	100,00
Poids moyen de 100 pois.........	29,10 gr.	»	20,50 gr.	25,20 gr.	19,20 gr.	50,00 gr.

	7	8	9	10	11	12
Eau...............	10,60	9,80	84,10	0,00	78,90	0,00
Matières azotées....	23,48	22,96	3,51	22,06	4,47	21,20
— grasses....	1,28	2,20	0,28	1,77	0,24	1,13
— amylacées.	57,46	53,54	10,24	64,41	14,02	66,43
Cellulose..........	4,28	7,70	1,32	8,33	1,65	7,84
Cendres...........	2,90	3,80	0,55	3,43	0,72	3,40
	100,00	100,00	100,00	100,00	100,00	100,00

	gr.	gr.	gr.	gr.	gr.	gr.
Poids moyen de 100 pois..........	11,00	12,90	»	»	15,78	»

1. Pois des Indes françaises, exposition de 1900; — 2, 3, 4 et 5. — Pois de la Nouvelle-Calédonie, Bourail; — 6. Pois de la Réunion, exposition de 1900.

	1	2	3	4	5	6
Eau..............	10,40	12,45	11,50	12,50	13,60	11,00
Matières azotées....	23,04	22,31	22,60	23,48	22,31	20,58
— grasses....	1,30	0,95	1,00	1,20	0,85	1,35
— amylacées.	58,51	56,79	57,80	56,82	56,19	60,22
Cellulose..........	4,45	4,50	4,10	2,50	3,35	4,85
Cendres...........	2,30	3,00	3,00	3,50	3,70	2,00
	100,00	100,00	100,00	100,00	100,00	100,00
	gr.	gr.	gr.	gr.	gr.	gr.
Poids moyen de 100 pois..........	15,10	20,80	21,90	33,40	19,00	16,26

II. — Pois des Pays étrangers.

1. Pois du Canada, 1895; échantillon adressé au ministère de la Guerre par le consul de France à Liverpool; petits grains ronds, blancs, légèrement saumonés, jaunes à l'intérieur; acidité : 0,047; 100 grains donnent : amandes, 91 et enveloppes, 9; — 2. Analyse des amandes seules;— 3 et 4. Pois du Canada, exposition de 1900;— 5. Pois de Hollande, 1896; acidité : 0,051; 100 gr. donnent : amandes, 91, et enveloppes, 9.

	1	2	3	4	5
Eau..............	12,80	12,90	13,70	13,10	14,10
Matières azotées....	21,40	22,78	26,68	23,96	20,52
— grasses....	1,30	1,32	0,85	1,00	1,35
— amylacées.	56,98	59,36	51,77	55,79	56,21
Cellulose..........	4,98	1,12	4,20	3,85	5,52
Cendres...........	2,54	2,52	2,80	2,30	2,30
	100,00	100,00	100,00	100,00	100,00
	gr.	gr.	gr.	gr.	gr.
Poids moyen de 100 pois..........	15,45	»	29,41	20,83	22,70

III. — Produits alimentaires retirés des pois.

Pois cassés provenant de la maison Lapostollet et Certeux, 1897 ; — 1. Pois cassés Picard, n° 1 ; cotylédons presque intacts ; l'embryon a disparu en totalité ou en partie ; dans 50 gr., on compte en moyenne 400 fragments ; — 2. Pois cassés Picard n° 2 ; les cotylédons sont plus endommagés ; dans 50 gr., on compte en moyenne 520 fragments ; — 3. Pois cassés Gros-Dreux ; intermédiaires entre les pois cassés Picard et les gros grugeons ; dans 50 gr. on compte en moyenne 500 fragments ; — 4. Pois cassés gros grugeons ; fragments nombreux, très irréguliers ; dans 50 gr., on compte en moyenne 1.600 brisures ; — 5. Pois à casser, ayant servi à préparer les quatre variétés qui précèdent ; à cet effet, ils sont préalablement humectés d'eau, décortiqués, séchés et brisés en fragments de différente grosseur ; 100 pois pèsent en moyenne 28 gr. 5 ; 100 gr. donnent : amandes, 92.

	1	2	3	4	5
Eau...............	10,90	11,80	10,60	11,30	13,60
Matières grasses....	21,18	20,86	22,40	22,70	18,88
— azotées....	1,34	1,26	1,34	1,35	1,22
— amylacées.	63,16	62,56	62,18	60,89	61,10
Cellulose...........	1,12	1,22	1,08	1,26	2,90
Cendres............	2,30	2,30	2,40	2,50	2,30
	100,00	100,00	100,00	100,00	100,00

1. Pois cassés d'Allemagne, 1897 ; les cotylédons jaunes sont souvent entiers ; l'embryon a disparu ; dans 50 gr. on compte en moyenne 650 fragments ; — 2. Pois cassés de la Nouvelle-Calédonie, Bourail ; exposition de 1900 ; — 3. Farine de pois, Lisbonne ; exposition de 1901 ; acidité : 0,098 ; — 4. Farine de pois pour potage, présentée au ministère par un industriel de Paris, février 1897 ; en tablettes comprimées de 50 gr. ; les cendres contiennent un excès de chlorure de sodium.

	1	2	3	4
Eau	12,00	10,00	11,50	12,10
Matières azotées	22,70	24,10	20,72	20,10
— grasses	1,65	1,00	1,70	1,26
— amylacées	59,99	61,00	61,93	56,96
Cellulose	1,12	1,20	1,25	1,40
Cendres	2,54	2,70	2,90	8,18
	100,00	100,00	100,00	100,00

§ II. — OBSERVATIONS GÉNÉRALES SUR LES POIS (1)

1. Les différentes variétés de pois offrent une composition assez uniforme, qui les rapproche davantage des haricots que des lentilles. Voici, en effet, les écarts observés :

	Minimum.	Maximum.
Eau	9,80	14,20
Matières azotées	18,88	26,68
— grasses	0,85	1,65
— amylacées	56,18	61,10
Cellulose	2,38	5,52
Cendres	2,00	3,70
Poids moyen de 100 pois.	15,10	50,00

2. Les pois ne donnent à la décortication que 7 à 9 d'enveloppes pour 91 à 93 d'amandes. Les enveloppes contenant jusqu'à 48 p. 100 de cellulose, comme le montrent les deux analyses suivantes, les pois cassés du commerce sont donc plus nourrissants, à poids égal, que les pois secs, ordinaires.

	Enveloppes, 1897.	
	Pois du Nord.	Pois du Canada.
Eau	9,90	12,20
Matières azotées	6,38	6,60
— grasses	1,20	1,20
— extractives	32,54	29,00
Cellulose	48,00	48,50
Cendres	1,98	2,50
	100,00	100,00

(1) *Comptes rendus de l'Académie des sciences*, 12 juillet 1897.

3. Les pois, comme les haricots et surtout les lentilles, se conservent pendant longtemps sans éprouver de modifications dans leur constitution chimique. Ils gonflent considérablement dans l'eau, à la température ordinaire. Dans l'année qui suit la récolte, la prise d'eau atteint 100 p. 100 en vingt-quatre heures, mais, au delà, la prise est plus lente et la proportion moins élevée : l'amande est plus sèche, plus terne, plus cornée et moins perméable.

4. Les pois non entièrement formés sont plus azotés que les pois récoltés à leur parfaite maturité : ce fait a déjà été signalé par Poggiale (1). Il n'est pas indifférent de le rappeler aux fabricants et aux consommateurs, aujourd'hui que les petits pois de conserve entrent de plus en plus dans l'alimentation.

5. La production totale des pois, en France, n'a pas atteint 500.000 quintaux en 1900. La surface occupée par les fèves, les haricots, les lentilles et les pois ne dépasse guère 0,65 p. 100 de la surface totale du territoire. De là, la nécessité d'avoir recours à d'onéreuses importations de l'étranger. A l'instar de ce qui se fait chez nos voisins de Belgique et d'Allemagne, il semble que nos agriculteurs devraient donner beaucoup plus d'extension à la culture de ces légumineuses qui, par leur forte teneur en matières azotées assimilables, offrent tant de ressources à l'alimentation.

POIS CHICHE

Le pois chiche (*Cicer arietunum*), dont on connaît plusieurs variétés, était déjà cultivé chez les Grecs du temps d'Homère et les données botaniques, historiques et linguistiques s'accordent à faire présumer une habitation antérieure à la culture dans les pays du Midi du Caucase et au

---

(1) *Comptes-rendus de l'Académie des sciences*, 1856.

Nord de la Perse. Les Aryens occidentaux (Pélasges, Hellènes) ont peut-être introduit la plante dans l'Europe méridionale, où cependant il y a quelques probabilités qu'elle était également indigène. Les Aryens orientaux l'ont portée dans l'Inde. La patrie s'étendait peut-être de la Perse à la Grèce et maintenant l'espèce n'existe plus que dans les terrains cultivés, où l'on ne sait pas si elle provient de pieds originairement sauvages ou de pieds cultivés (**A. de Candolle**).

En Algérie et en Tunisie, le pois chiche entre dans la confection des mets et en particulier du couscous. On le mange aussi simplement grillé.

1. Pois chiches d'Algérie, Miliana, exposition de 1900 ; — 2. Id. Tunisie; id., 1900 ; — 3. Pois chiche grillé, même provenance ; — 4. Pois chiche de Madagascar : — 5. Farine de pois chiche de Lisbonne, exposition de 1900; acidité : 0,098 p. 100.

	1	2	3	4	5
Eau..................	11,00	10,90	7,20	10,80	9,60
Matières azotées....	15,96	17,78	20,10	21,14	18,88
— grasses....	4,55	4,60	6,50	4,85	5,10
— amylacées.	63,74	61,19	61,75	58,51	62,32
Cellulose.............	2,05	3,35	1,75	2,40	1,60
Cendres.............	2,70	2,18	2,70	2,30	2,50
	100,00	100,00	100,00	100,00	100,00
	gr.	gr.	gr.	gr.	gr.
Poids moyen de 100 grains.........	41,60	40,80	33,8	46,5	»

POIS MASCATE

Le pois mascate (*Mucuna atropurpurea*), qui est très dur, est utilisé après cuisson pour la nourriture du bétail. On en connaît plusieurs variétés présentant des couleurs différentes. Les animaux nourris aux pois noirs présentent une muqueuse stomacale et intestinale d'une belle coloration noire, assez fixe pour ne pas se dissiper par la cuisson; cette teinte a même envahi une partie des tissus (1).

Le pois à gratter (*Mucuna pruriens*), de la même famille que le pois mascate, doit son nom aux poils qui recouvrent les gousses et provoquent de vives démangeaisons. Les grains sont mangés par les nègres, après cuisson dans l'eau.

1. Pois mascates blancs verdâtres, Guyane, exposition de 1900; — 2. Pois mascates noirs, même provenance; — 3. Pois gris, Madagascar, Manisana; — 4. Id. Tamatave; — 5 et 6. Pois gris verdâtre, Madagascar; — 7 et 8. Pois noirs, même provenance; — 9. Pois noir, Réunion; — 10. Pois à gratter, Indes françaises. — Les pois mascates donnent de 87 à 89 d'amandes pour 11 à 13 d'enveloppes, se rapprochant de la composition moyenne des enveloppes des pois et des haricots; il y a des traces de manganèse dans les cendres.

	1	2	3	4	5
Eau	10,40	10,50	11,40	11,70	11,80
Matières azotées	25,70	29,64	22,61	26,79	24,78
— grasses	2,85	2,00	3,55	3,25	3,90
— amylacées	56,15	52,61	55,59	50,01	51,27
Cellulose	1,10	1,25	4,25	5,35	5,15
Cendres	3,80	4,00	2,60	2,90	3,10
	100,00	100,00	100,00	100,00	100,00
	gr.	gr.	gr.	gr.	gr.
Poids de 100 grains	86,96	86,83	60,97	87,72	90,90

	6	7	8	9	10
Eau	11,10	12,40	12,10	10,80	10,90
Matières azotées	27,02	21,53	25,20	22,54	29,47
— grasses	2,90	3,00	2,85	2,00	3,25
— amylacées	49,73	54,22	50,10	56,26	45,03
Cellulose	6,05	6,15	6,85	5,10	7,85
Cendres	3,20	2,70	2,90	3,30	3,50
	100,00	100,00	100,00	100,00	100,00
	gr.	gr.	gr.	gr.	gr.
Poids moyen de 100 grains	64,50	88,90	105,20	125,00	43,86

---

(1) P. Sagot, *loc. cit.*, p. 395.

POIS SABRE

Le pois sabre (*Canavalia ensiformis*) appartient à une grande légumineuse originaire de l'Inde. Il est dur et ne se ramollit qu'imparfaitement par une cuisson, même prolongée. La race sauvage de l'Inde est regardée comme vénéneuse. Les races de culture ont gardé une trace de cette nocivité. La plante introduite à la Réunion par E. Raoul, pharmacien de la marine, donne des pois d'excellente qualité, qui se cuisent bien et ne produisent aucun accident (1).

1. Pois sabres blancs, Réunion ; exposition de 1900 ; — 2. Pois sabres rouges, même provenance.

	1	2
Eau..................................	9,10	9,30
Matières azotées......................	23,10	19,98
— grasses.......................	2,75	3,00
— amylacées.....................	55,00	53,32
Cellulose.............................	6,95	11,10
Cendres..............................	3,10	3,30
	100,00	100,00
Poids moyen de 100 grains.............	154,00	205,00

POIVRE

Le poivrier (*Piper nigrum*) est originaire de l'Inde ; il s'est répandu de là dans beaucoup de régions intertropicales. Le fruit desséché de cet arbrisseau constitue le poivre du commerce ; le *Poivre blanc* n'est autre chose que le *Poivre noir* décortiqué. C'est un précieux condiment, très recherché depuis longtemps et que les Romains se procuraient à grands frais (2).

Le poivrier vient remarquablement en Cochinchine, au Cambodge et dans les plaines basses situées au sud d'Hué. Des 4.115 tonnes de poivre importées en France en 1903,

---

(1) P. Sagot, *Manuel des cultures tropicales*, p. 145. Paris, 1893.
(2) Perse, *Sat.*, V.

plus de la moitié, 2.418 tonnes, venaient de nos possessions de l'Indo-Chine.

1. Poivre noir de la côte du Dahomey : grains de dimensions très variables, lourds, sphériques, très peu ridés, accusant une maturité avancée ; les matières grasses, extraites par l'éther, de nuance rouge marron, contiennent une résine âcre, une huile volatile et un principe azoté particulier (pipérine) qui donne au poivre sa saveur caractéristique et ses propriétés stimulantes ; — 2. Poivre noir de la Guadeloupe : grains profondément ridés, ayant été desséchés avant d'avoir atteint leur maturité complète ; grosseur uniforme ; les matières grasses ont une teinte verte, très différente de celle que donne le poivre du Dahomey ; au microscope, la pipérine apparaît nettement cristallisée sous forme de fines aiguilles ; — 3. Poivre noir des Indes : grains fortement ridés ; — 4. Poivre blanc d'Annam ; — 5 et 6. Poivres noirs de Cochinchine ; — 7. Poivre blanc du Cambodge ; — 8. Id., Kampot ; — 9. Poivre noir de même provenance. — Tous les échantillons viennent de l'exposition de 1900. Il y a des traces de manganèse dans les cendres.

	1	2	3	4
Eau	11,10	11,00	13,30	11,40
Matières azotées	9,98	12,82	11,51	12,01
— grasses	10,15	9,70	5,50	7,30
— amylacées et extractives	57,77	46,73	52,12	57,79
Cellulose	6,60	15,85	12,65	9,50
Cendres	4,40	4,90	4,92	2,00
	100,00	100,00	100,00	100,00

		gr.	gr.	gr.	gr.
Poids de 100 grains	moyen	4,50	4,46	4,67	3,70
	maximum	7,20	5,00	6,85	5,00
	minimum	2,80	3,65	2,90	2,40

	5	6	7	8	9
Eau	10,80	12,70	11,40	12,40	13,60
Matières azotées	12,46	11,86	13,05	12,75	11,57
— grasses	7,60	5,15	6,40	6,85	7,35
— amylacées et extractives	50,49	55,24	61,65	61,20	53,18
Cellulose	14,75	11,35	6,20	5,05	10,55
Cendres	3,90	3,70	1,30	1,75	3,75
	100,00	100,00	100,00	100,00	100,00

		gr.	gr.	gr.	gr.	gr.
Poids de	moyen......	4,54	5,12	3,54	6,05	3,78
100	maximum..	6,10	6,20	4,60	6,90	6,90
grains.	minimum..	2,60	4,60	2,50	4,40	1,60

Poivre du Sénégal. — Le produit vendu sous ce nom au Sénégal est le poivre d'Ethiopie (*Xylopia Æthiopiæ*), qui a été récemment l'objet d'une belle étude du professeur E. Perrot, de l'Ecole de Pharmacie de Paris (1). Ce poivre est constamment employé par les indigènes de toutes les peuplades de l'Afrique occidentale, pour assaisonner le *couscous*. On l'utilise seul ou mélangé au piment rouge (*Capsicum frutescens*), et ce condiment est tellement apprécié qu'un mets qui n'en renfermerait pas serait regardé comme indigne d'être mangé. Les noirs le considèrent, en outre, comme aphrodisiaque. Les fruits se vendent sur tous les marchés du Soudan et l'on en rencontre d'importants approvisionnements dans les villages indigènes du Sénégal, jusque dans la région de Tombouctou.

L'arbre qui produit le poivre d'Ethiopie appartient à la famille des Anonacées; il peut atteindre une hauteur de 15 m. Les gousses, d'aspect cylindrique, mesurent de 2 à 3 cm. de longueur sur 4 à 6 mm. de diamètre et contiennent de 5 à 10 graines, très dures.

Poivre du Sénégal, exposition de 1900; dix gousses entières, contenant 43 graines, pesaient 4 gr. 30, dont 1 gr. 90 pour les graines et 2 gr. 40 pour les cosses; — 1. Analyse des gousses entières; — 2. Graines seules; — 3. Cosses vides. — Les matières grasses extraites par l'éther ont une saveur âcre et brûlante, que l'on trouve d'ailleurs en mâchant le fruit.

---

(1) *Bulletin des Sciences pharmacologiques*, septembre 1900.

	1	2	3
Eau	11,70	9,30	13,00
Matières azotées	9,94	12,88	7,98
— grasses (1)	29,00	19,60	34,50
— extractives	24,36	29,69	23,32
Cellulose	21,20	25,20	15,80
Cendres	3,80	3,33	5,40
	100,00	100,00	100,00
(1) Dont produits volatils	2,00	1,30	6,00

POMME DE TERRE

La pomme de terre (*Solanum tuberosum*), qui est originaire d'Amérique, s'est propagée en France dans le courant du XVIIIe siècle, grâce aux efforts persévérants de Parmentier. Dans son *Traité sur la culture et les usages de la pomme de terre*, publié en 1789, il mentionne 12 variétés de pommes de terre; on en compte aujourd'hui plus de 400. C'est la plante alimentaire qui, en ce siècle, a pris le plus de développement et a eu le plus grand rôle dans l'économie des sociétés modernes. La production annuelle dans le monde est évaluée à un milliard et demi d'hectolitres.

§ I. — ANALYSES DE POMMES DE TERRE

La plupart des échantillons viennent des Halles de Paris et de la maison Gilles.

1re Région. — 1. Early rose, récolté à Bains, près Redon, 1896; poids de la pomme de terre analysée, 100 gr.; — 2. Magnum bonum, même provenance; poids, 120 gr.; — 3. Pomme de terre ordinaire, même provenance; poids, 180 gr.

	1		2		3	
	A l'état normal.	A l'état sec.	A l'état normal.	A l'état sec.	A l'état normal.	A l'état sec.
Eau	67,50	0,00	73,10	0,00	74,60	0,00
Matières azotées	2,32	7,13	1,82	6,75	1,91	7,52
— grasses	0,14	0,44	0,07	0,24	0,06	0,22
— amylacées	28,73	88,39	24,07	89,49	23,39	88,16
Cellulose	0,61	1,88	0,50	1,86	0,51	2,00
Cendres	0,70	2,16	0,44	1,66	0,53	2,10
	100,00	100,00	100,00	100,00	100,00	100,00

2ᵉ Région. — 1. Hollande de Pontoise, 1896; poids, 158 gr.; acidité : 0,450; — 2. Mille-yeux de Château-Thierry, 1896; poids, 72 gr.; acidité : 0,087; — 3. Royale bleue du Nord, 1896; poids, 111 gr.; acidité : 0,200.

	1		2		3	
	A l'état normal.	A l'état sec.	A l'état normal.	A l'état sec.	A l'état normal.	A l'état sec.
Eau	80,60	0,00	75,50	0,00	72,80	0,00
Matières azotées	2,57	13,24	1,93	7,89	2,25	8,28
— grasses	0,05	0,26	0,05	0,20	0,05	0,18
— amylacées	15,58	80,28	21,29	86,91	24,01	88,28
Cellulose	0,59	3,06	0,68	2,76	0,40	1,46
Cendres	0,61	3,16	0,55	2,24	0,49	1,80
	100,00	100,00	100,00	100,00	100,00	100,00

1. Pomme de terre ordinaire de Paris, 1896; poids, 90 gr.; acidité : 0,124; — 2. Id., achetée chez un marchand de pommes de terre frites, fév. 1897; poids, 420 gr.; acidité : 0,092; après friture dans la graisse de bœuf, les mêmes pommes de terre contenaient 37,80 gr. 100 d'eau et 3,50 de graisse; — 3. Id., provenant des cuisines de la caserne Latour-Maubourg, fév. 1897; poids, 137 gr.; acidité : 0,245; après friture dans l'huile, on a trouvé : eau, 38 p. 100 et graisse 6,65.

	1		2		3	
	A l'état normal.	A l'état sec.	A l'état normal.	A l'état sec.	A l'état normal.	A l'état sec.
Eau..................	79,30	0,00	74,00	0,00	75,90	0,00
Matières azotées.......	1,71	8,28	1,56	5,98	2,00	8,28
— grasses.......	0,04	0,18	0,05	0,20	0,06	0,24
— amylacées....	17,58	84,94	22,72	87,40	20,67	85,80
Cellulose.............	0,56	2,70	0,53	2,04	0,64	2,66
Cendres..............	0,81	3,90	1,14	4,38	0,73	3,02
	100,00	100,00	100,00	100,00	100,00	100,00

1. Pomme de terre nouvelle, Paris, mai 1897; poids, 28 gr.; acidité: 0,076; — 2. Id., Meulan, mai 1897; poids, 23 gr.; — 3. Id., potager des Invalides, juin 1897, poids, 72 gr.; après cuisson à l'eau, le poids primitif n'a pas changé; on retrouve la même proportion d'eau. Dans les enveloppes (moins de 3 p. 100) qui se détachent facilement après cuisson, on a dosé, à l'état sec, 12,5 p. 100 de cellulose.

	1		2		3	
	A l'état normal.	A l'état sec.	A l'état normal.	A l'état sec.	A l'état normal.	A l'état sec.
Eau..................	77,40	0,00	76,80	0,00	77,30	0,00
Matières azotées.......	1,44	6,36	1,66	7,13	2,47	10,89
— grasses.......	0,04	0,18	0,04	0,18	0,06	0,26
— amylacées....	19,65	86,96	20,31	87,53	18,81	82,85
Cellulose.............	0,55	2,42	0,45	1,92	0,37	1,66
Cendres..............	0,92	4,08	0,74	3,24	0,99	4,34
	100,00	100,00	100,00	100,00	100,00	100,00

5ᵉ **Région**. — 1896; — 1. Hâtive ronde de Nièvre; poids, 155 gr.; acidité: 0,082; — 2. Hâtive Saint-Jean du Gâtinais; poids, 166 gr.: acidité: 0,206; — 3. Hollande d'Auvergne; poids, 166 gr.; acidité: 0,072; — 4. Id., du Gâtinais, poids, 224 gr.; acidité: 0,204; — 5. Longue du Gâtinais; poids, 124 gr.; acidité: 0,245; — 6. Ronde du Gâtinais; poids, 180 gr.; acidité: 0,134; — 7. Saucisse du Gâtinais; poids, 148 gr.; acidité: 0,092; — 8. Saucisse rouge de la Nièvre; poids, 135 gr.; acidité: 0,092; — 9. Rose d'Allemagne du Loiret; poids, 140 gr.; acidité: 0,082; après friture au saindoux, on a trouvé: eau 54 p. 100 et graisse 9; — 10. Rouge du Gâtinais; poids,

146 gr.; acidité: 0,124; — 11. Vitelotte de même provenance; poids, 266 gr.; acidité: 0,134.

	1		2		3	
	A l'état normal.	A l'état sec.	A l'état normal.	A l'état sec.	A l'état normal.	A l'état sec.
Eau.................	75,40	0,00	66,10	0,00	77,90	0,00
Matières azotées......	1,85	7,52	2,81	8,28	1,83	8,28
— grasses......	0,07	0,28	0,07	0,20	0,05	0,22
— amylacées...	21,27	86,46	29,85	88,06	18,92	85,62
Cellulose.............	0,50	2,04	0,48	1,40	0,47	2,12
Cendres.............	0,91	3,70	0,69	2,06	0,83	3,76
	100,00	100,00	100,00	100,00	100,00	100,00

	4		5		6	
	A l'état normal.	A l'état sec.	A l'état normal.	A l'état sec.	A l'état normal.	A l'état sec.
Eau.................	73,60	0,00	74,80	0,00	73,40	0,00
Matières azotées......	1,78	6,75	2,09	8,28	2,10	7,89
— grasses......	0,05	0,18	0,05	0,20	0,05	0,19
— amylacées ...	23,37	88,53	21,93	87,04	23,30	87,60
Cellulose.............	0,58	2,20	0,49	1,96	0,54	2,04
Cendres.............	0,62	2,34	0,64	2,52	0,61	2,28
	100,00	100,00	100,00	100,00	100,00	100,00

	7		8		9	
	A l'état normal.	A l'état sec.	A l'état normal.	A l'état sec.	A l'état normal.	A l'état sec.
Eau.................	73,60	0,00	76,90	0,00	79,10	0,00
Matières azotées......	1,58	5,98	1,56	6,75	2,12	10,16
— grasses......	0,05	0,18	0,07	0,28	0,12	0,56
— extractives ...	23,47	88,90	20,46	88,60	17,76	84,94
Cellulose.............	0,52	1,96	0,51	2,22	0,42	2,04
Cendres.............	0,78	2,98	0,50	2,15	0,48	2,30
	100,00	100,00	100,00	100,00	100,00	100,00

	10		11	
	A l'état normal.	A l'état sec.	A l'état normal.	A l'état sec.
Eau.................	76,80	0,00	77,90	0,00
Matières azotées......	1,56	6,75	1,66	7,52
— grasses......	0,04	0,18	0,05	0,22
— extractives.....	20,61	88,83	19,18	86,78
Cellulose.............	0,44	1,88	0,58	2,62
Cendres.............	0,55	2,36	0,63	2,86
	100,00	100,00	100,00	100,00

POMME DE TERRE

6ᵉ *Région*. — 1. Early rose de Bourgogne, 1896; poids, 143 gr.; acidité : 0,124; — 2. Id.; Récoltée à Saint-Julien, 1896; poids, 170 gr.; — 3. Id., 1897; poids, 267 gr.; — 4. Id., 1898; poids, 140 gr.; — 5. Hollande de Bourgogne, 1896; poids, 121 gr.; acidité : 0,134; — 6. Institut de Beauvais, récoltée à Saint-Julien, 1896; poids, 130 gr.; — 7. Pomme de terre ordinaire, Saint-Julien, 1896; poids, 215 gr.; — 8. Id., 1897, même provenance; poids, 190 gr.; acidité : 0,130; — 9. Id., 1898; poids, 106 gr.; — 10. Pomme de terre violette, 1898; même provenance; poids, 262 gr.; — 11. Petite quarantaine violette, 1898; même provenance, poids, 37 gr.

7ᵉ *Région*. — 12. Pomme de terre nouvelle, de Bordeaux, 1897; poids 30 gr.

	1		2		3	
	A l'état normal.	A l'état sec.	A l'état normal.	A l'état sec.	A l'état normal.	A l'état sec.
Eau............	80,00	0,00	80,50	0,00	76,60	0,00
Matières azotées....	1,43	7,13	1,46	7,52	1,94	8,28
— grasses....	0,05	0,24	0,04	0,22	0,05	0,22
— amylacées.	17,52	87,62	16,65	85,38	20,45	87,38
Cellulose..........	0,49	2,46	0,55	2,80	0,39	1,66
Cendres..........	0,51	2,55	0,80	4,08	0,57	2,46
	100,00	100,00	100,00	100,00	100,00	100,00

	4		5		6	
	A l'état normal.	A l'état sec.	A l'état normal.	A l'état sec.	A l'état normal.	A l'état sec.
Eau............	78,20	0,00	72,30	0,00	72,70	0,00
Matières azotées....	1,41	6,44	1,81	6,52	1,63	5,98
— grasses...	0,13	0,60	0,06	0,20	0,08	0,28
— amylacées.	19,62	90,01	24,86	89,78	23,93	87,64
Cellulose..........	0,37	1,70	0,48	1,74	0,48	1,76
Cendres..........	0,27	1,25	0,49	1,76	1,18	4,34
	100,00	100,00	100,00	100,00	100,00	100,00

	7		8		9	
	A l'état normal.	A l'état sec.	A l'état normal.	A l'état sec.	A l'état normal.	A l'état sec.
Eau............	77,40	0,00	76,50	0,00	76,60	0,00
Matières azotées....	1,70	7,52	1,68	7,13	2,26	9,66
— grasses....	0,06	0,26	0,05	0,22	0,14	0,60
— amylacées.	19,79	87,56	20,45	87,03	20,43	87,28
Cellulose..........	0,51	2,26	0,60	2,56	0,30	1,30
Cendres..........	0,54	2,40	0,72	3,06	0,27	1,16
	100,00	100,00	100,00	100,00	100,00	100,00

	10		11		12	
	À l'état normal.	À l'état sec.	À l'état normal.	À l'état sec.	À l'état normal.	À l'état sec.
Eau................	74,60	0,00	77,40	0,00	72,50	0,00
Matières azotées,....	2,06	8,12	2,18	9,66	1,96	7,13
— grasses....	0,06	0,25	0,15	0,64	0,05	0,18
— amylacées.	22,27	87,68	19,31	85,44	24,16	87,87
Cellulose..........	0,59	2,30	0,56	2,50	0,50	1,82
Cendres..........	0,42	1,65	0,40	1,76	0,83	3,00
	100,00	100,00	100,00	100,00	100,00	100,00

En 1900, la production totale des pommes de terre a été évaluée pour la France à 122.541.230 quintaux et la production moyenne par hectare à 81 quintaux 15.

Les départements du Puy-de-Dôme, de Saône-et-Loire et des Vosges ont produit plus de 4 millions de quintaux ; les départements Allier, Ardèche, Aude, Côtes-du-Nord, Loire, Haute-Saône, plus de 3 millions, et les départements Ain, Aveyron, Corrèze, Côte-d'Or, Creuse, Drôme, Finistère, Isère, Haute-Loire, Meurthe-et-Moselle, Meuse, Pas-de-Calais, Seine-et-Oise, plus de 2 millions de quintaux.

§ II. — OBSERVATIONS GÉNÉRALES SUR LES POMMES DE TERRE (1)

1. Les analyses effectuées sur les principales variétés cultivées en France ont présenté, dans leur composition centésimale, les écarts suivants :

	Minimum.	Maximum.
Eau....................	66,10	80,60
Matières azotées...........	1,43	2,81
— grasses..........	0,04	0,15
— amylacées.......	15,58	29,85
Cellulose................	0,37	0,68
Cendres.................	0,27	1,18

(1) Comptes-rendus de l'Acad. des sciences, 6 sept. 1897.

2. La proportion d'eau est indépendante de la grosseur des pommes de terre et de la variété. Elle paraît étroitement liée à la nature du sol : c'est ainsi qu'une même variété, l'*Early rose*, a donné 80, 50 p. 100 d'eau en Bourgogne et 65,5 p. 100 en Bretagne, soit une différence de 13 p. 100 (1). Il est à remarquer que, dans ce cas, on a obtenu la même quantité de matière azotée dans les pommes de terre à l'état sec. Mais ce n'est pas une règle générale et, pour d'autres variétés cultivées en terrains différents, on peut avoir de grands écarts.

3. Les cendres contiennent généralement des traces de manganèse. L'acidité totale oscille entre 0,072 et 0,250 p. 100.

4. Les petites pommes de terre nouvelles ne diffèrent pas, par leur composition, des grosses pommes de terre qui ont atteint tout leur développement. La proportion des enveloppes extérieures, dans ces tubercules, n'est que de 3 p. 100 ; elles contiennent 12,50 p. 100 de cellulose à l'état sec, soit 2,85 p. 100 à l'état ordinaire, c'est-à-dire environ 7 fois plus que dans la pomme de terre entière.

5. Les pommes de terre cuites à l'eau conservent, à peu près, leur poids primitif. Les pommes de terre frites (à la graisse ou à l'huile) retiennent environ 38 p. 100 d'eau et 7 à 9 p. 100 de matières grasses. Celles que l'on vend couramment dans les rues de Paris, laissées, comme l'on sait, plus ou moins longtemps sur un égouttoir exposé à la chaleur, ne renferment que 4 p. 100 de graisse. Dans 3 kg. de pommes de terre, avant ou après cuisson à l'eau, représen-

---

(1) D'après les analyses de Parmentier (*loc. cit.*), une livre de pommes de terre contient *onze onces et demie* d'eau de végétation, soit 72 gr. 10 pour 100 gr. ; l'ancienne livre étant représentée par 489 gr. et l'once par 30 gr. 57. C'est encore la moyenne admise aujourd'hui.

tant approximativement 1.200 gr. de pommes de terre frites et 700 gr. de pommes de terre entièrement desséchées, il y a donc, à peu près, autant de matières azotées et amylacées que dans 1 kilogr. de pain blanc ordinaire.

POMMIER

L'existence du pommier en Europe, à l'état sauvage comme à l'état cultivé (*Pyrus malus*), est préhistorique. Les habitants des palafittes des lacs de Lombardie, de Savoie et de Suisse faisaient grand usage des pommes. Ils les coupaient, toujours en long, et les conservaient desséchées, comme provisions pour l'hiver. Le défaut de communications avec l'Asie, avant les invasions aryennes, fait supposer que l'arbre était indigène en Europe, ainsi que dans l'Anatolie, le midi du Caucase et la Perse septentrionale, et que la culture a commencé partout anciennement (A. de Candolle).

1. Pomme récoltée à St-Julien, oct. 1897; poids, 125 gr.; acidité : 0,820; analyse de la chair, sans la peau et les graines; — 2. Peau (épluchures); — 3. Pomme conservée pendant 7 mois; chair sans les graines, mai 1898; traces de manganèse dans les cendres.

	1		2		3	
	A l'état normal.	A l'état sec.	A l'état normal.	A l'état sec.	A l'état normal.	A l'état sec.
Eau	82,60	0,00	73,80	0,00	82,00	0,00
Matières azotées	1,44	8,28	4,34	16,56	0,29	1,60
— grasses	0,06	0,34	2,36	9,00	0,08	0,45
— sucrées	8,90	51,15	traces	traces	10,20	56,67
— extractives	5,51	31,67	17,89	68,28	5,81	32,28
Cellulose	1,21	6,96	0,93	3,56	1,33	7,40
Cendres	0,28	1,60	0,68	2,60	0,29	1,60
	100,00	100,00	100,00	100,00	100,00	100,00

PRUNIER

Le prunier domestique (*Prunus domestica*) se trouve à l'état sauvage dans toute l'Anatolie, la région au midi du Caucase et la Perse septentrionale. Sa naturalisation en Europe a commencé tout au plus depuis 2.000 ans. Les horticulteurs comptent aujourd'hui plus de trois cents variétés de pruniers. Les prunes d'Ente, dites d'*Agen*, ont une réputation universelle. En 1900, la production des prunes, dans le département du Lot-et-Garonne, a dépassé 370.000 quintaux.

1. Reine-Claude, Halles de Paris, août 1897; poids de 12 pommes : 270 gr., dont pulpe, 258,6; Analyse de la pulpe; acidité : 0,280; — 2. Prunes blanches, juillet 1898; 10 prunes pèsent 198 gr.; Analyse de la pulpe; acidité : 0,628; les amandes des noyaux renferment 45,5 d'eau et, à l'état sec, 15,88 de matières azotées et 26,40 d'huile.

	1		2	
	A l'état normal.	A l'état sec.	A l'état normal.	A l'état sec.
Eau....................	78,30	0,00	86,70	0,00
Matières azotées...........	0,42	1,96	0,48	3,58
— grasses...........	0,24	1,10	0,45	3,35
— sucrées...........	10,90	50,23	6,80	51,12
— extractives........	9,04	41,66	4,33	32,55
Cellulose.................	0,61	2,80	0,71	5,38
Cendres.................	0,49	2,25	0,33	4,02
	100,00	100,00	100,00	100,00

1. Pruneaux de choix; poids de 12 pruneaux, 84 gr., dont noyaux, 14; Analyse de la pulpe, fév. 1898; — 2. Analyse des amandes contenues dans les noyaux; il y a traces de manganèse dans les cendres. Dans le Briançonnais, on retire des amandes d'une espèce de prune indigène, l'huile connue sous le nom d'*huile de marmotte*.

	1		2	
	A l'état normal.	A l'état sec.	A l'état normal.	A l'état sec.
Eau....................	19,80	0,00	11,00	0,00
Matières azotées.........	2,37	2,95	23,55	26,46
— grasses............	0,40	0,50	31,33	35,20
— sucrées............	46,30	57,73	traces	traces
— extractives.........	25,14	31,35	23,89	26,84
Cellulose................	4,13	5,15	7,12	2,00
Cendres.................	1,86	2,32	3,11	3,50
	100,00	100,00	100,00	100,00

RADIS

Le radis (*Raphanus sativus*) est certainement originaire des régions tempérées de l'ancien monde, mais comme il est cultivé depuis les temps historiques les plus reculés, de la Chine et du Japon jusqu'en Europe, il est difficile de préciser son point de départ.

1. Radis rose; Halle de Paris, mai 1898; on a examiné séparément les plus gros et les plus petits; Analyse des plus petits ; 40 pèsent 50 gr.; — 2. Analyse des plus gros : 20 pèsent 76 gr.; acidité : 0,069; les matières extractives contiennent 0,5 sucre à l'état normal, soit 10,87 à l'état sec.; traces de manganèse dans les cendres; — 3. Gros radis rouges récoltés à St-Julien, juillet 1903 ; 10 pèsent 126 gr.

	1		2		3	
	A l'état normal.	A l'état sec.	A l'état normal.	A l'état sec.	A l'état normal.	A l'état sec.
Eau...............	95,00	0,00	95,40	0,00	94,50	0,00
Matières azotées.......	0,91	18,15	0,79	17,07	1,03	18,90
— grasses......	0,13	2,65	0,12	2,70	0,09	1,60
— extractives...	2,80	55,90	2,62	56,93	2,68	48,70
Cellulose.............	0,53	10,60	0,49	10,60	0,90	16,30
Cendres.............	0,63	12,70	0,58	12,70	0,80	14,50
	100,00	100,00	100,00	100,00	100,00	100,00

RAIFORT

Le raifort sauvage, cran ou cranson de Bretagne (*Cochlearia armoracia*), paraît originaire de l'Europe orientale tempérée (Russie, Turquie). La culture s'est étendue, de là, vers l'ouest (Allemagne, Suisse, France, Angleterre).

Analyse de raifort venant des Halles de Paris, 1898; acidité : 0,246.

	À l'état normal.	À l'état sec.
Eau....................	79,30	0,00
Matières azotées..........	1,81	8,74
— grasses...........	0,34	1,62
— extractives.......	14,10	68,15
Cellulose................	2,71	13,10
Cendres.................	1,74	8,39
	100,00	100,00

RHUBARBE

Les botanistes admettent généralement que la rhubarbe est originaire de la Mongolie ; mais il n'est pas certain que quelques formes cultivées ne viennent de la *Rhubarbe ondulée* d'Amérique (*Rheum ondulatum*).

1. Pétioles préparées pour confitures; halles de Paris, mai 1898; acidité : 0,301; les matières extractives contiennent 1,38 sucre à l'état normal, soit 25 à l'état sec ; — 2. Id., août 1902.

	1		2	
	À l'état normal.	À l'état sec.	À l'état normal.	À l'état sec.
Eau....................	94,50	0,00	94,00	0,00
Matières azotées.........	0,43	7,83	0,92	15,31
— grasses.........	0,49	8,93	0,16	2,73
— extractives.....	3,47	63,02	2,66	44,29
Cellulose................	0,54	9,90	1,47	24,57
Cendres.................	0,57	10,32	0,79	13,10
	100,00	100,00	100,00	100,00

RICIN

Le ricin commun (*Ricinus communis*) paraît originaire de l'Afrique intertropicale (A. de Candolle). Il en existe de nombreuses variétés. Il était déjà cultivé par les anciens Egyptiens, qui faisaient un très grand usage de l'huile de ricin pour l'éclairage. En Chine, cette huile, traitée par l'alun, qui lui enlève ses propriétés purgatives, est fréquemment employée pour les fritures ; c'est à ce titre que nous donnons la composition des graines de ricin cultivées dans nos colonies.

1. Graines de ricin de la côte d'Ivoire, Wapou ; exposition de 1900 ; — 2. Madagascar, Miarnarivo ; — 3. Cochinchine ; — 4. Tonkin, Hanoï ; — 5. Id., Hong-Hoa.

	1	2	3	4	5
Eau	6,00	5,90	13,50	11,70	12,70
Matières azotées	14,98	17,19	16,30	15,68	17,36
— grasses	44,00	45,00	50,40	51,60	47,35
— extractives	22,32	12,31	8,60	1,92	4,04
Cellulose	10,40	16,30	11,10	16,10	15,35
Cendres	2,30	3,30	3,10	3,00	3,20
	100,00	100,00	100,00	100,00	100,00
	gr.	gr.	gr.	gr.	gr.
Poids moyen de 100 grains	15,24	16,67	37,10	40,90	21,34

SALSIFIS

Le salsifis, sous le nom de *sercifi* (*Tragopogon porrifolium*), était, il y a cent cinquante ans, plus cultivé en France qu'aujourd'hui. On le trouve à l'état sauvage en Grèce, en Dalmatie, en Italie et en Algérie. On ne sait pas exactement si les anciens cultivaient le salsifis, ou le recueillaient dans les champs.

1. Salsifis blanc ordinaire, Halles de Paris, février 1899; Analyse des feuilles; — 2. Id., Analyse des racines; acidité: 0,205; les matières extractives contiennent 0,74 de sucre à l'état normal, soit 4 à l'état sec.

	1		2	
	A l'état normal.	A l'état sec.	A l'état normal.	A l'état sec.
Eau.......................	82,60	0,00	81,50	0,00
Matières azotées...........	5,17	29,72	4,09	22,08
— grasses.............	0,51	2,95	1,18	6,40
— extractives.........	8,84	50,78	10,35	55,92
Cellulose..................	1,90	10,93	2,18	11,80
Cendres...................	0,98	5,62	0,70	3,80
	100,00	100,00	100,00	100,00

SAUGE — THYM

Les feuilles de sauge (*Salvia officinalis*) et les feuilles de thym (*Thymus vulgaris*), dont se servaient déjà les Romains pour assaisonner leurs aliments, sont encore employées comme condiments.

1. Feuilles de sauge, Halles de Paris, juillet 1902; — 2. Feuilles de thym, même provenance, juillet 1903; les matières grasses contiennent quelques produits volatils.

	1		2	
	A l'état normal.	A l'état sec.	A l'état normal.	A l'état sec.
Eau.......................	54,70	0,00	43,50	0,00
Matières azotées...........	7,99	17,65	6,86	12,15
— grasses.............	5,42	11,96	2,80	4,94
— extractives.........	22,53	49,74	29,74	52,64
Cellulose..................	5,12	11,30	12,95	22,91
Cendres...................	4,24	9,35	4,15	7,36
	100,00	100,00	100,00	100,00

BALLAND. — Les Aliments. II.

SCORSONÈRE

La scorsonère (*Scorzonera hispanica*), également connue sous les noms de salsifis d'Espagne et de salsifis noir, est spontanée en Europe. Sa culture est relativement récente (150 ans). Les botanistes du xvi⁰ siècle n'en parlent que comme d'une espèce sauvage, introduite quelquefois dans les jardins botaniques. Olivier de Serres ne la mentionne pas.

1. Salsifis noir; Halles de Paris, octobre 1897, analyse des feuilles; acidité : 0,185; les matières extractives comprennent 0,77 de sucre, à l'état normal, soit 4,7 à l'état sec; — 2. Id.; Analyse, des racines; acidité : 0,218; il y a des traces de manganèse dans les cendres des feuilles et des racines.

	1		2	
	À l'état normal.	À l'état sec.	À l'état normal.	À l'état sec.
Eau....................	83,60	0,00	71,50	0,00
Matières azotées..........	2,95	17,98	2,53	8,87
— grasses...........	0,45	2,78	0,22	0,78
— extractives........	9,84	59,99	23,67	83,09
Cellulose	1,88	11,45	1,39	4,86
Cendres.................	1,28	7,80	0,69	2,40
	100,00	100,00	100,00	100,00

1. Salsifis noir, Halles de Paris, fév. 1899; analyses des racines; acidité : 0,246; les matières extractives contiennent 1,96 de sucre à l'état normal, soit 12,4 à l'état sec; — 2. Id.; Analyse des petites feuilles centrales; acidité : 0,267; — 3. Id.; Analyse des feuilles extérieures.

	1		2		3	
	A l'état normal.	A l'état sec.	A l'état normal.	A l'état sec.	A l'état normal.	A l'état sec.
Eau..................	84,20	0,00	83,40	0,00	86,10	0,00
Matières azotées......	4,61	29,15	4,96	29,85	2,70	19,46
— grasses.....	0,26	1,67	0,68	4,10	0,66	4,73
— extractives..	8,34	52,76	7,81	47,05	8,25	59,38
Cellulose............	1,93	12,20	2,01	12,10	1,51	10,85
Cendres.............	0,66	4,22	1,14	6,90	0,78	5,58
	100,00	100,00	100.00	100,00	100,00	100,00

SÉSAME

Le sésame (*Sesamum indicum*), de la famille des bignonacées, est cultivé, depuis très longtemps, dans les régions chaudes de l'ancien monde, pour l'huile comestible que l'on retire de ses graines. Il paraît originaire des îles de la Sonde. Il a été introduit dans l'Inde et la région de l'Euphrate depuis deux ou trois mille ans et en Egypte à une époque moins ancienne, de 1.000 à 500 ans avant Jésus-Christ. On ignore depuis quelle époque il est cultivé dans le reste de l'Afrique. Il a été transporté, par les Portugais, de la Côte de Guinée au Brésil (A. de Candolle).

L'huile de sésame est employée de temps immémorial. Hérodote mentionne qu'elle était très recherchée en Babylonie (*Histoire*, I, 193). Les indigènes du Congo la retirent des grains, légèrement torréfiés. En Guinée, les noirs plantent le sésame en même temps que le sorgho : il offre le grand avantage de n'être pas attaqué par les sauterelles. Sa culture va en diminuant en Algérie et en Tunisie.

1. Sésame du Congo, Bahr-el-Gazal; exposition de 1900; — 2. Id., Bangasso; — 3. Sésame de Guinée; — 4. Indo-Chine; — 5. Tunisie.

	1	2	3	4	5
Eau....................	5,40	4,90	3,70	5,30	5,00
Matières azotées........	19,51	22,86	23,81	21,21	16,94
— grasses........	43,20	37,90	47,85	53,74	52,75
— amylacées.....	19,69	18,24	14,29	13,70	18,91
Cellulose................	8,20	12,50	5,55	2,75	5,50
Cendres.................	4,00	3,60	4,80	3,30	2,90
	100,00	100,00	100,00	100,00	100,00
	gr.	gr.	gr.	gr.	gr.
Poids moyen de 1000 grains.	1,33	1,95	2,53	2,13	3,15

SOJA

La culture du Soja (*Dolichos Soja*) remonte à une antiquité reculée, en Chine et au Japon. « D'après les faits connus et les probabilités historiques et linguistiques, le soja était spontané de la Cochinchine au Japon méridional et à Java, lorsque d'anciens habitants, à une époque très reculée, se sont mis à le cultiver, à l'employer de différentes manières pour leur nourriture et en ont obtenu des variétés dont le nombre est remarquable, surtout au Japon » (A. de Candolle). Les graines, qui sont à la fois très azotées et très oléagineuses, entrent dans des préparations culinaires fort en vogue, en Chine et au Japon. Le pharmacien aide-major A. Bloch a publié (1) d'utiles renseignements sur la fabrication d'un fromage de soja chinois, qu'il y aurait avantage à faire consommer par nos troupes indo-chinoises.

1. Soja du Cambodge; exposition de 1900; — 2. Id., Cochinchine; — 3. Tonkin.

---

(1) Voy. : *Revue de l'Intendance*, juillet 1906.

	1	2	3
Eau	10,00	11,30	10,30
Matières azotées	35,14	34,85	38,41
— grasses	14,80	12,95	13,35
— amylacées	32,11	30,90	26,74
Cellulose	3,60	4,80	6,20
Cendres	4,35	5,20	5,00
	100,00	100,00	100,00
Poids moyen de 100 grains	gr. 11,23	gr. 9,10	gr. 5,00

SORBIER — TAMARINIER

Le sorbier ordinaire (*Sorbus domestica*) est originaire de l'Europe centrale et méridionale. Il croît très lentement et peut atteindre jusqu'à 4 mètres de circonférence, avec une hauteur de 16 mètres. Les sorbes, qui ressemblent à de petites poires sauvages (*Pyrus sylvestris*), sont très acerbes et ne sont mangées, comme les nèfles, qu'après blettissement. En Bresse, on en faisait autrefois de la piquette : aujourd'hui le sorbier a presque disparu.

Le tamarinier (*Tamarinus indica*), originaire de l'Inde, est une légumineuse très répandue dans les pays chauds. Les fruits s'emploient en confiture (P. Sagot).

1. Sorbes récoltées à Saint-Julien, examinées après blettissement ; poids de 10 sorbes 86 gr. ; oct. 1904 ; — 2. Fruits de tamarin, Saïgon ; Exposition de 1900.

	1		2	
	A l'état normal.	A l'état sec.	A l'état normal.	A l'état sec.
Eau	65,60	0,00	25,00	0,00
Matières azotées	0,96	2,80	3,36	4,48
— grasses	0,24	0,70	4,60	6,13
— sucrées	12,28	36,70	42,60	56,80
— extractives	13,00	37,80	12,94	17,25
Cellulose	7,33	21,30	8,00	10,67
Cendres	0,59	1,70	3,50	4,67
	100,00	100,00	100,00	100,00

TÉNÉFI — TOURNESOL

Le ténéfi (*Hyptis spicigera*) est une labiée cultivée dans la Guinée française pour les graines, qui sont mangées rôties et dont on extrait une huile comestible.

Le tournesol ou grand soleil (*Helianthus annuus*), originaire du Pérou, a été importé en Espagne; de là; il a pénétré en France vers le milieu du xvie siècle, puis, plus tard, en Italie, en Autriche, en Russie, etc. Les graines sont comestibles. En Espagne, on en retire, à froid, une huile pour la table; en Russie l'huile de tournesol est aussi employée dans les conserves de poissons.

1. Graines de ténéfi de Guinée; poids de 1.000 grains, 0 gr. 45; exposition de 1900; — 2. Graines de tournesol du Canada; exposition de 1900; poids de 100 graines, 10 gr. 6; 100 gr. donnent : amandes, 54, et enveloppes, 46; analyse des amandes; — 3. Id.; Analyse des enveloppes; — 4. Tournesol du Transvaal; poids de 100 grains, 11,4; analyse des graines entières.

	1	2	3	4
Eau....................	7,40	6,10	9,70	8,00
Matières azotées............	18,20	23,66	3,92	17,08
— grasses............	32,25	49,55	2,90	23,95
— extractives........	27,55	12,79	37,68	25,52
Cellulose................	11,30	3,70	43,20	21,35
Cendres.................	3,30	4,20	2,60	4,10
	100,00	100,00	100,00	100,00

TOMATE — TOPINAMBOUR

La tomate (*Lycopersicum esculentum*) paraît originaire du Pérou. Elle n'a point de nom dans les anciennes langues d'Asie, ni même dans les langues modernes indiennes. Rien ne fait présumer qu'elle fut connue en Europe avant la découverte de l'Amérique.

C'est en 1616 que les botanistes européens ont parlé pour la première fois du topinambour (*Helianthus tuberosus*). Il vient du nord-est des Etats-Unis et du Canada.

1. Tomate rouge ordinaire; Halles de Paris, juin 1897; poids, 238 gr.; acidité : 0,185; — 2. Topinambour; Halles de Paris, mai 1898; poids du tubercule analysé, 140 gr. ; acidité : 0,130 ; — 3. Id., février, 1899; poids, 168 gr. ; acidité : 0,082.

	1		2		3	
	A l'état normal.	A l'état sec.	A l'état normal.	A l'état sec.	A l'état normal.	A l'état sec.
Eau	95,20	0,00	80,70	0,00	79,50	0,00
Matières azotées	0,89	18,50	1,12	5,80	1,27	6,19
— grasses	0,10	2,20	0,13	0,65	0,05	0,25
— sucrées	0,96	20,00	1,64	8,50	1,27	6,20
— extractives	1,96	40,80	15,02	77,85	16,43	80,14
Cellulose	0,58	12,00	0,35	1,80	0,61	2,97
Cendres	0,31	6,50	1,04	5,40	0,87	4,25
	100,00	100,00	100,00	100,00	100,00	100,00

VANILLIER

Le vanillier est originaire du Mexique; l'une des meilleures espèces (*Vanilla planifolia*) est cultivée avec succès, dans quelques-unes de nos colonies et en particulier aux Comores, à la Réunion et à Tahiti, qui exportent de plus en plus des vanilles préparées, sur les marchés d'Europe et des Etats-Unis. Un vanillier, à Mayotte, vit environ sept ans et donne cinq récoltes. Les gousses, qui n'ont aucun parfum au moment où elles sont récoltées, sont mises à l'étuve pendant douze à seize heures, suivant leur grosseur, puis disposées dans une couverture de laine et exposées au soleil, pendant trois ou quatre jours. Les gousses sont ensuite essuyées et mises sur des claies, dans un bâtiment bien aéré. Il faut environ deux mois de séjour sur ces claies, où elles sont visitées chaque jour et essuyées avec une fine flanelle de laine, pour leur communiquer l'aspect qu'elles ont dans le commerce. A ce moment, les vanilles sont classées d'après leur longueur et mises dans des malles métalliques fermant bien, où elles demeurent en observation, pendant un mois au moins. On les expédie en France, par paquets de 50 gousses, fin de septembre et fin d'octobre. Le givre n'apparaît sur les gousses que trente ou quarante jours après leur arrivée. Pour obtenir 1 kg. de gousses préparées, il faut de 3 à 4 kg. de gousses vertes.

1. Vanille de la Grande-Comore, exposition de 1900; — 2. Vanille de la Réunion; — 3. Vanille de Tahiti. Les matières extraites par l'éther contiennent de la vanilline et des matières cireuses; il y a des traces de manganèse dans les cendres.

	1	2	3
Eau..................................	19,80	20,70	13,70
Matières azotées....................	5,94	5,74	4,96
— grasses.....................	10,80	14,70	11,30
— sucrées.....................	14,20	17,80	18,50
— extractives.................	30,41	17,66	38,64
Cellulose............................	16,00	20,20	8,20
Cendres.............................	2,85	3,20	4,70
	100,00	100,00	100,00

VIGNE

La vigne (*Vitis vinifera*) croît spontanément dans l'Asie occidentale tempérée, l'Europe méridionale, l'Algérie et le Maroc. On a des preuves d'une ancienneté très grande en Europe, comme en Asie. Adolphe Pictet admet que les Sémites et les Aryas ont également connu l'usage du vin, de sorte qu'ils ont pu l'introduire dans tous les pays où ils ont émigré, jusqu'en Égypte, dans l'Inde et en Europe.

Les raisins sont mentionnés avec les grenades et les figues, dans le quatrième livre de Moïse (*Nombres*, XIII, 24). Pour l'Égypte, les documents sur la culture de la vigne et la vinification remontent à 5.000 ou 6.000 ans. Dans l'Ouest, la propagation s'est faite par les Phéniciens, les Grecs et les Romains. En Asie, elle a été plus tardive ; les Chinois, qui cultivent aujourd'hui la vigne dans leurs provinces septentrionales, ne la possédaient pas antérieurement à l'an 122 avant notre ère.

Dioscoride rapporte que, de son temps, les raisins secs, mêlés à la farine d'orge ou de millet, étaient frits avec des œufs. Le suc concentré de raisin a eu, avec le miel, un très grand rôle alimentaire avant l'importation du sucre de canne (1). Les Arabes préparent encore, sous le nom de *El Halaoua*, une sorte de saucisson obtenu avec le suc de raisin et la semoule ; j'ai donné autrefois quelques indications sur la fabrication de ce produit qui renferme en moyenne : 64 p. 100 de sucre réducteur, 20 de semoule et 16 d'eau (2).

1. Raisin chasselas, août 1897; Poids de la grappe, 181 gr. ; nombre de grains : 177 ; 49 grains, pesant 100 gr., contiennent : pulpe 88 gr., peau 8 gr. 5 et 71 pépins pesant, 3 gr. 5 ; Analyse des grains entiers (pulpe, peau, pépin) ; — 2. Id.; Pulpe, sans la peau ; acidité : 0,198 ; les matières extractives contiennent 16,6 de sucre à l'état normal, soit 91,2, à l'état sec ; — 3. Id., Peau grossièrement exprimée ; — 4. Id., Pépins ; — 5. Raisins secs achetés à Paris, 1898, poids de 50 grains, 45 gr. ; Analyse sans les pépins ; les matières extractives contiennent 74,6 de sucre à l'état normal, soit 93 à l'état sec.

---

(1) Voy. BALLAND, *la Chimie alimentaire dans l'œuvre de Parmentier*, pp. 339-360.
(2) *Journal de pharmacie et de chimie*, 1880.

	1		2	
	A l'état normal.	A l'état sec.	A l'état normal.	A l'état sec.
Eau..................	80,00	0,00	81,80	0,00
Matières azotées.........	0,49	2,45	0,36	1,99
— grasses.........	0,38	1,90	0,31	1,70
— extractives......	17,69	88,45	17,23	94,65
Cellulose................	1,24	6,20	0,23	1,26
Cendres.................	0,20	1,00	0,07	0,40
	100,00	100,00	100,00	100,00

	3		4		5	
	A l'état normal.	A l'état sec.	A l'état normal.	A l'état sec.	A l'état normal.	l'état sec.
Eau..................	76,50	0,00	38,70	0,00	19,80	0,00
Matières azotées.......	1,50	6,44	5,46	8,90	0,45	0,56
— grasses.......	0,92	3,90	8,58	14,00	0,56	0,70
— extractives...	18,35	78,06	18,94	30,90	76,70	95,64
Cellulose...............	2,07	8,80	25,58	45,00	1,85	2,30
Cendres................	0,66	2,80	0,74	1,20	0,64	0,80
	100,00	100,00	100,00	100,00	100,00	100,00

VOANDZOU

Le voandzou (*Voandzia subterranea*) est une légumineuse annuelle, originaire de l'Afrique intertropicale, où sa culture, par les nègres, est aujourd'hui très répandue. Elle est moins commune dans l'Asie méridionale et il ne semble pas qu'on la pratique beaucoup en Amérique, si ce n'est au Brésil où le Voandzou se nomme *Mandubi d'Angola* (A. de Candolle).

Le fruit du voandzou est une gousse à un grain qui mûrit dans le sol, comme l'arachide. Les échantillons examinés viennent du Congo, du Sénégal et de Madagascar, où le produit est connu sous le nom de *Vohanjobory*. Les graines, plus ou moins ovoïdes, ont souvent une teinte uniforme, brune, jaune ou noire; d'autres fois elles présentent des marbrures noires, sur un fond rouge foncé; l'ombilic est blanc. Elles donnent une farine très blanche, à saveur de légumineuse; après cuisson dans l'eau, la saveur rappelle fortement la châtaigne.

En admettant, avec les physiologistes, qu'il faille chaque jour, pour réparer les pertes subies par l'organisme humain, 120 à 130 gr. de matières azotées, 50 grammes de graisses et 500 grammes d'hydrate de carbone ou de matière amylacée, on voit, même en tenant compte des coefficients de digestibilité, que l'on retrouve assez exactement ces éléments dans un kilogramme de grains de voandzou. C'est un des rares exemples, que nous offre la nature, d'un aliment complet; le voandzou est donc une plante à propager, en raison de sa valeur alimentaire exceptionnelle (1).

Analyses des graines entières.

1. Graines du Congo, Bangasso ; exposition de 1900 ; 100 gr. gousses donnent : graines 68 gr., et cosses 32 ; — 2. Madagascar, Ambohydrano ; — 3. Id., Majunga ; — 4, 5, 6 et 7. Id., provenances diverses ; — 8. Sénégal. — Dans tous ces produits, les liqueurs acides employées au dosage de la cellulose prennent la coloration rouge observée pour les fèves et les haricots. La décortication des graines donne de 82 à 92 d'amandes pour 8 à 18 d'enveloppes.

	1	2	3	4
Eau.....................	9,80	11,60	11,30	13,20
Matières azotées.........	18,60	16,84	19,32	17,50
— grasses.........	6,00	6,25	6,30	6,35
— amylacées......	58,30	58,66	56,10	55,50
Cellulose...............	4,00	3,35	3,28	3,75
Cendres................	3,30	3,30	3.70	3,70
	100,00	100,00	100,00	100,00
	gr.	gr.	gr.	gr.
Poids moyen de 100 grains.	68,00	43,40	80,00	74,00

---

(1) *Comptes-rendus Acad. Sciences*, 29 av. 1901.

	5	6	7	8
Eau	12,60	11,30	12,50	9,80
Matières azotées	17,36	17,22	17,78	18,48
— grasses	6,15	7,50	7,35	6,90
— amylacées	56,64	57,63	55,42	57,57
Cellulose	4,15	3,15	3,65	3,85
Cendres	3,10	3,20	3,30	3,40
	100,00	100,00	100,00	100,00
	gr.	gr.	gr.	gr.
Poids moyen 100 grains	62,50	55,00	71,40	48,70

Analyses des cosses.

1. Bangasso; — 2. Ambohydrano; — 3. Majunga; — 4 et 5. Madagascar.

	1	2	3	4	5
Eau	9,50	9,30	11,50	12,00	11,20
Matières azotées	2,52	4,62	4,90	7,00	6,16
— grasses	1,50	0,80	0,90	1,80	1,40
— extractives	22,18	49,63	48,10	52,55	44,89
Cellulose	60,60	32,75	28,90	21,65	31,15
Cendres	3,70	2,90	5,70	5,00	5,20
	100,00	100,00	100,00	100,00	100,00

SEL GEMME — SEL ORDINAIRE

Le chlorure de sodium, vulgairement désigné sous les noms de *sel, sel ordinaire, sel commun, sel de cuisine, sel gemme*, est connu depuis les temps les plus reculés. Il était couramment employé par les Grecs et les Romains. De nos jours, il ne sert plus, comme autrefois, aux seuls besoins de l'économie domestique ou agricole (alimentation de l'homme et du bétail, salaisons, amendement des terres, etc.); le cercle de ses applications s'est fort étendu : l'industrie l'utilise en quantités qui se chiffrent par des millions de tonnes, pour préparer l'acide chlorhydrique, le chlore, le sulfate de soude servant à fabriquer la soude, etc.

De tout temps, le sel commun s'est retiré des eaux de la mer, des sources salées ou des mines de sel gemme. Parmi ces dernières, il convient de citer, en raison de leur importance, les mines de Cardona, en Espagne, et de Wieliczka, en Autriche. On évalue à 500 millions de tonnes le sel qui constitue la *montagne de sel de Cardona*. Quant aux mines de Wieliczka, elles s'étendent sur une longueur de 3 kilomètres, une largeur de 2 kilomètres et une profondeur de 300 mètres.

On sait le rôle important que joue le sel dans l'alimentation; les survivants du siège du Metz pourraient en témoigner. Rappelons que c'est un condiment absolument indispensable, car il n'existe pas normalement en quantité suffisante dans nos aliments. Ajouté aux mets en proportions convenables, il leur communique une saveur spéciale qui stimule l'appétit et il provoque les sécrétions buccales et stomacales, qui favorisent la déglutition et la digestion. « C'est grâce en partie au chlorure de sodium que s'éliminent, par les reins, la plupart des produits de désassimilation. L'urée, les amides complexes, les leucomaïnes, etc., la glycose chez les diabétiques, etc.; toutes ces substances sont aptes à s'unir au sel marin et s'éliminent avec lui et grâce à lui (1). »

Les produits dont les analyses suivent sont authentiques : les algériens proviennent de l'Exposition universelle de 1900, et les autres ont été recueillis par le sous-intendant militaire Jasseron, au cours d'une mission relative au ravitaillement de l'armée, dont il avait été chargé par le ministre de la Guerre, il y a une douzaine d'années.

Les matières étrangères insolubles sont constituées par

---

(1) A. Gautier, *l'Alimentation et les régimes chez l'homme sain et chez les malades*, p. 307. Paris, 1904.

des particules de terre. Les chlorures, représentés à l'état de chlorure de sodium, ont été dosés en présence du chromate de potasse, à l'aide d'une solution rigoureusement titrée de nitrate d'argent. Les sulfates ont été précipités à l'état de sulfate de baryte et les sels calcaires à l'état d'oxalate de chaux.

On remarquera que le sel gemme est toujours moins hydraté que le sel marin, et que ce dernier contient généralement beaucoup moins d'eau que quelques auteurs ne l'ont avancé.

1. Sel d'Aigues-Mortes (Gard); — 2. Sel brut d'Arzew (Algérie); — 3. Sel gris, même provenance; — 4. Sel fin, même provenance; — 5. Sel lavé même provenance; — 6. Sel de l'étang de Berre (Bouches-du-Rhône); — 7. Sel de Briscous (Basses-Pyrénées); en stalactites très blanches; — 8. Sel d'Hyères (Var), Pesques; — 9. Sel d'Hyères, Vieux salin; — 10. Sel gemme marneux, de Saint-Nicolas (Meurthe-et-Moselle); masse fibreuse colorée en gris; — 11. Sel gemme ferrugineux, de même provenance; en masse de couleur rougeâtre; — 12. Sel de la Soukra (Tunisie); Exposition universelle de 1900.

	1	2	3	4	5	6
Eau	0,70	0,68	1,10	0,60	0,95	0,20
Chlorure de sodium	98,04	96,46	97,32	98,28	99,38	98,98
Acide sulfurique (SO^4H^2) des sulfates	0,41	1,10	1,36	1,13	0,27	0,52
Chaux (CaO) des sels calcaires	0,40	0,83	0,85	0,70	0,10	0,45
Matières étrangères insolubles	0,00	0,91	0,17	0,08	0,00	0,06

	7	8	9	10	11	12
Eau	1,10	0,65	3,25	0,10	0,10	3,18
Chlorure de sodium	97,34	98,74	95,08	96,87	99,91	96,64
Acide sulfurique des sulfates	0,39	0,17	0,79	1,95	0,08	0,63
Chaux des sels calcaires	0,30	0,20	0,20	1,25	0,10	0,10
Matières étrangères insolubles	0,04	0,03	0,05	0,35	0,76	0,10

Sel aggloméré présenté au ministère de la Guerre par un industriel de Paris, juillet 1896. — Bloc rectangulaire de

275 gr. blanc, résistant, très lourd, présentant à la surface des traces de fusion. Constitué par du sel marin privé d'eau qui a été coulé dans un moule, pendant qu'il était en fusion. Le sel ainsi aggloméré, beaucoup moins accessible aux influences hygrométriques que le sel marin ordinaire, lui serait avantageusement substitué dans les approvisionnements de siège, mais il est d'un prix plus élevé que le sel gemme qui pourrait être utilisé dans le même but. Des réserves de sel gemme, en gros blocs déposés dans quelques casemates de nos places fortes, ne nécessiteraient pas de frais de manutention et se conserveraient indéfiniment. C'est en vain qu'on objecterait que le sel gemme ne présente pas la pureté du sel raffiné, qu'il contient parfois quelques sulfates : la proportion en est toujours relativement très faible, car elle ne dépasse pas 3 p. 100. L'analyse citée plus haut, du sel gemme ferrugineux des environs de Nancy, montre même qu'il y a moins de sulfates dans ce produit que dans le sel marin le mieux raffiné.

TERRES COMESTIBLES

Il y a eu, de temps immémorial, des mangeurs de terre, et l'on en trouve encore aujourd'hui dans nos colonies de la Guinée, du Sénégal, du Soudan et de la Nouvelle-Calédonie. M. Georges Courty, du Muséum d'Histoire naturelle, qui a visité récemment les hauts plateaux de la Bolivie, rapporte (1) que les Indiens Ayramas, de la région de Tiahuanaco, sont très friands d'une pâte argileuse qu'ils mêlent avec de la coca ; mais la plupart des géophages se contentent généralement de délayer la terre dans l'eau, pour en faire des boulettes qu'ils font sécher au soleil ou cuire à très petit feu sous la cendre. Ces boulettes sont humectées avant d'être mangées.

Quelques explorateurs ont avancé que ces produits servent

---

(1) *Bulletin de la Société de Géographie commerciale*, 1904, p. 618.

réellement à apaiser la faim ; et de Humboldt, dans une lettre à Fourcroy (1), datée de Cumana (16 octobre 1800), fait mention d'une espèce de terre glaise dont les Indiens des bords de l'Orénoque « mangent jusqu'à une livre et demie par jour et qui paraît être nourrissante ». Par contre, il y a aussi des voyageurs qui ont observé que ces terres étaient prises après de copieux repas de poissons, ce qui permettrait de les envisager, non plus comme un supplément nécessaire à une nourriture insuffisante, mais comme un véritable lest, destiné à favoriser la division et, par suite, la digestion d'aliments où les matières ligneuses (cellulose) font défaut.

Les analyses suivantes de deux terres comestibles, provenant de l'Exposition de Paris de 1900, montrent bien que ces produits sont sans valeur alimentaire.

1. — *Terre comestible du Gabon.*

Terre siliceuse, d'un blanc grisâtre.

Eau....................................	0,55
Silice..................................	95,00
Alumine et fer.........................	4,20
Magnésie...............................	0,28
Sulfates................................	traces

2. — *Terre préparée, que mangent les indigènes de la Nouvelle-Calédonie.*

Terre siliceuse de nuance jaune ocracé.

Eau....................................	0,80
Silice..................................	97,90
Magnésie...............................	0,43

L'acide sulfurique des sulfates est représenté par 0,67 SO^4H^2. Absence de chaux, alumine, fer et cuivre.

---

(1) *Bulletin des Sciences*, n° 50, an IX.

Vauquelin (1) a donné, en 1801, l'analyse d'une terre comestible de la Nouvelle-Calédonie, qui contenait 37 p. 100 de magnésie, 36 de silice, 17 d'oxyde de fer, 2 de chaux et cuivre et 3 d'eau. Cette terre, qui lui avait été remise par Labillardière, était très douce au toucher, de couleur verdâtre et de la grosseur des deux poings ; elle devenait rouge au feu. « Il est évident, écrit Vauquelin, que cette terre, d'après le résultat de mon analyse, ne contient rien qui puisse nourrir et qu'au contraire elle recèle des matières nuisibles (cuivre et fer). »

La *Notice sur la Nouvelle-Calédonie*, rédigée pour l'Exposition universelle de 1900, mentionne d'ailleurs (p. 145) que les Néo-Calédoniens « sont lithophages, non par nécessité, mais par goût ; ils croquent certaines pierres très friables qui existent sur plusieurs points de l'île, plutôt comme friandise que pour apaiser leur faim ».

---

(1) Analyse d'une terre que mangent les habitants de la Nouvelle-Calédonie (*Journal des Mines*, prairial, an IX, p. 707).

TROISIÈME PARTIE

LES VIANDES, LES LAITAGES

Nous classons parmi les viandes les chairs de tous les animaux terrestres ou aquatiques dont on se nourrit habituellement : mammifères, oiseaux, reptiles, poissons, mollusques, crustacés, etc. Ce sont, avec les fruits, les premiers aliments de l'humanité.

Les laitages représentent plus particulièrement l'ensemble des produits alimentaires retirés du lait : beurre, crème, fromages. L'homme a fait usage du lait dès qu'il a commencé à élever des bestiaux (Genèse, xviii, 8). Homère en parle comme d'un aliment propre aux *barbares galactophages* ; les Grecs des temps héroïques n'en faisaient donc pas alors une grande consommation.

Le beurre était employé par les Germains et les Gaulois, longtemps avant d'être connu en Grèce et en Italie ; aujourd'hui encore, dans ces pays, on préfère l'huile au beurre. Ce sont les Hollandais et les Anglais qui ont fait connaître le beurre aux populations de l'Extrême-Orient.

Les fromages sont des aliments préparés avec la crème ou la caséine du lait, et, le plus souvent, avec ces deux produits mélangés en différentes proportions. Dans les habitations lacustres de la Suisse, on a trouvé des vases ayant servi à la fabrication de fromages.

Procédés employés pour les analyses. — Pour les

viandes on s'est placé, autant que possible, dans les conditions habituelles des usages culinaires, c'est-à-dire que l'on a généralement opéré sur des morceaux de débit (100 gr.) plus ou moins parés, comme on les voit exposés aux étaux des bouchers. Les analyses ont été faites sur la viande préalablement hachée, desséchée et triturée au mortier de fer. Les matières azotées (albumine, gélatine, créatine, etc.) ont été obtenues en multipliant le poids de l'azote total par le même coëfficient 6,25, comme si la teneur en azote était, pour toutes, de 16 p. 100.

La différence entre le poids de la viande et le poids des éléments dosés (eau, cendres, graisse, matière azotée à 16 p. 100 d'azote) représente les pertes et les matières non dosées (glycogène, sucre, etc.) que nous désignons sous le nom de *matières extractives*.

Pour les poissons, la chair a été soigneusement dépouillée de la peau et des arêtes. L'incinération parfois tumultueuse doit être faite, au début, très lentement.

Pour les fromages, les fragments soumis à l'analyse ont été le plus souvent prélevés du centre à la circonférence. On a facilité l'extraction de la graisse par l'éther en incorporant, à un poids connu de la masse, une quantité convenable de pâte de papier provenant de fragments de papier à filtrer. La caséine ne contenant que 15,80 p. 100 d'azote au lieu de 16, le coëfficient 6,25 que nous avons adopté pour l'ensemble de nos recherches devrait être 6,33; il en résulte que les matières extractives, obtenues par différence, ne représentent pas seulement le sucre de lait et l'acide lactique, mais aussi une très petite quantité de caséine.

Si les matières azotées se trouvent ainsi représentées d'une façon peu scientifique, on remarquera qu'en divisant par 6,25, ou mieux, en multipliant par 0,16 les chiffres qui les représentent, on aura toujours rigoureusement la teneur en azote du produit analysé.

CHAPITRE PREMIER

LES MAMMIFÈRES, LES OISEAUX, LES REPTILES

I. — ANE. CHEVAL. MULET.

Les naturalistes admettent que l'âne (*Equus asinus*) est originaire de l'Arabie, d'où il serait passé en Égypte, en Grèce, en Italie, en Espagne et en France. Il était encore inconnu en Angleterre avant le règne d'Elisabeth. Il est d'autant plus vigoureux que le pays est plus chaud. Contrairement à ce qui se passe pour le cheval, l'âne sauvage est plus beau que l'âne domestique. On en rencontre depuis la taille d'une forte chèvre jusqu'à celle d'un cheval de moyenne grandeur. Avec la viande de l'âne on fabrique d'excellents saucissons.

Xénophon (*Retraite des Dix mille*, I, 5) rapporte que l'armée grecque trouva, dans certaine région de la Mésopotamie, des quantités d'ânes sauvages dont la chair était semblable à celle du cerf, mais plus délicate. Le *Dictionnaire des antiquités grecques et romaines*, de Daremberg et Saglio, rapporte également que, chez les Perses, la chair de l'âne figurait sur les tables les plus riches, et qu'à Athènes, comme plus tard à Rome, sous l'Empire, le filet d'âne était très recherché ainsi que le hachis d'âne et de chien.

Le cheval (*Equus caballus*) est originaire de l'Asie et de l'Afrique. Il a été introduit par l'homme en Europe, de temps immémorial, bien avant l'âne. Il était inconnu en

Amérique, avant l'arrivée des Espagnols et des Portugais. Le cheval est aujourd'hui répandu dans toutes les régions, sauf les régions polaires.

Le cheval, chassé par les hommes de l'âge de pierre, servait à leur alimentation. Hippocrate classe la chair de cheval parmi les viandes légères et Galien mentionne que cette viande était consommée à Alexandrie.

Le mulet (*Equus mulus*), obtenu par le croisement de l'âne et de la jument, était connu des anciens Hébreux. L'usage des mulets et des mules a été propagé en Espagne par les Maures.

Au 31 décembre 1900, on comptait en France : chevaux, 2.903.063; mulets, 205.002; ânes, 356.239. Les viandes d'âne, de cheval et de mulet entrent de plus en plus dans l'alimentation des villes. En 1900, il a été livré à la consommation parisienne 24.708 chevaux, 41 mulets et 310 ânes. Le nombre des étaux, dans le département de la Seine, où la première boucherie hippophagique n'a été ouverte qu'en 1866, était de 190 au 1er janvier 1898 et de 247 au 1er janvier 1901. Le poids total de la viande, vendue en 1900, a été de 5.460.280 kilogrammes, supérieur de 761.390 kilogrammes à celui de 1898.

1. Filet d'âne, oct. 1898; — 2. Filet de cheval, 1898; — 3. Filet de mulet, 1898.

	1		2		3	
	A l'état normal.	A l'état sec.	A l'état normal.	A l'état sec.	A l'état normal.	A l'état sec.
Eau................	76,50	0,00	73,10	0,00	74,20	0,00
Matières azotées......	19,14	81,44	21,95	81,64	20,48	79,38
— grasses......	1,60	6,80	2,95	10,95	2,13	8,25
— extractives..	2,29	9,76	1,44	5,36	2,38	9,23
Cendres.............	0,47	2,00	0,56	2,05	0,81	3,14
	100,00	100,00	100,00	100,00	100,00	100,00

II. — BŒUF.

Les traditions les plus reculées font mention du bœuf (*Bos*) dont on connaît aujourd'hui de très nombreuses races, distinguées par des qualités spéciales. Le zébu ou bœuf à bosse (*Bos africanus*), très répandu à Madagascar, est caractérisé par une bosse au garrot et des cornes aplaties, très courtes.

D'après les statistiques officielles il existait en France, au 31 décembre 1900 : taureaux, 319.607 ; bœufs, 1.855.234 ; vaches, 7.819.582 ; veaux, 4.526.409.

Bœuf. — 1. Talon de collier, 1899 ; — 2. Cœur, 1898 ; — 3. Mou, 1899 ; traces de manganèse dans les cendres ; — 4. Rognons, 1899 ; — 5. Sang pris le matin à l'abattoir de Grenelle et examiné de suite, avril 1899 ; — 6. Sang de veau, pris en même temps ; — 7. Bœuf-mode entrelardé, après cuisson ; — 8. Filet rôti ; — 9. Graisse crue ; la même graisse, après cuisson, contenait 19.50 p. 100 d'eau.

	1		2		3	
	A l'état normal.	A l'état sec.	A l'état normal.	A l'état sec.	A l'état normal.	A l'état sec.
Eau................	71,80	0,00	76,70	0,00	77,00	0,00
Matières azotées.....	20,44	72,50	15,25	65,44	18,06	78,52
— grasses......	5,20	18,45	4,84	20,75	1,51	6,55
— extractives..	1,68	5,94	2,20	9,46	2,27	9,87
Cendres............	0,88	3,11	1,01	4,35	1,16	5,06
	100,00	100,00	100,00	100,00	100,00	100,00

	4		5		6	
	A l'état normal.	A l'état sec.	A l'état normal.	A l'état sec.	A l'état normal.	A l'état sec.
Eau................	78,00	0,00	81,50	0,00	82,60	0,00
Matières azotées.....	16,30	74,10	15,43	83,40	14,17	81,43
— grasses.....	1,82	8,25	0,06	0,31	0,13	0,74
— extractives..	2,54	11,55	2,68	15,05	2,88	16,56
Cendres............	1,34	6,10	0,33	1,24	0,22	1,27
	100,00	100,00	100,00	100,00	100,00	100,00

	7		8		9	
	À l'état normal.	À l'état sec.	À l'état normal.	À l'état sec.	À l'état normal.	À l'état sec.
Eau................	52,20	0,00	53,10	0,00	7,70	0,00
Matières azotées......	30,31	63,41	23,55	50,21	0,76	0,82
— grasses.....	12,54	26,23	21,23	45,26	90,94	98,53
— extractives..	3,83	8,02	1,28	2,74	0,00	0,00
Cendres.............	1,12	2,34	0,84	1,79	0,60	0,65
	100,00	100,00	100,00	100,00	100,00	100,00

Bœuf de Madagascar. — Les analyses ont été effectuées, en 1898, par ordre du ministre de la Guerre sur des échantillons de viande de bœuf (zébu) provenant des usines d'Antogobato à Madagascar. La viande, prélevée par un vétérinaire militaire sur des animaux d'âge différent, avait été préalablement désossée et parée avant d'être mise en boîte, et les boîtes, après sertissage et soudage, avaient été maintenues pendant deux heures à l'autoclave à 115°. On a opéré sur l'ensemble des matières contenues dans chaque boîte; la viande finement hachée avec le jus qui s'est écoulé pendant la stérilisation a été desséchée et broyée au mortier, de façon à avoir une masse aussi homogène que possible. — 1. Cou d'un bœuf de 3 ans; — 2. Cou (3 ans); — 3. Epaule (4 ans); — 4. Epaule (4 ans); — 5. Epaule (4 ans); — 6. Cuisse (3 ans); — 7. Cuisse (3 ans); — 8. Cuisse (3 ans); — 9. Cuisse (5 ans).

	1		2		3	
	À l'état normal.	À l'état sec.	À l'état normal.	À l'état sec.	À l'état normal.	À l'état sec.
Eau................	75,10	0,00	76,40	0,00	71,40	0,00
Matières azotées......	19,11	76,74	18,31	77,60	19,54	68,30
— grasses.....	4,42	17,77	2,65	11,24	6,72	23,51
— extractives..	0,52	2,08	1,68	7,10	1,40	4,90
Cendres.............	0,85	3,41	0,96	4,06	0,94	3,29
	100,00	100,00	100,00	100,00	100,00	100,00

	4		5		6	
	À l'état normal.	À l'état sec.	À l'état normal.	À l'état sec.	À l'état normal.	À l'état sec.
Eau................	74,00	0,00	70,00	0,00	73,10	0,00
Matières azotées......	18,77	72,21	20,75	69,16	19,04	70,78
— grasses.....	3,93	15,10	7,40	24,67	4,49	16,70
— extractives..	2,19	8,44	0,78	2,61	2,29	8,52
Cendres.............	1,11	4,25	1,07	3,56	1,08	4,00
	100,00	100,00	100,00	100,00	100,00	100,00

	7		8		9	
	A l'état normal	A l'état sec.	A l'état normal.	A l'état sec.	A l'état normal.	A l'état sec.
Eau................	74,00	0,00	70,50	0,00	74,70	0,00
Matières azotées.....	19,84	76,30	21,54	73,00	19,20	75,88
— grasses.....	2,85	10,96	6,64	22,50	3,20	12,64
— extractives..	2,22	8,54	0,40	1,37	1,89	7,48
Cendres............	1,09	4,20	0,92	3,13	1,01	4,00
	100,00	100,00	100,00	100,00	100,00	100,00

Veau. — 1. Carré de veau, partie comprise entre le gigot et les premières côtelettes, mai 1896 ; acidité, 0,224 ; — 2. Epaule, avril 1899 ; — 3. Cervelle échaudée, 1898 ; — 4. Foie, janvier 1898 ; — 5. Fraise échaudée, octobre 1898 ; — 6. Mou, avril 1899 ; — 7. Pied cru, octobre 1898 ; — 8. Tête échaudée, octobre 1898 ; — 9. Carré rôti, juillet 1898 ; — 10. Côtelette grillée, novembre 1899 ; — 11. Tripes échaudées, juillet 1898 ; — 12. Tripes à la mode de Caen, avec des pieds de veau, juin 1899.

	1		2		3	
	A l'état normal.	A l'état sec.	A l'état normal.	A l'état sec.	A l'état normal.	A l'état sec.
Eau................	75,30	0,00	71,20	0,00	69,10	0,00
Matières azotées.....	20,40	82,58	22,27	77,32	13,26	42,92
— grasses.....	2,28	9,23	4,08	14,15	16,33	52,85
— extractives..	0,92	3,74	1,22	4,23	0,12	0,38
Cendres............	1,10	4,15	1,23	4,30	1,19	3,85
	100,00	100,00	100,00	100,00	100,00	100,00

	4		5		6	
	A l'état normal.	A l'état sec.	A l'état normal.	A l'état sec.	A l'état normal.	A l'état sec.
Eau................	70,50	0,00	53,70	0,00	78,00	0,00
Matières azotées.....	19,12	64,80	13,48	29,12	16,36	74,36
— grasses.....	7,13	24,16	28,01	60,50	1,63	7,40
— extractives..	1,83	6,20	4,60	9,93	2,65	12,04
Cendres............	1,42	4,84	0,21	0,45	1,36	6,20
	100,00	100,00	100,00	100,00	100,00	100,00

	7		8		9	
	A l'état normal.	A l'état sec.	A l'état normal.	A l'état sec.	A l'état normal.	A l'état sec.
Eau................	68,70	0,00	63,50	0,00	60,70	0,00
Matières azotées......	21,58	68,96	24,02	65,80	32,58	82,89
— grasses......	3,53	11,28	10,75	29,45	3,62	9,20
— extractives..	4,73	18,31	1,00	2,75	1,59	4,06
Cendres............	0,46	1,45	0,73	2,00	1,51	3,85
	100,00	100,00	100,00	100,00	100,00	100,00

	10		11		12	
	A l'état normal.	A l'état sec.	A l'état normal.	A l'état sec.	A l'état normal.	A l'état sec.
Eau................	56,20	0,00	75,30	0,00	58,40	0,00
Matières azotées......	35,29	80,57	17,77	80,05	19,06	45,82
— grasses.....	4,71	10,75	2,87	11,62	16,79	40,35
— extractives..	2,32	5,30	1,29	5,23	4,73	11,38
Cendres............	1,48	3,38	0,77	3,10	1,02	2,45
	100,00	100,00	100,00	100,00	100,00	100,00

III. — CHÈVRE. CHEVREUIL.

La chèvre domestique (*Hircus vulgaris*) se trouve chez tous les peuples un peu civilisés; elle a été importée en Amérique par les Européens et, plus récemment, en Australie, où elle s'est propagée très rapidement. On admet qu'une chèvre bien nourrie peut fournir jusqu'à 850 litres de lait par an. La viande de la chèvre entre dans la consommation ainsi que celle des jeunes cabris.

Le chevreuil vulgaire (*Capreolus vulgaris*), si l'on en excepte les régions du Nord, se trouve dans toute l'Europe et dans une grande partie de l'Asie.

1. Cuisse de chevreau, avril 1899; — 2. Côtelette de chevreuil; — 3. Cuissot de chevreuil, après cuisson.

	1		2		3	
	A l'état normal.	A l'état sec.	A l'état normal.	A l'état sec.	A l'état normal.	A l'état sec.
Eau................	77,00	0,00	71,40	0,00	46,70	0,00
Matières azotées.....	18,45	80,20	21,84	76,28	43,64	81,90
— grasses.....	1,78	7,75	4,18	14,60	4,32	8,10
— extractives..	1,69	7,35	1,44	5,02	2,19	4,10
Cendres.............	1,08	4,70	1,17	4,10	3,15	5,90
	100,00	100,00	100,00	100,00	100,00	100,00

IV. — LAPIN. LIÈVRE.

Le lapin de garenne (*Lepus cuniculus*) ne paraît pas avoir été connu des Grecs. Originaire de l'Afrique, il aurait été introduit en Espagne, d'où il s'est répandu en Corse (Polybe), en Italie, en France et, beaucoup plus tard, en Angleterre. Aujourd'hui, le lapin habite toute l'Europe centrale et méridionale : on a cherché en vain à l'acclimater dans le nord de la Suède et de la Russie.

Le lièvre commun (*Lepus timidus*) se rencontre dans presque toute l'Europe tempérée et une petite partie de l'Asie occidentale. Il était très recherché des Grecs et des Romains, qui le mangeaient rôti ou en civet.

1. Cuisse de lapin, 1899 ; — 2. Filet de lapin, 1899 ; — 3. Cuisse de lièvre, janvier 1900.

	1		2		3	
	A l'état normal.	A l'état sec.	A l'état normal.	A l'état sec.	A l'état normal.	A l'état sec.
Eau................	72,00	0,00	77,70	0,00	61,20	0,00
Matières azotées.....	23,49	83,90	18,66	83,66	29,88	77,00
— grasses.....	3,14	11,21	1,97	8,85	3,34	8,61
— extractives..	0,47	1,68	0,90	4,04	2,55	6,57
Cendres.............	0,90	3,21	0,77	3,45	3,03	7,82
	100,00	100,00	100,00	100,00	100,00	100,00

V. — MOUTON.

Le mouton (*Ovis*) est sous la dépendance de l'homme depuis les temps les plus reculés. On en connaît de très nombreuses variétés, répandues sur toute la terre. La race ovine, comme la race bovine, jouait un grand rôle dans les sacrifices prescrits aux Hébreux (Exode, xx, 24). La brebis et le bélier fournissent une viande qui est, à celle du mouton, ce que la viande de vache et de taureau est à celle du bœuf. La saveur et la finesse de la chair tiennent à la nourriture, ainsi qu'à certaines causes naturelles : on connaît la réputation des moutons de prés salés. Le lait de brebis, très apprécié, sert de temps immémorial à faire des fromages.

Au 31 décembre 1900, l'espèce ovine était représentée en France par : béliers, 290.042 ; moutons, 3.265.248 ; brebis, 9.017.544 ; agneaux et agnelles, 7.606.727.

Mouton. — 1. Gigot, avril 1899 ; — 2. Mou, avril 1889 ; — 3. Pied échaudé, octobre 1898 ; — 4. Sang, avril 1899 ; — 5. Côtelette grillée, décembre 1899 ; — 6. Filet rôti, avril 1899 ; — 7. Gigot rôti, avril 1899 ; — 8. Rognon en brochette, novembre 1899 ; — 9. Ragoût de mouton, préparé à la caserne de Latour-Maubourg, avec des pommes de terre et des carottes. L'analyse a été faite sur la viande seule, légèrement essuyée ; décembre 1899.

	1		2		3	
	A l'état normal.	A l'état sec.	A l'état normal.	A l'état sec.	A l'état normal.	A l'état sec.
Eau	72,20	0,00	77,60	0,00	74,50	0,00
Matières azotées	17,86	64,24	17,00	75,90	20,97	82,24
— grasses	6,53	23,48	1,85	8,25	3,90	15,28
— extractives	2,36	8,50	2,35	10,50	0,38	1,50
Cendres	1,05	3,78	1,20	5,35	0,25	0,98
	100,00	100,00	100,00	100,00	100,00	100,00

	4		5		6	
	A l'état normal.	A l'état sec.	A l'état normal.	A l'état sec.	A l'état normal.	A l'état sec.
Eau..............	79,30	0,00	42,20	0,00	62,86	0,00
Matières azotées.....	18,04	87,15	22,45	38,85	24,64	66,24
— grasses.....	0,06	0,31	29,92	51,75	8,61	23,15
— extractives..	2,29	11,04	4,19	7,25	2,63	7,06
Cendres............	0,31	4,50	1,24	2,15	1,32	3,55
	100,00	100,00	100,00	100,00	100,00	100,00

	7		8		9	
	A l'état normal.	A l'état sec.	A l'état normal.	A l'état sec.	A l'état normal.	A l'état sec.
Eau..............	64,10	0,00	71,00	0,00	57,60	0,00
Matières azotées.....	27,08	75,44	20,88	72,00	20,87	49,22
— grasses.....	5,38	14,98	4,13	14,23	15,45	36,45
— extractives..	2,04	5,68	1,78	6,15	5,68	13,39
Cendres............	1,40	3,90	2,21	7,62	0,40	0,94
	100,00	100,00	100,00	100,00	100,00	100,00

VI. — PORC. SANGLIER.

Le sanglier (*Sus scrofa*) peut être considéré comme le type de toutes les races de porcs domestiques. Autrefois très répandu en Europe, il tend à disparaître. Il est encore très commun en Asie et dans tout le nord de l'Afrique.

De tous les animaux qui entrent dans la consommation alimentaire, ce sont les porcs qui produisent le moins de déchets et fournissent la plus forte proportion de graisse. Toutes les parties du porc (sang, cervelle, pieds, oreilles, entrailles, testicules, tétine, matrice, couenne, etc.) constituaient des plats plus ou moins recherchés des Romains. L'Asie Mineure, la Gaule et l'Espagne étaient renommées pour leurs jambons.

L'espèce porcine était représentée en France, au 31 décembre 1900, par 6.740.405 têtes.

Porc. — 1. Cuisse, avril 1898 ; — 2. Mou, 1899 ; — 3. Pied cru, 1898 ; — 4. Sang, avril 1899 ; — 5. Andouillette grillée, 1898 ; — 6. Boudin grillé, 1899 ; — 7. Carré rôti, 1899 ; — 8. Filet rôti, 1899 ; — 9. Jambon fumé, 1898 ; — 10. Jambon salé, 1898 ; — 11. Pied grillé, 1899 ; — 12. Saucisses cuites au vin blanc, 1899 ; — 13. Saucisson de ferme, Saint-Julien, fév. 1898 ; — 14. Saucisson de Paris, 1898 ; les parties grasses ayant été séparées grossièrement des parties maigres, on a trouvé dans les premières 4 p. 100 d'eau et 0,30 p. 100 de cendres, alors que dans les secondes il y avait 19 p. 100 d'eau et 5,20 p. 100 de cendres ; — 15. Cuisseau de sanglier, déc. 1899.

	1		2		3	
	A l'état normal.	A l'état sec.	A l'état normal.	A l'état sec.	A l'état normal.	A l'état sec.
Eau...............	74,00	0,00	70,30	0,00	54,50	0,00
Matières azotées....	20,30	78,09	22,48	75,68	28,90	63,52
— grasses...	3,10	11,91	2,75	9,25	12,92	28,40
— extractives	1,58	6,08	2,81	9,47	2,93	6,43
Cendres..........	1,02	3,92	1,66	5,60	0,75	1,65
	100,00	100,00	100,00	100,00	100,00	100,00

	4		5		6	
	A l'état normal.	A l'état sec.	A l'état normal.	A l'état sec.	A l'état normal.	A l'état sec.
Eau...............	77,50	0,00	52,10	0,00	29,80	0,00
Matières azotées...	20,30	90,22	16,64	34,73	17,33	24,68
— grasses....	0,10	0,42	24,83	51,84	40,79	58,10
— extractives	1,64	7,31	6,22	12,98	10,80	15,40
Cendres..........	0,46	2,05	0,21	0,45	1,28	1,82
	100,00	100,00	100,00	100,00	100,00	100,00

	7		8		9	
	A l'état normal.	A l'état sec.	A l'état normal.	A l'état sec.	A l'état normal.	A l'état sec.
Eau...............	56,40	0,00	58,80	0,00	49,60	0,00
Matières azotées...	32,66	74,90	30,93	75,06	23,79	47,20
— grasses....	8,55	19,62	7,73	18,75	13,03	25,85
— extractives	1,08	2,48	1,33	3,25	4,11	8,15
Cendres..........	1,31	3,00	1,21	2,94	9,47	18,80
	100,00	100,00	100,00	100,00	100,00	100,00

	10		11		12	
	À l'état normal.	À l'état sec.	À l'état normal.	À l'état sec.	À l'état normal.	À l'état sec.
Eau	60,00	0,00	45,00	0,00	54,20	0,00
Matières azotées	21,49	53,73	29,45	53,54	8,68	18,96
— grasses	12,44	31,09	19,77	35,95	34,74	75,85
— extractives	1,39	3,48	5,12	9,31	1,21	2,64
Cendres	4,68	11,70	0,66	1,20	1,17	2,55
	100,00	100,00	100,00	100,00	100,00	100,00

	13		14		15	
	À l'état normal.	À l'état sec.	À l'état normal.	À l'état sec.	À l'état normal.	À l'état sec.
Eau	19,80	0,00	9,50	0,00	45,30	0,00
Matières azotées	35,38	44,12	34,88	38,54	45,29	82,80
— grasses	32,84	40,95	44,61	49,30	6,41	11,71
— extractives	10,05	12,53	9,24	10,21	1,74	3,19
Cendres	1,93	2,40	1,77	1,95	1,26	2,30
	100,00	100,00	100,00	100,00	100,00	100,00

VII. — SOURIS.

La chair de la souris (*Mus musculus*) a été utilisée pendant le siège de Paris. L'analyse suivante a été faite sur la chair crue, désossée, mai 1898. — D'autres analyses ont montré que la proportion d'eau était toujours inférieure à celles des viandes de boucherie.

	À l'état normal.	À l'état sec.
Eau	56,60	0,00
Matières azotées	18,60	42,86
— grasses	22,89	52,75
— extractives	1,10	2,54
Cendres	0,81	1,85
	100,00	100,00

VIII. — VOLAILLE. OISEAUX.

La volaille est représentée par l'ensemble des oiseaux qu'on nourrit dans les basses-cours.

Le canard sauvage (*Anas boschas*), le prototype du canard domestique, n'a pas de véritable patrie ; il peut s'élever dans les hautes régions de l'atmosphère et entreprendre de lointaines migrations. Le canard domestique est l'oiseau de basse-cour qui coûte le moins à nourrir ; il vit de tout ce qu'il rencontre, et, de préférence, de substances animales, contrairement à l'oie, qui recherche les produits végétaux.

Le dindon (*Meleagris gallopavo*), originaire du Mexique, a été introduit en Europe par les Jésuites, dans le courant du XVIe siècle, sous le nom de *coq d'Inde*, *poule d'Inde* d'où par élision, *Dinde* et *Dindon*. « Le dindon est le plus gros et, sinon le plus fin, du moins le plus savoureux de nos animaux domestiques (Brillat-Savarin). »

Le faisan commun (*Phasianus communis*), introduit en Europe depuis les temps les plus reculés, est originaire des côtes de la mer Caspienne et de l'Ouest de l'Asie.

Toutes nos oies domestiques viennent de l'oie sauvage (*Anser cinereus*), originaire des contrées limitrophes d'Europe et d'Asie. Les oies d'Alsace et de Toulouse peuvent peser jusqu'à 10 et 14 kg. et donnent un foie qui atteint parfois 2 kg. C'est la volaille qui vit le plus longtemps (80 ans).

On trouve les pigeons dans toutes les parties du monde. Nos pigeons domestiques viennent du pigeon bizet (*Columba livida*), et du pigeon ramier (*Columba palumbus*).

On croit que la poule et le coq domestiques sont originaires de l'Inde ; on en trouve un peu partout, de nombreuses races.

La pintade commune (*Numida maleagris*), qui a les mœurs des faisans, vient de l'Afrique, et les Romains la connaissaient sous le nom de *Poule de Numidie* ou *de Carthage*.

1. Canard, cuisse, avril 1899 ; — 2. Caneton rôti, 1899 ; traces de manganèse dans les cendres ; — 3. Moineau, juin 1899 ; — 4. Oie grasse, nov. 1899 ; — 5. Oie rôtie ; — 6 Pigeon, aile et cuisse, nov. 1899 ; — 7. Poulet, cou, 1898 ;

— 8. Poulet, cuisse, déc. 1899 ; — 9. Poulet rôti, cuisse, 1898.

	1		2		3	
	A l'état normal.	A l'état sec.	A l'état normal.	A l'état sec.	A l'état normal.	A l'état sec.
Eau.....................	69,80	0,00	40,80	0,00	71,00	0,00
Matières azotées........	19,75	65,40	36,60	61,82	23,13	79,74
— grasses.........	7,28	24,10	19,86	33,56	3,76	12,95
— extractives	1,83	6,05	0,30	0,50	1,24	4,19
Cendres.................	1,34	4,45	2,44	4,12	0,90	3,12
	100,00	100,00	100,00	100,00	100,00	100,00

	4		5		6	
	A l'état normal.	A l'état sec.	A l'état normal.	A l'état sec.	A l'état normal.	A l'état sec.
Eau.....................	66,00	0,00	51,90	0,00	66,70	0,00
Matières azotées........	14,24	41,88	26,82	55,76	21,73	65,26
— grasses......	18,85	55,46	17,29	35,95	9,71	29,15
— extractives...	0,58	1,70	3,04	6,31	0,48	1,45
Cendres..............	0,33	0,96	0,95	1,98	1,38	4,14
	100,00	100,00	100,00	100,00	100,00	100,00

	7		8		9	
	A l'état normal.	A l'état sec.	A l'état normal.	A l'état sec.	A l'état normal.	A l'état sec.
Eau.....................	68,90	0,00	70,00	0,00	51,30	0,00
Matières azotées.........	12,86	41,36	17,19	57,28	32,10	65,91
— grasses.........	15,83	50,90	10,95	36,50	15,27	31,36
— extractives......	1,82	5,86	1,16	3,87	0,04	0,08
Cendres.................	0,59	1,88	0,70	2,35	1,29	2,65
	100,00	100,00	100,00	100,00	100,00	100,00

Œuf de poule. — 1. Œuf entier, mars 1898; poids, 0 gr. 1, dont 9 pour la coquille (1) ; Analyse faite sur 51 gr. 1 ;

---

(1) Les coquilles d'œuf sont presque entièrement constituées par du carbonate de chaux ; on y trouve, en faibles proportions, du carbonate de magnésie, du phosphate de chaux, et environ 4 à 5 p. 100 de matières organiques avec traces de soufre. J'ai constaté que, dans des coquilles datant de 18 siècles, il y a moins de matières organiques, une plus forte proportion de phosphore et des traces de fluor. (*Sur un œuf d'autruche ancien*, in *Comptes-rendus de l'Ac. des Sc.*, 1881).

— 2. Œuf frais, laissé pendant quelques minutes dans l'eau bouillante; poids du blanc, 31 gr.; poids du jaune, 18 gr., soit 49 gr. pour l'œuf privé de ses enveloppes; analyse du blanc; — 3. Analyse du jaune; — 4. Résultat calculé pour l'œuf entier; — 5. Id. pour 100 parties; — 6. Omelette aux fines herbes; les matières extractives à l'état sec contiennent 1,15 de cellulose provenant des herbes, soit 0,44 à l'état normal.

	1		2		3	
	A l'état normal.	A l'état sec.	A l'état normal.	A l'état sec.	A l'état normal.	A l'état sec.
Eau.....................	75,00	0,00	86,30	0,00	51,20	0,00
Matières azotées.......	11,59	46,36	11,40	83,20	14,62	29,96
— grasses.......	11,04	44,15	0,39	2,84	30,13	61,75
— extractives....	1,43	5,74	1,39	10,17	2,61	5,34
Cendres.................	0,94	3,75	0,52	3,79	1,44	2,95
	100,00	100,00	100,00	100,00	100,00	100,00

	4	5		6	
	A l'état normal.	A l'état normal.	A l'état sec.	A l'état normal.	A l'état sec.
Eau.....................	35,98	73,43	0,00	62,00	0,00
Matières azotées.......	6,16	12,57	47,39	11,14	29,32
— grasses.......	5,54	11,30	42,53	21,85	57,50
— extractives....	0,90	1,84	6,93	3,93	10,33
Cendres.................	0,42	0,86	3,15	1,08	2,85
	49,00	100,00	100,00	100,00	100,00

IX. — GRENOUILLE.

La grenouille commune (*Rana esculenta*) essentiellement aquatique est connue depuis la plus haute antiquité (Exode, VIII). L'analyse suivante a été faite sur cinq grenouilles venant de Saint-Julien, avril 1898; poids 180 gr., dont 50 gr. pour les cuisses et 32 pour la chair employée à l'analyse; acidité: 0,205.

	A l'état normal.	A l'état sec.
Eau..........................	78,40	0,00
Matières azotées...............	18,45	85,42
— grasses................	0,47	2,15
— extractives............	1,44	6,68
Cendres........................	1,24	5,75
	100,00	100,00

X. — OBSERVATIONS GÉNÉRALES SUR LES MAMMIFÈRES, LES OISEAUX ET LES REPTILES (1).

1. — Les analyses de viandes de boucherie publiées par les divers auteurs présentent des écarts qui s'expliquent par l'impossibilité où l'on se trouve d'avoir, non seulement pour des animaux d'âge et de race semblables, mais aussi pour le même animal, des morceaux représentant une composition moyenne. C'est ainsi que deux côtelettes du même mouton ne sont pas identiques et que, dans une cuisse de bœuf, telle partie est plus grasse et plus tendineuse que telle autre partie adjacente.

La chair des quatre quartiers des principaux mammifères concourant à l'alimentation a donné, les couches de graisse étant écartées, 70 à 78 p. 100 d'eau; 0,50 à 1,25 p. 100 de matières minérales; 1,40 à 11,3 p. 100 de graisse et 3 à 3,5 p. 100 d'azote (18,75 à 21,87 p. 100 de matières azotées à 16 p. 100 d'azote). Ces trois derniers facteurs sont en rapport direct avec la teneur en eau, laquelle dépend elle-même de la dessiccation qui a pu se produire pendant le temps plus ou moins long qui s'est écoulé entre le dépeçage des viandes et leur analyse. La présence de la graisse, qui ne contient que très peu d'eau et de matières salines, entraîne naturellement la diminution de ces éléments. Néanmoins,

---

(1) *Comptes-rendus Acad. Sc.*, 19 février 1900.

tout en tenant compte des proportions de graisse et d'eau, il appert que les substances minérales ne sont pas uniformément répandues dans les diverses parties d'un animal : c'est, d'ailleurs, ce qui résulte aussi des analyses de Ch. Mène(1) et de celles du pharmacien principal Bousson (2). Notons que les bœufs de provenance étrangère, et en particulier de l'Amérique et de nos colonies, ne diffèrent pas, par leur constitution chimique, de nos bœufs indigènes au même état d'engraissement.

2. — Le cœur, le foie, les poumons et les rognons contiennent les mêmes quantités d'eau et d'azote que les viandes maigres ; la graisse reste au-dessous de 5 p. 100 et les cendres oscillent entre 1 et 1,70 p. 100.

Dans le sang de bœuf, de veau, de mouton et de porc, il y a jusqu'à 83 p. 100 d'eau, moins de 0,5 p. 100 de cendres, des traces de graisse et autant d'azote que dans les viandes ordinaires, toujours moins hydratées.

3. — Les viandes grillées ou rôties renferment, à l'état sec, à peu près les mêmes quantités d'azote, de graisse et de matières salines que les viandes crues au même état ; mais comme, après cuisson, la proportion d'eau tombe à 64 et même 42 p. 100, suivant l'épaisseur des morceaux et le temps pendant lequel ils ont été exposés au feu, il en résulte qu'à poids égal les viandes grillées ou rôties sont plus riches en principes nutritifs que les viandes crues.

Les viandes bouillies ou en ragoût perdent non seulement de l'eau pendant la cuisson, mais aussi des matières azotées solubles, de la graisse et surtout des matières minérales qui passent dans le bouillon des soupes ou dans les

---

(1) Ch. Mène, *Comptes rendus de l'Académie des sciences*, 1874, t. LXXV, pp. 397 et 529.

(2) Bousson, *Revue de l'Intendance*, 1897, p. 421.

sauces des ragoûts; toutefois, à poids égal, elles sont encore plus nourrissantes que les viandes crues, toujours plus hydratées. C'est ce que montrent les analyses suivantes, faites sur un même quartier de bœuf ayant servi à préparer la soupe grasse dans une caserne (1).

	Bœuf cru avant la mise à la marmite.		Bœuf bouilli au sortir de la marmite.	
	A l'état normal.	A l'état sec.	A l'état normal.	A l'état sec.
Eau..........................	74,50	0,00	56,90	0,00
Matières azotées............	21,67	84,98	35,28	81,86
Graisse......................	1,37	5,36	2,09	4,84
Cendres.....................	1,07	4,20	0,90	2,10
Matières extractives et pertes	1,39	5,46	4,83	11,20
	100,00	100,00	100,00	100,00

4. — La chair des oiseaux (canard, oie, poulet) contient les mêmes éléments nutritifs que la chair des mammifères, mais en proportion un peu plus élevée, car la teneur en eau se rapproche de 70 p. 100. La diminution de l'eau, en dehors des faits invoqués plus haut pour les viandes de boucherie, semblerait aussi se rattacher au mode de nourriture : en effet, la chair de petites souris qui ne vivent que d'aliments peu hydratés nous a, de même, donné moins d'eau que la chair de bœuf. Dans les poulets rôtis, la proportion est assez voisine de 52 p. 100.

5. — Les œufs, du plus petit oiseau à l'autruche (2), ont, de

---

(1) D'après les expériences de Goubaux (Des pertes de poids qu'éprouvent, sous l'influence de la cuisson, les viandes qui servent d'ordinaire à l'alimentation de l'homme, *Mémoires publiés par la Société nationale d'Agriculture*, t. CXXX, 1886, pp. 231 à 281), la viande de bœuf désossée perdrait à la marmite 29,6 p. 100 au maximum et 11.6 p. 100 au minimum. On voit par nos analyses que cette perte, variant suivant l'état d'engraissement des animaux, porte presque entièrement sur l'eau : la viande bouillie, de même que la croûte du pain par rapport à la mie, renferme donc plus d'éléments nutritifs que la viande crue.

(2) Dans la note précitée, sur un œuf d'autruche ancien, j'ai indiqué

tout temps, servi à l'alimentation. Les œufs de poule méritent une mention spéciale. Le blanc et le jaune, pris séparément, ont une composition très différente; le premier contient 86 p. 100 d'eau avec 12 p. 100 d'albumine et 0,5 de matières minérales, le second 51 p. 100 d'eau avec 15 p.100 de matières azotées, le double de graisse et 1,5 de matières minérales. L'œuf dans son ensemble contient 75 p.100 d'eau ; il fournit donc à l'alimentation 25 p. 100 de substances nutritives. Deux œufs, sans les coquilles, pesant en moyenne 100 grammes, il en résulte que 20 œufs représentent assez exactement la valeur alimentaire d'un kilogramme de viande. Une poule, en quelques jours, fournit ainsi son poids de substances alimentaires ; c'est une véritable fabrique de produits comestibles et l'on ne saurait trop encourager l'élevage des races de poules les plus estimées comme pondeuses.

En 1898, il a été déclaré à l'octroi de Paris 538.299.120 œufs représentant, à raison de 50 gr., 26.914.956 kil., de matières alimentaires, soit la quantité de viande, sans les os, fournie par 166.200 bœufs de 400 kil. (1).

6. — La chair de grenouille, chair blanche et délicate, présente exactement, en eau et en matières nutritives, la composition de la sole ou du brochet.

---

comment les Arabes du sud de l'Algérie procèdent à l'évidement des œufs d'autruche sans les casser, en pratiquant sur l'un des bouts, à l'aide d'un caillou, une petite ouverture permettant l'introduction d'une baguette pour en faire sortir le contenu des œufs par un simple mouvement de rotation.

(1) On estime qu'un bœuf sur pied donne environ la moitié de son poids de viande de boucherie et que cette viande contient 20 p. 100 d'os.

CHAPITRE II

LES POISSONS — LES CRUSTACÉS — LES MOLLUSQUES

I. — ABLETTE. ALOSE.

L'ablette commune (*Alburnus lucidus*), que l'on trouve dans tous les cours d'eau de France, est peu estimée dans l'alimentation. Elle dépasse rarement 0 m. 15.

L'alose commune (*Alosa vulgaris*), dont la grosseur peut atteindre trois kilogrammes, se trouve sur presque toutes les côtes d'Europe. Au commencement du printemps, elle quitte la mer pour aller frayer dans les eaux douces, et remonte souvent très haut les fleuves et les rivières. Elle retourne à la mer en automne. L'alose, qui est assez recherchée aujourd'hui, bien qu'elle soit remplie d'arêtes, était peu appréciée des anciens.

1. Ablettes frites; analyse sur trois ablettes entières, pesant 24 gr.; — 2. Alose, chair crue; — 3. Id., œufs, avril, 1898.

	1		2		3	
	A l'état normal.	A l'état sec.	A l'état normal.	A l'état sec.	A l'état normal.	A l'état sec.
Eau....................	53,80	0,00	63,90	0,00	71,10	0,00
Matières azotées.......	23,05	49,88	21,88	60,62	20,76	71,84
— grasses........	18,81	40,72	12,85	35,58	2,78	9,60
— extractives.....	0,68	1,45	0,11	0,30	4,12	14,26
Cendres...............	3,66	7,95	1,26	3,50	1,24	4,30
	100,00	100,00	100,00	100,00	100,00	100,00

II. — ANCHOIS. ANGUILLE COMMUNE.

L'anchois vulgaire (*Engraulis enchrasicolus*) atteint dix à douze centimètres. Il est très abondant dans toutes les mers des régions tempérées de l'Europe et principalement dans la Méditerranée et sur les côtes d'Espagne. On vend, dans de petits barils, les anchois conservés avec de la saumure. Quelques auteurs prétendent que le *garum* des Romains (voir p. 222) était obtenu avec des anchois saumurés.

L'anguille commune (*Anguilla vulgaris*) est très répandue; son poids ne dépasse pas 6 kilogr. Pendant l'hiver, elle s'enfouit dans la vase, d'où elle ne sort qu'au printemps. On en connaît plusieurs variétés : Aristote distingue déjà les anguilles à tête pointue des anguilles à tête large.

1. Anchois saumurés; — 2. Anguille commune; chair sans la peau; acidité : 0,025; — 3. Id., peau, avril 1898.

	1		2		3	
	A l'état normal.	A l'état sec.	A l'état normal.	A l'état sec.	A l'état normal.	A l'état sec.
Eau..................	50,40	0,00	59,80	0,00	58,40	0,00
Matières azotées.......	15,56	31,38	13,05	32,46	35,25	84,73
— grasses.......	18,33	36,96	25,69	63,90	5,20	12,50
— extractives...	2,05	4,12	0,70	1,74	1,08	2,61
Cendres..............	13,66	27,54	0,76	1,90	0,07	0,16
	100,00	100,00	100,00	100,00	100,00	100,00

III. — ANGUILLE DE MER. BRÈME. BROCHET.

L'anguille de mer ou congre commun (*Conger vulgaris*) est un poisson marin cosmopolite. On en a trouvé de plus de deux mètres de long. Il se tient de préférence à l'embouchure des fleuves et des rivières, non loin des côtes. Le congre salé jouissait au temps d'Athénée d'une grande réputation chez les Grecs.

La Brême commune (*Abramis Brama*) se rencontre dans presque toutes les rivières de l'Europe. Elle peut atteindre cinq kilogrammes. Au xve siècle elle figurait dans les repas les plus somptueux et paraissait plus estimée que de nos jours.

Le brochet commun (*Esox Lucius*) se rencontre presque partout en Europe. Sa voracité lui a valu le nom de *Requin des eaux douces* (Lacépède). Des brochets de 10 à 15 kilogr. ne sont pas rares. On en cite du poids de 25 kilogr. La chair du brochet, aujourd'hui recherchée, était peu appréciée des Romains.

1. Anguille de mer, mars 1898 ; acidité : 0,178 ; — 2. Brême, avril 1898 ; acidité : 0,258 ; — 3. Brochet, fév. 1898.

	1		2		3	
	A l'état normal.	A l'état sec.	A l'état normal.	A l'état sec.	A l'état normal.	A l'état sec.
Eau...............	75,80	0,00	78,70	0,00	79,50	0,00
Matières azotées.......	16,97	70,10	16,18	75,94	18,35	80,52
— grasses.......	5,27	21,75	4,09	19,20	0,66	3,20
— extractives...	1,09	4,51	0,01	0,06	0,41	2,01
Cendres..............	0,87	3,64	1,02	4,80	1,08	5,27
	100,00	100,00	100,00	100,00	100,00	100,00

IV. — CARPE. CARRELET.

La carpe commune (*Cyprinus carpio*) abonde, à l'état sauvage, dans le nord de la Chine ; elle a passé très lentement de l'Asie en Europe. Elle était connue des Romains. Il est fait mention de la carpe, en France, dans des ordonnances du xiiie siècle. Elle semble avoir été introduite en Angleterre vers 1514 ; en Prusse, vers 1580, et beaucoup plus tard en Russie. L'introduction aux Etats-Unis est récente. On a trouvé des carpes de 35 kilog., qui avaient 1 m. 50 de long. La carpe est plus estimée que la brême, avec laquelle elle a de nombreux rapports.

Le carrelet ou plie franche (*Pleuronectes platessa*) est très commune dans la mer du Nord, dans la Manche et sur les côtes de France. Il remonte volontiers les fleuves, tels que la Loire et la Garonne, dont le fond est sablonneux.

1. Carpe, poids : 950 gr., mars 1898 ; — 2. Id., avril 1898 ; acidité : 0,052 ; — 3. Carrelet, poids : 156 gr. ; avril 1898.

	1		2		3	
	A l'état normal.	A l'état sec.	A l'état normal.	A l'état sec.	A l'état normal.	A l'état sec.
Eau....................	79,60	0,00	78,90	0,00	79,50	0,00
Matières azotées......	15,34	75,20	15,71	74,44	16,40	79,98
— grasses......	2,56	17,45	4,77	22,60	1,43	6,96
— extractives...	0,52	2,55	0,08	0,41	1,12	5,48
Cendres...............	0,98	4,80	0,54	2,55	1,55	7,58
	100,00	100,00	100,00	100,00	100,00	100,00

V. — DAURADE. GARDON.

La daurade vulgaire (*Chrysophrys aurata*) est très répandue sur les côtes méditerranéennes de France et dans le golfe de Gascogne. Elle est rare sur les côtes de Bretagne et on la signale de temps en temps dans la Manche et sur les côtes d'Angleterre. Elle peut peser jusqu'à 8 kilog. La chair des daurades du lac Lucrin était particulièrement appréciée des Romains.

Le gardon ou poisson blanc (*Leuciscus rutilus*) est un des cyprins les plus répandus dans les rivières de l'Europe. La chair, fade, remplie d'arêtes, est médiocrement estimée. La taille des gardons peut atteindre 0 m. 30 à 0 m. 40.

1. Daurade, avril 1898 ; poids : 850 gr. ; acidité : 0,172 ; — 2. Gardon, mars 1898 ; poids : 52 gr. ; acidité : 0,065 ; — 3. Gardon frit, poids : 68 gr. (1903). —

	1		2		3	
	A l'état normal.	A l'état sec.	A l'état normal.	A l'état sec.	A l'état normal.	A l'état sec.
Eau............	81,10	0,00	80,50	0,00	46,70	0,00
Matières azotées......	16,94	89,62	16,39	84,04	38,79	72,78
— grasses......	0,93	4,90	1,08	5,52	9,57	17,95
— extractives...	0,06	0,32	0,80	4,13	2,17	4,07
Cendres............	0,97	5,16	1,23	6,31	2,77	5,20
	100,00	100,00	100,00	100,00	100,00	100,00

VI. — ÉPERLAN. GOUJON.

L'éperlan commun (*Osmerus eperlanus*) se trouve en abondance dans la Manche ; il se tient de préférence à l'embouchure des fleuves et ne remonte guère au delà de l'endroit où se fait sentir la marée. L'éperlan peut atteindre la taille de 0 m. 25. « L'éperlan est le bec-figue des eaux ; même petitesse, même parfum, même supériorité ; n'oubliez pas de les frire avec ce que vous aurez de plus fin en huile d'olives (Brillat-Savarin). »

Le goujon de rivière (*Gobio fluviatilis*), très recherché en raison de la délicatesse de sa chair, se trouve partout en Europe, et parfois en très grande abondance, car il se multiplie beaucoup. Le goujon mesure exceptionnellement 0 m. 20.

1. Eperlans vidés, préparés pour la friture; poids de 6 éperlans : 45 gr. ; analyse avec les têtes, déc. 1897 ; — 2. Eperlans; 6 pèsent 71 gr. ; analyse de la chair seule, avril 1899 ; acidité: 0,258 ; — 3. Id., analyse des œufs ; — 4. Eperlans frits, avec têtes et nageoires ; poids de 4 éperlans : 33 gr. ; — 5. Goujon, poids 25 gr. ; analyse de la chair, avril 1898 ; acidité 0,172 ; — 6. Goujons frits; poids de 6 goujons 34 gr. ; analyse avec les têtes, fév. 1903.

	1		2		3	
	A l'état normal.	A l'état sec.	A l'état normal.	A l'état sec.	A l'état normal.	A l'état sec.
Eau..................	78,30	0,00	81,50	0,00	66,00	0,00
Matières azotées......	15,40	70,96	15,73	84,98	21,47	63,16
— grasses.......	3,36	15,50	1,00	5,40	10,09	29,67
— extractives...	0,53	2,44	1,02	5,52	1,27	3,73
Cendres...............	2,41	11,10	0,75	4,10	1,17	3.44
	100,00	100,00	100,00	100,00	100,00	100,00

	4		5		6	
	A l'état normal.	A l'état sec.	A l'état normal.	A l'état sec.	A l'état normal.	A l'état sec.
Eau..................	41,50	0,00	81,20	0,00	51,90	0,00
Matières azotées......	26,32	44,98	15,94	84,73	21,56	44,82
— grasses.......	27,93	47,75	1,03	5,52	21,04	43,75
— extractives...	0,95	1,62	0,44	2,34	0,74	1,53
Cendres...............	3,30	5,65	1,39	7,41	4,76	9,90
	100,00	100,00	100,00	100,00	100,00	100,00

VII. — GRONDIN. HARENG.

On connaît une quarantaine d'espèces de grondins (*Trigla*). Les deux plus répandus sur nos marchés sont le grondin rouge (*Trigla pina*), plus spécialement désigné à Paris sous le nom de *Rouget*, et le grondin gris ou gurnard (*Trigla gurnadus*). Ces poissons qui se pêchent sur toutes les côtes de France sont plus communs dans la Manche que dans la Méditerranée.

Le Hareng commun (*Clupea Harengus*), dont la multiplication est prodigieuse, se rencontre abondamment dans la partie septentrionale de l'Océan Atlantique. Il ne dépasse guère l'embouchure de la Loire. On ne le trouve ni sur les côtes du Portugal, ni dans la Méditerranée. La pêche du hareng est, de toutes les pêches, la plus importante. Elle est très ancienne en Norvège. Aujourd'hui tous les ports du Nord de la France se livrent activement à la pêche du hareng.

Les premiers documents écrits concernant cette pêche datent de 1030.

On conserve le hareng à l'aide du sel (hareng salé) ou au moyen de la fumée (hareng saur).

1. Grondin gris, avril 1898; poids : 370 gr.; acidité : 0,129; — 2. Grondin rouge; poids : 92 gr.; acidité : 0,215; — 3. Hareng frais, déc. 1897 ; analyse de la chair ; acidité : 0,098; — 4. Id., analyse de la laitance; acidité : 0,458 ; — 5. Hareng fumé, fév. 1898 ; acidité : 0,523 ; — 6. Id., analyse des œufs; acidité : 0,382.

	1		2		3	
	À l'état normal.	À l'état sec.	À l'état normal.	À l'état sec.	À l'état normal.	À l'état sec.
Eau	73,50	0,00	72,80	0,00	76,00	0,00
Matières azotées	18,05	68,10	22,85	84,00	17,23	71,80
— grasses	5,64	21,30	0,98	3,60	4,80	20,00
— extractives	1,51	5,70	2,29	8,45	0,46	1,90
Cendres	1,30	4,90	1,08	3,95	1,51	6,30
	100,00	100,00	100,00	100,00	100,00	100,00

	4		5		6	
	À l'état normal.	À l'état sec.	À l'état normal.	À l'état sec.	À l'état normal.	À l'état sec.
Eau	80,30	0,00	58,30	0,00	59,90	0,00
Matières azotées	15,75	79,96	51,62	51,84	21,09	52,60
— grasses	2,35	11,90	14,97	35,90	3,53	8,80
— extractives	0,14	0,74	0,71	1,70	14,58	36,35
Cendres	1,46	7,40	4,40	10,56	0,90	2,25
	100,00	100,00	100,00	100,00	100,00	100,00

VIII. — LIMANDE. LINGUE.

La limande (*Pleuronectes Limanda*), qui peut atteindre 0 m. 30 de long, se rencontre dans les mêmes régions que le carrelet. Elle est très répandue sur le marché de Paris.

La lingue ou morue longue (*Lotta malva*) habite de préférence les mers du Nord ; mais on la trouve sur toutes les côtes de l'Ouest de la France ; elle peut atteindre jusqu'à 2 m. de longueur.

1. Limande, déc. 1897 ; acidité : 0,098 ; — 2. Limande, avril 1898 ; poids : 62 gr. ; acidité : 0,172 ; — 3. Lingue, avril 1898 ; acidité : 0,086.

	1		2		3	
	À l'état normal.	À l'état sec.	À l'état normal.	À l'état sec.	À l'état normal.	À l'état sec.
Eau....................	85,80	0,00	81,20	0,00	84,20	0,00
Matières azotées......	12,05	84,82	15,48	82,34	13,87	87,78
— grasses.......	0,38	2,70	0,56	3,00	0,14	0,90
— extractives...	0,80	5,68	1,35	7,16	1,00	6,32
Cendres..............	0,97	6,80	1,41	7,50	0,79	5,00
	100,00	100,00	100,00	100,00	100,00	100,00

IX. — MAQUEREAU. MERLAN.

Le maquereau commun ou scombre (*Scomber scombrus*) se trouve dans toutes les mers d'Europe ; il est moins rare dans la Méditerranée que dans l'Océan. Il atteint rarement le poids d'un kilogramme. Les ports du Nord de la France se livrent entièrement à la pêche de ce poisson, qui a lieu jusque dans la mer d'Irlande.

Il est très souvent question du scombre dans les anciens auteurs ; ses intestins servaient à confectionner le *garum*, sorte de sauce très appréciée des Romains. « Le *garum*, qui était plus cher que le *muria* (v. p. 228), nous est beaucoup moins connu. On croit qu'on le tirait par expression des entrailles marinées du scombre ou maquereau ; mais alors rien ne rendait raison de ce haut prix. Il y a lieu de croire que c'était une sauce étrangère, et peut-être n'était-ce autre chose que le *soy*, qui nous vient de l'Inde, et qu'on sait être le résultat de poissons fermentés avec des champignons » (Brillat-Savarin).

Le merlan commun (*Merlangus vulgaris*) abonde, parfois en bancs serrés, dans la Manche et l'Océan jusqu'à l'embouchure de la Gironde. Sa pêche en France se fait surtout en décembre, janvier et février. Le merlan dépasse rarement 0 m. 40 de long.

Le merlan noir, Colin, Sey ou Charbonnier (*Merlangus carbonarius*), peut atteindre 0 m. 80. Il est très commun dans les mers du Nord, notamment sur les côtes de Norvège. Le foie donne une huile très estimée.

1. Maquereau, déc. 1897 ; poids : 170 gr. ; acidité : 0,098 ; — 2. Merlan commun, déc. 1897 ; poids : 91 gr. ; acidité : 0,109 ; — 3. Merlan noir, avril 1898 ; acidité : 0,065.

	1		2		3	
	A l'état normal.	A l'état sec.	A l'état normal.	A l'état sec.	A l'état normal.	A l'état sec.
Eau.................	67,60	0,00	80,70	0,00	80,10	0,00
Matières azotées......	15,67	48,37	16,15	83,65	17,84	89,64
— grasses.....	15,04	46,41	0,46	2,36	0,36	1,80
— extractives..	0,28	0,88	1,25	6,51	0,73	3,66
Cendres.............	1,41	4,34	1,44	7,48	0,97	4,90
	100,00	100,00	100,00	100,00	100,00	100,00

X. — MORUE. MUGE.

La morue franche (*Gadus morrhua*) ne se trouve pas dans la Méditerranée ; c'est essentiellement un poisson des mers du Nord. Elle peut arriver à une taille de 1 m. 50, avec un poids de 40 kilogr. Sa fécondité, sur les bancs de Terre-Neuve, est telle que, malgré les hécatombes dont chaque nouvelle campagne amène le retour, la morue ne diminue ni comme nombre, ni comme grosseur. « Ce poisson nourrit non seulement les hommes, mais encore les animaux domestiques. Dans les stériles pays du Nord, les indigènes donnent à leurs vaches et à leurs moutons des têtes de morues séchées. On fait cuire ces déchets avec des algues et quelques parcelles de foin, s'il y en a, puis chaque jour on distribue cette singulière pitance aux bêtes à cornes... Sur les côtes d'Islande, en guise de foin, les poneys mangent, l'hiver, des têtes de poissons. Bref, dans toute l'Europe arctique, la morue remplace les fourrages » (Ch. Rabot).

Le muge céphale ou mulet (*Mugil cephalus*), très recherché par les Romains, est très commun dans la Méditerranée et les parties voisines de l'Atlantique. Il remonte jusqu'à l'embouchure de la Loire. Longueur 0 m. 30 à 0 m. 70; poids 3 à 7 kilogr.

1. Morue salée, fortement brossée pour enlever le sel extérieur, déc. 1897; acidité : 0,316; — 2. Morue dessalée, vendue pour être employée de suite, janv. 1898, acidité : 0,174; — 3. Muge, fév. 1898.

	1		2		3	
	A l'état normal.	A l'état sec.	A l'état normal.	A l'état sec.	A l'état normal.	A l'état sec.
Eau..................	45,00	0,00	77,10	0,00	79,30	0,00
Matières azotées......	37,25	67,72	18,79	82,05	18,32	88,50
— grasses......	1,02	1,86	0,87	3,79	1,22	5,90
— amylacées...	2,59	4,72	0,86	3,76	0,07	0,33
Cendres...	14,14	25,70	2,38	10,40	1,09	5,27
	100,00	100,00	100,00	100,00	100,00	100,00

XI. — ORPHIE. PERCHE.

L'orphie commune (*Belone vulgaris*), connue aussi sous le nom d'*aiguille* en raison de son long bec, est très commune sur toutes les côtes de France. Elle peut atteindre 0 m. 70 à 1 m.; les os présentent une belle coloration verte caractéristique.

La perche commune ou perche de rivière (*Perca fluviatilis*) se rencontre dans toute l'Europe, dans le Nord de l'Asie et dans le Nord-Est de l'Amérique. Sa chair était déjà très recherchée par les Romains. On cite comme exceptionnelles des perches de 3 à 4 kilogr.

1. Orphie, 1603; — 2. Perche, mars 1898; poids: 68 gr.; acidité: 0,086; — Perche, avril 1898; poids: 56 gr.; acidité: 0,128.

	1		2		3	
	A l'état normal.	A l'état sec.	A l'état normal.	A l'état sec.	A l'état normal.	A l'état sec.
Eau................	70,50	0,00	82,60	0,00	78,80	0,00
Matières azotées......	22,08	74,86	14,90	85,63	17,46	82,40
— grasses......	4,56	15,44	0,55	3,16	1,40	6,60
— amylacées...	1,06	3,59	0,98	5,61	0,99	4,65
Cendres.............	1,80	6,11	0,97	5,60	1,35	6,35
	100,00	100,00	100,00	100,00	100,00	100,00

XII. — RAIE, SARDINE.

On trouve sur nos marchés plusieurs variétés de raies dont la chair est très estimée. La raie blanche (*Raja alba*) est assez commune dans la Manche et la Méditerranée; elle est moins abondante dans l'Océan. La raie bouclée (*Raja clavata*) est bien connue sur toutes les côtes de France.

La sardine (*Alosa sardina*) est un poisson de l'Ouest de l'Europe, que l'on trouve en abondance sur les côtes de France, d'Espagne et de Portugal, de même que dans la Méditerranée. On la pêche au moment où elle se rapproche des côtes pour frayer. La sardine, en Normandie, est désignée sous le nom de *Célerin, hareng de Bergues*, et dans la Charente-Inférieure sous celui de *Royan*. Elle ne dépasse pas 0 m. 25. Elle était appréciée des anciens.

1. Raie, déc. 1897; acidité: 0,109; — 2. Raie, avril 1898; acidité: 0,107; — 3. Sardines fraîches, Royan, avril 1898; poids de 6 sardines: 168 gr.; acidité: 0,172; analyse de la

chair ; — 4. Id., analyse des œufs ; — 5. Sardines salées, déc. 1897 ; poids de 6 sardines : 92 gr.; acidité : 0,068 ; analyse des sardines entières ; — 6. Id., analyse de la chair seule.

	1		2		3	
	À l'état normal.	À l'état sec.	À l'état normal.	À l'état sec.	À l'état normal.	À l'état sec.
Eau..................	76,40	0,00	76,90	0,00	73,10	0,00
Matières azotées......	22,08	93,58	21,77	94,24	22,12	82,22
— grasses......	0,45	1,90	0,37	1,60	2,33	8,65
— extractives...	0,17	0,72	0,01	0,06	0,57	2,13
Cendres..............	0,90	3,80	0,95	4,10	1,88	7,00
	100,00	100,00	100,00	100,00	100,00	100,00

	4		5		6	
	À l'état normal.	À l'état sec.	À l'état normal.	À l'état sec.	À l'état normal.	À l'état sec.
Eau..................	70,30	0,00	63,10	0,00	65,80	0,00
Matières azotées.....	21,95	73,90	23,68	64,16	24,16	70,60
— grasses....	1,46	4,90	2,62	7,10	2,75	8,05
— extractives.	4,94	16,65	1,93	5,24	1,89	5,55
Cendres..............	1,35	4,55	8,67	23,50	5,40	15,80
	100,00	100,00	100,00	100,00	100,00	100,00

XIII. — SAUMON. SOLE. SURMULET.

Le saumon commun (*Salmo Salar*) appartient en propre à la mer du Nord et à l'Océan, ainsi qu'à presque tous les cours d'eau qui se rendent dans ces mers. Il était, il y a cinquante ans, très pêché en Bretagne, mais il tend à disparaître de plus en plus. Il est encore extraordinairement abondant dans le Nord de l'Amérique, à Terre-Neuve, au Canada, dans l'Alaska, où l'on trouve des saumons qui mesurent 1 m. 60 et pèsent jusqu'à 45 kilog. On consomme le saumon frais, fumé, salé ou en boîtes. En 1895, les factoreries de la côte ouest d'Amérique ont expédié 236 wagons frigorifiques remplis de saumon à destination des grandes villes d'Amérique, de Londres, de Hambourg et de Paris.

La sole commune (*Solea vulgaris*) dépasse rarement 0 m. 40. On la trouve sur toutes les côtes de France, presque toujours au fond de l'eau, comme la limande et tous les pleuronectes en général.

Le surmulet (*Mullus surmuletus*) est assez commun dans la Méditerranée et dans l'Océan, où les pêcheurs le nomment *Barbeau*. Sa chair ne vaut pas celle du rouget ou rouget barbet (*Mullus barbatus*), qui habite de préférence la Méditerranée. Les Romains le recherchaient autant pour la délicatesse de sa chair que pour la beauté de ses couleurs. (Juvénal, *Sat.*, IV, 15.)

1. Saumon, avril 1898; poids : 3 kil. 500; acidité : 0,258; — 2. Sole, déc. 1897; poids : 69 gr.; acidité : 0,098; — 3. Surmulet, avril 1898; poids : 112 gr.; acidité : 0,150.

	1		2		3	
	A l'état normal.	A l'état sec.	A l'état normal.	A l'état sec.	A l'état normal.	A l'état sec.
Eau..............	61,40	0,00	79,20	0,00	74,70	0,00
Matières azotées....	17,65	45,72	17,26	82,96	19,27	76,16
— grasses....	20,00	51,82	0,81	3,90	4,40	17,40
— extractives	0,08	0,20	1,11	5,34	0,58	2,29
Cendres..........	0,87	2,26	1,62	7,80	1,05	4,15
	100,00	100,00	100,00	100,00	100,00	100,00

XIV. — TANCHE. THON. TRUITE.

La tanche vulgaire (*Tinca vulgaris*) est commune dans l'Europe entière. Ce n'est que très exceptionnellement qu'elle atteint 5 à 6 kilog.

Le thon commun (*Thynnus vulgaris*) est le plus grand des poissons d'Europe : il dépasse parfois 4 mètres de longueur et son poids peut atteindre 600 kilogr. On voit par les anciens auteurs que la pêche du thon se pratique depuis très longtemps dans la Méditerranée. Il habite de préférence cette mer. Il est moins abondant sur les côtes du Portugal et dans le golfe de Gascogne; il dépasse rarement l'embouchure de l'Adour. Le thon mariné, c'est-à dire conservé en boîte dans l'huile d'olives, est aujourd'hui l'objet d'un commerce très important.

Le *Muria*, assaisonnement si goûté des anciens, n'était que la saumure de thon, ou, pour parler plus exactement, la substance liquide que le mélange de sel faisait découler de ce poisson (Brillat-Savarin).

On pêche la truite commune (*Salmo fario*) dans toutes les rivières d'Europe. Sa chair est partout des plus délicates. Dans les petits ruisseaux à cours rapide elle atteint tout au plus le poids d'un kilogramme; mais dans les eaux profondes des lacs on trouve des truites de 7 à 8 kilog. Aujourd'hui on pêche encore souvent dans la rivière d'Ain des truites de cinq à six kilogrammes.

1. Tanche, avril 1898; poids: 80 gr.; acidité: 0,172;— 2. Thon, analyse faite sur le produit d'une conserve fortement exprimé dans un linge pour enlever l'excès d'huile (1897);— 3. Truite, avril 1898; acidité: 0,301.

	1		2		3	
	A l'état normal.	A l'état sec.	A l'état normal.	A l'état sec.	A l'état normal.	A l'état sec.
Eau..................	80,00	0,00	55,40	0,00	80,50	0,00
Matières azotées.....	17,47	87,34	29,08	65,19	17,52	89,82
— grasses....	0,39	1,95	12,57	28,18	0,74	3,80
— extractives.	0,48	2,41	1,37	3,08	0,44	2,28
Cendres...............	1,66	8,30	1,58	3,55	0,80	4,10
	100,00	100,00	100,00	100,00	100,00	100,00

XV. — TURBOT. VIVE.

Le turbot (*Rhombus maximus*) se pêche surtout dans la mer du Nord et dans la Manche, bien qu'il se trouve également dans la Méditerranée. Sa taille peut dépasser 0 m. 80.

On sait, par la satire classique de Juvénal, combien le turbot était apprécié des Romains.

La vive commune (*Trachinus draco*) se trouve dans la Méditerranée et sur les côtes de l'Ouest de la France, d'où elle remonte jusqu'en Norvège. Elle peut atteindre 0 m. 40.

1. Turbot, mars 1898; acidité : 0,043; — 2. Vive, avril 1898; poids : 51 gr.; acidité : 0,150.

	1		2	
	A l'état normal.	A l'état sec.	A l'état normal.	A l'état sec.
Eau...........................	77,60	0,00	84,20	0,00
Matières azotées.............	18,10	80,82	13,71	86,76
— grasses...............	2,28	10,15	0,76	4,78
— extractives..........	1,28	5,73	0,61	3,89
Cendres......................	0,74	3,30	0,72	4,57
	100,00	100,00	100,00	100,00

XVI. — CRABE. CREVETTE.

Le crabe commun ou crabe enragé (*Carcinus mœnas*) abonde sur toutes les côtes de l'Atlantique et de la Méditerranée.

On connaît de très nombreuses espèces de crevettes, caridides ou salicoques. Les mers européennes à elles seules en fournissent 90 espèces. Sur nos marchés, on désigne généralement, sous le nom de *Crevette*, le Crangon commun (*Crangon vulgaris*), que l'on pêche en abondance sur toutes nos côtes.

1. Crabe commun, avril 1898; poids: 79 gr.; analyse de la chair des pattes, après cuisson; acidité : 0,086; — 2. Crevettes, avril 1898; analyse de la chair retirée des queues de 50 crevettes pesant 132 gr.; acidité : 0,060; — 3. Id., mars 1898; chair retirée des queues de 50 crevettes cuites pesant 85 gr.; acidité : 0,055.

	1		2		3	
	A l'état normal.	A l'état sec.	A l'état normal.	A l'état sec.	A l'état normal.	A l'état sec.
Eau	76,50	0,00	78,80	0,00	67,30	0,00
Matières azotées	15,89	67,60	17,98	84,80	24,62	75,30
— grasses	0,87	3,69	1,00	4,69	1,65	5,05
— extractives	5,75	24,50	1,01	4,73	2,01	6,15
Cendres	0,99	4,21	1,21	5,78	4,42	13,50
	100,00	100,00	100,00	100,00	100,00	100,00

XVII. — ÉCREVISSE. HOMARD. LANGOUSTE.

Il existe dans les eaux européennes plusieurs espèces d'écrevisses souvent confondues par le vulgaire comme par les savants : Ecrevisses à pieds rouges (*Astacus fluviatilis*); Ecrevisses à pieds blancs (*A. Pallipes*); écrevisses de torrents (*A. Torrentium*), etc. Les écrevisses habitent exclusivement les eaux douces et se tiennent de préférence dans les eaux courantes.

Le Homard commun (*Homarus vulgaris*) habite de préférence l'Atlantique : il est moins abondant que la langouste dans la Méditerranée. Sur nos côtes il pèse rarement plus de 5 kilogr., mais sur les côtes d'Amérique, on en a pêché qui pesaient le double et mesuraient près d'un mètre, de l'extrémité des pinces à celle de l'abdomen.

La Langouste commune (*Palinurus vulgaris*) se trouve abondamment dans la Méditerranée. Sa pêche est très active sur les côtes occidentales et méridionales de France, d'Irlande et d'Angleterre. La langouste peut atteindre 0 m. 40 de long et 6 à 7 kilogr. en poids.

1. Ecrevisses, avril 1898 ; chair retirée des queues de 6 écrevisses pesant 113 grammes; acidité : 0,172 ; — 2. Homard en boîte, préparé à Terre-Neuve, exposition de 1900; — 3. Langouste, chair cuite retirée de la queue, nov. 1899.

	1		2		3	
	A l'état normal.	A l'état sec.	A l'état normal.	A l'état sec.	A l'état normal.	A l'état sec.
Eau............	82,30	0,00	75,60	0,00	74,70	0,00
Matières azotées.	13,59	76,76	18,87	77,34	18,10	71,55
— grasses.	0,57	3,23	0,98	4,01	4,92	19,45
— extract.	2,89	16,31	2,16	8,85	1,32	5,20
Cendres.........	0,65	3,70	2,39	9,80	0,96	3,80
	100,00	100,00	100,00	100,00	100,00	100,00

XVIII. — CARDIUM. HUITRES. LITTORINE.

Le cardium comestible (*Cardium edute*), plus connu à Paris sous les noms de *Bucardo* ou de *Coque*, peut atteindre les dimensions d'une petite pomme; il est très commun dans la mer du Nord.

L'huître commune (*Ostrea edulis*) était très appréciée des Romains qui faisaient venir à grands frais dans le lac Lucrin des huîtres de différentes contrées. D'après Juvénal (*Satire* IV, 139), Néron distinguait à la saveur les principales huîtres consommées à Rome.

Les huîtres des côtes de l'Atlantique et de la mer du Nord sont aujourd'hui particulièrement recherchées. (Huîtres du Havre, de Cancale, de l'île de Ré, de la Rochelle, de Marennes, d'Ostende…) Le minimum de salure nécessaire à l'existence des huîtres est d'environ 17 gr. de sel par litre. « Les huîtres, dit Brillat-Savarin, fournissent peu de substances nutritives; c'est ce qui fait qu'on en peut manger beaucoup sans nuire au repas qui suit immédiatement. » On voit en effet, d'après notre analyse, qu'une douzaine d'huîtres ne fournit que 20 à 25 gr. de matières nutritives.

En 1878, j'ai trouvé, en Algérie, des huîtres dites de *Portugal*, qui avaient une teinte verte très accusée, due à la présence du cuivre; chaque huître contenait en moyenne 12 milligrammes de sulfate de cuivre (1).

---

(1) *Journ. de pharm. et de chimie*, 1878.

La littorine littorale (*Littorina littorea*), vendue à Paris sous le nom de *Bigorneau*, est un des mollusques comestibles les plus répandus dans l'hémisphère septentrional. On le trouve depuis le Groenland jusqu'aux côtes de Portugal.

1. Cardium comestible, avril 1898; poids de 16 coques : 137 gr., dont 45 gr. de matières employées à l'analyse; acidité : 0,065 ; — 2. Huîtres, janvier 1898; analyse sur 60 gr. de matières retirées de 6 huîtres; acidité : 0,038 ; — 3. Littorine, avril 1898; analyse sur 40 gr. de matières retirées de 20 bigorneaux pesant 87 gr.; acidité : 0,108.

	1		2		3	
	À l'état normal.	À l'état sec.	À l'état normal.	À l'état sec.	À l'état normal.	À l'état sec.
Eau..................	92,00	0,00	80,50	0,00	73,30	0,00
Matières azotées......	4,16	52,00	8,70	44,60	11,99	44,92
— grasses......	0,29	3,67	1,43	7,32	2,28	8,55
— extractives...	2,32	29,00	7,33	37,61	7,83	29,30
Cendres..............	1,23	15,33	2,04	10,47	4,60	17,23
	100,00	100,00	100,00	100,00	100,00	100,00

XIX. — HÉLICES.

On connaît en Europe plus de cent variétés d'hélices. L'une des plus grosses est l'hélice vigneronne (*Helix pomalia*), de couleur fauve, très abondante dans certaines régions de la France et particulièrement dans les vignes. On la mange à Paris sous le nom d'*Escargot de Bourgogne*. L'hélice némorale (*Helix nemoralis*), qui est également comestible, se trouve partout en Europe ; elle est plus petite que la précédente, de couleur variable, et sillonnée de raies noires caractéristiques. Les escargots étaient très appréciés des Romains ; Varron donne la description d'un parc à escargots.

1. Hélices vigneronnes provenant de Saint-Julien, avril

1898; analyse sur 44 gr. de matières retirées de quatre gros escargots; — 2. Id., achetées à Paris, avril 1898; 12 pèsent 280 gr.; — 3. Id., de même provenance, après dégorgement dans l'eau salée; deux hélices laissées à jeun pendant 6 jours ont fourni 0 gr. 45 d'excréments, contenant à l'état sec, 6,14 p. 100 de matières azotées; — 4. Hélices némorales, provenant de Saint-Julien; analyse sur 11 gr. de matières retirées de 6 hélices; — 5. Id., achetées à Paris; 12 pèsent 79 gr.; — 6. Id., de même provenance, après dégorgement dans l'eau salée.

	1		2		3	
	A l'état normal.	A l'état sec.	A l'état normal.	A l'état sec.	A l'état normal.	A l'état sec.
Eau	79,30	0,00	85,00	0,00	81,00	0,00
Matières azotées	16,10	77,78	10,11	67,37	14,27	75,10
— grasses	1,08	5,20	0,72	4,80	0,83	4,36
— extractives	1,97	9,52	2,67	17,83	2,46	12,93
Cendres	1,55	7,50	1,50	10,00	1,44	7,61
	100,00	100,00	100,00	100,00	100,00	100,00

	4		5		6	
	A l'état normal.	A l'état sec.	A l'état normal.	A l'état sec.	A l'état normal.	A l'état sec.
Eau	80,50	0,00	83,20	0,00	80,00	0,00
Matières azotées	16,34	83,78	10,60	63,10	15,24	76,23
— grasses	1,38	7,10	0,80	4,78	0,96	4,78
— extractives	0,45	2,32	3,94	23,45	2,69	13,43
Cendres	1,33	6,80	1,46	8,67	1,11	5,56
	100,00	100,00	100,00	100,00	100,00	100,00

XX. — MOULE. PEIGNE DE SAINT-JACQUES. SEICHE.

La moule comestible (*Mytilus edulis*) habite toutes les mers de l'Europe, mais de préférence la mer du Nord. Dans tous les temps et dans tous les pays, les moules ont servi à la nourriture de l'homme, soit crues, soit cuites. Aristote en parle et l'on sait que les Romains faisaient le plus grand cas des moules de Tarente. L'arrondissement maritime de

Rochefort fournit plus de la moitié des moules récoltées en France.

Le Peigne de Saint-Jacques (*Pecten Jacobæus*) se rencontre abondamment dans la Méditerranée et l'Atlantique. Les anciens pèlerins se rendant en pèlerinage à Saint-Jacques de Compostelle portaient autrefois sur certaines parties de leurs vêtements les coquilles de ce mollusque : de là le nom de coquille de Saint-Jacques que porte encore, à Paris, le *Pecten Jacobæus*.

La Seiche (*Sepia officinale*), que l'on trouve sur toutes les côtes de France, peut atteindre 0 m. 35. Elle est consommée à l'état frais et même, dit-on, vendue comme conserves de homard. La Seiche était autrefois d'un usage commun à Athènes. Les seiches analysées m'ont été remises en 1902 par C. Gessard, au cours de ses études sur les oxydases [1].

1. Moules, janvier 1898 ; analyse sur 62 gr. de matières fournies par 12 moules ; acidité : 0,043 ; — 2. Peignes de Saint-Jacques, avril 1898 ; analyse sur 76 gr. de matières retirées d'une seule coquille ; acidité : 0,215 ; — 3. Seiches.

	1		2		3	
	A l'état normal.	A l'état sec.	A l'état normal.	A l'état sec.	A l'état normal.	A l'état sec.
Eau................	82,20	0,00	78,00	0,00	79,50	0,00
Matières azotées......	11,25	63,20	13,69	62,24	18,68	91,13
— grasses......	1,21	6,82	1,54	7,00	0,47	2,28
— extractives...	4,04	22,68	5,05	22,96	0,00	0,00
Cendres.............	1,30	7,30	1,72	7,80	1,35	6,59
	100,00	100,00	100,00	100,00	100,00	100,00

[1] *Comptes-rendus de l'Ac. des Sc.*, 9 mars 1903.

XXI. — OBSERVATIONS GÉNÉRALES SUR LES POISSONS, LES CRUSTACÉS ET LES MOLLUSQUES (1)

1. — De tout temps, les poissons, les crustacés et les mollusques ont servi à la nourriture de l'homme. Sans parler des stations préhistoriques, on peut invoquer Hérodote, qui rapporte que les Babyloniens (2) et les Egyptiens (3) comptaient plusieurs tribus ne vivant que de poissons et que les Pœoniens en faisaient même manger à leurs chevaux (4). De nos jours, le poisson est encore presque l'unique soutien de nombreuses peuplades maritimes (Esquimaux, Groenlandais, etc.). Il est hors de doute qu'en France il devrait jouer un rôle beaucoup plus considérable dans l'alimentation et qu'il y aurait lieu de prendre d'énergiques mesures pour en étendre le plus possible la consommation. L'exemple donné par Paris qui a reçu, en 1900, plus de 43 millions de kilogrammes de poissons, de moules ou de coquillages, montre ce que l'on pourrait obtenir sur les marchés de l'intérieur avec des moyens de transport moins onéreux, plus fréquents et plus rapides.

2. — Il résulte de nos analyses quelques indications générales qui mettent bien en relief la composition des produits examinés. La proportion d'eau dans les poissons frais est très variable, puisqu'elle oscille entre 59, 80 et 85, 80 p. 100. Il y a une relation directe entre l'eau et la graisse :

---

(1) *Comptes-rendus Acad. Sc.*, 13 juin, 1898.
(2) « Il y a, parmi les Babyloniens, trois tribus qui ne vivent que de poissons. Quand ils les ont pêchés, ils les font sécher au soleil, les broient dans un mortier et les passent ensuite à l'étamine. Ceux qui en veulent manger en font des gâteaux ou les font cuire comme du pain. » (*Histoire*, livre I, 200.)
(3) « Quelques-uns d'entre les Egyptiens ne vivent que de poissons : ils les vident, les font sécher au soleil et les mangent quand ils sont secs. » (*Id.*, II, 92.)
(4) « En place de foin, les Pœoniens du lac Prasias, en Thrace, donnent aux chevaux et aux bêtes de somme du poisson. » (*Id.*, V, 16.)

les poissons qui contiennent le moins d'eau (alose, anguille de rivière, maquereau, saumon) sont les plus riches en graisse; les poissons les moins gras, tels que le brochet, la limande, le merlan, la morue, la perche, la raie, la sole, la tanche, la vive, sont aussi les plus azotés. Ils donnent à l'état sec jusqu'à 94 p. 100 de matières azotées, c'est-à-dire plus que les viandes de boucherie.

Les poissons de mer ne contiennent pas plus de matières minérales (cendres) que les poissons de rivière.

3. — Il n'y a pas de relations absolues entre les poissons d'un même groupe : si les clupéidés (alose, hareng, sardine), ou les gadidés (colin, merlan, morues), présentent une certaine analogie de composition, on trouve plus de différence dans les cyprinidés (brême, carpe, daurade, gardon, goujon, tanche).

4. — En comparant les analyses des poissons maigres avec celles des pommes de terre données précédemment, on voit que la proportion d'eau est à peu près semblable des deux côtés et que les matières azotées dans les poissons sont représentées assez exactement par les mêmes chiffres que les matières amylacées dans les pommes de terre.

5. — Les crustacés et les mollusques, à l'état sec, contiennent moins d'azote que les poissons ; la graisse ne dépasse guère 8 p. 100 à l'état sec. L'acidité présente les mêmes écarts de part et d'autre.

CHAPITRE III

LES FROMAGES

La classification généralement adoptée dans les concours agricoles de Paris est la suivante, que nous croyons devoir reproduire. On y retrouve tous les fromages que nous avons analysés.

1re DIVISION. — FROMAGES A PATE MOLLE

1re classe. — Fromages frais.

Fromages blancs, à la crème, double-crème, demi-sel, etc.

2e classe. — Fromages affinés.

1re *catégorie* : brie (brie courant et brie de saison).
2e *catégorie* : coulommiers (coulommiers double-crème et coulommiers-brie).
3e *catégorie* : façon brie et façon coulommiers.
4e *catégorie* : camembert.
5e *catégorie* : façon camembert.
6e *catégorie* : bondons, malakoff et gournay, dits *à tout bien*.
7e *catégorie* : mont-d'or, pont-l'évêque, mignot, etc.
8e *catégorie* : livarot, rollot, maroilles, langres et void.
9e *catégorie* : troyes, saint-florentin, olivet, bourgogne, macquelines, thury.
10e *catégorie* : géromé *ou* gerardmer, munster.
11e *catégorie* : fromages divers non compris dans les catégories ci-dessus : fromages de Clignon (Aisne), fromages « Le Rioufroid » (Hautes-Alpes), etc.

2ᵉ DIVISION. — FROMAGES A PATE FERME

1ʳᵉ *classe*. — Fromages pressés.

1ʳᵉ *catégorie* : roquefort, septmoncel, gex, sassenage, mont-cenis, etc.

2ᵉ *catégorie* : cantal, laguiole, et autres fromages de l'Auvergne.

3ᵉ *catégorie* : fromages divers, non compris dans les deux catégories ci-dessus (fromages façon gorgonzola, façon hollande, fromages port-du-salut ou façon port-du-salut, fromage de saint-nectaire, etc.).

2ᵉ *classe*. — Fromages cuits et pressés.

1ʳᵉ *catégorie* : gruyère.
2ᵉ *catégorie* : fromages des Pyrénées.
3ᵉ *catégorie* : fromages pressés et cuits, non compris dans les catégories précédentes.

3ᵉ DIVISION. — FROMAGES DE CHÈVRE ET DE BREBIS NON COMPRIS DANS LES CATÉGORIES PRÉCÉDENTES

I. — FROMAGE DE BOURGOGNE. BRIE.

1. Fromage de Bourgogne, pâte molle, blanche, salée, vendu à Paris, en pain de 1.500 gr. à 2 kilogr., oct. 1897 ; — 2. Fromage de Brie, préparé dans le département de Seine-et-Oise, oct. 1897 ; poids : 1 kil. 500 ; épaisseur : 0 m. 020 ; — 3. Id., préparé dans les environs de Meaux, 1898.

	1		2		3	
	A l'état normal.	A l'état sec.	A l'état normal.	A l'état sec.	A l'état normal.	A l'état sec.
Eau..................	29,50	0,00	48,80	0,00	43,90	0,00
Matières azotées.....	28,84	40,91	19,94	38,94	19,04	33,94
— grasses......	38,55	54,68	22,45	43,84	28,93	51,65
— extractives..	1,65	2,34	4,85	9,48	6,63	11,82
Cendres.............	1,46	2,07	3,96	7,74	1,50	2,68
	100,00	100,00	100,00	100,00	100,00	100,00

II. — CAMEMBERT. CANTAL. CHESTER.

1. Fromage de Camembert préparé dans le Calvados, nov. 1897; poids : 250 gr.; épaisseur : 0 m. 030; — 2. Fromage du Cantal, oct. 1897; poids : 20 kilogr.; — 3. Id., fabriqué à Serres; Concours agricole de Paris, 1904; — 4. Id., Riom-ès-Montagne; Concours de 1904;—5. Fromage de Laguiole, fabriqué à Riom; Concours de 1904;— 6. Fromage de Chester, acheté à Paris, nov. 1897; poids : 500 gr.

	1		2		3	
	A l'état normal.	A l'état sec.	A l'état normal.	A l'état sec.	A l'état normal.	A l'état sec.
Eau...............	49,00	0,00	28,50	0,00	35,10	0,00
Matières azotées......	18,72	36,71	28,38	39,69	24,98	38,49
— grasses......	21,65	42,45	34,10	47,69	28,30	43,61
— extractives...	5,95	11,66	4,46	6,24	7,22	11,12
Cendres............	4,68	9,18	4,56	6,38	4,40	6,78
	100,00	100,00	100,00	100,00	100,00	100,00

	4		5		6	
	A l'état normal.	A l'état sec.	A l'état normal.	A l'état sec.	A l'état normal.	A l'état sec.
Eau...............	39,00	0,00	34,50	0,00	22,60	0,00
Matières azotées......	24,22	39,71	28,70	43,82	27,16	35,09
— grasses......	26,90	44,10	25,20	38,47	39,50	51,03
— extractives...	5,93	9,72	6,15	9,39	6,80	8,79
Cendres............	3,95	6,47	5,45	8,32	3,94	5,09
	100,00	100,00	100,00	100,00	100,00	100,00

III. — FROMAGES DE CHÈVRE. COULOMMIERS. FROMAGES A LA CRÈME.

1. Fromage de chèvre sec, obtenu en séchant à l'air le fromage frais, préalablement salé, Saint-Julien, oct. 1897; poids : 55 gr.; — 2. Fromage de Coulommiers, juin 1898; poids : 300 gr.; épaisseur : 0m.025.— 3. Fromage à la crème dit *Gervais*, Paris, oct. 1898; — 4. Id., préparé à Ferrières-Gournay, nov. 1898; — 5. Id., Gournay, juin 1898; poids : 100 gr.; — 6. Id., recouvert d'une feuille de papier d'étain;

poids : 70 gr.; nov. 1897; — 7. Id., Bondon de Neufchâtel, juin 1898; poids : 90 gr.; — 8. Id., oct. 1898; poids : 100 gr.; — 9. Fromage à la crème, dit *demi-sel*, auquel on ajoute du sel pour prolonger la conservation; Ferrières-Gournay, nov. 1898; poids : 75 gr.

	1		2		3	
	A l'état normal.	A l'état sec.	A l'état normal.	A l'état sec.	A l'état normal.	A l'état sec.
Eau	20,80	0,00	50,40	0,00	49,00	0,00
Matières azotées	33,60	42,43	17,41	35,10	7,20	14,12
— grasses	25,90	32,68	20,45	41,22	40,47	79,35
— extractives	15,30	19,33	4,80	9,68	3,08	6,05
Cendres	4,40	5,56	6,94	14,00	0,25	0,48
	100,00	100,00	100,00	100,00	100,00	100,00

	4		5		6	
	A l'état normal.	A l'état sec.	A l'état normal.	A l'état sec.	A l'état normal.	A l'état sec.
Eau	58,00	0,00	54,60	0,00	44,70	0,00
Matières azotées	7,55	17,98	10,52	23,16	19,94	36,06
— grasses	31,90	75,95	28,69	63,20	26,85	48,55
— extractives	2,13	5,07	5,87	12,94	7,09	12,82
Cendres	0,42	1,00	0,32	0,70	1,42	2,57
	100,00	100,00	100,00	100,00	100,00	100,00

	7		8		9	
	A l'état normal.	A l'état sec.	A l'état normal.	A l'état sec.	A l'état normal.	A l'état sec.
Eau	50,80	0,00	54,80	0,00	52,10	0,00
Matières azotées	17,60	35,80	14,43	31,92	13,49	28,16
— grasses	25,15	51,10	20,59	45,55	25,20	52,60
— extractives	5,12	10,40	5,98	13,23	8,28	17,29
Cendres	1,33	2,70	4,20	9,30	0,93	1,95
	100,00	100,00	100,00	100,00	100,00	100,00

IV. — FROMAGES DE GEX.

Le fromage bleu, dit *de Gex*, peut être considéré comme une variété de roquefort fabriqué avec du lait de vache peu écrémé. Lorsqu'il n'est pas ensemencé de moisissures, comme le véritable roquefort, la maturation demande six mois. Lorsqu'il est ensemencé, la maturation se fait en quelques semaines.

1. Fromage de Gex, fabriqué à Mijoux (Ain); Concours de Paris, 1904; — 2. Fromage de Septmoncel, même provenance; — 3. Fromage façon Gex, fabriqué dans la Haute-Loire; Concours de 1904.

	1		2		3	
	A l'état normal.	A l'état sec.	A l'état normal.	A l'état sec.	A l'état normal.	A l'état sec.
Eau..................	31,50	0,00	28,20	0,00	32,10	0,00
Matières azotées......	29,96	43,74	32,06	44,65	29,86	43,98
— grasses.......	28,85	42,12	31,25	43,52	32,20	47,42
— extractives...	5,51	8,04	3,99	5,56	0,34	0,50
Cendres..............	4,18	6,10	4,50	6,27	5,50	8,10
	100,00	100,00	100,00	100,00	100,00	100,00

V. — GORGONZOLA. HERVÉ. LIVAROT.

1. Fromage façon Gorgonzola, fabriqué à Marvéjols; aspect du Roquefort; concours de Paris, 1904; — 2. Fromage d'Hervé, très répandu dans le département du Nord; pâte molle, salée; juin, 1898; — 3. Fromage du Livarot, pâte molle, salée; poids : 500 gr.; nov. 1897.

	1		2		3	
	A l'état normal.	A l'état sec.	A l'état normal.	A l'état sec.	A l'état normal.	A l'état sec.
Eau..................	45,90	0,00	37,50	0,00	33,80	0,00
Matières azotées......	21,28	39,33	20,86	33,38	31,76	47,97
— grasses.......	27,20	50,28	23,93	38,29	21,95	33,16
— extractives...	1,67	3,09	7,71	12,33	8,05	12,16
Cendres..............	3,95	7,30	10,00	16,00	4,44	6,71
	100,00	100,00	100,00	100,00	100,00	100,00

VI. — FROMAGES DE GRUYÈRE

Le fromage de gruyère, obtenu avec du lait de vache, est le type des fromages cuits ou de chaudière. Il est originaire de la Suisse, mais on le prépare aujourd'hui tout aussi bien en France dans plusieurs départements de l'Est, et en particulier dans l'Ain. « La réputation du gruyère de l'Ain s'est accrue depuis l'exposition de 1867, qui lui attribua la prime d'honneur pour les fromages de gruyère d'origine française. Sa fabrication utilise aujourd'hui les neuf dixièmes de la production du lait. Le gruyère de l'Ain est généralement mi-gras, c'est-à-dire préparé avec du lait écrémé dans la proportion du quart à la moitié. La pâte a une saveur fine, s'écrasant facilement et ouverte au point de montrer quatre ou cinq yeux ronds, de la grosseur d'une noisette bien dépouillée et à paroi brillante, par sonde prise sur l'une des planches à 5 centimètres du bord du talon. Le poids des pains varie entre 35 et 80 kilogrammes (1). »

1. Fromage de gruyère fabriqué dans l'Ain, 1897; — **2.** Fromage de gruyère, juin 1897; poids : 30 kilogr.; — **3.** Id., concours de Paris, 1904; — **4.** Fromage de Gruyère exposé au concours de Paris, de 1904, par l'Ecole de fromagerie de Maillat; — **5.** Id., fabriqué à Grançot; — **6.** Id., fabriqué à Mont-sur-Monnet, près Champagnole; — **7.** Id., fabriqué dans le Jura à Villards-d'Héria; — **8.** Fromage de gruyère, façon Emmenthal, fabriqué dans la Haute-Savoie, à Bons, concours de 1904; — **9.** Id., exposé par l'Ecole fruitière de Pringy.

	1		2		3	
	A l'état normal.	A l'état sec.	A l'état normal.	A l'état sec.	A l'état normal.	A l'état sec.
Eau.................	27,50	0,00	31,70	0,00	31,80	0,00
Matières azotées......	33,89	46,74	36,06	52,79	33,46	42,06
— grasses......	33,32	45,96	26,95	39,46	25,94	38,04
— extractives...	1,50	2,07	1,79	2,62	4,10	6,01
Cendres.............	3,79	5,23	3,50	5,13	4,70	6,89
	100,00	100,00	100,00	100,00	100,00	100,00

(1) Aug. Piquet, *Rapport au ministre de l'Agriculture.*

	4		5		6	
	À l'état normal.	À l'état sec.	À l'état normal.	À l'état sec.	À l'état normal.	À l'état sec.
Eau................	28,90	0,00	32,90	0,00	28,20	0,00
Matières azotées......	31,98	44,98	29,68	44,23	32,62	45,43
— grasses.......	29,56	41,58	28,20	42,03	28,60	39,83
— extractives...	5,51	7,75	5,67	8,45	6,68	9,31
Cendres.............	4,05	5,69	3,55	5,29	3,90	5,43
	100,00	100,00	100,00	100,00	100,00	100,00

	7		8		9	
	À l'état normal.	À l'état sec.	À l'état normal.	À l'état sec.	À l'état normal.	À l'état sec.
Eau................	28,30	0,00	27,50	0,00	33,10	0,00
Matières azotées......	29,54	41,20	37,80	52,14	32,28	48,25
— grasses.......	33,40	46,58	23,10	31,87	24,66	36,86
— extractives...	5,06	7,06	7,40	10,21	5,66	8,46
Cendres.............	3,70	5,16	4,20	5,78	4,30	6,43
	100,00	100,00	100,00	100,00	100,00	100,00

VII. — FROMAGES DE HOLLANDE.

1. Fromage de Hollande, octobre 1897; poids : 2 kilogr.; — **2.** Id., acheté à Paris, en sept. 1898; — **3.** Fromage façon Hollande fabriqué à Marvéjols; concours de Paris, 1904.

	1		2		3	
	À l'état normal.	À l'état sec.	À l'état normal.	À l'état sec.	À l'état normal.	À l'état sec.
Eau	37,90	0,00	38,50	0,00	38,80	0,00
Matières azotées......	27,32	43,99	25,34	41,20	26,76	43,73
— grasses......	25,90	41,71	24,29	39,50	22,65	37,01
— extractives...	4,08	6,57	9,07	14,75	7,54	12,32
Cendres.............	4,80	7,73	2,80	4,55	4,25	6,94
	100,00	100,00	100,00	100,00	100,00	100,00

VIII. — MONT-D'OR. MUNSTER.

1. Fromage obtenu avec du lait de chèvres, dans les montagnes de Mont-d'Or qui avoisinent Lyon, juin 1898; poids: 250 gr.; — **2.** Fromage de Munster, nov. 1897; poids : 2

kilogr.; — 3. Id., oct. 1898; la pâte contient des graines de cumin qui ont été enlevées pour l'analyse.

	1		2		3	
	A l'état normal.	A l'état sec.	A l'état normal.	A l'état sec.	A l'état normal.	A l'état sec.
Eau..................	43,20	0,00	45,40	0,00	37,50	0,00
Matières azotées.......	20,10	35,40	16,86	30,88	18,17	29,07
— grasses.......	23,97	42,19	25,90	47,43	29,83	47,72
— extractives....	8,84	15,56	6,88	12,60	9,75	15,61
Cendres..............	3,89	6,85	4,96	9,09	4,75	7,60
	100,00	100,00	100,00	100,00	100,00	100,00

IX. — OLIVET. PONT-L'ÉVÊQUE. PORT-SALUT.

1. Fromage d'olivet, fabriqué dans la région orléanaise, en suivant le procédé du camembert. Il se fait avec du lait de vache non écrémé. Cinq jours après le moulage, il se consomme comme *fromage blanc;* quinze jours après, il se couvre de *penicillium glaucum* et prend le nom de *fromage bleu;* affiné alors en contact avec de la cendre de sarment de vigne, il acquiert un arôme spécial très estimé et constitue le *fromage cendré d'olivet*. L'analyse a été faite sur un fromage cendré fabriqué près de Meung et exposé au concours de Paris de 1904; — 2. Fromage de Pont-l'Evêque, juin 1898; poids : 450 gr.; — 3. Fromage de Port-Salut, juin 1898; poids : 1 kilogr.

	1		2		3	
	A l'état normal.	A l'état sec.	A l'état normal.	A l'état sec.	A l'état normal.	A l'état sec.
Eau................	28,40	0,00	46,40	0,00	27,70	0,00
Matières azotées....	13,98	19,53	20,32	37,91	31,16	43,10
— grasses....	48,16	67,26	25,00	46,64	35,10	48,55
— extractives.	5,16	7,21	6,68	12,46	2,04	2,82
Cendres............	4,30	6,00	1,60	2,99	4,00	5,53
	100,00	100,00	100,00	100,00	100,00	100,00

X. — ROQUEFORT. SAINT-FLOUR.

1. Fromage de Roquefort, fabriqué dans l'Aveyron, avec du lait de brebis; poids : 2 kilogr.; oct. 1897; — 2. Fromage

de Saint-Flour, façon Roquefort, vendu sous le nom de *fromage bleu d'Auvergne*; oct. 1898; — 3. Fromage façon Roquefort fabriqué à Saint-Sauers, Puy-de-Dôme; concours de Paris 1904.

	1		2		3	
	A l'état normal.	A l'état sec.	A l'état normal.	A l'état sec.	A l'état normal.	A l'état sec.
Eau.............	28,90	0,00	21,30	0,00	32,20	0,00
Matières azotées....	25,16	35,39	30,77	39,10	24,78	36,55
— grasses....	38,30	53,86	34,12	43,35	29,96	44,19
— extractives.	3,00	4,22	11,58	14,72	7,22	10,65
Cendres...........	4,64	6,53	2,23	2,83	5,84	8,61
	100,00	100,00	100,00	100,00	100,00	100,00

XI. — SAINT-POURÇAIN. SAVOIE.

1. Fromage de Saint-Pourçain, Allier, forme boule; poids: 180 gr.; mai 1897; — 2. Fromage de Savoie, pâte molle; poids: 2 kil. 500; acheté à Paris, oct. 1897; — 3. Id. Provenance de la Maurienne, nov. 1897.

	1		2		3	
	A l'état normal.	A l'état sec.	A l'état normal.	A l'état sec.	A l'état normal.	A l'état sec.
Eau.............	35,10	0,00	52,40	0,00	49,70	0,00
Matières azotées....	19,37	29,85	28,84	60,59	27,32	54,31
— grasses....	34,63	53,35	5,90	12,40	6,45	12,82
— extractives.	8,76	13,50	9,38	19,70	12,53	24,91
Cendres...........	2,14	3,30	3,48	7,31	4,00	7,96
	100,00	100,00	100,00	100,00	100,00	100,00

XII. — FROMAGE DE VACHE. FROMAGE FORT.

1. Fromage de vache obtenu en faisant égoutter le caillé dans des moules en fer blanc percés de trous; vendu à Paris sous le nom de *Petit-Cœur*, sans crème; mai 1897; — 2. Fromage fort de Bresse, obtenu avec un tiers de fromage de gruyère, un tiers de fromage sec de chèvres et un tiers de

fromage sec de vache. Les fromages préalablement râpés sont mélangés dans un pot avec une petite quantité de bouillon gras; Saint-Julien, fév. 1898.

	1		2	
	A l'état normal.	A l'état sec.	A l'état normal.	A l'état sec.
Eau	80,50	0,00	51,70	0,00
Matières azotées	9,94	50,97	28,20	58,38
— grasses	3,64	18,66	12,74	26,38
— extractives	5,20	26,67	4,58	9,48
Cendres	0,72	3,70	2,78	5,76
	100,00	100,00	100,00	100,00

XIII. — LAIT. CRÈME. BEURRE.

1. Lait de vache acheté à Paris, en bouteille cachetée, juillet 1897; — 2, Id., pris dans une crèmerie; — 3. Lait en tablettes, desséché par le procédé Just-Hatmaker, mars 1904; — 4. Crème préparée à Saint-Julien, février 1898; — 5. Beurre de même provenance; — 6. Beurre rapporté d'Isigny, janvier 1903.

	1		2		3	
	A l'état normal.	A l'état sec.	A l'état normal.	A l'état sec.	A l'état normal.	A l'état sec.
Eau	87,20	0,00	89,60	0,00	7,60	0,00
Matières azotées	3,23	25,24	2,59	24,90	29,48	31,90
— grasses	4,12	32,19	3,22	30,96	26,35	28,52
— extractives	4,83	37,73	4,06	39,04	30,99	33,54
Cendres	0,62	4,84	0,53	5,10	5,58	6,04
	100,00	100,00	100,00	100,00	100,00	100,00

	4		5		6	
	A l'état normal.	A l'état sec.	A l'état normal.	A l'état sec.	A l'état normal.	A l'état sec.
Eau	68,60	0,00	13,90	0,00	13,30	0,00
Matières azotées	2,58	8,22	1,30	1,51	2,52	2,91
— grasses	26,52	84,46	84,05	97,62	83,58	96,40
— extractives	1,60	5,09	0,63	0,73	0,00	0,00
Cendres	0,70	2,23	0,12	0,14	0,60	0,69
	100,00	100,00	100,00	100,00	100,00	100,00

XIV. — OBSERVATIONS GÉNÉRALES SUR LES FROMAGES (1)

1. — Les variétés de fromages consommés en France sont nombreuses et se prêtent difficilement à une classification rigoureuse. Dans les fromages ordinaires fabriqués avec du lait de vache, la proportion d'eau peut s'élever à 80 p. 100, et les matières azotées l'emportent généralement sur les matières grasses. Dans les fromages frais, dits à la crème (Suisse, Gournay, Neuchâtel), l'eau est en moindre proportion (50 à 60 p. 100); les matières grasses sont en grand excès, par rapport aux matières azotées et le poids des cendres, comme précédemment, est faible. Les fromages frais demi-sel ont plus de consistance, moins de matières grasses et laissent plus de cendres à l'incinération (1 à 2 p. 100).

Les fromages salés, à pâte molle, préparés depuis plus ou moins de temps, en laissent encore davantage (4 à 5 p. 100). L'eau oscille entre 30 et 50 p. 100. Les matières grasses et azotées présentent de grands écarts : tantôt les premières dominent (Bourgogne, Brie, Munster, Pont-l'Evêque), et tantôt les secondes (Livarot, Savoie); parfois elles sont en mêmes proportions (Camembert, Coulommiers, Hervé, Mont-d'Or).

Les fromages à pâte ferme (Cantal, Chester, Gruyère, Hollande, Port-Salut, Roquefort) ont une composition plus uniforme : l'eau ne dépasse guère 30 p. 100; les matières azotées et les matières grasses s'y rencontrent assez souvent en même quantité. Le sel est représenté par 4 à 5 p. 100 du poids total.

2. — Malgré les réserves qui s'imposent, lorsqu'il s'agit de produits dont la composition varie nécessairement suivant une foule de circonstances locales, et suivant leur ancien-

---

(1) *Comptes-rendus Acad. Sc.*, 28 nov. 1898.

neté, nos analyses viennent à l'appui de tout ce qui a été dit sur la valeur des fromages français (1). Si l'on prend, par exemple, le gruyère fabriqué dans les départements qui avoisinent la Suisse, on voit que 100 gr. de ce fromage contiennent, sous une forme concrète, autant de matières grasses et azotées qu'un litre de lait, soit plus de substances nutritives qu'il n'y en a dans 250 gr. de viande de boucherie à 75 p. 100 d'eau. Il ressort de cette comparaison que le gruyère, dont le transport est facile, devrait jouer un rôle très important dans l'alimentation de l'armée. En l'associant au pain de guerre sous forme de panade (2), on aurait un aliment substantiel qui serait vraisemblablement mieux accepté du soldat que la plupart des potages ou des pains à base de graisse, de viande ou de gluten qui ont été proposés à l'administration de la Guerre depuis 1870,

---

(1) La réputation des fromages français est établie depuis longtemps. On sait, par Pline, combien étaient autrefois appréciés à Rome les fromages de Nîmes, de la Lozère et du Gévaudan : « *Laus caseo Romæ, ubi omnium gentium bona cominus judicantur, e provinciis Nemausensi præcipua, Lesuræ Gabilicique pagi...* » (Lib. XI, 97, 1.).

(2) Si l'on se reporte aux analyses de pain de guerre publiées précédemment (Voy. tome 1), on verra qu'une galette de 50 gr. contient approximativement 5 gr. de matières azotées et 38 gr. de matières hydrocarbonées. En ajoutant à cette galette 20 gr. de fromage de gruyère, on pourrait obtenir une panade contenant 11 à 12 gr. de matières azotées, 7 gr. de beurre et 38 gr. de matières amylacées, c'est-à-dire plus de matières nutritives qu'il n'y en a dans la plupart des potages condensés que l'on trouvera plus loin.

QUATRIÈME PARTIE

LES CONSERVES

On trouvera, dans cette quatrième partie, non seulement des substances alimentaires conservées dans des boîtes en fer blanc ou des bouteilles privées d'air, mais aussi de nombreux produits dont la conservation a été assurée par la dessiccation, le sel, la graisse, ou la saumure.

Les échantillons examinés viennent en grande partie du service des vivres de la Guerre et de l'Exposition de 1900; d'autres viennent de la Commission des inventions intéressant les armées de terre et de mer ou de nos attachés militaires auprès des puissances étrangères; quelques-uns ont été remis par des soldats des nations voisines au moment où ils venaient de contracter un engagement dans la Légion étrangère.

CHAPITRE PREMIER

LES CONSERVES DE LÉGUMES ET DE FRUITS

§ I. — LÉGUMES DESSÉCHÉS.

1. Carottes; en petites lanières; présentées au ministère de la Guerre, en 1895, par une maison de Marseille; acidité : 0,065; — 2. Choux, id.; même provenance; acidité : 0,120; — 3. Choux blancs; en minces galettes carrées de 100 gr., légèrement comprimées et recouvertes d'une feuille de papier paraffiné; fabrication allemande, 1898; — 4. Choux de Savoie; en galettes, comme les précédentes; même fabrication; — 5. Haricots verts, en galettes; même provenance; — 6. Id., fabrication allemande 1900; — 7. Julienne en galette de 100 gr.; mélange de choux, carottes, raves, pommes de terre, etc., fabrication allemande, 1898; — 8. Id., fabriquée à Lisbonne; Exposition de Paris, 1900; — 9. Oignons en galettes de 100 gr.; fabrication allemande, 1898; — 10. Pommes de terre; en rondelles dures, cornées, de quelques millimètres d'épaisseur; ne reprennent que 36 à 40 p. 100 d'eau à l'ébullition; acidité : 0,027; fabrication allemande, 1898; — 11. Pommes de terre desséchées de fabrication française; en minces copeaux contenus dans des boîtes en carton de 100 gr.; dix de ces boîtes sont logées dans une caisse en fer blanc soudée; proposées au ministère de la Guerre et des colonies, en juin 1903; — 12. Pommes de terre granulées, même provenance, même enrobage, 1 k. de légume desséché représente 15 à 20 kg. de légumes frais.

	1	2	3	4	5	6
Eau.................	15,10	16,10	18,00	16,70	10,60	13,60
Matières azotées.......	6,06	13,96	8,12	11,20	17,80	14,36
— grasses........	2,15	1,50	0,30	1,10	1,15	1,65
— extractives....	65,95	53,42	63,13	61,05	57,10	55,04
Cellulose............	7,80	12,10	7,75	6,15	8,65	9,25
Cendres.............	2,94	2,92	2,70	3,80	4,70	6,10
	100,00	100,00	100,00	100,00	100,00	100,00

	7	8	9	10	11	12
Eau.................	13,60	19,90	14,20	12,20	11,20	12,40
Matières azotées.......	6,52	7,37	6,52	5,98	7,00	7,98
— grasses........	0,70	0,60	0,60	0,45	0,45	0,30
— extractives....	70,23	59,93	71,28	77,69	77,80	75,32
Cellulose............	5,15	5,00	4,10	1,84	1,95	1,60
Cendres.............	3,80	7,20	3,30	1,84	1,60	2,40
	100,00	100,00	100,00	100,00	100,00	100,00

§ II. — CONSERVES AU NATUREL.

1. Choucroute de Strasbourg, en tonneau, oct. 1898 ; — 2. Cèpes, en boîtes soudées, fabrication parisienne, 1898; poids du bolet analysé : 32 gr.; — 3. Haricots verts, même fabrication, 100 cosses pèsent 17 gr.; — 4. Petits pois, même fabrication ; 100 grains pèsent 16 gr.

	1		2	
	A l'état normal.	A l'état sec.	A l'état normal.	A l'état sec.
Eau.................	89,80	0,00	90,00	0,00
Matières azotées.........	1,50	14,72	4,16	41,63
— grasses.........	0,13	1,25	0,26	2,56
— extractives......	6,37	62,43	3,66	36,64
Cellulose..............	1,16	11,40	0,85	8,50
Cendres..............	1,04	10,20	1,07	10,67
	100,00	100,00	100,00	100,00

	3		4	
	A l'état normal.	A l'état sec.	A l'état normal.	A l'état sec.
Eau....................	92,10	0,00	86,40	0,00
Matières azotées.........	1,86	23,56	2,88	21,14
— grasses...........	0,26	3,32	0,33	2,45
— extractives........	3,74	47,29	8,74	64,26
Cellulose................	0,86	10,95	1,18	8,70
Cendres.................	1,18	14,88	0,47	3,45
	100,00	100,00	100,00	100,00

§ III. — CONSERVES DE FRUITS.

1. Confitures de cerises, 1899; acidité : 0,970 ; — 2. Gelée de groseilles, 1899; acidité : 0,990 ; — 3. Marron glacé, 1899; poids du marron analysé : 16 gr. 3.

	1		2		3	
	A l'état normal.	A l'état sec.	A l'état normal.	A l'état sec.	A l'état normal.	A l'état sec.
Eau..................	35,70	0,00	29,30	0,00	21,30	0,00
Matières azotées........	0 71	1,10	1,08	1,52	1,69	2,15
— grasses........	0,26	0,41	0,25	0,36	0,98	1,25
— sucrées.......	62,01	96,44	67,61	95,63	54,15	68,80
— amylacées....	0,00	0,00	0,00	0,00	20,73	26,34
Cellulose..............	1,10	1,71	1,54	2,18	0,94	1,20
Cendres..............	0,22	0,34	0,22	0,31	0,21	0,26
	100,00	100,00	100,00	100,00	100,00	100,00

CHAPITRE II

LES CONSERVES DE VIANDES

§ I. — BŒUF. VEAU. MOUTON.

I. — Conserves de bœuf.

Conserve proposée au Ministère de la Guerre par une maison de Marseille, février 1900; boîte en fer-blanc soudée, contenant deux saucisses de bœuf avec du jus. Poids net : 250 gr., dont : saucisses, 160 gr. et jus, 90 gr. —1. Analyse des saucisses; — 2. Analyse du jus; — 3. Composition calculée pour 100 parties de la conserve, saucisses et jus mélangés.

	1		2		3	
	A l'état normal.	A l'état sec.	A l'état normal.	A l'état sec.	A l'état normal.	A l'état sec.
Eau................	52,30	0,00	60,80	0,00	55,36	0,00
Matières azotées......	30,00	62,90	5,01	12,77	21,00	47,05
— grasses.......	12,57	26,35	29,64	75,60	18,72	41,93
— extractives...	1,81	3,80	0,46	1,21	1,32	2,95
Cendres.............	3,32	6,95	4,09	10,42	3,60	8,07
	100,00	100,00	100,00	100,00	100,00	100,00

Conserve de bœuf proposée par le sous-intendant militaire Goudal. Boîte de 400 gr. avec bouillon concentré additionné de graisse de porc fondu; fabriquée à Billancourt en septembre 1902. Analyse sur la boîte entière.

	A l'état normal.	A l'état sec.
Eau....................	53,90	0,00
Matières azotées..........	28,33	61,46
— grasses.........	15,05	32,64
— extractives.......	0,00	0,00
Cendres.................	2,72	5,90
	100,00	100,00

II. — Extraits de viande.

Extraits présentés par une maison de Paris, avril 1898; dans de petits étuis en gélatine, recouverts d'une couche de paraffine; chaque étui contient 5 gr. d'extrait. — 1. Extrait pour bouillon; composition pour 100 gr.; acidité : 2,205; 2. Id., composition calculée pour un étui; — 3. Extrait pour consommé; acidité : 2,695; — 4. Id., composition d'un étui. Les cendres sont constituées presque entièrement par du sel ordinaire (chlorure de sodium).

	1		2	3		4
	À l'état normal.	À l'état sec.	À l'état normal.	À l'état normal.	À l'état sec.	À l'état normal.
Eau............	7,80	0,00	0,39	11,60	0,00	0,58
Matières azotées....	15,74	17,07	0,78	19,58	22,15	0,98
— grasses...	23,30	25,27	1,17	0,40	0,45	0,02
— extractives	1,86	2,02	0,09	3,22	3,64	0,16
Cendres.........	51,30	55,64	2,57	65,20	73,76	3,26
	100,00	100,00	5,00	100,00	100,00	5,00

Observations relatives à des extraits de viande destinés au service de santé de l'armée (1).

Il s'agit d'*extraits Liebig* conservés pendant six ans, en vue d'étudier les altérations qui peuvent se produire avec le temps. On sait que ces extraits se préparent à Fray-Bentos depuis 1863, et que cette fabrication a pris un très grand développement. « La chair des animaux abattus, immédiatement découpée, est conduite par des wagons jusqu'à des hachoirs mécaniques et, de là, dans de grandes marmites, où la vapeur en extrait tous les sucs. Le liquide ainsi obtenu passe dans des vaporisateurs qui en retirent l'eau, et ensuite dans les appareils de distillation qui séparent toutes les matières mal dissoutes; surchauffé, filtré, il tombe clarifié dans

---

(1) *Comptes-rendus Acad. Sc.*, 8 déc. 1890, et *Revue de l'intendance*.

une nouvelle marmite et se rend à un condensateur où un appareil giratoire le refroidit en le conservant liquide, et dans un autre où il se refroidit complètement et se réduit en pâte... Le résidu de la viande est conduit au moulin et réduit en farine pour engraisser les bœufs (1). »

Les boîtes mises en observation sont en fer-blanc et renferment 1 kg. d'extrait; elles sont cylindriques et fermées à la partie supérieure par une plaque circulaire d'environ 2 cm. de diamètre, fixée au couvercle avec de la soudure. Quelques-unes sont intactes, mais il en est qui présentent dans cette partie de petits trous laissant suinter de l'intérieur, d'où vient l'attaque, un peu d'extrait qui, en se diluant au contact de l'air, s'est répandu sur le pourtour des boîtes. Cet extrait est, en effet, très hygrométrique.

Pour 10 gr. exposés à l'air libre, dans une capsule de platine, la prise d'eau a été :

	gr.
En 1 jour de......................	0,18
En 3 jours........................	0,41
En 6 jours........................	0,88
En 11 jours.......................	1,50
En 20 jours.......................	2,09
En 28 jours.......................	2,32
En 33 jours.......................	2,47, soit 24,7 p. 100

C'est là un maximum qui, dans les différents essais entrepris comparativement, n'a jamais été dépassé.

Les extraits dont la soudure a été traversée ne diffèrent des autres que par une consistance plus molle et une proportion d'eau plus élevée. Il n'y a pas de traces apparentes d'altérations; convenablement assaisonnés, ils donnent, avec le pain, une soupe agréable au goût et à l'odorat. La composition se rapproche de celle qui est indiquée par Liebig :

---

(1) Emile DAIREAUX, *Voyage à la Plata* (*le Tour du Monde*, 1887).

	Pour 100.
Eau	16 à 21
Substances sèches	79 à 84
Cendres	18 à 22

L'acidité, représentée en acide sulfurique monohydraté, varie entre 4 gr. 10 et 5 gr. 20 pour 100. Dans les analyses de Liebig, citées par Wagner (1), il n'est pas question de cette acidité, dont le rôle cependant est considérable ; car, si elle favorise la conservation de la denrée, elle est aussi la principale cause de l'altération des soudures. Celles-ci, en effet, qui ne renferment pas moins de 42 pour 100 de plomb, sont lentement attaquées par les acides, comme le prouvent plusieurs expériences.

Exp. I. — Un fragment d'étain du commerce à 1,90 pour 100 de plomb, laissé dans l'extrait pendant trois mois, a perdu 5 milligrammes ; un fragment de plomb ordinaire de même poids (3 gr.) a perdu trois fois plus.

Exp. II. — Des fragments semblables, amenés à l'état de lamelles, ayant la même surface, plongés dans les solutions contenant 8 pour 100 d'acide lactique, ont perdu, en un mois ; l'étain, 0 gr. 015, le plomb, 0 gr. 045.

Exp. III. — Voici quelques données plus rigoureuses, en contradiction avec d'anciennes recherches de Proust (2), mais conformes aux expériences plus récentes de Pleischl (3) et de Roussin (4).

On a mis dans quatre flacons bouchés à l'émeri :

A. 3 gr. 344 d'un alliage d'étain à 53,8 pour 100 de plomb

---

(1) Wagner, *Chimie industrielle*. Paris, 1879.
(2) Proust, *Recherches sur l'étamage du cuivre, la vaisselle d'étain et la poterie* (Annales de chimie, t. LI, 1804).
(3) Pleischl, *Zeitschrift für Chemie*, 1862, p. 46.
(4) Roussin, *Etude sur la composition des vases en étain du service des hôpitaux militaires* (Mémoires de médecine et de Pharmacie militaires, t. XIV, p. 167, 1865).

avec 40 cc. d'une solution titrant exactement 6,48 pour 100 d'acide acétique ($C^4H^4O^4$);

B. 1 gr. 303 d'un alliage d'étain, à 54,5 pour 100 de plomb, avec 40 cc. d'une solution à 2,28 pour 100 d'acide acétique;

C. 1 gr. 480 d'un étain de commerce contenant 1,88 pour 100 de plomb, avec 40 cmc. de la même solution acétique;

D. 0 gr. 807 d'étain chimiquement pur, avec 40 cc. de la même solution.

Les métaux ont été amenés par le martelage à l'état de plaques mesurant, la première, 525 mm². ; la deuxième, 325 mm². ; la troisième, 350 mm². et la quatrième, 300 mm². Ces plaques, avant les pesées, ont été frottées, lavées et séchées.

Après un contact de quatre mois, les flacons ayant été agités de temps à autre, on a retiré les plaques et on les a lavées avec le plus grand soin, de façon à détacher le dépôt qui les recouvrait, puis on les a séchées et pesées.

La première a perdu 0 gr. 043, soit 1,285 pour 100 et 0 gr. 0081 pour une plaque de 1 cm². La liqueur acétique contenait en solution 0 gr. 014, et à l'état de dépôt insoluble 0 gr. 035 ; le plomb et l'étain ont été de part et d'autre caractérisés très nettement : on a trouvé dans les deux résidus 0 gr. 024 d'étain.

La plaque *B* a perdu 0 gr. 020, soit 1,534 pour 100 et 0 gr. 0061 par cm². La liqueur acétique contenait en solution 0 gr. 009, et à l'état insoluble 0 gr. 027 ; le plomb et l'étain ont été caractérisés très nettement : il y avait dans les deux résidus 0 gr. 009 d'étain.

La plaque *C* a perdu 0,014, soit 0,945 pour 100 et 0 gr. 004 par cm². La liqueur acétique retient en solution 0 gr. 005 et à l'état insoluble 0 gr. 010. Dans le premier résidu, il y a de l'étain et des traces seulement de plomb ; dans le second, les deux métaux sont nettement caractérisés. Dans les deux, on a trouvé 0 gr. 012 d'étain.

La plaque *D* a perdu 0 gr. 018, soit 2,230 pour 100 et 0 gr. 006 par cm². La liqueur acétique retient en solution 0 gr. 009 et à l'état insoluble 0 gr. 010. Ces deux résidus, traités comme les précédents par l'acide nitrique, ont donné

0 gr. 019 d'acide stannique, correspondant à 0 gr. 015 d'étain.

Les deux premières plaques avaient une teinte ardoisée ; la troisième et surtout la quatrième avaient l'aspect de l'argent mat.

L'acidité des liqueurs n'a pas varié d'une façon appréciable.

Conclusions. — Tous ces faits, rapprochés, conduisent à ces conclusions :

1. L'étain, le plomb et leurs alliages, en *quelque proportion que ce soit*, sont attaqués très lentement par les acides les plus faibles contenus dans les conserves alimentaires ; l'attaque est en rapport direct avec la surface en contact.

2. L'étain employé à la fabrication du fer-blanc, qui contient des traces de plomb et 1 à 2 centièmes de cuivre et d'autres métaux, offre plus de résistance aux acides des conserves que l'étain chimiquement pur ou chargé de plomb.

3. Aujourd'hui que l'industrie ne conteste plus la possibilité de faire des soudures à l'étain fin (1), il y aurait lieu de ne tolérer, pour toutes les soudures de boîtes de conserves, que l'étain employé à la fabrication du fer-blanc. On verrait ainsi disparaître ces soudures plombifères que l'on trouve si souvent à l'intérieur des boîtes de provenance étrangère (2), et avec elles, sans doute, bien des méfaits dont on charge actuellement un métal qui, de tout temps, a passé pour inoffensif (3).

---

(1) *Recueil des travaux du Comité d'hygiène publique de France*, t. XIX, 1889.

(2) J'ai trouvé fréquemment, dans les produits étrangers, des soudures intérieures, très habilement faites d'ailleurs, qui contenaient 45 à 50 pour 100 de plomb.

(3) Voir : *Recherches chimiques sur l'étain*, ou réponse à cette question : *Peut-on sans danger employer les vaisseaux d'étain dans l'usage économique ?* par Bayen, pharmacien en chef des camps et armées du roi Paris, 1781.

III. — Poudres de viandes.

1. Poudre jaunâtre, logée dans une boîte en carton durci ayant l'apparence d'une boîte métallique; proposée par un industriel de Paris, février 1891; — 2. Poudre en flacon bouché à l'émeri, reçue d'Amérique en 1885; analysée en 1889.

	1		2	
	A l'état normal.	A l'état sec.	A l'état normal.	A l'état sec.
Eau	9,60	0,00	10,90	0,00
Matières azotées	59,60	65,93	66,03	74,11
— grasses	18,04	19,95	3,25	3,65
— extractives	9,76	10,80	7,52	8,44
Cendres	3,00	3,32	12,30	3,80
	100,00	100,00	100,00	100,00

IV. — Conserves du Canada.

Exposition universelle de 1900. — 1. Bœuf salé (*Corned beef*), Toronto; boîte tronconique : diamètre supérieur : 0 m. 122; diamètre inférieur : 0 m. 134; hauteur : 0 m.134; poids brut de la boîte : 3 kilogr. 054; net : 2 kilogr. 680; — 2. Pâté de bœuf (*Potted beef*), Toronto; en boîte ronde en fer blanc, de 0 m. 070 de diamètre sur 0 m. 050 de hauteur; Poids de la boîte pleine : 260 gr.; — 3. Pâté de veau (*Veal loaf*), Toronto; boîte rectangulaire, longueur : 0 m. 123; largeur : 0 m. 096; épaisseur : 0 m. 052; Poids brut : 578 gr.; net : 430 gr.; — 4. Langues de bœuf (*Ox tongues*), Toronto : boîte cylindrique de 0 m. 138 de diamètre, sur 0 m. 071 de hauteur; Poids brut : 1 kilogr. 110; net : 896 gr.; traces de manganèse dans les cendres; — 5. Langue de bœuf du Paragon (*Paragon ox tongue*), Sinncsé : boîte cylindrique de 0 m. 138 de diamètre sur 0 m. 065 de haut; poids brut : 982 gr.; net : 784 gr.; — 6. Langues d'agneau (*Lambs tongues*), Toronto ; boîte tronconique, diamètre supérieur : 0,082 ; diamètre inférieur : 0 m. 099 ; hauteur : 0 m. 055; poids brut : 431 gr.; — 7. Langues pour lunch (*Lunch tongues*), Toronto; boîte cylindrique de 0 m. 110 de diamètre sur

0 m. 064 de haut; poids brut : 500 gr.; — 8. Pâté de langues (*Potted tongue*), Toronto; boîte cylindrique de 0 m. 074 de diamètre sur 0 m. 0,050 de haut; poids brut : 269 gr.; — 9. Rognons en gelée (*Spiced jellied Stewed Kidneys*), Toronto; boîte tronconique, diamètre supérieur : 0 m. 088; diamètre inférieur : 0 m. 104; hauteur : 0 m. 076; poids brut : 592 gr.; net : 446 gr. L'analyse porte sur les rognons et la gelée épicée qui les accompagnent; — 10. Tripes de choix (*Choice tripe*), Toronto; boîte cylindrique de 0 m. 105 de diamètre sur 0 m. 057 de haut; poids brut : 530 gr.; net : 404 gr.; — 11. Soupe de queue de bœuf (*Ox taib soup*), Toronto; boîte cylindrique de 0 m. 075 de diamètre sur 0 m. 112 de hauteur; poids brut : 536 gr. Masse demi-fluide, gélatineuse, parsemée de grains de riz; les os contenus dans la viande ont été écartés; les matières extractives sont amylacées; — 12. Soupe au carry (*Mulligatawny soup*), Toronto; boîte cylindrique de 0 m. 076 de diamètre sur 0 m. 103 de hauteur; poids brut : 591 gr.; net : 480 gr. Contient du carry, du riz, des carottes, des morceaux de viande sans os.

	1		2		3	
	A l'état normal.	A l'état sec.	A l'état normal.	A l'état sec.	A l'état normal.	A l'état sec.
Eau	60,00	0,00	27,30	0,00	53,60	0,00
Matières azotées	28,70	71,74	30,55	42,02	21,87	47,14
— grasses	6,90	17,25	35,93	49,42	23,53	50,70
— extractives	1,00	2,51	3,01	4,14	0,00	0,00
Cendres	3,40	8,50	3,21	4,42	1,00	2,16
	100,00	100,00	100,00	100,00	100,00	100,00

	4		5		6	
	A l'état normal.	A l'état sec.	A l'état normal.	A l'état sec.	A l'état normal.	A l'état sec.
Eau	55,10	0,00	56,20	0,00	57,40	0,00
Matières azotées	17,51	39,00	19,69	44,96	16,00	37 58
— grasses	23,17	51,60	20,06	45,80	22,10	51,90
— extractives	1,28	2,85	1,78	4,04	2,40	5,57
Cendres	2,94	6,55	2,27	5,20	2,10	4,95
	100,00	100,00	100,00	100,00	100,00	100,00

	7		8		9	
	A l'état normal.	A l'état sec.	A l'état normal.	A l'état sec.	A l'état normal.	A l'état sec.
Eau..................	54,60	0,00	44,60	0,00	65,20	0,00
Matières azotées.......	24,01	52,89	18,18	32,81	23,93	68,78
— grasses.......	17,00	37,44	33,36	60,21	6,17	17,75
— extractives...	1,20	2,65	1,31	2,36	3,15	8,99
Cendres..............	3,19	7,02	2,55	4,62	1,55	4,48
	100,00	100,00	100,00	100,00	100,00	100,00

	10		11		12	
	A l'état normal.	A l'état sec.	A l'état normal.	A l'état sec.	A l'état normal.	A l'état sec.
Eau..................	81,30	0,00	84,70	0,00	84,70	0,00
Matières azotées.......	14,53	77,68	8,43	55,16	7,44	48,68
— grasses......	3,61	19,32	1,59	10,45	1,15	7,50
— extractives...	0,00	0,00	4,07	26,43	5,73	37,42
Cendres..............	0,56	3,00	1,21	7,96	0,98	6,40
	100,00	100,00	100,00	100,00	100,00	100,00

§ II. — LAPIN. LIÈVRE.

1. Compote de lapin ; préparée dans les fermes de Picardie en mettant dans un pot de terre (muni d'un couvercle) de la viande de lapin non désossée avec du lard gras frais, un peu d'eau et des épices, laurier, thym, sel. On cuit lentement au four ; l'eau s'évapore en partie, et, après refroidissement, il se forme à la surface une couche de graisse solide qui assure la conservation du produit pendant plusieurs mois. On le dépose à la cave ou dans un lieu froid. On prépare de même des compotes de volailles. L'analyse a été faite sur l'ensemble des parties comestibles, à l'exclusion des os et des épices ; — 2. Pâté de lièvre, en terrine, fabrication française, janv. 1900 ; — 3. Id., en boîte soudée, Vincennes, oct. 1901.

	1		2		3	
	A l'état normal.	A l'état sec.	A l'état normal.	A l'état sec.	A l'état normal.	A l'état sec.
Eau..................	62,20	0,00	48,60	0,00	61,40	0,00
Matières azotées......	22,63	59,88	29,51	57,41	17,85	46,24
— grasses......	7,15	18,92	17,99	35,00	14,82	38,40
— extractives...	4,94	13,04	1,21	2,36	2,26	5,86
Cendres..............	3,08	8,16	2,69	5,23	3,67	9,50
	100,00	100,00	100,00	100,00	100,00	100,00

§ III. — PORC.

I. — Confits de porc.

1. Présenté par un industriel de Toulouse, fév. 1896 ; boîte en fer blanc, soudée, contenant 615 gr. graisse de porc et 485 gr. viande maigre ; analyse de la viande ; — 2. Présenté par un industriel de l'Aude, mai 1896 ; boîte en fer blanc, soudée, contenant 400 gr. de graisse de porc et 600 gr. viande maigre ; analyse de la viande seule ; — 3. Présenté par un industriel de Muret, juin 1898 ; boîte en fer blanc, soudée, contenant 200 gr. graisse de porc et 300 gr. viande ; analyse de la viande.

	1		2		3	
	A l'état normal.	A l'état sec.	A l'état normal.	A l'état sec.	A l'état normal.	A l'état sec.
Eau..................	62,30	0,00	57,60	0,00	45,70	0,00
Matières azotées....	29,28	77,66	31,88	75,20	30,05	55,35
— grasses....	5,48	14,54	6,99	16,48	17,32	31,90
— extractives.	1,92	5,10	0,90	2,12	4,31	7,93
Cendres..............	1,02	2,70	2,63	6,20	2,62	4,82
	100,00	100,00	100,00	100,00	100,00	100,00

II. — Conserves diverses.

1. Chair de porc comprimée et cuite à l'anglaise (*Compressed cooked english brown*), Toronto ; exposition de 1900 ; boîte tronconique, diamètre supérieur : 0 m. 105 ; diamètre inférieur : 0 m. 128 ; hauteur : 0 m. 092. Poids brut, 1 kilogr. 100 ; net, 925 gr. ; — 2. Longe de porc en gelée (*Jellied tenderloins*), Toronto ; boîte cylindrique de 0 m. 105 de diamètre sur 0 m. 056 de hauteur. Poids brut : 598 grammes ; net : 455 gr. ; — 3. Pieds de porc désossés cuits et comprimés (*Compressed boneless cooked pigs feet*), Toronto ; boîte tronconique, diamètre supérieur : 0 m 047 ; diamètre inférieur : 0 m. 070 ; hauteur : 0 m. 090. Poids brut : 487 gr. ; net : 375 gr. — 4. Fromage de porc, présenté par un industriel de Seine-et-Oise, mai 1898 ; la boîte ovale en fer-blanc, soudée, contenant 300 gr. d'un mélange de tête et de pied de porc, addi-

tionné d'échalottes, oignons, persil. Les matières extractives comprenent la cellulose provenant des condiments; — 5. Galantine de porc, avec veau et volaille, nov. 1899; — 6. Hachis de porc, présenté par un industriel de l'Aude, 1896; en boîte métallique, soudée; — 7. Pâté de foie de porc, présenté par un industriel de Seine-et-Oise, 1898; en boîte en fer blanc, soudée, contenant 100 gr. de produits. Les matières extractives comprennent de la cellulose apportée par des condiments (oignons, persil); — 8. Id., présenté par un industriel de Vincennes, 1904; en boîte soudée; les matières extractives comprennent des matières amylacées (farine de blé); — 9. Pâté de jambon (*Potted ham*), Toronto; exposition de 1900; boîte cylindrique de 0 m. 074 de diamètre sur 0 m. 050 de haut; poids brut : 260 gr.; — 10. Petit salé, conservé dans le sel, 1896; — 11. Rillettes de la Sarthe, en pot, recouvertes d'une couche de graisse de porc, déc. 1898; cendres très riches en chlorure de sodium; — 12. Id. de Touraine, en pot, avril 1899.

	1		2		3	
	A l'état normal.	A l'état sec.	A l'état normal.	A l'état sec.	A l'état normal.	A l'état sec.
Eau	57,00	0,00	61,90	0,00	67,70	0,00
Matières azotées	19,09	44,40	26,83	70,44	16,87	52,22
— grasses	18,79	43,70	7,23	18,98	13,83	42,80
— extractives	1,84	4,25	1,14	2,96	0,00	0,00
Cendres	3,28	7,65	2,90	7,62	1,60	4,98
	100,00	100,00	100,00	100,00	100,00	100,00

	4		5		6	
	A l'état normal.	A l'état sec.	A l'état normal.	A l'état sec.	A l'état normal.	A l'état sec.
Eau	40,10	0,00	48,50	0,00	40,60	0,00
Matières azotées	13,14	21,94	38,05	73,90	15,59	26,24
— grasses	34,02	56,80	6,42	12,45	40,21	37,70
— extractives	10,07	16,81	4,53	8,80	1,32	2,22
Cendres	2,67	4,45	2,50	4,85	2,28	3,84
	100,00	100,00	100,00	100,00	100,00	100,00

	7		8		9	
	À l'état normal.	À l'état sec.	À l'état normal.	À l'état sec.	À l'état normal.	À l'état sec.
Eau................	27,50	0,00	19,80	0,00	43,80	0,00
Matières azotées......	11,12	15,34	14,82	18,47	18,60	33,10
— grasses......	52,17	71,95	42,05	52,43	33,83	60,20
— extractives...	6,91	9,53	21,35	26,62	0,73	1,29
Cendres............	2,30	3,18	1,98	2,48	3,04	5,41
	100,00	100,00	100,00	100,00	100,00	100,00

	10		11		12	
	À l'état normal.	À l'état sec.	À l'état normal.	À l'état sec.	À l'état normal.	À l'état sec.
Eau................	50,40	0,00	25,50	0,00	10,40	0,00
Matières azotées......	21,92	44,20	17,84	23,94	15,92	17,77
— grasses......	16,72	33,70	46,82	62,85	66,40	74,11
— extractives...	0,43	0,86	4,89	6,56	5,70	5,37
Cendres............	10,53	21,24	4,95	6,65	1,58	1,75
	100,00	100,00	100,00	100,00	100,00	100,00

III. — Saucisses.

1. Saucisses de Cambridge (*Cambridge sausage*), Toronto, Exposition de 1900 ; boîte ronde de 0 m. 115 de diamètre sur 0 m. 084 de hauteur. Poids brut : 629 gr. ; net : 450 gr. ; la boîte contient six saucisses entières ; — 2. Saucisses d'Oxfort (*Oxfort sausage*), Toronto ; boîte ronde de 0 m. 115 de diamètre sur 0 m. 085 de hauteur. Poids brut: 607 gr. ; net : 442 gr. ; la boîte contient six saucisses entières ; — 3. Saucisses viennoises (*Vienna sausage*), Toronto ; boîte ronde de 0 m. 072 de diamètre sur 0 m. 064 de hauteur. Poids brut : 305 gr. ; net : 211 gr.; la boîte contient 17 rondelles de saucisses de 0 m. 015 de diamètre ; — 4. Saucisses conservées dans la graisse, présentées par un industriel de Seine-et-Oise, 1898 ; en boîte métallique, soudée, contenant 150 gr. de graisse de porc et 2 saucisses de 65 gr., préalablement cuites dans la graisse ; analyse des saucisses seules ; les matières extractives contiennent de la cellulose provenant des condiments mêlés aux saucisses (oignon, persil, etc.); — 5. Id., présentées par un industriel de Montbrison, juin 1901 ; en boîte

cylindrique en fer blanc, soudée, de 0 m. 17 de diamètre sur 0 m. 10 de haut. La conserve est constituée par 10 saucisses cuites, enrobées dans 250 gr. de graisse de porc, les dix saucisses pèsent 700 gr.; elles sont formées par un mélange de deux tiers de viande de porc et un tiers de chair de bœuf, avec divers assaisonnements; analyse des saucisses seules; — 6. Saucisses conservées dans la saumure, présentées par un fabricant de Bayonville, 1902; boîte cylindrique en fer blanc, soudée; diamètre: 0 m. 10 sur 0 m. 12 de haut; poids net : 820 gr.; la boîte contient 8 saucisses entières pesant 595 gr. et 225 gr. de saumure à 6 p. 100 de sel; intérieur de la boîte attaquée sur divers points; analyse des saucisses.

	1		2		3	
	A l'état normal.	A l'état sec.	A l'état normal.	A l'état sec.	A l'état normal.	A l'état sec.
Eau	51,00	0,00	55,70	0,00	55,60	0,00
Matières azotées	16,18	33,02	15,82	35,72	17,99	40,52
— grasses	28,66	58,48	24,22	54,67	21,31	48,00
— extractives	0,86	1,76	1,29	2,91	0,93	2 10
Cendres	3,30	6,74	2,97	6,70	4,17	9,38
	100,00	100,00	100,00	100,00	100,00	100,00

	4		5		6	
	A l'état normal.	A l'état sec.	A l'état normal.	A l'état sec.	A l'état normal.	A l'état sec.
Eau	23,30	0,00	45,00	0,00	63,90	0 00
Matières azotées	17,83	21,94	14,08	25,60	17,22	47,70
— grasses	44 06	57,45	30,99	56,35	16,51	45,73
— extractives	14,58	19,01	6,96	12,65	0,00	0,00
Cendres	1,23	1,60	2,97	5,40	2,37	6,57
	100,00	100,00	100,00	100,00	100,00	100,00

Saucisses à la gelée présentées par un industriel de Marseille, janv. 1902. Boîte ronde en fer blanc, soudée : diamètre : 0 m. 088 ; haut. : 0 m. 040. Poids net de la conserve : 200 gr. dont : bouillon semi-fluide 50 ; saucisses 135 gr. ; graisse solide séparée du bouillon 15 gr. — 1. Analyse du bouillon ; — 2. Analyse des saucisses ; — 3. Composition calculée pour 100 parties de la conserve entière (bouillon et graisse mélangés).

	1		2		3	
	À l'état normal.	À l'état sec.	À l'état normal.	À l'état sec.	À l'état normal.	À l'état sec.
Eau................	90,00	0,00	63,30	0,00	64,64	0,00
Matières azotées......	4,72	47,20	24,74	67,42	17,88	53,59
— grasses......	0,61	6,10	8,41	22,90	11,92	35,73
— extractives...	0,17	1,70	0,80	2,18	0,59	1,77
Cendres.............	4,50	45,00	2,75	7,50	2,97	8,91
	100,00	100,00	100,00	100,00	100,00	100,00

Saucisses à la gelée présentées par un industriel de Châlons-sur-Marne, juillet 1903. En boîte en fer blanc soudée, contenant 490 gr. de conserve dont : 4 saucisses plates (bœuf et porc) pesant 240 gr. et 250 gr. de bouillon gélatineux. — 1. Analyse du bouillon ; — 2. Analyse des saucisses ; — 3. Composition calculée pour 100 parties de la conserve (saucisse et bouillon mélangés).

	1		2		3	
	À l'état normal.	À l'état sec.	À l'état normal.	À l'état sec.	À l'état normal.	À l'état sec.
Eau................	86,40	0,00	64,50	0,00	75,68	0,00
Matières azotées......	6,48	47,60	17,69	49,82	11,97	49,22
— grasses......	2,54	18,70	14,87	41,90	8,58	35,28
— extractives...	1,58	11,60	0,99	2,78	1,29	5,30
Cendres.............	3,00	22,10	1,95	5,50	2,48	10,20
	100,00	100,00	100,00	100,00	100,00	100,00

§ IV. — VOLAILLE.

1. Dindon désossé (*Boneless turkey*), Ontario ; exposition de 1900 ; boîte tronconique ; diamètre supérieur : 0 m. 082 ; diamètre inférieur : 0 m. 099 ; hauteur, 0 m. 055 ; poids brut : 410 gr. ; — 2. Oie rôtie (*Roast goose*), Ontario ; boîte ronde de 0 m. 107 de diamètre sur 0 m. 062 de hauteur ; poids brut : 490 gr. ; — 3. Poulet désossé (*Boneless chicken*), Ontario ; boîte tronconique ; diamètre supérieur, 0 m. 082 ; diamètre inférieur, 0 m. 099 ; hauteur : 0 m. 055 ; poids brut : 414 gr.; — 4. Pâté d'oie ; en boîte ovale en fer blanc, s'ouvrant à clef, fabrication française, oct. 1901 ; — 5. Pâté de foie gras

en terrine, Strasbourg, janvier 1900 ; — 6. Pâté de foie gras, en boîte soudée, Paris, nov. 1905 ; les matières extractives contiennent des matières amylacées (farine de froment).

	1		2		3	
	A l'état normal.	A l'état sec.	A l'état normal.	A l'état sec.	A l'état normal.	A l'état sec.
Eau	64,10	0,00	58,50	0,00	67,40	0,00
Matières azotées	22,57	62,88	23,01	55,45	21,67	66,68
— grasses	8,94	24,90	15,90	38,32	6,55	20,10
— extractives	2,84	7,92	1,02	2,44	3,09	9,27
Cendres	1,55	4,30	1,57	3,79	1,29	3,95
	100,00	100,00	100,00	100,00	100,00	100,00

	4		5		6	
	A l'état normal.	A l'état sec.	A l'état normal.	A l'état sec.	A l'état normal.	A l'état sec.
Eau	60,10	0,00	35,20	0,00	20,80	0,00
Matières azotées	14,62	36,64	8,96	13,82	11,35	14,33
— grasses	19,51	48,90	47,13	72,74	47,15	59,54
— extractives	3,02	7,56	7,41	11,43	18,05	22,79
Cendres	2,75	6,90	1,30	2,01	2,65	3,34
	100,00	100,00	100,00	100,00	100,00	100,00

§ V. — POISSONS.

1. Poisson desséché, Madagascar ; exposition de 1902 ; — 2. Morue sèche, Terre-Neuve ; exposition de 1900 ; — 3. Sardines évidées et étêtées, mises en boîtes à Bordeaux, en 1893, d'après les indications du sous-intendant militaire Jasseron, sans le concours de l'huile, du sel ou de la saumure et sans cuisson préalable avant la mise à l'autoclave ; en 1899, après cinq années de conservation, la chair est rosée, ferme, appétissante et agréable au goût ; l'analyse sur le produit entier se rapproche essentiellement de celle qui a été faite par le pharmacien-major Maljean au moment de la fabrication. Etant donnée la valeur alimentaire des poissons en général, et en particulier de la sardine, il y aurait lieu, comme l'écrivait Maljean, en 1894, dans la

Revue de l'intendance, d'utiliser les passages de sardines sur nos côtes pour en préparer des conserves au naturel à l'usage des troupes ; — 4. Sardines à l'huile préparées à Nantes en 1896 ; l'analyse faite sur les sardines étêtées et légèrement exprimées dans un linge afin d'enlever l'excès d'huile ; les arêtes, les queues et les nageoires sont comprises dans l'analyse.

	1	2	3		4	
	A l'état normal.	A l'état normal.	A l'état normal.	A l'état sec.	A l'état normal.	A l'état sec.
Eau................	12,20	9,40	61,40	0,00	56,30	0,00
Matières azotées......	51,96	47,10	26,36	68,30	23,21	53,10
— grasses.......	5,80	1,95	6,35	16,44	14,07	32,20
— extractives...	2,44	1,05	1,82	4,71	2,27	5,20
Cendres.............	27,60	40,50	4,07	10,55	4,15	9,50
	100,00	100,00	100,00	100,00	100,00	100,00

Conserves de saumon, en boîtes en fer blanc, soudées, provenant de l'Exposition de 1900 ; — 1. Conserves du Canada ; — 2. Terre-Neuve ; — 3. Vancouver.

	1		2		3	
	A l'état normal.	A l'état sec.	A l'état normal.	A l'état sec.	A l'état normal.	A l'état sec.
Eau................	59,90	0,00	62,70	0,00	65,60	0,00
Matières azotées......	17,72	44,18	20,92	56,10	22,45	65,26
— grasses.....	19,19	47,85	13,67	36,64	10,13	29,45
— extractives..	0,95	2,37	0,96	2,57	0,60	1,74
Cendres.............	2,24	5,60	1,75	4,69	1,22	3,55
	100,00	100,00	100,00	100,00	100,00	100,00

§ VI. — CRUSTACÉS.

1. Conserve de crabe pagure (*Carabas Pacific*), préparée à Vancouver ; en boîte cylindrique de 0 m. 088 de diam., sur 0 m. 046 de haut ; Exposition de 1900. Le crabe pagure ou tourteau (*Cancer pagurus*), est aussi répandu que le crabe enragé dans les mers Américaines et Européennes. Il peut atteindre de 5 à 6 kilogr. Sa chair est parfois substituée à

celle des homards par les fabricants de conserves; — 2. Conserve de homard (*Lobster meat*), préparée à Halifax; en boîte ronde de 590 gr.; Exposition de 1900.

	1		2	
	A l'état normal.	A l'état sec.	A l'état normal.	A l'état sec.
Eau......................	77,80	0,00	76,40	0,00
Matières azotées..........	16,82	75,80	17,67	74,88
— grasses..........	0,65	2,95	0,62	2,65
— extractives......	2,53	11,30	3,02	12,75
Cendres.................	2,20	9,95	2,29	9,72
	100,00	100,00	100,00	100,00

CHAPITRE III

LES CONSERVES POUR POTAGES ET SOUPES

§ I. — PRODUITS SANS VIANDE.

1. Biscuit au fromage de gruyère, présenté, en 1900, par un officier d'administration du service des subsistances; les galettes obtenues suivant les indications que nous avons exposées ont exactement les dimensions du pain de guerre actuel; — 2. Croquettes au gruyère, plus ou moins sphériques; poids: 4 à 5 gr.; exposition de 1900; — 3. Galettes au gruyère; plates, circulaires, percées au centre; diam.: 0 m. 105; épaisseur : 0 m. 021; poids : 114 gr.; exposition de 1900; — 4. Tablettes pour soupes proposées, en 1901, par un industriel de Paris, pour les ordinaires de la troupe; obtenues avec farine de légumineuse, graisse de premier jus, sel et divers aromates (cerfeuil, poivre, etc.); les tablettes pèsent en moyenne 25 gr. et sont recouvertes de papier d'étain; analyse de la marque *Haricot*, les cendres sont presque entièrement constituée par du chlorure de sodium; — 5. Id. Marque *Printanier*; — 6. Id. Marque *Potin*; — 7. Tapioca indigène, fabriqué avec les pommes de terre, présenté par un industriel de Paris, en 1897; acidité : 0,050.

	1	2	3	4	5	6	7
Eau	11,40	11,10	10,90	4,80	6,50	7,50	16,00
Matières azotées.......	16,11	16,42	15,64	17,34	16,71	16,71	0,45
— grasses.......	6,80	8,25	6,65	24,90	23,90	24,80	0,15
— amylacées...	63,35	62,18	64,89	35,41	36,64	35,99	82,95
Cellulose..............	0,75	0,35	0,42	1,45	0,85	1,00	0,00
Cendres	1,59	1,70	1,50	16,10	15,40	14,00	0,45
	100,00	100,00	100,00	100,00	100,00	100,00	100,00

Potages.

1. Potage condensé, présenté par un industriel de Paris, sept. 1889; en boîte en fer blanc de 200 gr.; masse homogène, verdâtre, onctueuse au toucher; odeur et saveur rappelant à la fois l'oseille et les pois. Une soupe faite suivant les indications de l'inventeur, avec 40 gr. de potage pour 500 gr. d'eau, donne un potage agréable; — 2. Id.,présenté par un industriel de Paris en mai 1898; boîtes en fer blanc serties; forme circulaire basse; poids : 200 gr.; potage aux haricots; — 3. Id., même provenance; potage aux lentilles; — 4. Id., potage aux pois; — 5. Potage Gaulois, présenté en mars 1895; en tablettes rectangulaires contenues dans un papier parchemin recouvert par une feuille de papier d'étain; poids moyen : 60 gr. Les matières grasses sont constituées par du beurre; les matières amylacées par du tapioca. Il y a, avec le tapioca, d'autres légumes parmi lesquels la carotte domine. Ces produits, avant d'avoir été mélangés au beurre, paraissent avoir été très desséchés et même un peu torréfiés. Le potage obtenu avec les tablettes récemment fabriquées est très agréable; — 6. Potage Guibourgé, vendu en petites boîtes en fer blanc; poids : 50 gr.; pâte homogène, à base de farine de légumineuses, 1895; — 7. Potage moderne, présenté par un industriel de Paris, 1901; boîte cylindrique en fer blanc, soudée, contenant 125 gr. de produit; farine de légumineuses et fromage de gruyère; — 8. Potage Richelieu, présenté en 1902; en boîte métallique, soudée; à base de farine de légumineuse; — 9. Potage aux haricots, fabrication allemande, présenté en décembre 1898; en boîte cylindrique en fer blanc, non soudée; poids : 250 gr.;— 10 Id., même fabrication; — 11. Potage aux lentilles, même provenance; — 12. Id., même provenance; — 13. Potage aux pois, même fabrication; — 14. Id., même provenance.

	1	2	3	4	5	6	7
Eau	6,60	13,90	7,60	7,90	2,50	6,40	7,00
Matières azotées	17,34	12,72	15,32	14,26	9,28	14,74	17,50
— grasses	16,70	21,45	22,60	24,90	26,00	25,60	28,90
— amylacées	50,26	40,63	43,68	39,69	54,36	38,86	36,65
Cellulose	5,30	0,90	1,25	1,15	2,10	1,10	2,25
Cendres	3,80	10,40	9,55	12,10	5,76	13,30	7,70
	100,00	100,00	100,00	100,00	100,00	100,00	100,00

	8	9	10	11	12	13	14
Eau	7,70	5,60	7,80	8,20	6,40	8,30	6,30
Matières azotées	17,78	16,72	16,56	17,64	18,10	17,80	18,57
— grasses	27,35	9,00	10,60	6,95	9,90	7,60	12,35
— amylacées	36,77	63,48	59,94	58,81	58,70	58,05	58,98
Cellulose	1,20	2,30	2,90	1,90	1,50	1,75	1,70
Cendres	9,20	2,90	2,20	6,50	5,40	6,50	2,10
	100,00	100,00	100,00	100,00	100,00	100,00	100,00

Saucissons aux pois. — Soupes.

1. Saucisson en rouleau de 150 gr., recouvert d'une feuille de papier parchemin; fabrication allemande, 1898; — 2. Id., marque Hohenlohe B, même provenance; — 3. Id., marque Hohenlohe; — 4. Saucisson économique présenté, en 1893, par un industriel de Paris; ce produit, recouvert d'une feuille de papier d'étain, est constitué par un mélange de farine de froment avec des pommes de terre, de l'oignon, du poivre, etc.; — 5. Soupe aux haricots, présentée par un industriel de Paris, en 1898; boîte cylindrique en fer blanc, de 0 m.055 de diamètre sur 0 m.030 de haut; — 6. Soupe aux pois, même provenance; — 7. Soupe aux pois et au riz, même provenance; — 8. Soupe aux haricots, fabrication allemande, 1898; boîte rectangulaire en carton, doublée à l'intérieur d'une feuille de papier paraffinée; poids : 200 gr.; — 9. Soupe aux lentilles, même provenance; — 10. Soupe aux pois, même provenance; — 11. Soupe aux pommes de terre; même provenance; contient une forte proportion de semoule; — 12. Soupe Rumfort, même provenance; mélange de carottes, pommes de terre.

	1	2	3	4	5	6
Eau	8,10	8,00	8,10	42,00	9,10	6,90
Matières azotées	16,56	17,34	29,76	4,50	19,82	20,56
— grasses	7,50	14,05	11,45	18,70	7,30	7,40
— amylacées	63,24	51,56	44,94	30,15	52,04	52,71
Cellulose	1,40	1,75	1,65	2,30	1,90	1,75
Cendres	3,20	7,30	4,10	2,35	9,84	10,68
	100,00	100,00	100,00	100,00	100,00	100,00

	7	8	9	10	11	12
Eau..................	7,50	6,70	9,60	10,20	7,60	8,30
Matières azotées......	15,04	8,10	17,34	19,34	15,96	7,36
— grasses........	8,45	12,85	37,95	7,85	6,10	5,90
— amylacées.....	58,06	67,00	31,61	58,41	53,64	75,59
Cellulose............	1,55	1,75	1,40	1,90	1,50	1,15
Cendres.............	9,40	3,60	2,10	2,30	15,20	1,70
	100,00	100,00	100,00	100,00	100,00	100,00

§ II. — PRODUITS AVEC VIANDE.

1. Haricots avec lard, cuits au four (*Baked beans*), Toronto; exposition de 1900; boîte cylindrique de 0m.086 de diamètre sur 0m.112 de hauteur; il y a un peu de sauce tomate avec les haricots, et, à la partie supérieure de la boîte, un morceau de lard gras de 47 gr. qui ne figure pas dans l'analyse; Poids brut : 735 gr.; net : 600 gr.; — 2. Pâte de viande, présentée par un capitaine de l'armée, en mai 1896; en boîte métallique soudée; mélange de viande avec farine torréfiée et divers condiments; — 3. Saucisson présenté par un chimiste de Paris, 1903; diamètre 0m.04; longueur 0,23; mélange de viande de bœuf et de panne de porc avec céleri, oignons, persil, poivre, sel, vinaigre, eau et farine de blé. La pâte sortant du hachoir mécanique est introduite dans des boyaux en calicot; les saucissons ainsi obtenus sont cuits au bain-marie pendant trois heures, et plongés dans un bain de paraffine à 120° pour assurer leur conservation; analyse du saucisson 30 jours après sa préparation.

	1		2		3	
	A l'état normal.	A l'état sec.	A l'état normal.	A l'état sec.	A l'état normal.	A l'état sec.
Eau..................	67,70	0,00	37,60	0,00	23,30	0,00
Matières azotées......	8,12	25,16	11,66	18,69	16,38	21,36
— grasses........	2,34	7,25	10,54	16,89	11,75	15,32
— amylacées...	19,33	59,79	37,75	60,50	42,82	55,83
Cellulose............	1,19	3,70	0,00	0,00	0,35	0,45
Cendres.............	1,32	4,10	2,45	3,92	5,40	7,04
	100,00	100,00	100,00	100,00	100,00	100,00

Soupes.

1. Soupe aux lentilles, proposée par un officier d'administration du service des subsistances, en juillet 1901; boîte métallique, soudée, de 250 gr.; à l'intérieur, on trouve une tranche de lard placée au-dessus d'une pâte très consistante, à base de farine de lentilles; l'analyse a été faite sur le produit entier préalablement desséché et mélangé au mortier de fer; — 2. Soupe aux pois, même provenance; — 3. Soupe aux lentilles, présentée en mai 1902; même provenance; — 4. Soupe aux pois, présentée en même temps; — 5. Tablettes pour repas concentré, présentées par un industriel de Paris, en fév. 1897; obtenues avec bouillon, pain, œufs, viande, légumes et assaisonnements divers; — 6. Tablettes pour les ordinaires des régiments, présentées par un pharmacien de Lyon, juin 1904; longueur 0 m. 095, largeur 0 m. 075, épaisseur 0 m. 017; poids: 100 gr.; poudre jaunâtre légèrement comprimée constituée par un mélange de viande, de graisse et de farine de légumineuse; la viande a été transformée en poudre par des procédés spéciaux brevetés; les tablettes sont contenues dans une feuille de papier parcheminée, recouverte elle-même de papier ordinaire; le produit récemment préparé donne un potage agréable; — 7. Graisse à soupe, présentée en 1895; paraît avoir été obtenue dans les mêmes conditions que la *graisse de Normandie*, mais non salée, en usage dans la marine (1).

	1	2	3	4	5	6	7
Eau..................	32,00	18,00	6,40	6,50	11,20	11,50	0,26
Matières azotées......	18,39	12,71	14,70	16,66	28,58	20,58	0,00
— grasses......	26,71	38,10	30,70	28,85	4,64	11,45	92,80
— amylacées...	16,98	26,13	39,05	39,54	52,52	49,92	6,45
Cellulose.............	0,93	0,71	1,75	1,45	1,42	0,70	0,11
Cendres..............	4,99	4,35	7,40	7,00	1,64	5,85	0,38
	100,00	100,00	100,00	100,00	100,00	100,00	100,00

(1) Voy. *Revue de l'Intendance*, 1898, l'article très documenté de M. Vignole, sur la graisse de Normandie.

CHAPITRE IV

LES CONSERVES DE LÉGUMES ET DE VIANDES

EN USAGE DANS LES PRINCIPALES ARMÉES (1)

§ I. — FRANCE

I. — Légumes desséchés et juliennes.

Les légumes désséchés et comprimés ont été accordés aux troupes d'Algérie en 1852. La *julienne*, aujourd'hui adoptée, est constituée par un mélange de divers légumes (choux, carottes, pommes de terre, haricots verts, navets) en proportions définies par les cahiers des charges. Les légumes frais sont coupés, à l'aide d'appareils spéciaux, en minces lanières, convenablement desséchés et soumis à une compression calculée de façon à ce que 1.000 kilogr. de ces conserves ne dépassent pas un volume de 1mc. Les juliennes ainsi obtenues sont logées dans des récipients métalliques soudés; elles contiennent 13 à 14 p. 100 d'eau. Leur valeur alimentaire, comme celle des légumes en général, est assez restreinte, mais elles apportent aux troupes opérant dans l'extrême sud de l'Algérie un peu de variété dans leur alimentation : par ébullition dans l'eau, elles reprennent en effet plus ou moins le volume et la saveur des légumes

---

(1) *Annales d'hygiène et de médecine légale*, août 1901; *Comptes-rendus Ac. Sc.*, du 31 déc. 1900.

à l'état frais. La ration (en plus des légumes secs et du riz) est de 30 gr.

L'administration de la guerre tient également en réserve des *conserves de petits pois*, mais seulement pour les ordinaires des troupes tenant garnison dans certains postes de l'Algérie ou de la Tunisie. Elles sont en boîtes cylindriques soudées, pesant environ 1 kilogr., et contenant au moins 600 gr. de petits pois.

1. Julienne préparée pour l'armée, 1896; — 2. Conserve de petits pois fabriquée à Lorient, 1900 ; poids net : 600 gr. dont eau 270 gr. et petits poids 390 gr. ; poids moyen de 100 grains : 36 gr. 5; — 3. Id., 1902; poids net : 1,070 gr.; poids moyen de 100 grains : 40 gr.

	1		2		3	
	A l'état normal.	A l'état sec.	A l'état normal.	A l'état sec.	A l'état normal.	A l'état sec.
Eau.................	13,80	0,00	77,00	0,00	71,00	0,00
Matières azotées......	7,75	9,00	5,36	23,30	7,39	25,49
— grasses	1,50	1,74	0,46	2,00	0,45	1,55
— amylacées...	67,33	78,11	13,96	60,70	18,41	63,48
Cellulose.............	5,16	5,98	2,30	10,00	1,79	6,17
Cendres.............	4,46	5,17	0,92	4,00	0,96	3,31
	100,00	100,00	100,00	100,00	100,00	100,00

II. — Potages aux haricots.

De tout temps on a fait usage, dans les armées en campagne, de soupes dites *extemporanées*. On en connaît plusieurs formules (1) données par Vauban, Parmentier, Percy, etc. Ce mode d'alimentation a été particulièrement étudié en France, depuis 1870. Au début, les potages condensés présentés par plusieurs industriels, n'ont été qu'une imitation des saucissons de pois, alors en vogue dans l'armée alle-

---

(1) On retrouvera quelques-unes de ces formules dans la *Chimie alimentaire dans l'Œuvre de Parmentier*.

mande. On a dû y renoncer, tous ces produits prenant, au bout de quelques mois, un goût âcre et rance.

Le *saucisson aux pois*, adopté vers 1875 par la Commission supérieure des subsistances militaires, n'eut pas plus de succès auprès des troupes. Ce saucisson, préparé suivant les indications du pharmacien principal Roussin, était simplement recouvert de papier parchemin, il pesait 650 gr. et contenait, pour 100 parties :

Viande de bœuf, nette, fumée et cuite (sans os, couenne, graisse, tendons)........................	10
Viande de porc nette, fumée et cuite (sans os, graisse, tendons).................................	10
Farine de pois secs décortiqués et crus (bien desséchée)...	48
Graisse de porc nette............................	6
Graisse de bœuf nette............................	14
Oignons hachés et rissolés dans la graisse......	4
Sel et poivre....................................	8
	100

On a aussi cherché à remplacer les viandes de bœuf et de porc par des poudres ou des extraits de viande, puis, après avoir constaté que ces produits, de même que les oignons, communiquaient aux potages une saveur âcre, très désagréable, on en vint, après bien des tâtonnements, à la *conserve de potage aux haricots*, fabriquée avec 60 p. 100 de farine de haricots, 30 p. 100 de graisse premier jus et un assaisonnement convenable de sel et de poivre. Pour éviter l'amertume que donnent à la longue les enveloppes de légumineuses et assurer en même temps la conservation du produit, les haricots sont préalablement cuits à la vapeur, décortiqués et séchés avant mouture. C'est une clause essentielle du cahier des charges.

Les potages ont été d'abord recouverts de papier parchemin (1), puis logés dans des boîtes métalliques non soudées ;

---

(1) Ce papier, retenant toujours des traces d'acide sulfurique em-

finalement, pour écarter les causes d'altérations venant de l'extérieur (humidité, œufs d'insectes), on a dû exiger la soudure ou le sertissage des boîtes et leur passage à l'autoclave à 115°.

Les produits obtenus dans les conditions que je viens de résumer sont en boîtes contenant 6 rations de 40 gr. qui ne sont distribuées, comme les autres conserves pour potage, que les jours où la viande fraîche est remplacée par les conserves de viande. Ils ont l'aspect d'une pâte ferme, jaunâtre, très homogène, et conservent pendant très longtemps leur saveur première, sans contracter de rancissement. Par suite du volume considérable que prend la farine de haricots lorsqu'on la fait bouillir dans l'eau, ils fournissent des potages copieux, auxquels le soldat peut encore, suivant les circonstances, ajouter du pain de munition ou du pain de guerre. Les potages aux haricots renferment beaucoup moins de cellulose que les juliennes et très peu d'eau : le maximum exigé aujourd'hui est de 9 p. 100 (1).

1. Potage préparé en 1896; — 2. Id., 1897; — 3. Analyse de la farine employée; acidité : 0,109; — 4. Analyse des haricots cuits et étuvés ayant servi à préparer la farine; acidité : 0,076; — 5. Potage préparé en 1898; — 6. Id., préparé en 1902.

---

ployé à sa préparation, devenait cassant et se désagrégeait au bout de quelques mois.

(1) D'après le cahier des charges, les boîtes, de la contenance de 240 gr. sont en fer blanc, de forme circulaire, basses, parfaitement étamées à l'étain fin, c'est-à-dire ne renfermant pas plus de 4 p. 1000 de plomb. Les fonds sont sertis ou agrafés par entrelacement avec le corps de la boîte, avec ou sans mode d'ouverture dit *à bande d'arrachement avec clef*. Le corps de la boîte est soudé à plat. Toute soudure intérieure pouvant être en contact avec le contenu des boîtes doit être pratiquée à l'étain fin, ne contenant pas plus de 0,4 à 0,6 p. 100 de plomb.

CONSERVES DE LÉGUMES ET DE VIANDES

	1	2	3	4	5	6
Eau..................	6,10	4,00	8,40	8,10	9,00	6,20
Matières azotées.......	13,55	13,50	21,48	19,64	15,04	15,12
— grasses........	24,20	25,05	2,05	1,93	22,65	27,70
— amylacées.....	44,31	43,90	63,47	63,61	41,96	41,58
Cellulose..............	2,44	1,40	1,95	3,75	1,50	1,80
Cendres..............	9,10	12,15	2,65	2,95	9,85	7,60
	100,00	100,00	100,00	100,00	100,00	100,00

III. — Conserves de saucisses pour potage.

Cette conserve, livrée sous le nom de *Saucisses Boissonnet*, est renfermée dans des boîtes en fer blanc soudées, contenant deux saucisses pesant, avec la graisse, 250 gr. pour dix soupes, soit 25 gr. par ration. Les saucisses ont été obtenues avec des viandes de bœuf, de mouton et de porc convenablement hachées.

Au moment de préparer la soupe, il est recommandé de séparer les saucisses de leurs enveloppes. Les analyses suivantes montrent que ces conserves contiennent beaucoup plus d'eau que les conserves de potages aux haricots et, par suite, moins de matières nutritives. Le produit, dans son ensemble, renferme, en effet, 31,59 p. 100 d'eau et les saucisses seules 44,80 p. 100.

1. Analyse des deux saucisses ; poids : 120 gr., juin 1898 ; — 2. Analyse de la graisse avec la gelée ; poids : 130 gr. ; — 3. Composition calculée pour la conserve entière, saucisses et graisses mélangées.

	1		2		3	
	A l'état normal.	A l'état sec.	A l'état normal.	A l'état sec.	A l'état normal.	A l'état sec.
Eau.............	44,80	0,00	19,40	0,00	31,59	0,00
Matières azotées.	15,70	28,44	2,58	3,20	8,88	12,99
— grasses.	36,20	65,58	72,22	95,81	57,53	84,09
Cendres.........	3,30	5,98	0,80	0,99	2,00	2,92
	100,00	100,00	100,00	100,00	100,00	100,00

IV. — Conserves pour potage dit « Potage national ».

D'après le cahier des charges du 30 mars 1899, ce potage est obtenu avec :

Viande de bœuf réduite (chair musculaire)......	30
Farine de légumineux (haricots, lentilles, etc.) décortiqués et cuits à la vapeur...............	40
Légumes verts réduits (carottes, navets, poireaux, etc.)...	7
Graisse dite *premier jus*.......................	23
	100

Il peut y être ajouté divers condiments ainsi qu'une faible quantité de caramel, pour le colorer.

Le mélange de ces aliments, leur déshydratation et leur concentration constituent le procédé du fournisseur. La stérilisation doit être faite à l'autoclave, à 115°, et la proportion d'eau ne doit pas dépasser 20 p. 100. Les boîtes, de même forme que les précédentes, contiennent dix soupes de 25 gr. Le mélange a la couleur du chocolat ; il est homogène, très consistant et de longue conservation.

Les analyses suivantes prouvent que c'est à la suite de laborieux essais que le fabricant, M. Péronne, est arrivé au minimum d'hydratation exigé aujourd'hui.

1. Potage national fabriqué en nov. 1894 ; — 2. Id., fév. 1895 ; — 3. Id., mai 1898 ; — 4. Id , déc. 1899.

	1	2	3	4
Eau.............................	33,60	23,80	20,40	18,80
Matières azotées............	10,28	14,30	16,90	19,88
— grasses............	18,80	24,98	22,40	24,56
— amylacées.........	28,63	31,57	31,60	30,91
Cellulose.....................	1,34	1,40	1,90	1,45
Cendres.....................	7,35	3,95	6,80	4,40
	100,00	100,00	100,00	100,00

V. — Conserves de purée de légumes.

D'après les instructions ministérielles du 6 février 1901, publiées au *Bulletin militaire officiel*, cette conserve se compose exclusivement des matières ci-après, de bonne qualité et de provenance française :

Farine de haricots cuits et séchés avant mouture.	0,540
Graisse premier jus ou saindoux extra............	0,070
Graisse de porc, 0,195, rendant, après la fonte....	0,175
Sel..	0,052
Oignons épluchés 0,050, rendant avec cuisson....	0,010
Poivre...	0,003
Maigre de porc, après parage et hachage..........	0,150
	1,000

Le produit ne devra pas donner à l'analyse plus de 13 p. 100 d'eau. Le mode de préparation imposé aux fabricants est le suivant :

Prendre de la viande de porc frais demi-gras, la découper finement en retirant les parties maigres, que l'on hache et que l'on met à part.

Faire fondre le gras, après l'avoir découpé en petits dés, et lorsque la cuisson est complète et les crétons bien rissolés, mettre dans le saindoux les oignons coupés en petits morceaux et les y laisser cuire complètement. Ajouter alors la graisse premier jus, puis le sel finement pulvérisé et incorporer la farine de haricots par petites quantités successives, de façon à obtenir un mélange parfaitement homogène. Poivrer enfin au moyen de poivre fraîchement moulu.

Mettre la pâte ainsi obtenue dans des boîtes cylindriques en fer-blanc de 0 m. 07 de diamètre sur 0 m. 05 de hauteur, puis, placer en couche mince au-dessus de cette pâte, les parties maigres mises à part au début de l'opération, de manière que chaque boîte contienne 170 gr. de pâte assaisonnée et 30 gr. de viande crue hachée.

Fermer la boîte et stériliser à l'autoclave, à 112°, pendant une heure et demie.

Chaque boîte contient cinq rations de 40 gr., soit 200 gr.

de conserve, que l'on consomme à l'état de purée ou à l'état de potage. Dans le premier cas, on délaie le contenu de la boîte dans un demi-litre d'eau, et l'on fait bouillir pendant cinq minutes. Dans le second cas, on emploie deux litres d'eau, on fait bouillir et on verse sur le pain.

On remarquera que la conserve de légumes, de même que le potage national, se rapproche beaucoup du saucisson adopté autrefois par l'ancienne Commission supérieure des subsistances. On y retrouve les éléments qui ont amené la défaveur de ce dernier produit, mais il convient de rappeler qu'à cette époque on n'avait imposé aux fabricants ni le logement en boîte soudée, ni la stérilisation, ni la limite d'hydratation.

La nouvelle conserve, plus hydratée que le potage aux haricots, représente, à peu près, à poids égal, la même valeur alimentaire, mais elle ne constitue pas, comme lui, une masse homogène; la viande reste distincte et contient plus d'eau que la pâte située au-dessous. Ce sont des conditions moins favorables à une longue conservation.

1. Conserve de Billancourt, fabriquée en 1899 : analyse de la viande mélangée de pâte, séparée à la main; poids : 30 gr.; — 2. Analyse de la pâte au-dessous de la viande; poids : 170 gr.; — 3. Composition calculée pour la conserve entière de viande et pâte mélangées; — 4. Conserve de Billancourt, 1899; viande et pâte mélangées; — 5. Id., 1900; — 6. Id., 1901.

	1	2	3	4	5	6
Eau	34,00	10,10	13,68	12,90	13,00	12,00
Matières azotées	26,26	14,85	16,57	18,85	16,68	16,81
— grasses	19,87	27,66	26,49	26,98	26,86	34,85
— amylacées	14,65	38,58	34,98	33,75	36,15	24,84
Cellulose	1,26	3,40	3,08	1,90	2,98	1,60
Cendres	3,96	5,41	5,20	5,62	4,33	9,90
	100,00	100,00	100,00	100,00	100,00	100,00

Les analyses effectuées sur des produits mis en adjudication m'ont donné des résultats différents : tantôt les matières azotées étaient en proportions inférieures, trahissant une quantité insuffisante de chair musculaire; tantôt les cendres étaient en excès, accusant jusqu'à 10 p. 100 de sel au lieu de 5 p. 100.

VI. — Conserves de bœuf.

Toutes les tentatives faites depuis Louvois, notamment en 1807, 1813, 1830, 1847, 1855 et plus récemment encore, pour introduire les poudres de viande dans l'alimentation du soldat en campagne, ont été infructueuses. Il n'en a pas été de même pour les conserves de bœuf que l'on trouve depuis 1854 dans les approvisionnements de guerre. Pendant longtemps, ces produits, préparés suivant le procédé Appert perfectionné par Fastier, nous venaient presque exclusivement de l'Amérique, qui s'en était pour ainsi dire assuré le monopole par des prix défiant toute concurrence européenne; mais aujourd'hui ils sont fabriqués en France ou dans nos colonies, les conserves étrangères étant, depuis 1898, rigoureusement exclues des adjudications militaires.

D'après les cahiers des charges imposés aux adjudicataires, les conserves de viandes françaises ou coloniales destinées à l'armée doivent être le produit intégral de la cuisson des viandes employées à leur préparation, et renfermer tous les éléments de ces viandes, à l'exception des os, des tendons, des pelotes de graisse, des écumes des bouillons et de la quantité d'eau éliminée normalement au cours de la fabrication.

La viande employée est celle de bœuf, de vache ou de taureau, sans que la proportion en poids des viandes abattues de vache et de taureau réunies puisse être de plus de moitié. La viande doit être salubre et provenir d'animaux bien en chair, convenablement gras sans excès et dans l'âge adulte (entre trois et huit ans pour les bœufs et vaches, entre trois et cinq ans pour les taureaux). Sont obligatoirement exclus de la fabrication : les abats, la tête et les joues, la salière, la jambe et le jarret coupés à 0 m.10 au-dessus de l'extrémité inférieure du tibia ou du radius. La langue et le collier proprement dit (les morceaux dénommés dans le commerce *veine grasse* ou *veine maigre*) ne sont pas exclus.

La viande ayant douze à dix-huit heures d'abatage est désossée, dégraissée, débarrassée des parties tendineuses et coupée en morceaux de 500 gr. au maximum. Ces morceaux sont soumis au blanchiment, c'est-à-dire bouillis à cœur, égouttés, puis directement mis en boîte ; quant au bouillon provenant du blanchiment, il est amené à un degré de concentration tel qu'après dégraissage il puisse trouver place dans les boîtes à côté de la viande blanchie.

Les boîtes ainsi remplies sont fermées et éprouvées, au point de vue de leur étanchéité, dans un bain d'eau, à 80°. Elles sont ensuite stérilisées à l'autoclave, à 120°, pendant deux heures, puis soumises à une seconde épreuve d'étanchéité. En aucun cas, il ne s'écoulera plus de quatre heures entre la fermeture des conserves et leur stérilisation.

Un vétérinaire militaire et un officier d'administration des subsistances sont attachés d'une manière permanente à chaque usine pour la surveillance de toutes les opérations de fabrication.

Le poids net de la conserve contenue dans une boîte est de 1 kg. dont, en moyenne, 800 gr. de viande et 200 gr. de bouillon et graisse, cette dernière ne devant pas excéder 60 gr. Le bouillon doit donner au minimum 12 p. 100 d'extrait sec et 1,30 p. 100 de matières minérales.

De même que pour les conserves de légumes, chaque boîte porte sur le couvercle une inscription estampée indiquant la nature de la conserve, le lieu de fabrication, le nom du fabricant, le poids net de la boîte, le mois et l'année de la fabrication : il ne serait pas indifférent, en cas de litige, d'y voir mentionnée la date du jour.

Un kilogramme de conserve représente quatre rations de guerre de 250 gr.

Le contenu des boîtes, préparé suivant les indications précitées et convenablement haché de façon à obtenir une masse aussi homogène que possible, m'a donné en moyenne (1) :

	A l'état normal.	A l'état sec.
Eau..............................	61,00	0,00
Matières azotées.............	29,18	74,83
— grasses...............	8,15	20,90
— extractives..........	0,35	0,90
Cendres........................	1,32	3,37
	100,00	100,00

Une boîte de conserve de 1 kilogr. régulièrement préparée doit donc laisser à la dessiccation 390 à 400 gr. de matières alimentaires. Comme la viande crue contient en moyenne 74 p. 100 d'eau, soit 26 p. 100 de matières alimentaires à l'état sec, on voit *a priori* qu'il doit falloir près de 1.500 gr. de viande désossée pour obtenir un kilogr. de conserve. Les expériences faites en grand, à l'usine militaire de Billancourt, ont donné en moyenne 1.454 gr. La ration de 250 gr. de conserve de bœuf représente par suite assez exactement le quart de 1.454, soit 365 gr. de viande fraîche dépourvue d'os (2) et les pertes au cours de la fabrication

---

(1) L'analyse a été faite sur dix boîtes ayant servi à expérimenter, à Billancourt, un hachoir mécanique (janvier 1900). Le mélange, aussi intime que possible, comprenait 10 kg. de viande avec le bouillon et la graisse.

(2) La ration de viande fraîche étant de 500 gr. en campagne, soit 400 gr. de viande désossée, on voit que la différence (400-365) est largement compensée par les conserves de potage qui sont distribuées aux troupes, en même temps que les conserves de viande, lorsque la viande fraîche fait défaut.

(eau, écumes des bouillons, etc.) peuvent être fixées à 32 p. 100 (454 gr. pour 1.454 gr. de viande fraîche).

Les nombreuses analyses de conserve que j'ai effectuées jusqu'à ce jour montrent que la proportion d'eau est presque toujours supérieure à 60 p. 100 et qu'elle atteint parfois 70 p. 100 : de là, pour le soldat, une perte de matières alimentaires qui pourrait être écartée par une clause spéciale du cahier des charges limitant à 60 p. 100 le taux d'hydratation (1). L'excès d'eau vient des bouillons qui ont été insuffisamment concentrés, car la viande blanchie, comme la viande ayant servi à préparer le pot-au-feu, est toujours moins hydratée que la viande crue. La viande blanchie, au moment de la mise en boîte, c'est-à-dire après avoir été égouttée pendant deux heures, ne représente, en effet, d'après les expériences faites à Billancourt, que 55 p. 100 environ de viande crue (2).

Le bouillon, provenant de boîtes bien fabriquées, m'a donné, en moyenne, après avoir été dégraissé :

	A l'état normal.	A l'état sec.
Eau..........................	87,20	0,00
Matières azotées.............	10,95	85,60
— grasses............	0,12	0,91
— extractives........	0,20	1,54
Cendres......................	1,53	11,95
	100,00	100,00

D'après ces indications, on comprend que l'analyse de la conserve entière d'une part, et, d'autre part, l'analyse du bouillon seul fournissent de précieux renseignements sur

---

(1) La vérification serait facile : mettre sur une ou plusieurs assiettes tarées le contenu de la boîte, dissocier la viande et laisser à l'étuve jusqu'à ce que le poids ne varie plus.
(2) Bousson, Etude sur la conserve de viande (*Revue de l'Intendance*, 1896, t. IX, p. 421).

la manière dont la conserve a été obtenue. Lorsque les viandes ont été employées en quantité insuffisante (au-dessous de 1.454 gr. par kilogramme de conserve); lorsqu'elles ont été préalablement épuisées, comme on l'a souvent observé, pour servir à la préparation des extraits, ou lorsque les bouillons ont été additionnés de gélatine, les matières minérales sont toujours en proportions inférieures à celles que l'on vient d'indiquer (1).

Une conserve bien conditionnée peut se maintenir intacte pendant de longues années : j'en ai examiné qui avaient vingt-cinq ans et étaient en parfait état. Les altérations viennent généralement d'une stérilisation incomplète, ou d'une fermeture défectueuse, les soudures trop minces ne résistant pas aux chocs auxquels sont soumises les boîtes pendant leur transport ou leur classement dans les magasins. Dans le premier cas, la poussée des gaz, provenant des fermentations qui ne tardent pas à se produire, provoque un bombement des boîtes qui indique clairement que la conserve est impropre à l'alimentation. Dans le second cas, il se produit de petits pertuis livrant passage à l'air et amenant, plus tard, un très léger suintement qui peut passer inaperçu en raison de la peinture rouge dont on recouvre les boîtes, peut-être à tort, mais que l'on rend très apparent en plongeant les boîtes dans l'eau bouillante.

J'ai vu, en hiver comme en été, consommer beaucoup de boîtes de conserve. Après avoir assisté à leur ouverture et fait détruire, comme le prescrivent les règlements, les boîtes *bombées*, *fuitées*, ou répandant la plus légère odeur, je n'ai jamais constaté de symptômes d'empoisonnements. Les accidents signalés dans quelques garnisons, presque tou-

---

(1) Voir un excellent travail du pharmacien-major J.-G. Girard, publié dans la *Revue de l'Intendance*, fév. 1904.

jours par des temps chauds, auraient été sans doute évités si l'on avait écarté les boîtes manifestement défectueuses et si l'on avait eu le soin de faire manger les autres immédiatement après leur ouverture.

La viande de conserve garde pendant très longtemps sa consistance, sa couleur, son odeur et sa saveur; la graisse qui, après la stérilisation, s'est solidifiée dans la partie supérieure, perd assez vite sa fermeté, en subissant une espèce de saponification (1). Quant au bouillon, il se transforme d'autant plus vite qu'il a été moins concentré; il devient fluide, trouble et donne à l'ensemble de la conserve un aspect peu appétissant qui éveille la défiance. Plus il y a d'écart entre l'hydratation de la viande et celle du bouillon, plus les transformations sont rapides et profondes. On ne saurait trop surveiller la concentration des bouillons.

J'ai souvent trouvé, notamment dans des boîtes venant de l'étranger, des traces de plomb dans les bouillons et les graisses qui étaient en contact avec des soudures plombifères; mais l'intérieur des viandes n'en a jamais présenté, même après plusieurs années de conservation. La contamination par le plomb n'est plus à craindre, l'agrafage ou le sertissage des fonds, seuls admis aujourd'hui pour assurer l'herméticité des boîtes, ayant amené la suppression des soudures intérieures.

Comme on pourra le constater par les analyses qui suivent et par d'autres publiées dans la *Revue de l'Intendance* depuis

---

(1) Les boîtes dont il est question avaient été stérilisées entre 110° et 115°. La stérilisation à 120° pendant deux heures, exigée par le cahier des charges du 6 août 1900, activera la saponification des graisses, la désorganisation des fibres musculaires et la transformation de certains principes en gélatine. Des expériences bien dirigées prouveraient sans doute qu'une stérilisation entre 105° et 110° serait suffisante pour des viandes qui, avant leur mise en boîte, ont été *bouillies à cœur*, et par conséquent absolument stérilisées.

1900 ou dans les *Annales d'hygiène publique et de médecine légale* d'août 1901, la composition chimique des conserves est indépendante de la nature du bétail. Les viandes étrangères ne diffèrent pas de nos viandes indigènes : l'eau, les matières azotées et les cendres s'y retrouvent à peu près en même quantité que dans les bovidés de races françaises, au même état d'engraissement.

I. — CONSERVES DE BILLANCOURT, mai 1899; poids net : 1.000 gr. dont viande, 800 gr., bouillon, 170 gr., et graisse, 30 gr.; — 1. Analyse de la viande; — 2. Analyse du bouillon; — 3. Analyse de la graisse; — 4. Composition calculée pour la conserve entière comprenant viande, bouillon et graisse mélangés.

	1	2	3	4
Eau	58,40	87,20	50,80	63,06
Matières azotées	30,20	10,95	4,45	26,16
— grasses	9,13	0,12	43,88	8,64
— extractives	1,00	0,20	0,28	0,84
Cendres	1,27	1,53	0,59	1,30
	100,00	100,00	100,00	100,00

II. — CONSERVES DE DIFFÉRENTES FABRICATIONS. Les analyses ont été effectuées sur le contenu des boîtes convenablement haché et mélangé. — 1. Besançon : poids net de la conserve : 1010 gr., dont : viande, 870, bouillon et graisse, 140 (déc. 1895); — 2. Billancourt; poids net : 1000 gr., dont : viande, 750, bouillon, 220 et graisse, 30 (déc. 1899); — 3. Bordeaux : poids net : 1.070 gr., dont : viande, 770, bouillon et graisse, 300 (nov. 1892); — 4. Bordeaux : poids net : 1.025 gr., dont : viande, 810, bouillon, 190, graisse fondue, 25 (nov. 1895); — 5. Nantes : poids net : 1050 gr., dont : viande, 800, bouillon et graisse, 250 (nov. 1897); — 6. Pithiviers : poids net : 1.000 gr., dont : viande, 800, bouillon et graisse, 200 (janvier 1898); — 7. Saint-Brieuc : poids net : 1.100 gr., dont : viande, 900, bouillon et graisse, 200 (fév. 1900); — 8. Toulouse : poids net : 1.000 gr., dont : viande, 750, bouillon, 180, graisse fondue, 70 (janvier 1897); — 9. Madagascar : poids net : 1.000 gr., dont : viande, 800, bouillon et graisse fondue, 25 (août 1897); — 10. Nouvelle-Calédonie : poids net : 1.040, dont : viande, 860, bouillon, 150, graisse fondue, 30 (juin 1897); — 11. Chicago : poids net : 1.000, dont : viande, 900, bouillon, 60, graisse fondue, 40 (sept. 1891); — 12. Chicago : poids net : 980, dont : viande, 830, bouillon et graisse, 150 (déc. 1891).

	1	2	3	4	5	6
Eau................	60,34	64,60	63,42	62,90	65,87	58,52
Matières azotées.......	25,12	29,53	20,32	27,79	24,77	28,56
— grasses.......	13,46	3,77	12,21	7,21	7,99	11,55
— extractives...	0,09	0,72	1,08	1,03	0,44	0,46
Cendres.............	0,99	1,38	0,97	1,07	0,93	0,91
	100,00	100,00	100,00	100,00	100,00	100,00
	7	8	9	10	11	12
Eau................	63,46	58,94	64,45	63,00	61,35	67,01
Matières azotées.......	26,70	22,14	28,04	27,39	26,33	24,16
— grasses.......	8,16	16,61	4,94	7,02	9,09	6,88
— extractives...	0,73	1,28	1,47	1,32	2,37	1,11
Cendres.............	0,95	1,03	1,10	1,27	0,86	0,84
	100,00	100,00	100,00	100,00	100,00	100,00

VII.— Bœuf demi-salé.

En 1893, le ministre de la Guerre confiait à une Commission présidée par l'Intendant général Baratier l'étude des moyens à employer « pour assurer le ravitaillement des armées en opération, avec de la viande abattue à une certaine distance des cantonnements ». Les expériences arrêtées par la Commission étaient effectuées à l'usine alimentaire de Billancourt, par les soins du pharmacien principal Bousson; et, quelques années plus tard, le bœuf dit *demi-salé*, consommé pendant les manœuvres, avait conquis les faveurs de l'armée.

D'après la Notice spéciale (1) publiée par le ministère de

---

(1) *Notice sur la préparation du bœuf salé*, in *Bulletin militaire officiel*, pp. 730-748. Année 1901.

la Guerre le 21 août 1901, le procédé de préparation permet de conserver la viande pendant une durée de 15 à 25 jours. Il comporte trois opérations essentielles : 1° l'insufflation de la viande avec du gaz acide carbonique ; 2° le frottage avec du sel commun, additionné d'autres substances antiseptiques ; 3° le dépôt de la viande dans des sacs préalablement aseptisés.

On utilise l'acide carbonique liquide, contenu dans des bouteilles en acier. Il faut environ 13 kilogr. 420 de sel de frottage pour 100 kilogr. de viande. « D'une façon générale il doit être exigé du personnel employé à l'abatage des animaux une propreté absolue, tant des mains que des effets et du linge employés ; les couteaux, scies, etc., doivent être stérilisés en les passant fréquemment dans une flamme ; le lieu de l'abatage devra être choisi loin de tout magasin contenant des grains ou autres produits favorisant le développement des germes, et entretenu dans le plus grand état de propreté. »

Le taux des rations est aujourd'hui le même que pour la viande fraîche ; au début, il était un peu inférieur (370 gr. de bœuf demi-salé pour 400 de viande fraîche).

VIII. — Porc salé.

Ce fut seulement pendant les campagnes de Minorque et de Gibraltar de 1781, 1782 et 1783, que, dans l'armée française, le lard salé a été substitué pour la première fois à la viande fraîche. Les 8 onces de viande étaient remplacées par 4 onces de lard et 4 onces de légumes.

Les salaisons destinées à l'armée sont faites avec des porcs d'origine française. Le lard, sur le dos, ne doit pas avoir une épaisseur supérieure à 6 cm. Les morceaux découpés, comprenant toutes les parties de l'animal à l'exclusion de la tête, des pieds, de la panne, des fressures, etc., pèsent de 1 à 3 kilogr. Les barils sont de la contenance de 90 kilogr. de viande pour les deux tiers de la fourniture et de 45 kilogr. pour l'autre tiers, déduction faite de toute tare, de sel et de saumure. La saumure (solution saturée de sel) doit marquer 25° Baumé (densité 1.210). En temps de paix, la ration de 300 grammes de viande est remplacée par 240 gr. de porc salé; en campagne, il peut être accordé 300 gr. représentant environ 280 gr. de viande de porc désossée (1).

La composition chimique est en rapport avec le développement du tissu graisseux : plus il y a de graisse, moins il y a de chair musculaire, et par suite d'azote, moins il y a également d'eau et de matières salines. Voici, d'après des analyses faites en février 1900, sur du lard salé distribué à la caserne de Latour-Maubourg, la répartition de ces éléments :

1. Tranche entière (gras, maigre et peau), avant cuisson ; — 2. Id., après cuisson ; — 3. Partie grasse (sans la peau), avant cuisson ; — 4. Id., après cuisson ; — 5. Partie maigre, avant cuisson ; — 6. Peau seule, après cuisson.

	1	2	3	4	5	6
Eau...............	32,40	28,80	13,50	11,40	50,60	58,70
Matières azotées....	14,41	19,01	1,34	3,18	22,56	25,97
— grasses....	40,29	48,22	79,88	85,04	10,79	14,00
— extractives.	0,22	0,18	0,69	0,11	0,39	0,18
Cendres............	12,68	3,79	4,59	0,00	15,66	1,15
	100,00	100,00	100,00	100,00	100,00	100,00

Le dosage de l'eau, effectué d'autre part sur des échantil-

---

(1) Des expériences faites à Billancourt sur la viande de porc servant à la confection des conserves de purée de légumes, c'est-à-dire sur les mêmes parties du porc qui sont utilisées pour le lard salé, 15.048 kilogrammes de viande ont donné 1.051 kilogrammes d'os, soit 7 p. 100. On admet aussi que le rendement en viande salée correspond à la viande fraîche employée avec un déchet de salaison de 1 à 2 p. 100.

lons provenant de diverses livraisons faites à la Guerre, a donné :

	Partie grasse.	Partie maigre.
Baril préparé en décembre 1893....	15,60	44,32
— en janvier 1894....	11,28	53,20
— en octobre 1894....	28,52	50,72
— en novembre 1894....	11,32	50,40

§ II. — ALLEMAGNE

I. — Conserves de soupe.

Les conserves de soupe en usage dans l'armée allemande sont constituées par des mélanges de farines de haricots, de lentilles ou de pois avec de la graisse et du sel. Elles présentent une composition assez uniforme, se rapprochant de celle du potage aux haricots de l'armée française, mais avec un excès de matière azotée qui semble dû à une addition d'extrait de viande. Il y a aussi un peu plus de cellulose, les farines de légumineuses paraissant avoir été moins bien épurées qu'en France.

Ces conserves sont en rouleaux de 0 m.065 de diamètre sur 0 m.120 de longueur, recouverts d'une feuille de papier d'étain fin et d'une feuille de papier parcheminé. Chaque rouleau contient, simplement juxtaposées, trois rondelles de 150 gr., représentant chacune une ration de guerre. On trouve aussi de petits rouleaux d'une seule ration. A la dose de 150 gr. par litre d'eau bouillante, on obtient un épais potage, plus coloré et plus épicé que le potage français. La date de fabrication est indiquée sur chaque rondelle.

1. Conserve de haricots, fabriquée à Mayence, 1891 ; — 2. Id., 1893 ; — 3. Id., 1899 ; — 4. Conserve de lentilles, Mayence, 1898 ; — 5. Conserve de pois, Mayence, 1898 ; — 6. Conserve provenant de l'expédition de Chine, fabriquée à Spandau, en 1899 ; les trois rations de 150 gr. recouvertes de

papier paraffiné et de papier parcheminé étaient logées dans un rouleau de carton, d'où l'on pouvait les retirer par glissement; analysée en 1902; — 7. Farine distribuée aux troupes manœuvrant dans les environs de Metz; pour être cuite avec du lard; mélange de riz et de blé moulus grossièrement.

	1	2	3	4	5	6	7
Eau	10,20	9,10	6,60	8,90	8,00	8,80	12,60
Matières azotées	15,00	16,14	16,40	17,97	17,50	15,68	8,58
— grasses	18,96	22,10	21,70	20,60	19,05	22,20	1,44
— amylacées	49,18	41,98	43,05	38,93	42,45	40,12	75,55
Cellulose	4,32	3,96	1,65	3,60	3,10	2,75	0,71
Cendres	2,34	6,72	10,60	10,00	9,90	10,45	1,12
	100,00	100,00	100,00	100,00	100,00	100,00	100,00

II. — Conserves de viande.

En boîtes cylindriques en fer-blanc, soudées, mesurant 0m.045 de haut sur 0m.090 de diamètre. Chaque boîte, d'une seule ration, contient 240 gr. de conserve, comprenant environ 190 gr. de viande de bœuf bouilli pour 50 gr. de bouillon et graisse, et présentant la composition des conserves françaises.

Il existe également des boîtes de même dimension dans lesquelles le bouillon a été remplacé par un hachis de viande fortement épicé.

§ III. — ANGLETERRE

L'armée anglaise utilise les conserves les plus variées: conserves de légumes, de bœuf, de lard fumé; extraits de viande; biscuits de viande; potages condensés, etc. Ces produits sont généralement logés dans des boîtes en fer-blanc, soudées, de formes et de dimensions très variables.

Les conserves de légumes desséchés (pommes de terre, carottes, oignons, haricots verts, etc.) paraissent avoir été préparées de la même façon que nos juliennes militaires; elles sont de provenance allemande. Les conserves de bœuf, connues sous les noms de *roast beef, boiled beef, corned beef, chipped beef*, diffèrent par leur teneur en eau ; mais, à l'état sec, elles ont la même valeur alimentaire : le *boiled beef* est semblable à la conserve de bœuf française. Les conserves de lard fumé, coupé en petits morceaux, ont le grand avantage de ne contenir que 15 à 16 p. 100 d'eau.

Les extraits de viande ne sont pas également concentrés et ont des qualités nutritives bien différentes ; la proportion d'eau varie en effet entre 16 et 73 p. 100.

Les biscuits dans lesquels on a incorporé de la graisse et de la poudre ou de l'extrait de viande présentent aussi une composition variable. Ce mode d'alimentation, proposé depuis longtemps notamment par Darcet, par Dizé et par Scheurer-Kestner, a été essayé, à diverses reprises, dans l'armée française, mais sans succès (1). Les biscuits de viande destinés aux troupes coloniales anglaises sont peu appétissants et ils doivent être consommés à court délai, car ils rancissent rapidement. Ils affectent la forme de petites galettes rondes ou carrées de 10 à 70 gr., généralement percées de trous.

Les conserves pour potages (cartouches-rations), de même que les produits précédents, paraissent provenir d'achats effectués directement dans le commerce : ils n'ont pas une composition uniforme. L'examen microscopique indique des mélanges complexes (graisse, poudre ou extrait de

---

(1) D'après une note de Gaultier de Claubry, publiée dans les *Comptes rendus de l'Académie des Sciences* (t. LXXI, 1870, p. 520), 300.000 biscuits, dans lesquels il entrait, suivant les indications de Darcet, de la gélatine, de la viande et du sang, furent envoyés, en 1830, au corps expéditionnaire d'Alger. Dizé a également conseillé, en 1843, l'emploi, pour les navigateurs, de biscuits à poudre de viande. (Voy. PILLAS et BALLAND, *le Chimiste Dizé*, Paris, 1906).

La préparation du pain Scheurer-Kestner, pouvant contenir jusqu'à 50 p. 100 de viande, est indiquée dans une note de ce chimiste insérée dans les *Comptes-rendus de l'Académie des Sciences* de 1880 (*Sur un ferment digestif qui se produit pendant la panification*, t. XC, p. 369).

viande, pommes de terre, pois, haricots, riz, etc.), d'une conservation très limitée. Les potages préparés dans les conditions habituelles ne seraient d'ailleurs pas très goûtés du soldat anglais (1).

I. — Conserves pour potage.

1. Cartouche-ration bleue; rouleau de 240 gr. recouvert de papier parcheminé, présentée en fév. 1895. L'examen microscopique décèle la présence de la poudre de viande et de la pomme de terre; — 2. Cartouche-ration rouge, même provenance; il y a poudre de viande et farine de légumineux; — 3. Cartouche-journalière bleue; boîte en fer blanc soudé (0,13 de long sur 0,065 de large) s'ouvrant à l'aide d'une bande d'arrachement; présentée en juin 1899; la boîte est partagée en deux compartiments contenant l'un du chocolat et l'autre la pâte dont l'analyse seule a été faite; — 4. Cartouche-journalière rouge; boîte un peu plus petite que la précédente (0 m. 11 de longueur au lieu de 0 m. 13) partagée aussi en deux compartiments, dont l'un contient du chocolat, pour le déjeuner, et l'autre une pâte, pour le dîner (170 gr.); même provenance; — 5. Cartouche pour cas imprévus; boîte de 0 m. 18 à deux compartiments contenant l'un du chocolat et l'autre une pâte présentant des fragments de viande; même provenance; — 6. Cartouche-ration bleue; boîte en fer blanc bleu, à coins arrondis, de 0 m. 18 de longueur, contenant 312 gr. de pâte; même provenance; la pâte est constituée par un mélange de viande séchée et broyée avec des légumes, notamment des pommes de terre; — 7. Cartouche-ration rouge; en fer blanc rouge, à coins arrondis, de 0 m. 14 de longueur, contenant 227 gr. de pâte ferme constituée par un mélange de viande séchée et broyée avec différents légumes, notamment des pois; présentée en juin 1899; — 8. Cartouche-ration bleue, boîte soudée; présentée en avril 1902; — 9. Cartouche-ration rouge, même provenance; — 10. Ration de réserve, même provenance.

---

(1) Voy. une conférence du lieutenant-colonel Clayton *sur l'alimentation en campagne dans l'armée anglaise*, analysée par M. Deverre dans la *Revue de l'Intendance*, 1900, p. 851.

	1	2	3	4	5
Eau	9,60	8,00	38,80	25,70	15,80
Matières azotées	22,40	26,70	21,48	29,46	33,00
— grasses	8,24	18,70	4,50	4,50	22,50
— amylacées	52,17	40,06	31,57	34,09	22,90
Cellulose	3,84	3,74	0,65	2,55	0,60
Cendres	3,75	2,80	3,00	3,70	5,20
	100,00	100,00	100,00	100,00	100,00

	6	7	8	9	10
Eau	40,30	22,10	41,50	28,20	9,70
Matières azotées	21,35	21,48	19,04	18,42	41,60
— grasses	4,09	14,20	2,75	13,90	25,35
— amylacées	31,30	36,17	28,97	31,52	8,00
Cellulose	0,45	2,65	3,20	3,60	0,85
Cendres	2,51	3,40	4,54	4,36	14,50
	100,00	100,00	100,00	100,00	100,00

II. — Conserves de viande.

Biscuits de viande, en boîtes en fer blanc soudées; galettes de dimensions variables, obtenues en pétrissant de la farine avec de la graisse, de l'extrait et de la poudre de viande ; le premier produit a été reçu en 1890 et les autres en 1899.
1. Poids des galettes, 28 gr. ; — 2. Poids, 10 gr.; — 3. Poids, 28 gr.; — 4. Poids, 35 gr. ; — 5. Poids, 70 gr. ; — 6. Conserve de bœuf haché, en boîte soudée, avril 1900.

	1	2	3	4	5	6
Eau	8,00	6,90	8,00	8,10	9,30	69,80
Matières azotées	12,28	13,50	12,28	20,86	12,72	25,43
— grasses	14,52	16,20	14,52	2,60	10,15	3,09
— amylacées	63,41	60,40	63,48	63,04	65,43	0,00
Cellulose	0,39	1,90	0,32	2,50	0,90	0,00
Cendres	1,40	1,10	1,40	2,90	1,50	1,68
	100,00	100,00	100,00	100,00	100,00	100,00

1. Cartouche de lard fumé; boîte soudée, juin 1899 ; — 2. Id., avril 1900; — 3. Extrait de viande Bovril, for invalides; en pot de porcelaine de 60 gr., fév. 1895; acidité :

2,92; — 4. Id., en pot de 125 gr.; — 5. Id., en pot de 125 gr.; extrait ordinaire; acidité : 3.87; — 6. Id., en pot de 250 gr.; — 7. Id., contenu dans un petit pot en porcelaine, logé dans une boîte en fer blanc s'ouvrant à l'aide d'une bande d'arrachement; sept. 1899.

	1	2	3	4	5	6	7
Eau..................	14,50	16,40	26,00	24,60	16,60	16,10	73,50
Matières azotées......	18,42	17,95	49,70	52,80	54,10	53,94	18,41
— grasses........	55,70	58,35	0,00	0,00	0,00	0,00	0,09
— extractives....	4,78	0,00	12,95	13,95	15,05	15,96	3,10
Cendres.............	6,60	7,30	11,35	8,65	14,25	14,00	4,90
	100,00	100,00	100,00	100,00	100,00	100,00	100,00

§ IV. — AUTRICHE-HONGRIE

I. — Conserves de soupe.

L'*Einbrenn-Suppe* est en paquets carrés recouverts d'une feuille de papier-parchemin contenant des rations de 36 gr., obtenues par compression : chaque tablette de 36 gr. mesure 0 m. 50 de long, 0 m. 35 de large et 0 m. 020 d'épaisseur. Il n'y a pas de légumineuses, mais on y constate la présence de farine de blé, de pommes de terre, d'anis, d'oignon brûlé, etc. Le potage est agréable, de couleur chocolat. Les autres conserves de soupe sont également en paquets recouverts de papier-parchemin; toutefois, ils ne contiennent que quatre rations de 100 gr. La date de fabrication est indiquée sur chaque paquet. On y trouve des légumineuses (haricots, lentilles, pois), associées aux pommes de terre, aux carottes, à la semoule, au blé mondé, etc. La composition est assez uniforme : 10 à 15 p. 100 d'eau et 14 à 19 p. 100 de matières azotées.

1. Einbrenn-Suppe, 1895; — 2. Bohnen-Gemüse, 1895; — 3. Erbsen-Gemüse, 1895; — 4. Erbsen-Gemüse mit graupen; — 5. Erbsen-Gemüse mit gries; — 6. Linsen-Gemüse.

	1	2	3	4	5	6
Eau	10,00	15,00	12,50	12,00	12,00	15,50
Matières azotées	10,14	17,04	19,65	15,66	14,28	17,35
— grasses	15,15	15,90	19,70	10,55	13,35	14,85
— amylacées	59,81	48,11	43,60	57,19	55,47	49,30
Cellulose	2,10	1,45	1,65	1,70	1,70	1,20
Cendres	2,20	2,50	2,90	2,90	3,20	1,80
	100,00	100,00	100,00	100,00	100,00	100,00

II. — Conserves de viande.

Les conserves de bœuf sont en petites boîtes en fer-blanc, serties, de 0 m. 080 de haut sur 0 m. 075 de diamètre. Elles sont d'une ration et présentent la composition des conserves françaises. Il existe aussi, dans des boîtes de mêmes dimensions, un hachis de viande très épicé, qui est appétissant lorsqu'il vient d'être préparé, mais qui doit perdre assez rapidement ses qualités. Il contient moins d'eau que les conserves de bœuf (46 au lieu de 66 p. 100), et, à poids égal renferme, par conséquent, plus de matières alimentaires.

1. Conserve de bœuf, 1895 ; — 2. Hachis de viande, 1895 ; — 3. Id., 1902 ; les analyses de ces trois produits ont été faites sur le contenu des boîtes, convenablement mélangé.

	1		2		3	
	A l'état normal.	A l'état sec.	A l'état normal.	A l'état sec.	A l'état normal.	A l'état sec.
Eau	66,20	0,00	46,40	0,00	56,60	0,00
Matières azotées	20,03	59,26	15,80	29,47	21,26	48,98
— grasses	12,42	36,75	35,19	65,65	18,55	42,75
— extractives	0,37	1,09	1,59	2,98	1,20	2,77
Cendres	0,98	2,90	1,02	1,90	2,39	5,50
	100,00	100,00	100,00	100,00	100,00	100,00

§ V. — BELGIQUE

I. — Conserves de bouillon et de soupe.

Les conserves de bouillon sont en boîtes en fer-blanc, soudées, de forme ovale et de la contenance d'un tiers de litre, soit environ 350 gr. pour une ration. Elles ont la consistance d'un liquide sirupeux, de couleur brun foncé, ayant une odeur et une saveur complexes, rappelant le bouillon de bœuf et différents légumes (laurier, oignons, poivre. etc.), qui ont dû être écartés au moment de la mise en boîte. Le sel semble en proportion exagérée. Ces conserves ne doivent être préparées que pour un temps très limité, car les boîtes seraient assez rapidement atteintes, sous l'influence du sel et de l'acidité des bouillons. Elles ne contiennent que 10 p. 100 d'éléments nutritifs, soit 35 gr. pour un tiers de litre; c'est peu pour un tel volume.

Les conserves de soupe sont en rondelles de 0 m. 04 de diamètre, pesant 50 gr. Chaque rondelle, d'une ration, est couverte d'une feuille d'étain fin et d'une feuille de papier paraffiné et logée dans une boîte en aluminium à couvercle mobile, qui contient aussi, pareillement enrobées, une ration de 25 gr. de sucre et une ration de 20 gr. de café. Toutes ces rations sont obtenues par compression.

Les conserves de soupe sont à base de légumineuses et de graisse avec addition d'extrait de viande et d'épices (poivre, poireaux); elles sont un peu plus azotées et plus chargées de cellulose que les conserves similaires françaises, mais moins salées.

II. — Conserves de bœuf et de pain de viande.

Les conserves de bœuf sont en boîtes ovales, comme les précédentes, s'ouvrant à l'aide d'une clef juxtaposée à la bande d'arrachement, et contenant 300 gr. de viande et bouillon pour une ration. Le mode de fabrication paraît être le même qu'en France. Le pain de viande est en boîte cylindrique en fer blanc, soudée, contenant 1.200 gr. de conserve pour huit rations de 150 gr. C'est un hachis de viande de bœuf et de porc avec de la mie de pain, fortement assaisonné (oignons, poivre, épices). L'administration française a toujours écarté des produits de ce genre, en raison de la difficulté de contrôler les matières premières qui entrent dans la fabrication et aussi de la propension qu'ont les mélanges trop complexes à s'altérer ou à se transformer. Le pain de viande belge ne renferme que 30 p. 100 de matières nutritives.

1. Conserve de bouillon, 1898; — 2. Conserve de bœuf, 1898, poids net : 300 gr., dont : viande, 260 gr. et bouillon, 40 gr.; Analyse de la boîte, viande et bouillon mélangés;— 3. Id., 1902;— 4. Pain de viande, 1898; — 5. Id., 1902; — 6. Conserve de soupe, 1898; les matières amylacées comprennent 3 de cellulose.

	1		2		3	
	A l'état normal.	A l'état sec.	A l'état normal.	A l'état sec.	A l'état normal.	A l'état sec.
Eau..................	88,00	0,00	63,01	0,00	59,60	0,00
Matières azotées.....	9,31	77,60	31,70	85,70	28,24	69,90
— grasses.....	0,06	0,50	1,63	4,41	10,04	24,85
— extractives.	0,23	1,90	2,60	7,02	0,48	1,19
Cendres.............	2,40	20,00	1,06	2,87	1,64	4,06
	100,00	100,00	100,00	100,00	100,00	100,00

	4		5		6
	A l'état normal.	A l'état sec.	A l'état normal.	A l'état sec.	A l'état normal.
Eau...................	70,40	0,00	70,00	0,00	6,20
Matières azotées........	11,69	39,'0	10,03	33,45	18,68
— grasses........	7,73	26,10	9,38	31,25	12,60
— amylacées......	8,33	28,15	8,52	28,40	56,72
Cendres.............	1,85	6,25	2,07	6,90	5,80
	100,00	100,00	100,00	100,00	100,00

§ VI. — ÉTATS-UNIS

Les conserves en usages dans l'armée fédérale des États-Unis sont de même nature que les conserves de l'armée anglaise. Elles semblent provenir d'achats effectués directement dans le commerce; elles ne sont point réglementées et contrôlées comme en France. Parmi les conserves examinées, nous ne citerons que les suivantes :

1. Emergency-ration; boîte rectangulaire en fer-blanc soudée, s'ouvrant à l'aide d'une bande d'arrachement et contenant trois tablettes comprimées; chaque tablette, pesant 150 gr., est entourée d'une première feuille de papier blanc recouverte par une feuille de papier d'étain. Présence de fragments de viande, de légumineuses, riz, persil, oignon, etc., 1898; — 2. Id., 1899; — 3. Emergency-ration, juin 1901; boîte métallique oblongue, à bords arrondis, s'ouvrant à l'aide d'une bande d'arrachement; longueur 0m.180; largeur 0m.70; épaisseur 0m.045. D'après les indications inscrites sur la boîte, elle ne doit être ouverte que sur l'ordre d'un officier, ou en cas de nécessité : elle doit être placée dans le havre-sac, ou dans la musette et présentée à toute inspection; elle peut nourrir un homme pendant un jour. La boîte contient : A. Trois tablettes de 130 gr. enveloppées d'une feuille de papier-parchemin sur laquelle on lit : « composé de viande et de pain, peut être mangé sec ou après macération dans l'eau froide; peut aussi être mis dans l'eau bouillante pour fournir un potage plus ou moins épais ». — B. Trois tablettes de chocolat, de 39 gr., recouvertes de papier d'étain avec la mention : « peut être mangé sec ou après digestion dans l'eau froide, ou après ébullition dans l'eau. » — C. Vingt grammes de sel fin renfermé dans du papier ordinaire et destiné à assaisonner les premières tablettes. — D. Deux grammes de poivre en poudre, également contenus dans du papier ordinaire, et destinés aux mêmes usages que le sel. — Les trois tablettes A sont constituées par des granulations plus ou moins grosses, n'ayant entre elles aucune adhérence et s'échappent dès qu'on brise le papier. L'odeur est d'abord agréable et rappelle les grai-

nes d'arachides torréfiées. Après 12 à 15 heures d'exposition à l'air libre, on perçoit l'odeur spéciale de la poudre de viande, que l'on voit d'ailleurs facilement à la loupe. On peut isoler aussi des fragments de blés qui ont subi la torréfaction. L'analyse 3 a été effectuée sur l'ensemble du produit bien mélangé; — 4. Analyse des tablettes de chocolat; couleur, odeur, saveur et consistance du chocolat ordinaire, les matières amylacées comprennent 50,10 de sucre.

	1	2	3	4
Eau．	3,90	9,10	2,20	0,30
Matières azotées．	27,94	27,33	32,75	8,35
— grasses．	6,60	19,10	6,25	25,50
— amylacées．	58,56	41,67	53,25	62,65
Cellulose．	0,80	0,70	1,25	2,10
Cendres．	2,20	2,10	4,30	1,10
	100,00	100,00	100,00	100,00

§ VII. — ITALIE — RUSSIE

1. Conserve de viande de l'armée italienne; en boîte cylindrique en fer-blanc, peinte en noir, de 0m.06 de haut sur 0m.07 de diamètre. Une boîte pleine, examinée en octobre 1900, a donné 230 gr. de matières comestibles (viande de bœuf et bouillon) présentant les caractères des conserves ordinaires. L'étamage intérieur est attaqué par places. L'analyse de la conserve, convenablement hachée, ne diffère de celle des conserves françaises que par un excès de sel ajouté au cours de la fabrication. L'administration française s'est toujours refusée à l'introduction du sel, demandée à diverses reprises par les fabricants. La présence du sel favorise en effet l'attaque des étamages; le poids des matières minérales (cendres) est modifié et l'on perd ainsi un précieux élément de contrôle; — 2. Conserve de l'armée russe; minces lanières de viande, séchées au point de pouvoir être réduites en poudre; se mangent sèches ou après cuisson; l'échantillon, que j'ai examiné en 1891 provenait des approvisionnements de l'armée russe, pendant la guerre d'Orient de 1876-1878.

	1		2	
	A l'état normal.	A l'état sec.	A l'état normal.	A l'état sec.
Eau.......................	64,00	0,00	10,00	0,00
Matières azotées.........	24,83	68,96	69,36	77,07
— grasses.........	6,52	18,10	8,15	9,06
— extractives.....	0,30	0,84	8,09	8,98
Cendres	4,35	12,10	4,40	4,89
	100,00	100,00	100,00	100,00

CHAPITRE V

ALIMENTS DIÉTÉTIQUES

Nous comprenons sous le nom d'*aliments diététiques* quelques produits spéciaux préconisés en ces dernières années, par des médecins, pour l'alimentation des malades ou des personnes de constitution délicate. On ne s'explique donc pas que ces produits, fabriqués surtout en Allemagne, aient figuré à l'Exposition universelle de Paris dans la classe 56 (produits farineux et dérivés). Ils y ont obtenu cependant une médaille d'argent; mais nous pensons, avec l'éminent rapporteur de la classe 56, P. Regnault-Desroziers, que l'on doit voir dans cette récompense « plutôt un encouragement à une industrie nouvelle, intéressante, que l'appréciation absolue ou relative du mérite de ces produits ».

I. — Produits provenant de l'Exposition de 1900.

1. Energogène; obtenu en faisant cuire des pommes de terre dans du lait; on passe et fait sécher à l'étuve; les matières amylacées comprenent 7,55 de sucre; — 2. Nourriture Muffler, pour enfants; préparée avec lait, œufs, farine de froment, etc.; — 3. Protase; poudre jaunâtre à mêler avec d'autres aliments ou à des pâtes, pour faciliter leur assimilation; — 4. Protène; préparée avec la caséine du lait frais; — 5. Roborat; poudre blanchâtre à base d'albumine retirée de substances végétales et animales; — 6. Sanatogène; obtenu avec les matières albuminoïdes du lait.

	1	2	3	4	5	6
Eau	9,80	2,70	12,10	10,90	9,80	9,70
Matières azotées	10,29	12,74	26,71	69,18	62,69	74,45
— grasses	5,10	4,45	2,75	1,60	2,80	0,90
— amyl. et cong.	69,21	76,66	51,24	14,32	23,36	9,77
Cellulose	1,10	0,55	2,60	0,00	0,15	0,28
Cendres	4,50	2,90	4,60	4,00	1,20	4,90
	100,00	100,00	100,00	100,00	100,00	100,00

II. — Produits présentés au Ministère de la Guerre, en 1902.

1. Plasmon; en boîte en carton (longueur 0 m. 095; largeur 0 m. 055; épaisseur 0 m. 033); poudre blanche, jaunâtre, de saveur fade, laissant au toucher la sensation de la semoule. Obtenu par des procédés spéciaux avec les matières albuminoïdes du lait de vache, ce produit, peut être associé à de nombreux aliments (extrait de bœuf, biscuit genre Olibet, tablette de potage aux pois, etc.); les matières amylacées ou congénères contiennent 3, 4 de sucre; — 2. Plasmon avec extrait de bœuf; — 3. Biscuit avec plasmon; — 4. Potage au pain avec plasmon; les cendres sont constituées presque entièrement par du chlorure de sodium.

	1	2	3	4
Eau	11,30	10,70	7,50	10,00
Matières azotées	65,52	70,00	14,00	27,72
— grasses	0,45	0,70	10,85	6,55
— amyl. et congénères	15.33	7.70	64,35	36,13
Cellulose	0,00	0,00	0,70	1,60
Cendres	7,40	10,90	2,60	18,00
	100,00	100,00	100,00	100,00

CINQUIÈME PARTIE

LES BOISSONS

J'ai classé, parmi les boissons, non seulement les liquides qui se boivent, tels que l'eau, la bière, le cidre, l'hydromel, le pulque, le vin ordinaire et le vin de palmier, mais aussi divers breuvages aromatiques, obtenus avec les feuilles, les fleurs, ou les graines de certains végétaux (café, chocolat, thé, maté, cât).

CHAPITRE PREMIER
EAUX — BIÈRES — CIDRES — VINS

§ I. — EAUX.

L'eau « la seule boisson qui apaise véritablement la soif (Brillat-Savarin) » est la boisson par excellence. Des travaux gigantesques, qui comptent parmi les merveilles de l'antiquité, prouvent l'importance que les anciens attachaient à l'aménagement et à la distribution des eaux potables. Rome, qui utilise encore les aqueducs de l'époque impériale, dispose chaque jour de 414 litres d'eau par habitant. Paris n'en a que 275 litres; Madrid et Budapesth, 200; Saint-Pétersbourg, 182; Londres, 173; Vienne, 104; Bruxelles, 100; Lisbonne, 83; Berlin, 73, et Constantinople, 15. Le maximum se trouve aux États-Unis, dans les villes situées à proximité des grands lacs du Nord (Chicago, 636 litres; Buffalo, 845).

Analyse des eaux. Hydrotimétrie. — « Pour apprécier une eau, écrit le pharmacien-major Breteau, il ne suffit pas d'en faire une seule analyse; car les saisons, la température et les conditions météorologiques peuvent influer sur la composition de l'eau d'une même source. Il faut donc faire une série d'analyses et en même temps comparer les résultats obtenus avec ceux des eaux de la même région, réputées pures et d'une constance de composition éprouvée. (1) »

---

(1) Breteau, *Guide pratique des falsifications et altérations des substances alimentaires*. Paris, 1907.

L'analyse chimique peut se suffire à elle seule; souvent même, l'hydrotimétrie permet d'évaluer avec une approximation suffisante les sels terreux et l'acide carbonique contenus dans une eau.

Comme tous les pharmaciens militaires, j'ai fait, surtout en Algérie, de nombreux essais hydrotimétriques, soit pour les divers services de la Guerre (génie, intendance, santé), soit pour les commissions d'études chargées de la création de villages algériens.

I. — Eaux de la région de Cherchell, 1875-1876 (1).

Cherchell. — Les eaux qui servent à l'alimentation de la ville proviennent de sources captées sur les collines qui dominent la ville du côté Sud. Ces eaux présentent les qualités des bonnes eaux potables. Leur degré hydrotimétrique, au cours de l'année 1875, a varié de 17° à 24° : carbonates, 0,124; chlorures, 0,125; sulfates, 0,025.

Les eaux des puits sont de qualité inférieure ; elles contiennent toutes des matières organiques, en quantité notable, et présentent un degré hydrotimétrique qui oscille entre 46° (puits de l'atelier des travaux publics) et 108° (puits du Cercle militaire, le plus défectueux).

Gouraya. — L'eau qui alimente ce village, situé sur le littoral entre Cherchell et Ténès, vient de l'Ouad-Rhea. C'est une excellente eau potable, parfaitement aérée et qui donne à l'hydrotimètre de 14° à 16° : carbonate de chaux, 0,126; chlorures, 0,070; sulfates, 0,015.

Zurich. — Les eaux de l'Oued-el-Hachem, utilisées par les habitants de Zurich (14 kilom. de Cherchell), sont de bonne qualité : elles marquent 26° à l'hydrotimètre et ont sensiblement la composition des eaux de Cherchell.

En parcourant le territoire des Beni-Menacer, on trouve encore les ruines d'un aqueduc romain qui amenait à Julia Cæsarea une partie des eaux de l'Oued-el-Hachem.

---

(1) *Journal de médecine et de pharmacie de l'Algérie.*

Fontaine Aïn-Kabta. — Située entre Cherchell et Gouraya. Degré hydrotimétrique, 64° ; carbonates, 0,250 ; chlorures, 0,352 ; sulfates en faible proportion.

Eau de l'Oued Damous. — Hydrotimétrie, 88° ; carbonates, 0,240 ; chlorures, 0,032 ; sulfates en forte proportion.

II. — Eaux de la région d'Orléansville, 1876-1878.

Eaux du Chéliff. — Dans cette région, comme dans toute la plaine du Chéliff, le fleuve roule sur des terres alluviennes et argilo-siliceuses qui communiquent à l'eau une apparence louche.

Le débit, faible en été, est parfois considérable ; j'ai relevé jusqu'à 1448 mètres cubes à la seconde. A ce moment, les matières terreuses tenues en suspension s'élevaient à 27 gr. par litre, représentant 3.777.894 tonnes pour 24 heures.

Une analyse des eaux du Chéliff faite à l'hôpital militaire d'Orléansville, dans le courant de mai 1878, m'a donné pour un litre (1) :

Acide carbonique	0,13716
— sulfurique	0,17989
— chlorhydrique	0,18436
Soude	0,18020
Potasse	0,00500
Chaux	0,09780
Magnésie	0,03800
Sesquioxyde de fer	0,00130
Alumine	0,00300
Silice	0,04100

Il n'y a que des traces de matières organiques en solution et absence de bore, brôme, iode, acide nitrique et acide phosphorique.

---

(1) *Les eaux du Chéliff : Quelques observations au sujet de la mer intérieure d'Algérie.* Ce travail a été publié dans le *Journal de pharmacie et de chimie* de 1879 et reproduit en partie dans les *Comptes-rendus de l'Académie des sciences* du 3 mars 1879.

Le pharmacien-major Sarthou a donné, dans les *Actes de la Société linéenne de Bordeaux* de 1903, un substantiel travail sur la géologie et l'hydrologie du bassin d'Orléansville.

Cette composition élémentaire permet d'établir la composition hypothétique suivante :

Acide carbonique libre....................	0,0578
Bicarbonate de potassium.................	0,0097
— de calcium.....................	0,1195
— de fer.........................	0,0030
Sulfate de sodium.........................	0,0541
— de calcium.........................	0,1248
— magnésium.........................	0,1140
Chlorure de sodium.......................	0,2955
Alumine.................................	0,0030
Silice...................................	0,0110
Poids des combinaisons salines anhydres trouvées par le calcul.............................	0,7924
Poids des combinaisons, desséchées à 100°, trouvées par l'expérience..........................	0,7800

D'après les essais hydrométriques pratiqués à différentes époques, l'analyse que nous venons de rapporter représenterait à peu près la composition ordinaire des eaux du Chéliff en dehors de la période pluviale d'octobre à avril.

On peut en juger par les données moyennes suivantes :

Dates des expériences.	Degrés hydrotimétriques.	
16 décembre 1877.........	42	Eaux très fortes.
12 mars 1878.............	51	Eaux basses.
26 avril.................	46	Id.
23 mai..................	52	Id.
4 juillet................	59	Eaux très basses.
5 août..................	55	Id.
4 septembre.............	54	Id.
30 septembre............	52	Eaux basses.
16 novembre.............	34	Eaux assez fortes.

III. — Eaux de la région de Médéah, 1879-1880 (1).

Médéah. — L'eau de la ville est de très bonne qualité et marque 14 à 18° comme degré hydrotimétrique.

Source d'Aïn Sassaf. — Tribu des Righas. Bonne eau potable. Degré hydrotimétrique, 23°; carbonates, 0,090; chlorures, 0,079; sulfates, 0,081.

---

(1) *Bulletin du Comice agricole de Médéah*, 1879.

Source d'Aïn-Tala. — Tribu des Hannacha. Très bonne eau. Degré hydrotimétrique, 20°; carbonates, 0,083; chlorures, 0,072; sulfates, 0,062.

IV. — Eaux de la région de Cambrai, 1882-1883 (1).

Cambrai. — L'eau de source distribuée en ville vient de la fontaine Saint-Benoît, du village de Proville. Excellente eau potable. Degré hydrotimétrique, 23°; carbonates, 0,22; chlorures, 0,01; sulfates, traces; Pas de matières organiques : c'est, à peu près, la composition de l'eau de l'Escaut, abstraction faite des matières organiques.

Bouchain. — *Puits de l'Hôtel de ville.* — Degré hydrotimétrique, 27°; carbonates, 0,22; chlorures, 0,02; sulfates, traces. Traces de matières organiques.

Puits du lavabo foré en 1882. — Degré hydrotimétrique, 30°; carbonates, 0,250; chlorures, 0,015; traces de sulfates et de matières organiques.

Puits de la tour d'Ostrevent. — Degré hydrotimétrique 14°; carbonates, 0,103; chlorures, 0,030; traces de sulfates et de matières organiques.

Dans l'un de ces puits, j'ai pu constater la présence de l'urée par le procédé suivant que j'ai publié en 1883 (2).

Dans un long et large tube (60 à 80 cm. de long et 15 mm. de diamètre) fermé à l'une de ses extrémités, on verse quelques centimètres cubes de la solution d'hypobromite de soude proposée par Yvon pour le dosage de l'urée (3) : on achève de remplir complètement avec l'eau à examiner; on applique le pouce à la surface, de manière à n'emprisonner aucune bulle d'air, et l'on retourne le tube, que l'on place

---

(1) *Archives de médecine et de pharmacie militaires*, 1883.
(2) *Sur les eaux contaminées par des infiltrations de fosses d'aisances* (*Journal de pharmacie et de chimie*, 1883).
(3) Cette solution se prépare avec : lessive de soude, 30 grammes; brome, 5 grammes; eau distillée, 125 grammes. — On mélange la lessive de soude avec l'eau, on ajoute le brome, on agite fortement, on laisse déposer, puis on décante.

dans un grand verre à pied contenant du mercure. S'il y a de l'urée, on ne tarde pas à apercevoir de petites bulles d'azote qui s'élèvent dans le tube, au fur et à mesure de la diffusion de l'hypobromite.

Lorsque l'on a quelques raisons de soupçonner dans une eau de puits des infiltrations de fosses d'aisances, ce mode de recherche peut être employé en même temps que le traitement par l'éther, recommandé par Baudrimont (1). Ce traitement consiste à agiter vivement 50 cmc. d'eau avec 25 cmc. d'éther rectifié : on sépare le liquide éthéré par décantation et on l'évapore, avec beaucoup de soins, à une température de 30 à 40°; il reste un dépôt presque imperceptible dont l'odeur trahit la provenance.

V. — Eaux consommées par les troupes du IIe corps d'armée, 1886-1887 (2).

Abbeville. — L'eau potable est fournie par de nombreux puits (environ 2.800). Elle laisse généralement à désirer; les sels de chaux abondent et parfois aussi les matières organiques : le degré hydrotimétrique dépasse souvent 30 (Moynier de Villepoix). Depuis plusieurs années, il est question d'amener du dehors de la bonne eau de source. Puits du quartier Saint-Gilles : 24°.

Amiens. — Tous les établissements militaires reçoivent l'eau de la ville. Le débit aurait pu être assuré par les sources amenées, en 1869, des prairies de Pont-de-Metz, mais, par mesure économique, on a dû conserver la fontaine des Frères, qui jaillit au fond des anciens fossés de la ville, et deux puits artésiens forés en 1823. Les eaux de Metz sont toujours, suivant l'expression de Belgrand (3),

---

(1) *Examen d'une eau douce contaminée par des matières organiques insalubres* (*Journal de pharmacie et de chimie*, 1879).
(2) Ext. d'un Rapport publié dans les *Archives de médecine et pharmacie militaires*, 1888.
(3) *Rapport sur les projets d'assainissement de la ville d'Amiens.* Amiens. 1869.

« admirablement limpides et très agréables à boire » : elles marquent 21° à l'hydrotimètre. La fontaine des Frères marque le même degré, et les puits artésiens, 31°. Les eaux, après leur mélange au château d'eau, où se trouvent les puits artésiens, marquent de 22° à 25°, et le plus souvent 23°. L'eau de la Somme donne aussi 23°.

Beauvais. — L'eau consommée en ville et dans les casernes vient d'une source distante de 4 kilomètres de Beauvais : c'est une eau légère et de saveur agréable. Degré hydrotimétrique : 23°.

Compiègne. — L'eau des puits est presque partout de mauvaise qualité : elle contient des matières organiques, des chlorures et surtout des sulfates. L'eau de l'Oise, plus ou moins filtrée, qui arrive dans quelques quartiers, n'est pas plus en faveur que l'eau des puits. « Les eaux de l'Oise et de l'Aisne, dit M. Priou (1), sont chargées de matières organiques provenant, pour l'Aisne et l'Oise, en amont, des eaux industrielles et, de plus, des égouts de la ville pour l'Oise en aval. Troubles toute l'année, chaudes en été, froides en hiver, elles sont aussi dangereuses les unes que les autres en temps d'épidémie, et il n'y aurait aucun avantage à transporter la prise d'eau soit dans l'Aisne, soit dans l'Oise, en amont de la ville ; il est donc à souhaiter que l'on étudie un projet de dérivation d'eau de source. » Eau de l'Aisne : 19° ; Eau de l'Oise : 20° ; Puits de la place de l'Hôtel de ville : 49°.

Guise. — 300 puits, alimentés en partie par l'Oise, qui traverse la ville. Le puits du château-fort occupé par la troupe est très ancien ; il a été restauré en 1886. L'eau est limpide et agréable : en raison de la profondeur du puits, on conserve toujours une réserve d'eau dans un bassin couvert.

Puits du château-fort : 24°. — Eau de l'Oise au milieu de la ville : 21° (août).

Ham. — On compte, à Ham, près de 400 puits. Dans le

---

(1) *Les Eaux potables de Compiègne.* Compiègne, 1886.

château fort qui sert de caserne, il y en a deux : l'eau est lourde. Puits du château-fort : 28° (sept.).

Hirson. — Le *fort d'Hirson* (fort Dubois) possède deux puits de 30 à 35 mètres de profondeur. Ces puits sont en très bon état et ne présentent actuellement aucune infiltration de matières organiques. L'observation s'applique à tous les nouveaux forts du Corps d'armée.

Puits Est du fort Dubois : 23°; — puits ouest : 23°; — eau de l'Oise au confluent du Gland : 9°; eau trouble, pluie la veille (juillet).

La Fère. — D'après l'emplacement de la ville, à cheval sur quatre bras de l'Oise, on pourrait croire tous les puits alimentés par cette rivière. Il n'en est rien. L'eau est chlorurée et carbonatée, mais peu sulfatée ; lorsqu'on la conserve pendant longtemps, elle dépose quelquefois du carbonate de chaux produit, sans doute, par l'affinité du carbonate de magnésie pour le chlorure de calcium. De plus, elle est souvent ferrugineuse et titre parfois jusqu'à 68 degrés hydrométriques (Warnier et Brouant) (1).

Infirmerie du quartier d'artillerie : 29°. — Cuisine provisoire : 23°. — Cuisines A', et I : 30°. — Bâtiment A (lavabos) 27°. — Bâtiment C : 27°. — Bâtiment I : 33°. — Bâtiment G : 21° (août 1886).

Forts de La Fère. — A Liez (fort Maison), deux puits assez profonds, dont l'eau est bien différente : l'une est fade, l'autre est astringente et dépose, à la longue, une matière ocracée, ferrugineuse ; elle semble se rattacher à une nappe d'eau souterraine qui passerait sous La Fère.

Puits n° 7 : 38° (avril) — 34° (août); — Puits n° 24 : 55° (avril) — 46° (août).

A Mayot (fort Perrée) deux puits peu profonds à l'entrée du fort et un troisième dans les fossés. L'eau paraît avoir une même origine ; elle est abondante, limpide et agréable à boire. Le degré hydrotimétrique, pris en avril et août 1886, oscille entre 22° et 25°.

---

(1) *Analyse des eaux de La Fère* (*Mémoires de méd. et de pharm. milit.*, 3° série, t. XXXIII).

A Vendeuil (fort Kirgener). Deux puits très profonds. L'eau est fade et se conserve limpide.

Puits Est : 32°; — puits Ouest : 51° (août 1887) : — Eau de l'Oise, prise au-dessous de Vendeuil : 19°.

Place de Laon. — Il existe à Laon plus de 650 puits et de nombreuses citernes : la plus importante est celle de la citadelle, qui mesure 700 mètres cubes. L'eau de distribution de la ville, à laquelle prennent part les établissements militaires, est très appréciée. Elle vient d'une source captée à grands frais dans la plaine et amenée sur le plateau (100 mètres d'altitude) à l'aide de puissantes machines.

Eau de la ville prise à la citadelle : 28°; — Puits de la manutention de siège : 57°; — Puits de la caserne St-Vincent : 61° ; — Eau de l'Ardon, prise au faubourg d'Ardon : 31°.

Forts de Laon. — A Bruyères (fort Henriot) un puits et une citerne pouvant à volonté (comme dans tous les forts) recevoir l'eau du puits. Eau du puits : 21° — mai et août 1886.

A Laniscourt (fort Serrurier). Un puits et une citerne. Il existe, à 300 mètres du fort, presque à fleur de terre, une bonne et abondante source (source de l'Ermitage) dont on pourrait aussi se servir. Eau du puits : 25° — mai et août 1886.

A Montbérault (fort Vicence). Un puits profond de 19 mètres et une citerne de 180 mètres cubes. Le puits du paratonnerre n'est pas utilisé. Eau du puits : 22° — mai 1886.

Péronne. — On consomme l'eau des puits. Elle laisse à désirer. Puits de la caserne : 26° — septembre 1887.

Saint-Quentin. — L'eau distribuée par la municipalité vient d'une source captée près du bassin du canal ; elle est amenée en ville à l'aide de pompes à vapeur. C'est une eau très agréable à boire. Eau prise à la caserne : 24° (mars 1886).

Senlis. — Le quartier de cavalerie reçoit l'eau de la ville. Eau de saveur agréable, légèrement chlorurée. — 27° (nov. 1887).

Place de Soissons. — L'eau est limpide et agréable. Elle est fournie par la ville : 24° (mars 1887).

Forts de Soissons. — A Condé-sur-Aisne (fort Pille) un puits très profond. L'eau est bonne et se conserve sans altération. L'eau du puits de la batterie présente les mêmes qualités : puits du fort : 22°; — puits de la batterie : 8° (avril 1886).

A Malmaison (fort Dumas). Deux puits très profonds. Eaux légères. Puits Nord : 22°; — puits Sud : 19° (avril 1886).

§ II. — BIÈRES. CIDRES. HYDROMELS.

La bière, le cidre et l'hydromel étaient connus dans les temps les plus lointains. La bière, qu'on attribue à Osiris, s'obtient par fermentation de l'orge avec le houblon. Le cidre est le jus fermenté de la pomme, l'hydromel se fait avec du miel.

La production de la bière, en France, a dépassé 56 millions d'hectolitres, en 1904; la production du cidre, beaucoup plus variable, a été, pendant la même année, d'environ 36 millions d'hectolitres, contre 5 millions en 1903.

1. Bière ordinaire de Strasbourg, consommée à Paris, 1899; — 2. Cidre de Normandie, 1899; — 3. Id., 1900; — 4. Cidre du Mans, 1903.

	1	2	3	4
Matières azotées......	0,109	0,046	0,045	0,052
— grasses......	0,000	0,000	0,000	0,004
— sucrées......	2,214	1,880	1,895	1,542
— extractives...	3,273	1,702	1,520	1,443
Cendres............	0,304	0,132	0,220	0,319
Extrait sec p. 100.....	6,200	3,760	3,680	3,360
Alcool, en volume p.100	4,80	3,50	6,80	4,70

L'hydromel, qui était autrefois très répandu dans le Nord de la France, tend à disparaître de plus en plus. On en trouve encore quelques fabriques dans le Cambresis, où il a conservé une certaine popularité (1). Sa préparation est variable :

---

(1) BALLAND, *Journal de pharmacie et de chimie*, 1884.

en général on l'obtient en prenant, environ, une partie de miel pour trois parties d'eau; on ajoute au mélange de la levûre de bière et l'on suit, avec d'autant plus de soin la marche de la fermentation que celle-ci exerce une action directe sur la saveur du produit (1). Dès que la liqueur est devenue limpide, on la soutire, puis on la met en bouteille.

L'hydromel ainsi obtenu est susceptible de se conserver fort longtemps (on en cite ayant plus de 40 ans); il est plus ou moins sirupeux et présente une teinte brune foncée. Son odeur est spiritueuse et rappelle le miel. Sa saveur est sucrée, liquoreuse et se rapproche un peu de celle des vins de Malaga artificiels : toutefois, elle laisse un arrière-goût moins favorable. On le consomme dans les familles à la façon des vins et liqueurs; on en prend également dans les estaminets, coupé avec une plus ou moins forte quantité de genièvre.

L'analyse qui suit est celle d'un bon hydromel ayant plus d'un an de bouteille. La densité est de 1040; l'acidité de 0,32. Les cendres contiennent principalement des sulfates et des traces de chlorures.

	Pour 100
Alcool (en volume)............................	14,50
Extrait (2).......................................	15,10
Cendres..	0,18
Matières sucrées...............................	12,40
Glycérine..	0,96

Voici l'analyse d'un miel des pays basques qui m'a été remis en mars 1903.

---

(1) Les ménagères qui préparent encore leur hydromel ajoutent en même temps des aromates tels que cannelle, clous de girofle, muscade, etc.

(2) Le pharmacien-major Pellerin (*Guide pratique de l'expert chimiste en denrées alimentaires*, 1906) reproduit des analyses de Gayon, où la proportion des extraits est inférieure à celle que j'ai obtenue.

	À l'état normal.	À l'état sec.
Eau...........................	31,60	0,00
Matières azotées...............	1,15	1,68
— grasses..................	0,21	0,30
— sucrées..................	62,70	91,68
— extractives.............	3,72	5,44
Cendres........................	0,62	0,90
	100 00	100 00

§ III. — PULQUE

« Tous les hommes, même ceux qu'on est convenu d'appeler sauvages, ont été tellement tourmentés par l'appétence des boissons fortes qu'ils sont parvenus à s'en procurer, quelles qu'aient été les bornes de leurs connaissances. Ils ont fait aigrir le lait de leurs animaux domestiques ; ils ont extrait le jus de divers fruits, de diverses racines, où ils ont soupçonné les éléments de la fermentation; et partout où on a rencontré des hommes en société, on les a trouvés munis de liqueurs fortes, dont ils faisaient usage dans leurs festins, dans leurs sacrifices, à leurs mariages, à leurs funérailles, enfin à tout ce qui avait parmi eux quelque air de fête et de solennité (Brillat-Savarin). » Le pulque, est une de ces boissons préparée au Mexique en faisant fermenter le suc de l'agave. Pendant mon séjour à Cherchell, je m'étais proposé, comme je l'ai fait pour la figue de Barbarie (v. p. 80), de déterminer la valeur de l'agave, en tant que substance alcoogène et saccharifère ; mais les essais que j'ai tentés, notamment pour en retirer du pulque, d'après les procédés usités au Mexique, n'ont pas abouti : je n'ai jamais pu obtenir que quelques grammes de sève. Je me suis borné alors à étudier la répartition du sucre dans ce végétal et l'influence que pouvaient avoir les feuilles et les rameaux floraux sur la matière sucrée contenue dans la hampe.

Cette question venait d'ailleurs d'être discutée à l'Académie des sciences par Viollette, qui attribuait à l'effeuillage des betteraves la diminution constatée dans la production du sucre et concluait en faveur de la théorie qui concède à la feuille, et non à la racine, l'élaboration de la matière sucrée. Cette opinion, contestée par Claude Bernard, avait été soutenue par Duchartre, puis par Boussingault, qui citait l'agave comme un argument favorable à cette thèse. C'est le point de départ des expériences rapportées dans la note suivante, qui a été, le 13 novembre 1876, présentée par Boussingault à l'Académie des sciences et insérée dans les *Annales de chimie et de physique* de 1877.

L'agave se rencontre très fréquemment en Algérie où il est improprement désigné sous le nom d'aloès. Ses feuilles sont charnues, fermes, cassantes, à bords dentés et piquants; très larges et très épaisses à leur base, elles vont en s'amincissant et se terminent en une pointe très dure et très acérée. Les plus grandes peuvent atteindre 2 mètres; elles sont sessiles et rattachées à un plateau central qui lui-même est fixé au sol par de nombreuses fibres radicellaires. La plante n'arrive à son entier développement qu'après plusieurs années; à ce moment, le bourgeon central s'allonge avec une rapidité surprenante. La hampe qui en résulte peut atteindre dans l'espace de trois mois 4 à 5 mètres de hauteur; elle présente des traces de bractées et porte à son sommet de nombreux rameaux floraux, qui affectent au loin la forme d'une immense grappe retournée. Cette évolution accomplie, les feuilles se dessèchent et la plante meurt. Pendant tout le temps de cette évolution, la hampe reste gorgée d'un suc lactescent, riche en sucre, sur lequel j'ai expérimenté.

A défaut de l'observation optique, j'ai eu recours à la méthode des liqueurs cuivriques titrées pour doser le sucre avant et après l'inversion par l'acide chlorhydrique. Je me suis placé autant que possible dans les mêmes conditions d'expérience. J'ai opéré comparativement sur des pieds à peu près semblables et provenant du même terrain; je me suis procuré le suc de la même façon, par expression à l'aide d'une petite presse; j'en ai employé la même proportion, que j'ai diluée avec le même volume d'eau; l'inversion a été produite par la même quantité d'acide; enfin, je me suis assuré à différentes reprises, soit par la fermentation, soit en défécant les sucs par le sous-acétate de plomb, que la solution cupro-sodique n'était pas influencée par d'autres substances que le sucre et que son titre était sûr.

Les tableaux suivants ne sont que la reproduction intégrale des résultats auxquels je suis arrivé :

I. — *Répartition du sucre dans l'agave.*

1. Agave dont la hampe ne se montre point encore; feuilles externes; — 2. Id., cœur du placenta; — 3. Agave dont l'évolution commence; hampe (1 m.); — 4. Agave dépourvu de hampe; feuilles externes; — 5. Id., cœur du placenta; — 6. Agave en pleine évolution; hauteur de la hampe, 2 m.; feuilles externes inférieures; — 7. Id., feuilles rapprochées du centre; — 8. Id., haut de la hampe; — 9. Id., bas de la hampe.

	Suc pour 100 de la substance employée	Densité du suc.	Sucre pour 1,000 de suc		Saccharose calculé par différence
			avant inversion.	après inversion.	
1. 19 avril 1876..	23,9	102,3	32,4	32,4	0,0
2. 19 — ..	28,2	103,3	18,3	28,2	9,9
3. 25 — ..	21,5	102,3	27,5	39,3	11,8
4. 2 mai 1876...	26,2	102,2	28,2	39,3	11,1
5. 2 — ..	27,2	101,6	10,5	26,2	15,7
6. 3 — ..	29,5	102,7	26,2	64,7	38,5
7. 3 — ..	23,9	101,6	17,2	22,4	5,2
8. 3 — ..	12,0	102,5	29,7	39,3	9,6
9. 3 — ..	35,0	102,1	32,3	35,5	3,2

II. — *Influence des feuilles sur la matière sucrée contenue dans la hampe.*

1. Agave dont les feuilles ont été enlevées depuis 12 jours; bas de la hampe; — 2. Id., haut de la hampe; — 3. Agave dont les feuilles ont été enlevées depuis 9 jours; les rameaux

floraux commencent à apparaître ; bas de la hampe ; — 4. Agave intact; Même taille et même terrain que le précédent; bas de la hampe ; — 5. Id., haut de la hampe ; — 6. Agave dont les feuilles ont été mutilées en partie depuis plus d'un mois ; bas de la hampe ; — 7. Agave de petite dimension dont les feuilles sont enlevées depuis 12 jours; bas de la hampe ;— 8. Agave dont les feuilles ont été enlevées depuis 13 jours et dont les fleurs commencent à apparaître; bas de la hampe ; — 9. Agave intact, de même taille et de même provenance que le précédent ; bas de la hampe;— 10. Agave dont les feuilles ont été enlevées depuis 20 jours; bas de la hampe; — 11. Agave dont les feuilles sont intactes ; bas de la hampe.

	Suc pour 100 de la substance employée	Densité du suc.	Sucre pour 1,000 de suc		
			avant inversion.	après inversion.	Saccharose
1. 23 mai......	46,4	101,3	20,0	25,1	5,1
2. 23 —	32,7	101,2	16,8	24,6	4,8
3. 29 —	42,8	101,7	25,6	31,7	6,1
4. 30 —	38,8	102,3	31,8	46,9	15,1
5. 30 —	24,1	102,3	25,7	37,1	11,4
6. 31 —	48,0	101,8	30,0	36,0	6,0
7. 9 juin.. ...	33,6	101,5	21,6	27,0	5,4
8. 10 —	36,0	102,2	30,8	43,0	12,2
9. 11 —	38,8	102,6	36,0	54,0	18,0
10. 16 —	38,0	102,3	34,8	46,9	12,1
11. 19 —	35,0	102,7	37,0	60,0	23,0

III.— *Influence exercée par les rameaux floraux.*

1. Agave dont les rameaux floraux ont été enlevés depuis 7 jours; partie inférieure de la hampe : — 2. Agave intact ; partie inférieure de la hampe ; — 3. Agave intact, partie inférieure de la hampe : — 4. Agave dont les feuilles ont été enlevées depuis 15 jours; partie inférieure de la hampe ; — 5. Agave dont le sommet a été enlevé depuis deux mois ; partie inférieure de la hampe ; — 6. Agave intact, dont les feuilles commencent à s'atrophier; partie inférieure de la hampe ; — 7. Agave dont la hampe a été coupée à 1 m. du sol, depuis trois mois ; partie inférieure de la hampe;

— 8. Agave dont la floraison est complète et les feuilles desséchées; partie inférieure de la hampe.

	Suc pour 100 de la substance employée	Densité du suc.	Sucre pour 1,000 de suc		
			avant inversion.	après inversion.	Saccharose
1. 19 juin......	35,5	102,9	32,7	67,5	33,8
2. 19 —	43,7	102,3	33,7	49,0	15,3
3. 25 —	44,0	102,0	31,7	45,0	13,3
4. 26 —	38,0	103,0	33,7	67,5	33,8
5. 27 —	35,3	103,5	31,0	77,0	46,0
6. 20 juillet.....	30,0	102,8	34,8	60,0	25,2
7. 30 —	33,2	104,1	41,5	154,0	112,5
8. 9 août	31,0	103,1	27,6	72,0	44,4

1. L'examen comparatif de ces tableaux montre que la matière sucrée est inégalement distribuée dans les différentes parties de l'agave. Au moment où la hampe va paraître, c'est vers les grandes feuilles externes que l'on rencontre le plus de sucre; l'extrémité des mêmes feuilles en contient moins, et là, la majeure partie du sucre ne se trouve plus, comme précédemment, à l'état de saccharose, mais sous forme de sucre interverti. Plus on se rapproche du centre, moins les feuilles contiennent de matière sucrée et le sucre réducteur semble croître tandis que le sucre de canne va en diminuant. Dans le placenta central, les deux espèces de sucre tendent à s'équilibrer. Il n'a pas été possible de retirer des radicelles une quantité de suc suffisante pour procéder aux dosages d'une façon satisfaisante.

2. On sait d'autre part que la matière sucrée n'est point répandue dans les hampes d'une façon uniforme; elle domine vers le bas et le sommet contient une plus forte proportion de saccharose. Dans les pieds non effeuillés, le sucre va constamment en croissant : cette augmentation porte sur le sucre de canne, tandis que le sucre réducteur reste à peu près stationnaire. Dans les pieds effeuillés, la matière sucrée, tout en augmentant progressivement, est toujours en moindre proportion; elle est presque entièrement constituée par du sucre interverti. L'effeuillage exercerait donc une action directe sur la matière sucrée contenue dans la hampe; toutes

les expériences sont concordantes sur ce point ; la hampe paraît à peine affaiblie par cette opération qui retarde un peu son évolution, mais ne l'arrête point.

3. L'effloraison produirait une action toute contraire. Partout où l'on s'est opposé au développement des fleurs, soit en tronquant la hampe, soit en mutilant les organes floraux (cette mutilation a toujours été plus ou moins incomplète, la longueur de la hampe se prêtant difficilement à cette exécution), la proportion de sucre de canne s'est accrue d'une façon notable, tandis que le sucre interverti n'a presque pas varié. On remarquera également que la proportion du suc contenu dans la hampe reste sensiblement la même ; elle est un peu plus forte vers le bas et paraît diminuer avec le temps. La densité de ce suc suit la marche ascendante du sucre. Son acidité, que j'ai dosée à plusieurs reprises, n'a pas subi d'écart ; elle peut être représentée en acide sulfurique monohydraté par une valeur oscillant entre 0,20 et 0,34 p. 1.000. C'est la quantité trouvée dans le placenta ; dans les feuilles, elle est plus élevée : elle atteint de 0,68 à 0,85.

4. En résumé, il est permis de conclure de ces expériences que non seulement les feuilles, mais encore les fleurs, jouent un rôle incontestable dans la formation du sucre contenu dans les hampes d'agaves. Comment s'opère cette transformation physiologique ? En présence du débat qui s'est élevé à ce sujet, le problème peut paraître encore loin d'être résolu ; néanmoins, il me semble difficile de refuser à la feuille la part la plus active dans cette élaboration.

§ IV. — VIN.

« Le vin, la plus aimable des boissons, soit qu'on la doive à Noé qui planta la vigne, soit qu'on la doive à Bacchus, qui a exprimé le jus du raisin, date de l'enfance du monde. » (Brillat-Savarin.) « Les nombreuses représentations, que les peintures des hypogées d'Egypte nous ont laissées de la fabrication du vin sont la preuve évidente de l'extension qu'en avait pris l'usage, dès l'époque la plus reculée et du prix qu'on y attachait. Elles nous permettent de suivre les diverses phases de la vendange telle qu'on la faisait il y a près de 5.000 ans. » (Joret.)

L'ensemble du vignoble français, non compris la Corse et l'Algérie, a produit, en 1904, un peu plus de 66 millions d'hectolitres de vins.

Vins de Médéah (1).

Les premières tentatives de plantations de vignobles en Algérie ne remontent guère au-delà de 1850. Faites sans discernement, avec des cépages de toutes sortes et suivant des procédés de culture non appropriés au pays, elles ne donnèrent que des résultats médiocres. De nouvelles tentatives, beaucoup plus sérieuses, furent reprises à partir de 1870 : la vigne, qui ne couvrait alors que 8 à 9.000 hectares, en occupait 30.000 en 1880. Si, à cette époque, le choix des cépages, des cépages indigènes notamment, qui paraissent beaucoup trop méconnus de nos colons, est loin d'être arrêté d'une façon définitive, les progrès réalisés sont néanmoins considérables. Les plantations sont mieux dirigées; les vendanges se font avec plus de méthode; les procédés de vinification sont plus étudiés et l'aménagement des celliers et des caves, mieux compris, est plus en rapport avec les exigences du climat. Les produits obtenus dans une même région tendent à se rapprocher, par leurs caractères communs, d'un type uniforme, et quelques-uns jouissent déjà d'une légitime réputation. C'est ainsi que les bons vins rouges ordinaires des vignobles qui entourent Médéah présentent les caractères suivants : ils sont limpides, de couleur foncée, de saveur alcoolique, avec un léger goût

---

(1) *Journal de pharmacie et de chimie*, 1883.

de terroir qui n'a rien de désagréable : leur netteté de goût est une preuve du grand soin apporté à leur préparation. L'odeur est légèrement aromatique : la densité varie entre 0,985 et 0,995, la richesse alcoolique entre 11 et 13 pour 100. L'acidité totale, représentée en acide sulfurique monohydraté, est en moyenne de 3 gr. à 4 gr. par litre. Ils laissent plus d'extrait que les vins de France et donnent par calcination un résidu considérable, très riche en silice et en potasse. Ils contiennent moins de 2 gr. de sulfates.

Voici d'ailleurs quelques données analytiques sur les vins qui ont été jugés les meilleurs par les commissions chargées, en 1879 et 1880, de procéder aux achats que l'Administration de la guerre avait ordonnés, à titre d'essais, pour favoriser l'extension des vins de la région médéenne. La commission de 1879 avait eu à se prononcer sur 14 échantillons et celle de 1880 sur 22.

I. *Vins rouges de la récolte 1878, examinés en février 1879.*

1. — Vin Malleval, Damiette ; — 2. Vin Furiot, Damiette ; — 3. Vin Laden, Damiette ; — 4. Vin Pony, Damiette ; — 5. Vin Blanchard, Damiette.

	1	2	3	4	5
Alcool (en volume) pour 100.	12,20	11,90	12,80	12,30	11,90
Acidité totale par litre.......	5,15	3,33	5,69	4,90	6,86
Extrait sec —	29,00	»	»	»	»
Glucose —	3,30	3.10	»	»	»
Crème de tartre —	2,63	»	»	»	1,33

II. — *Vins rouges de la récolte 1879, examinés en février 1880.*

1. Vin Malleval, Damiette ; — 2. Vin Clet ; Médéah ; — 3. Vin Blanchard, Damiette ; — 4. Vin Furiot, Damiette ; — 5. Vin Amory, Lodi.

	1	2	3	4	5
Alcool (en volume) pour 100.	11,40	13,80	12,10	11,40	11,00
Acidité totale par litre......	3,52	3,03	2,64	3,04	2,84
Extrait —	33,00	27,00	29,00	28,00	»
Glucose —	»	1,60	2,50	»	»
Crème de tartre —	2,10	1,13	1,13	»	»
Glycérine —	»	6,00	»	»	»
Cendres —	»	»	»	4,00	»
Silice —	0,84	»	»	»	»

A dater de 1880, les vins d'Algérie ont été distribués couramment aux troupes du 19e corps d'armée. Aujourd'hui (1904), la superficie du vignoble algérien couvre plus de 150.000 hectares et la production a dépassé 7 millions d'hectolitres.

III. — *Vins rouges d'Algérie de la récolte de 1899, examinés en novembre 1900.*

Les échantillons, de provenance authentique, ont été adressés au Comité de l'Intendance, sur l'ordre du ministre de la Guerre, par les intendants directeurs des départements de l'Algérie. Les résultats favorables fournis par ces analyses ont déterminé le ministre à admettre, dans de certaines limites, les vins d'Algérie et de Tunisie pour la constitution des approvisionnements de guerre (1).

1 et 2. Vins des environs d'Alger; — 3. Vin de Bône; — 4 et 5. Vins de Djelfa provenant de la région de Médéah; — 6, 7 et 8. Vins de Mascara; — 9 et 10. Vins Boisset, de Médéah; — 11 et 12. Vins d'Oran; — 13, 14, 15 et 16. Vins de Philippeville; — 17 et 18. Vins de Tlemcen.

	1	2	3	4	5	6
Densité...............	0,992	0,992	0,988	0,988	0,990	1.000
Alcool p. 100..........	10.80	10.60	10,10	11,00	10,30	11,40
Acidité p. 1.000.....	4,76	5.20	3,62	4,85	3,88	5,03
Extrait sec (1). —	25,10	25,40	21,60	21,10	20,80	33,80
Tartre....... —	1,96	2,37	2,03	2,51	2,10	2,10
Cendres...... —	4,12	3,96	3,11	4,22	2,99	5,00
(1) dont : Matière azotée.	»	1,96	1,94	1,56	»	»

(1) Voir : Frédault. Les vins algériens et tunisiens (*Revue de l'Intendance*, janvier 1901).

	7	8	9	10	11	12
Densité.............	0,990	1,002	0,900	0,992	1,003	1.003
Alcool p. 100.........	12,20	11,40	11,20	11,50	9,07	9,08
Acidité p. 1.000......	5,47	4,32	3,53	4,22	4,85	5,56
Extrait sec (1) —	23,20	38,30	23,70	25,00	34,90	32,60
Tartre........ —	0,81	1,28	3,25	2,98	0,81	1,15
Cendres...... —	4,64	5,51	3,30	3,40	6,63	5,80
(1) dont : Matière azotée.	1,64	»	1,90	»	»	2,66

	13	14	15	16	17	18
Densité.............	0,990	0,990	0,990	0,990	0,992	0,902
Alcool p. 100..........	9,90	10,90	11,50	9,40	11,55	11,50
Acidité p. 1.000	3,97	4,06	3,09	1,94	4,85	9,94
Extrait sec (1) —	24,00	22,80	21,50	23,04	26,85	27,20
Tartre........ —	2,30	3,04	3,04	2,30	2,10	2,17
Cendres...... —	3,50	2,82	2,75	3,51	3,82	3,54
(1) dont : Matière azotée.	2,37	»	»	»	2,67	»

§ V. — VIN DE PALMIER.

« Qu'est-ce que le vin de palmier ? La sève même de l'arbre, obtenue par des incisions pratiquées à son sommet. Dans le sud de l'Algérie, de la Tunisie, autour du golfe de Gabès, les indigènes apprécient fort cette liqueur, qu'ils désignent sous le nom de *lagmi*, et que la loi du Prophète n'a pas songé à leur interdire. Shaw, un médecin anglais qui visita ces pays, il y a cent cinquante ans, est le premier, à notre connaissance, qui l'ait signalée et décrite (1). Selon lui, on l'appelait « miel de palmier ». De nos jours, Barth, le célèbre explorateur allemand, se rendant de Gabès à Tripoli au printemps de 1846, a vu recueillir le lagmi, qu'il appelle *lakmeh*, et a raconté aussi l'opération (2). Un voyageur français, M. Victor Guérin, qui a parcouru la Tunisie méridionale dans les premiers mois de 1860, donne sur le *lagmi* des détails plus nombreux, plus précis, plus intéressants (3). — « C'est, dit-il, un véritable vin, de couleur dorée, très sucré au goût, et

(1) Pp. 291-292, t. I, *De la traduction française*, La Haye, 1743.
(2) V. *Wanderungen durch die Küstenländer des Mittelmeeres* H. Barth, Berlin, 1849.
(3) *Voyage archéologique dans la Régence de Tunis*, Paris, t. I, pp. 173, 206, 251.

qui, en fermentant, devient une liqueur fort enivrante. » — S'il nous était permis d'émettre ici une opinion personnelle, nous demanderions si ce vin de palmier, ce miel de palmier, ne serait pas précisément le charme enivrant qui faillit retenir les compagnons d'Ulysse dans la terre des Lotophages? On sait que cette terre, célébrée par Homère, n'est autre que l'île de Djerba, situé au fond du golfe de Gabès, et où l'on récolte beaucoup de lagmi (1).

« L'arbuste, célèbre dans l'antiquité sous le nom de *lotos* (rhamnus zizyphus, le seedra des Arabes), y abonde à l'état de buisson, donnant des baies très sucrées, très douces, et c'est de là que le pays et les habitants tiraient leur nom; mais si vous relisez le récit d'Homère (2), vous reconnaîtrez que ce n'est pas l'humble fruit du seedra, « de la grandeur des prunelles sauvages », dit Shaw, qui aura pu, si doux qu'il soit, produire sur les compagnons d'Ulysse l'ivresse décrite par le poète : « Ceux d'entre eux qui mangeaient le doux fruit du lotos ne voulaient plus... retourner; mais ils désiraient, au contraire, rester parmi les peuples Lotophages, et pour se nourrir du lotos, ils oubliaient le retour... » Voici notre explication : Les Lotophages, les Berbères habitants le Djerba, très hospitaliers (Shaw, Guérin), accueillent de leur mieux les compagnons d'Ulysse, leur font manger les baies sucrées du seedra, puis leur font boire du lagmi ; voilà nos Grecs surpris par l'ivresse, ne voulant plus partir, ramenés de force au vaisseau par leur capitaine ; bref, une scène de matelots ivres. Le lendemain, tout se confond dans leur esprit, ils attribuent au lotos les effets du lagmi.

« Nous pourrions grouper autour de cette hypothèse une série d'inductions assez probantes. Il nous suffira d'avoir montré que le vin de palmier n'intéresse pas seulement le géographe et le naturaliste; il explique probablement un des passages les plus curieux des poèmes homériques, et on voit en même temps par là qu'il était déjà connu, dix siècles avant l'ère chrétienne, aux lieux mêmes où on en use encore aujourd'hui... On voit que l'étude de M. Balland a son prix pour les amateurs de chimie organique et aussi pour les lecteurs d'Homère (Perroud). »

(1) *Guérin*, I, 206.
(2) *Odyssée*, chant IX, vers 83-102.

Voici la note dont parle Claude Perroud, telle qu'elle a été insérée dans les *Comptes-rendus de l'Académie des Sciences* du 28 juillet 1879 (1).

1. Les palmiers cultivés dans les oasis de Laghouat se rattachent à une infinité de variétés : ils peuvent y vivre plus d'un siècle. Leur hauteur moyenne est de 10 à 15 mètres; les plus grands atteignent 25 mètres. Ils donnent 10 à 12 régimes par an ; le régime, à maturité, pèse 3 à 4 kg. Les dattes sont de qualité inférieure; elles sont consommées sur place : celles qui nous viennent de Laghouat pour l'exportation en Europe et dans le nord de l'Afrique sont retirées des oasis du M'zab et d'Ouargla (2).

Le vin de palmier (*lagmi* des Arabes) est fourni par la sève de l'arbre, qui doit avoir au moins 40 ans, c'est-à-dire son maximum de vigueur. Lorsque le palmier est très vieux, sur le point d'être sacrifié, on coupe le bouquet terminal en ménageant les palmes implantées au-dessous ; mais si l'arbre doit être conservé, comme c'est le cas général, on creuse une incision circulaire au-dessous du bouquet terminal qui est soigneusement respecté. Le liquide est amené, à l'aide d'un roseau, dans un pot en terre (*kassria*) fixé au sommet du palmier. On recueille ainsi, au début, de 7 à 8 litres de vin par jour ; au bout d'un mois, et on dépasse rarement ce terme pour ne pas trop affaiblir le palmier, on n'obtient guère que 3 à 4 litres. La récolte terminée, on recouvre avec soin l'incision avec de la terre. Le palmier, ainsi traité et

---

(1) L'article de Cl. Perroud, aujourd'hui recteur de l'Académie de Toulouse, a été publié dans les *Annales de la Société d'émulation de l'Ain* de 1879, lorsqu'il était professeur au Lycée de Bourg.

(2) D'après une note communiquée en 1879 par Flatters, commandant supérieur du cercle militaire de Laghouat, on comptait sur ce territoire environ 675.000 palmiers ainsi répartis : oasis d'Ouargla, 450.000 ; oasis de la confédération du M'zab, 200.000 ; oasis de Laghouat, 25.000; et il y avait une moyenne de 100 palmiers mâles pour 5.000 palmiers femelles.

suffisamment arrosé, peut donner des dattes deux ans après, souvent l'année suivante, quelquefois même l'année courante. Les Arabes du Sud font grand cas du vin de palmier : ils le recueillent chaque jour pour le consommer de suite ; ils ne le conservent pas.

2. Je dois à l'obligeance de MM. Bourjade et Janier, officiers attachés aux affaires indigènes de la Colonie, deux bouteilles de ce vin qui ont été prises à Laghouat le 26 mai au soir et me sont parvenues à Médéah dans la journée du 31. Les bouteilles sont en verre très épais : dès que les ficelles retenant les bouchons sont enlevées, ceux-ci partent et le vin pétille à la façon du champagne. Sa couleur est opaline, un peu lactescente ; son odeur est légèrement excitante ; sa saveur est, au premier abord, très agréable et rappelle le cidre mousseux ; mais lorsque le vin a perdu son acide carbonique, elle paraît fade : au toucher il est gluant. Le densimètre marque 1029.

3. J'ai déterminé, à l'aide de l'appareil Salleron, la quantité d'alcool absolu : elle est, pour 100 volumes, de 5 cc. 5 à 15°, soit en poids 4 gr. 38, représentant 9 gr. 20 de sucre fermentescible.

4. L'acidité totale, en poids équivalent d'acide sulfurique (SO^4H^2), est de 0 gr. 686 pour 100.

5. Le poids de l'extrait, desséché à 100°, est de 11 gr. 60 pour 100 ; par la calcination, ce poids se réduit à 0 gr. 32. Dans le résidu, j'ai pu constater très nettement la potasse, la chaux, la magnésie et l'acide phosphorique : il n'y a que des traces de fer, de chlorures et de sulfates.

6. Les principes organiques fixes sont : l'acide malique, la glycérine, la mannite, le sucre et la gomme. En traitant l'extrait provenant de 100 gr. de vin par l'alcool éthéré, j'ai obtenu 2 gr. 18 d'un mélange de glycérine avec un

acide organique qui serait représenté, en acide sulfurique, par 0 gr. 196 et en acide malique ($C^8H^6O^{10}$) par 0 gr. 54. L'extrait primitif, repris ensuite par l'alcool bouillant, lui a abandonné 5 gr. 60 de mannite et 0 gr. 20 de sucre. Le produit restant, insoluble dans l'éther et dans l'alcool bouillant, est très poisseux; il est fort soluble dans l'eau chaude et pèse 3 gr. 30. Il est en entier constitué par une sorte de gomme facilement saccharifiable par l'acide chlorhydrique dilué et donnant avec l'acide nitrique des cristaux d'acide mucique.

7. En déduisant de l'acidité totale la quantité donnée pour l'acide malique, on trouve que les acides volatils sont représentés par 0 gr. 49 d'acide sulfurique, correspondant à 0 gr. 22 d'acide carbonique : c'est à peu près la quantité d'acide carbonique contenue dans un vin rouge qui en est saturé.

8. Dans le dépôt blanchâtre laissé au fond de la bouteille, j'ai trouvé des traces d'une substance azotée (albumine) et de nombreux globules d'un amidon particulier, caractérisé par le microscope et l'eau iodée.

9. Après deux mois de conservation dans une bouteille pleine, ce vin ne paraît pas s'être modifié d'une façon sensible : sa densité est la même; son acidité un peu plus élevée. La composition du vin de palmier aussitôt après la fermentation alcoolique peut donc être représentée ainsi :

Eau...	83,80
Alcool..	4,38
Acide carbonique................................	0,22
Acide malique....................................	0,54
Glycérine..	1,64
Mannite..	5,60
Sucre (exempt de sucre de canne)...............	0,20
Gomme..	3,30
Substances minérales............................	0,32
	100,00

CHAPITRE II

CAFÉ

Le caféier (*Coffea arabica*) existe à l'état sauvage en Abyssinie, où l'on emploie les grains depuis un temps immémorial. On ne sait pas encore exactement s'il est spontané en Arabie. D'après Boerhaave, ce fut sur les instances du bourgmestre d'Amsterdam, Nicolas Witsen, directeur de la Compagnie des Indes, que le gouverneur de Batavia, Van Hoorn, fit venir à Batavia des graines de caféier d'Arabie, et en expédia un peu plus tard, en 1690, des pieds vivants au jardin botanique d'Amsterdam. En 1714, les magistrats de cette ville en envoyèrent un pied couvert de fruits à Louis XIV, qui le déposa dans son jardin de Marly. Le caféier, dont on connaît aujourd'hui de nombreuses variétés, n'a été introduit en Amérique, à Surinam, par les Hollandais, qu'en 1718.

Tous les échantillons mentionnés dans cette étude sont de provenance authentique. La plupart ont figuré dans des expositions publiques (Exposition universelle de Paris, Concours agricoles de Paris). Beaucoup aussi m'ont été remis par E. Darolles et E. Raoul, auteurs de publications appréciées sur les cafés (1). Les analyses ont été effectuées à dater de 1896, en suivant rigoureusement la même mé-

---

(1) E. DAROLLES, *le Café sur le marché français* (*Revue du service de l'Intendance*, 1890-1891). — E. RAOUL et E. DAROLLES, *la Culture du caféier*. Paris, 1894.

thode, et avec le concours dévoué de Baddini, Moulin, Lenglen, Droz et Hennebutte, qui ont successivement accompli une partie de leur service militaire au laboratoire du Comité de l'Intendance.

L'eau, les matières azotées, la graisse, la cellulose et les cendres ont été obtenues par les méthodes employées dans nos études sur les céréales. Les matières extractives, non dosées, calculées par différence, comprennent les sucres, la dextrine, la gomme, des acides organiques, etc.

Les procédés de dosage de la caféine indiqués dans les ouvrages ne m'ayant point satisfait, j'ai fait beaucoup d'essais sur des quantités de cafés allant de 1 gr. à 10 gr.

Pour séparer cet alcaloïde, j'ai employé tour à tour la chaux et la magnésie, en proportions très variables; pour le dissoudre et l'isoler, j'ai eu recours au chloroforme et à l'éther, ensemble ou séparément, en masse ou par épuisement fractionné. J'ai cherché aussi à enlever au préalable les matières grasses à l'aide de la ligroïne, qui ne dissout pas la caféine. Finalement, j'ai opéré comme il suit en menant de front cinq échantillons.

Dosage de la caféine. — 2 gr. de café, vert ou torréfié, préalablement moulu, sont mêlés, dans une capsule de porcelaine, avec 2 gr. de magnésie calcinée. On ajoute 150 cmc. d'eau distillée; on chauffe à l'ébullition, que l'on maintient jusqu'à ce que le volume soit réduit environ de moitié; on retire du feu, on laisse reposer pendant quelques secondes, et l'on verse sur un filtre le liquide chaud surnageant le dépôt, qui reste dans la capsule. On ajoute 100 cmc. d'eau distillée, et, après avoir chauffé jusqu'à réduction de moitié, on opère comme précédemment, sur le même filtre. On ajoute encore au dépôt 75 cmc. d'eau distillée; on fait bouillir pendant quelques minutes, et l'on jette sur le filtre, en une fois, tout le contenu de la capsule. On lave, à plusieurs reprises, à l'eau distillée bouillante (environ 50 cmc.).

Les liqueurs filtrées provenant de ces opérations successives et contenant toute la caféine du café sont évaporées à feu nu, en agitant, s'il est nécessaire, de façon à éviter la carbonisation sur les bords. Dès que le volume est réduit à 40 ou 50 cmc., on ajoute des rognures de papier filtre (environ 2 gr.), et l'on achève la dessiccation à l'étuve, en ayant le soin, de temps à autre, de rassembler avec le papier l'extrait adhérent aux parois.

Lorsque la dessiccation est complète, on introduit, sans le tasser, le contenu de la capsule dans un tube effilé (1), où l'on a préalablement enfoncé de la ouate, à l'aide d'une baguette de verre, sur une épaisseur d'environ 3 cm. On remplit le tube avec de l'éther sulfurique à 65°, ayant servi à laver la capsule; on bouche, et, après quelques heures de contact, on laisse écouler dans un cristallisoir en verre mince, de 100 à 120 cmc. (diamètre 0,05), une première fois, le tiers de l'éther, puis, successivement, les deux autres tiers, à des intervalles de une à deux heures.

On répète sept fois la même opération, ce qui n'exige, en tout, que 80 à 90 gr. d'éther. Les trois premiers traitements correspondants à neuf épurements fractionnés donnent environ les deux tiers de la caféine ; les derniers n'en donnent plus que des traces. La caféine cristallisée ainsi obtenue est accompagnée de quelques matières grasses et résineuses entraînées par l'éther. Pour en avoir le poids exact, on porte le cristallisoir à l'étuve pendant quelques instants; on pèse; on remplit peu à peu le cristallisoir d'eau distillée froide, à l'aide d'une pipette, de façon à ne pas détacher les parties graisseuses qui adhèrent aux parois; on laisse pendant douze heures; on décante sans entraîner la graisse ; puis on dessèche à l'étuve et on pèse à nouveau. La différence donne la caféine contenue dans 2 grammes de café ; on ramène à 100 par le calcul.

La caféine obtenue par évaporation des eaux de lavage n'est pas absolument pure, car elle donne, à l'appareil Kjeldahl, 23 à 24 p. 100 d'azote, au lieu de 28,87 correspondant à la formule $C^8H^{10}Az^4O^2$. Les résultats seraient donc un peu trop élevés ; mais, si l'on observe qu'il reste toujours des traces de caféine, qui ne sont pas entraînées par les sept trai-

---

(1) Ce sont les mêmes tubes numérotés, dont il a été question pour le dosage des matières grasses, dans les céréales, t. I, p. 4.

tements à l'éther et par le dernier lavage à l'eau, on peut admettre qu'il y a compensation.

§ I. — ANALYSES DE CAFÉS

I. — Cafés des colonies françaises.

Congo. — Les premières plantations de café au Congo furent alimentées par des plants de café indigènes (*Coffea canephora*) trouvés dans les forêts; aujourd'hui les colons donnent la préférence au caféier de Libéria (*C. liberica*), qui est le plus vigoureux et produit des grains beaucoup plus gros. Ce caféier ne fournit une récolte abondante que vers la cinquième année : on peut compter alors sur un rendement minimum de 500 grammes par plan et par an.

1. Café récolté à Kouilou (côte sud), 1897; — 2. Café récolté à Kouilou (côte sud), 1899; — 3. Café San Thomé, récolté à Kouilou; — 4. Café Libéria, récolté à Batah (côte nord); — 5. Café indigène, récolté à Bangasso; — 6. Café du Haut-Oubangui, remis en 1896 par E. Raoul, pharmacien en chef des Colonies.

	1	2	3	4	5	6
Eau	10,90	11,30	10,60	11,00	9,00	10,50
Matières azotées	12,30	12,14	10,25	12,93	10,10	12,74
— grasses	4,75	5,25	6,30	4,60	5,95	7,85
— extractives	55,55	58,36	55,30	56,02	56,65	55,18
— cellulose	12,70	9,45	13,75	11,65	14,20	10,65
Cendres	3,80	3,50	3,80	3,80	4,10	2,78
	100,00	100,00	100,00	100,00	100,00	100,00
	gr.	gr.	gr.	gr.	gr.	gr.
Caféine p. 100	2,05	1,65	1,00	1,26	1,15	1,08
Poids de 100 grains. moyen	13,00	22,70	16,10	23,40	12,20	20,34
maximum	17,00	25,00	16,80	33,40	15,60	23,40
minimum	11,60	19,00	13,60	17,60	10,60	16,30

1. Café de brousse non décortiqué, récolté à Bangasso; 100 cerises du poids de 40 gr. contiennent : pulpe, 9 gr. 90;

parche, 13 gr. 10; grains, 17 gr.; Analyse de la pulpe; — 2. Id., Parche; — 3. Id., Grains.

	1	2	3
Eau	12,40	10,50	10,00
Matières azotées	7,40	7,57	11,04
— grasses	1,80	1,60	4,80
— extractives	52,10	25,73	54,91
Cellulose	17,30	50,30	15,25
Cendres	9,00	4,30	4,00
	100,00	100,00	100,00
Caféine p. 100	Traces.	gr. 0,41	gr. 1,28

Côte d'Ivoire. — Les plantations de cafés de la Côte d'Ivoire, d'Elima, au nord d'Assinie, de Prolo et de Wappou, sont récentes et s'étendent de jour en jour.

Dahomey. — Les dernières plantations faites à Porto-Novo, à Ouidah et à Allada, promettent, dans quelques années, une importante exportation. L'échantillon analysé n'est pas homogène : il paraît formé de deux variétés de café, l'une de nuance verte et l'autre plus jaune, avec des grains moins réguliers.

1 et 2. Cafés d'Assinie, côte d'Ivoire; — 3. Café de Prolo, côte d'Ivoire; — 4. Café de Wappou, côte d'Ivoire; — 5. Café de Porto-Novo, Dahomey.

	1	2	3	4	5
Eau	9,30	10,40	9,10	8,00	8,70
Matières grasses	11,35	10,16	12,14	13,24	11,35
— azotées	7,90	6,15	7,75	5,89	7,20
— extractives	57,70	59,58	56,81	57,72	57,05
Cellulose	10,95	10,75	10,10	11,15	11,70
Cendres	2,80	2,96	4,10	4,00	4,00
	100,00	100,00	100,00	100,00	100,00
Caféine p. 100	gr. 1,91	gr. 0,94	gr. 1,15	gr. 1,10	gr. 1,05
Poids de 100 grains. moyen	22,25	21,64	27,90	24,40	10,53
maximum	»	»	39,60	31,00	15,00
minimum	»	»	21,60	18,40	7,80

Guadeloupe. — La culture du caféier à la Guadeloupe date de 1730. Les exportations ont augmenté considérablement dans ces dernières années. Le café est commercialement connu sous les noms de *café bonifieur fin vert Guadeloupe* et de *café habitant fin vert Guadeloupe*. Dans les premiers, la parche est enlevée à l'aide de moyens mécaniques. Les échantillons récoltés en 1893 et 1894 viennent de E. Raoul. On désigne sous le nom de *Caracoli* les cafés provenant de cerises anormales qui n'ont qu'une semence au lieu des deux que l'on trouve généralement.

1. Petit moka, 1893; acidité: 0,106; — 2. Café bonifieur, 1894; acidité: 0,130; — 3. Id., 1899; — 4. Café habitant, 1894; — 5. Id., 1899; — 6. Caracoli, 1894.

	1	2	3	4	5	6
Eau..................	10,80	10,50	12,50	13,10	13,40	10,40
Matières azotées.......	10,43	12,20	13,87	12,14	11,98	12,13
— grasses......	8,90	8,60	7,95	6,48	7,90	6,95
— extractives...	55,02	53,54	52,58	53,73	51,32	58,02
Cellulose..............	11,00	11,96	9,30	11,25	11,40	9,80
Cendres...............	3,85	3,20	3,80	3,30	4,00	2,70
	100,00	100,00	100,00	100,00	100,00	100,00
	gr.	gr.	gr.	gr.	gr.	gr.
Caféine p. 100........	1,05	0,98	0,98	0,98	0,95	1,02
Poids de 100 grains. moyen....	9,70	15,15	18,11	18,10	17,54	17,80
maximum.	12,40	18,80	21,20	»	19,40	23,00
minimum.	6,40	12,00	14,40	»	15,00	13,00

Guinée. — On trouve en Guinée des forêts entières d'un caféier indigène, caractérisé par de petites graines, très parfumées. Ce café est connu dans le commerce sous le nom de *Rio-Nunez*. On a essayé dernièrement d'acclimater le café Libéria. L'échantillon de 1896, provenant de E. Raoul, était un échantillon de choix.

Guyane. — Le caféier a été introduit à la Guyane en 1719 par le gouverneur de Cayenne, de la Motte-Aigron, qui en avait rapporté quelques plants à la suite d'un voyage à Surinam. Il a subi dans sa culture une décroissance beaucoup plus marquée que le cacaoyer. De plus de 20.000 kilogrammes, en 1836, l'exportation du café est tombée à 86 kilogramme, en 1891. Elle tend à se relever depuis 1898. Parmi les cafés analysés, exposés à Paris en 1900, le café de Macouria tient le premier rang. L'échantillon de 1891, analysé en mars 1896, vient de l'intendant général Darolles.

1. Café Rio-Nunez, Guinée, 1896; acidité : 0,165; — 2. Id., 1899; — 3. Id., 1900; — 4. Café de Kourou, Guyane; — 5. Id.; — 6. Café de Macouria, Guyane; — 7. Id., 1899; — 8. Café de la Montagne d'argent, Guyane, 1891; — 9. Café d'Oyapoc; — 10. Café St-Laurent; — 11. Café de la propriété de la Côte; — 12. Café de la propriété Pascaud.

	1	2	3	4	5	6
Eau	10,70	9,90	11,20	8,50	8,80	9,00
Matières azotées	12,05	12,61	10,78	11,35	10,88	10,74
— grasses	8,94	8,05	6,85	4,90	6,10	8,02
— extractives	56,96	52,84	55,67	55,10	57,17	58,79
Cellulose	8,10	12,30	11,80	16,15	13,35	9,95
Cendres	3,25	4,30	3,70	4,00	3,70	3,50
	100,00	100,00	100,00	100,00	100,00	100,00
	gr.	gr.	gr.	gr.	gr.	gr.
Caféine p. 100	1,40	0,80	1,10	0,75	0,65	0,74
Poids de 100 grains. Moyen	8,40	9,24	11,10	16,10	17,70	14,10
Maximum	12,20	11,40	»	19,10	18,60	17,40
Minimum	5,40	6,60	»	12,50	12,10	11,60

	7	8	9	10	11	12
Eau	8,30	8,90	8,30	10,00	10,50	10,00
Matières azotées	10,38	12,70	12,85	11,92	13,32	12,54
— grasses	6,90	3,98	6,70	8,20	7,95	6,90
— extractives	56,12	54,97	54,30	52,03	50,48	51,66
Cellulose	15,10	16,15	14,85	14,35	14,15	15,40
Cendres	3,20	3,30	3,00	3,50	3,60	3,50
	100,00	100,00	100,00	100,00	100,00	100,00

		gr.	gr.	gr.	gr.	gr.	gr.
Caféine p. 100......		1,20	0,65	1,00	1,00	1,20	0,70
Poids de 100 grains.	Moyen…	16,10	14,10	15,40	16,40	16,50	13,95
	Maxim..	19,00	17,20	17,60	18,00	19,00	18,00
	Minim..	15,00	13,20	13,40	15,80	15,00	13,60

Indes. — Les trois premiers échantillons sont de belle qualité. Les trois autres (cafés noirs) sont de qualité très inférieure. Ils se ressemblent beaucoup par leurs caractères extérieurs : c'est un mélange non homogène de fèves ou de fragments de fèves trop mûres ou non arrivées à leur maturité. Tous ces résidus provenant de triages avaient une odeur laissant à désirer.

1. — Café Basanally, Mahé ; — 2 et 3. Cafés de l'intérieur, jardins coloniaux ; — 4. Café noir ; — 5. Id. ; — 6. Café noir de Salem.

		1	2	3	4	5	6
Eau..................		9,80	8,10	11,30	9,30	12,80	10,50
Matières azotées......		12,74	13,66	11,97	12,89	12,91	13,51
— grasses......		7,25	9,95	7,90	7,50	9,95	6,35
— extractives...		56,21	53,79	55,68	49,91	52,24	53,64
Cellulose..............		10,00	10,70	8,15	11,80	8,10	10,90
Cendres...............		4,00	3,80	4,00	8,60	4,00	5,10
		100,00	100,00	100,00	100,00	100,00	100,00
		gr.	gr.	gr.	gr.	gr.	gr.
Caféine p. 100........		1,60	1,65	0,90	1,60	1,05	1,35
Poids de 100 grains.	Moyen…	13,44	13,30	13,59	11,84	9,61	12,32
	Maximum.	17,40	16,20	16,20	15,50	13,20	15,40
	Minimum.	11,00	11,00	11,60	9,40	7,60	9,60

Indo-Chine. — Les essais de culture du caféier, tentés depuis quelques années par les missionnaires, par l'autorité militaire et par quelques colons, ont été des plus encourageants. Les espèces auxquelles on a d'abord recouru sont le café d'Arabie, le café Bourbon et le café de Libéria.

1. Café Kampot, Cambodge ; — 2. Café d'Hanoï ; — 3. Café

de Hong-Hoa; — 4. Café Libéria de Phu-Doam; — 5. Café de Quang-Yen.

	1	2	3	4	5
Eau................	9,70	12,30	12,20	11,80	8,80
Matières azotées......	12,02	10,23	10,07	12,75	10,95
— grasses......	5,00	9,10	8,45	5,50	10,55
— extractives..	59,08	52,77	52,63	56,25	52,80
Cellulose.............	10,60	12,60	13,35	10,10	13,50
Cendres.............	3,60	3,00	3,30	3,60	3,40
	100,00	100,00	100,00	100,00	100,00
	gr.	gr.	gr.	gr.	gr.
Caféine p. 100........	1,30	0,80	0,85	0,89	0,95
Poids Moyen..	20,90	13,66	12,73	28,10	11,02
de Maxim..	27,20	17,40	16,10	30,00	13,40
100 grains. Minim..	12,40	10,80	10,00	24,00	9,40

Madagascar. — Le caféier se rencontre à l'état sauvage sur différents points de l'île; il est actuellement cultivé dans presque toutes les régions, aussi bien sur les côtes que sur les plateaux. Les principales variétés sont le café Malgache, le café d'Arabie et le café Libéria, qui est moins recherché que les deux premiers.

Échantillons provenant de l'Exposition de Paris de 1900. — 1. Anjozorobé; — 2. Bétafo; — 3. Betsiléo; — 4. Farafangana, café d'Arabie; — 5. Id., café Libéria; — 6. Mananjary, Libéria; — 7. Maroantsetra; — 8. Miarinarivo; — 9. Moramanga. — *Échantillons provenant du Concours agricole de Paris de 1902.* — 10. Café d'Arabie; — 11. Café Bourbon; — 12. Café Malgache; — 13. Ankazobé; — 14. Anossibé; — 15 et 16. Bétafo; — 17. Café Libéria, Caracoli; — 18. Id., Mahamanina; — 19. Tamatave; — 20. Id., Tananarive.

	1	2	3	4	5	6	7
Eau................	7,70	11,10	9,00	10,70	9,60	9,80	8,90
Matières azotées......	13,40	12,61	11,83	10,78	13,08	13,87	13,40
— grasses......	7,95	6,15	6,00	9,30	4,80	4,95	6,85
— extractives...	54,00	53,64	55,52	55,07	56,47	56,88	53,40
Cellulose.............	13,25	12,75	13,65	10,50	11,85	10,50	13,35
Cendres.............	3,70	3,75	4,00	3,65	4,20	4,00	4,10
	100,00	100,00	100,00	100,00	100,00	100,00	100,00

	gr.	gr.	gr.	gr.	gr.	gr.	gr.
Caféine p. 100	0,65	0,80	0,75	0,78	1,40	1,35	1,10
Poids de 100 graines. moyen	15,40	16,60	19,60	16,00	25,00	32,10	13,40
maximum	17,20	18,90	21,20	19,20	34,00	34,50	15,70
minimum	13,20	11,60	12,40	13,80	20,00	28,00	10,80

	8	9	10	11	12	13	14
Eau	10,80	11,50	10,20	13,20	11,20	10,00	11,20
Matières azotées	12,77	12,79	13,02	12,32	14,68	13,12	13,70
— grasses	8,40	5,10	5,70	9,75	4,15	9,55	7,60
— extractives	52,58	51,86	53,33	50,53	50,82	51,05	52,55
Cellulose	11,50	14,25	14,25	10,60	14,75	12,18	10,95
Cendres	3,95	4,50	3,50	3,60	4,10	4,10	4,00
	100,00	100,00	100,00	100,00	100,00	100,00	100,00

	gr.	gr.	gr.	gr.	gr.	gr.	gr.
Caféine p. 100	1,30	0,90	1,05	0,78	1,00	1,10	0,80
Poids de 100 grains. moyen	15,67	13,38	11,50	17,50	12,00	18,24	14,90
maximum	18,00	15,60	»	»	»	»	»
minimum	12,60	11,40	»	»	»	»	»

	15	16	17	18	19	20
Eau	11,00	13,20	10,50	12,40	13,10	10,30
Matières azotées	11,90	12,32	14,00	12,32	13,14	12,60
— grasses	11,05	11,60	7,20	5,52	6,75	10,90
— extractives	52,80	49,83	53,70	54,31	51,71	52,15
Cellulose	9,35	9,85	10,40	11,85	11,10	10,45
Cendres	3,90	3,20	4,20	3,60	3,90	3,60
	100,00	100,00	100,00	100,00	100,00	100,00

	gr.	gr.	gr.	gr.	gr.	gr.
Caféine p. 100	0,75	0,95	0,85	0,70	1,00	0,75
Poids moyen de 100 grains	16,00	15,40	25,10	26,00	26,34	15,00

Martinique. — L'introduction du caféier à la Martinique, en 1720 ou 1723, est due à l'officier de marine de Clieux. La culture s'est propagée rapidement, car, en 1788, elle couvrait 6.000 hectares : aujourd'hui, à la suite de nombreuses maladies qui se sont attaquées aux caféiers, elle a presque disparu. De nouvelles plantations ont été entreprises avec le caféier de Libéria, et l'on attend beaucoup de la greffe du café d'Arabie sur le Libéria. Les échantillons examinés se rapportent à trois variétés : *Coffea arabica*, *Coffea liberica* et *Coffea microcarpa*. Ce dernier a été importé, d'Arabie à Bourbon, en 1818 et, à la Martinique, en 1819.

Cafés en cerises. 1. Coffea liberica; 100 cerises à deux grains pesant 192 gr. 30 ont donné : grains décortiqués, 65 gr.; pulpe, coque, parche, 37 gr. 30; analyse des grains; — 2. Id., pulpe, coque et parche; — 3. Coffea microcarpa; 100 cerises à deux grains pesant 40 gr. 50 ont donné : grains décortiqués, 23 gr. 65; pulpe, coque, parche, etc., 16 gr. 85; analyse des grains; — 4. Id., pulpe, parche, etc.; — Cafés en parches. — 5. Coffea arabica; récolte 1894; analyse des grains; — 6. Id., parche; — 7. Coffea arabica, 1899; 100 gr. ont donné : grains décortiqués, 81 gr. 6, et parche, 18 gr. 4; analyse des grains; — 8. Id. Analyse de la parche; — 9. Coffea liberica; 100 gr. contenaient : grains, 72 gr. 80, et parche, 27 gr. 20; analyse des grains; — 10. Id. Analyse de la parche; — Cafés en grains marchands. — 11, 12 et 13, Coffea Arabica; — 14. Coffea Liberica.

	1	2	3	4	5	6	7
Eau	10,80	12,90	9,90	12,50	11,40	8,50	10,90
Matières azotées	13,39	4,56	12,48	8,01	10,97	1,54	12,63
— grasses	6,35	1,50	5,35	2,00	5,85	0,70	6,15
— extractives	55,31	55,29	54,77	45,64	56,13	33,41	53,82
Cellulose	10,95	21,35	13,30	24,95	12,65	55,15	12,60
Cendres	3,20	4,40	4,20	6,90	3,00	0,70	3,90
	100,00	100,00	100,00	100,00	100,00	100,00	100,00
	gr.	gr.	gr.	gr.	gr.	gr.	gr.
Caféine p. 100	1,15	0,25	1,25	0,00	1,00	0,16	1,00
Poids moyen de 100 grains	32,50	»	11,70	»	16,10	»	14,80

	8	9	10	11	12	13	14
Eau	11,70	10,70	10,40	11,10	11,80	11,90	9,00
Matières azotées	3,47	11,41	2,13	15,52	13,09	12,17	12,33
— grasses	1,65	6,60	0,30	6,90	4,85	7,15	5,15
— extractives	35,18	58,29	33,12	50,93	52,76	53,08	58,32
Cellulose	46,70	9,50	53,35	12,05	13,60	12,10	11,60
Cendres	1,30	3,50	0,70	4,40	3,90	3,60	3,60
	100,00	100,00	100,00	100,00	100,00	100,00	100,00

	gr.	gr.	gr.	gr.	gr.	gr.	gr.
Caféine p. 100........	0,40	1,20	0,20	1,35	1,25	1,10	1,30
Poids de moyen....	»	26,60	»	15,90	13,80	14,10	27,10
100 minimum.	»	»	»	18,30	16,50	17,00	37,40
grains. maximum.	»	»	»	13,70	11,60	11,70	20,00

Mayotte et Comores. — Le café existe aux Comores, à l'état sauvage. On cultive depuis quelques années, avec succès, des variétés de Moka et surtout de Liberia, qui est plus résistant aux attaques de certains parasites. On a observé que ce dernier avait une tendance à se transformer et donnait des grains plus petits et plus ronds que le café Libéria ordinaire. On remarquera que le café qui vient à l'état sauvage, à la Grande-Comore, ne contient pas de caféine. J'ai observé pour la première fois cette particularité sur un échantillon d'origine authentique, qui m'avait été remis, en 1898, par l'Intendant général Darolles. Le café sauvage provenant de Mayotte, qui est en grains beaucoup plus petits que celui de la Grande-Comore, contient de la caféine.

Cafés récoltés à la Grande-Comore. — 1. Café sauvage, 1898; — 2. Café cultivé, 1893; — 3. Café sauvage, 1899. — *Cafés récoltés à Mayotte, en 1893.* — 4. Café Anjouan; — 5. Café sauvage; — 6 et 7. Variété de Libéria; — 8. Café Libéria en cerises; 100 cerises pèsent 117 gr. dont : 36 pour grains et 81 gr. pour pulpe, parche, coque, etc.; analyse des grains; — 9. Id., Analyse de la pulpe avec coque, parche, etc.

	1	2	3	4
Eau....................	8,70	9,10	9,00	9,60
Matières azotées.........	10,29	13,24	10,88	11,35
— grasses.........	10,00	9,95	12,20	9,70
— extractives......	59,66	52,71	56,27	53,15
Cellulose...............	8,75	11,10	8,65	12,50
Cendres................	2,60	3,90	3,00	3,70
	100,00	100,00	100,00	100,00

CAFÉ

	gr.	gr.	gr.	gr.
Caféine p. 100..........	0,00	1,36	0,00	1,25
Poids de (moyen......	10,96	16,40	11,70	14,10
100 } maximum....	14,40	18,10	15,60	16,60
grains. (minimum.....	9,20	15,20	9,50	10,40

	5	6	7	8	9
Eau................	11,60	9,20	9,30	10,00	12,00
Matières azotées....	6,15	11,19	12,61	12,04	5,74
— grasses....	0,95	5,80	11,15	4,10	1,00
— extractives.	69,35	56,81	51,29	57,91	50,46
Cellulose..........	9,65	13,00	11,95	12,25	26,10
Cendres...........	2,30	4,00	3,70	3,70	4,70
	100,00	100,00	100,00	100,00	100,00

	gr.	gr.	gr.	gr.	gr.
Caféine p. 100.......	0,45	1,38	1,55	1,50	0,10
Poids de (moyen.....	3,32	12,60	19,81	15,50	»
100 } maximum.	»	17,20	25,50	»	»
grains. (minimum.	•	9,20	17,20	»	»

Nouvelle-Calédonie. — La colonie a fait de grands efforts pour la culture du caféier, qui produit annuellement près de 3 millions de kilogrammes de café. L'échantillon de 1890, provenant de E. Darolles, a été analysé en 1895. Les autres échantillons viennent de l'Exposition de Paris.

1. Café récolté à la Nouvelle-Calédonie en 1890; — 2. Id., 1896; — 3. Id., 1897; — 4. Id., 1899; — 5. Café en parche; 100 grains ont donné : grains, 81 gr. et parche, 19 gr.; analyse des grains ; — 6. Id., analyse de la parche.

	1	2	3	4	5	6
Eau................	10,50	13,30	10,80	12,10	11,10	11,50
Matières azotées...........	11,20	10,28	11,05	12,46	12,90	2,92
— grasses...........	9,15	5,66	7,90	6,90	10,75	0,65
— extractives.......	56,20	57,16	54,95	52,99	52,70	60,93
Cellulose.................	9,50	10,40	12,00	12,35	9,85	23,20
Cendres.................	3,45	3,20	3,30	3,20	2,70	0,80
	100,00	100,00	100,00	100,00	100,00	100,00

	gr.	gr.	gr.	gr.	gr.	gr.
Caféine p. 100	0,95	0,85	0,98	0,90	1,05	0,20
Pois de 100 grains. Moyen	15,00	13,62	15,77	14,40	16,20	»
Maximum	17,60	19,40	18,30	17,50	»	»
Minimum	12,00	9,80	13,00	13,80	»	»

Réunion. — Les premiers caféiers ont été expédiés de Moka en 1717. Le café à l'état sauvage est en grains allongés, de couleur brune; on le rencontre encore à 1.400 mètres d'altitude. Le café cultivé se trouve généralement à une altitude de 300 à 600 mètres.

Tahiti et dépendances. — Le sol des établissements français de l'Océanie se prête admirablement à la culture du café. La consommation locale est d'environ 30.000 kilogrammes. Il n'y a presque pas d'exportation. L'échantillon de Tahiti de 1894 vient de E. Raoul, et celui de 1899 de l'Exposition de Paris. Les grains sont plus ronds et de nuance moins foncée que ceux des îles Gambier.

1. Café Bourbon, Réunion; — 2. Café Leroy, Réunion; — 3. Café sauvage, Réunion; — 4. Café de Tahiti, 1894; — 5. Id., 1899; — 5. Café des îles Gambier, 1899.

	1	2	3	4	5	6
Eau	8,80	11,30	10,50	10,00	7,70	6,90
Matières azotées	10,65	10,94	8,75	10,74	12,30	13,08
— grasses	8,90	10,25	7,65	6,45	6,20	5,45
— extractives	56,85	53,81	62,00	55,72	55,60	55,87
Cellulose	10,60	10,00	8,30	13,65	13,90	13,90
Cendres	4,20	3,70	2,80	3,44	4,30	4,80
	100,00	100,00	100,00	100,00	100,00	100,00
	gr.	gr.	gr.	gr.	gr.	gr.
Caféine p. 100	0,65	1,60	0,80	0,98	0,75	0,60
Pois de 100 grains. Moyen	11,56	12,85	11,14	14,20	16,83	15,67
Maximum	14,30	15,70	15,50	16,40	19,60	20,00
Minimum	10,10	11,00	8,40	12,00	15,00	12,50

II. — Cafés des Pays étrangers.

Abyssinie. — Les cafés d'Abyssinie comprennent l'*Abyssin*, qui est classé parmi les cafés ordinaires, et l'*Harrari*, qui se rapproche comme qualité du Moka et se vend à Londres sous le nom de *Moka à longue fève*. Le caféier est très abondant dans certaines régions de l'Abyssinie. « Dans les vallées de la Gabba, du Godjèbe et du Baro, les sous-bois des forêts sont uniquement composés de caféiers, et il mûrit là, chaque saison, des millions de kilogrammes d'un café excellent ; les paysans Gabbas en récoltent une infime partie, et le reste tombe et pourrit sur place (1) ».

1. Café Abyssin ; — 2. Café Harrari ; — 3 et 4. Moka d'Abyssinie.

	1	2	3	4
Eau...........................	7,20	9,00	8,00	7,60
Matières azotées.............	11,19	11,04	11,21	9,94
— grasses	8,95	8,35	6,70	9,00
— extractives.........	55,56	52,96	58,44	55,96
Cellulose.....................	13,10	14,95	11,95	13,50
Cendres......................	4,00	3,70	3,70	4,00
	100,00	100,00	100,00	100,00
	gr.	gr.	gr.	gr.
Caféine p. 100................	0,68	0,80	0,80	0,78
Pois de Moyen..........	13,20	13,26	14,70	13,60
100 Maximum........	17,60	18,00	19,90	18,00
grains. Minimum........	11,20	10,20	10,80	10,60

Brésil. — C'est en 1727 que le caféier a été introduit, de Cayenne, au Para. Il y atteint une hauteur moyenne de 3 mètres ; il fleurit et fructifie deux fois par an. La récolte la plus importante est celle qui commence en avril et se conti-

---

(1) Ch. MICHEL, l'Ethiopie, in *Bulletin de la Société de Géographie commerciale* de 1901, p. 556.

nue jusqu'en novembre. La production du café au Brésil, grâce à l'emploi des méthodes les plus modernes, a atteint des proportions extraordinaires. Les champs de caféiers occupent aujourd'hui plus de 850.000 hectares, comprenant plus d'un milliard de pieds. En 1898, la production du café au Brésil était de 11.620.000 sacs de 66 kilogr., alors que la production mondiale n'était que de 15.959.000 sacs. L'armée française utilise de préférence les *Rios* et les *Santos*. Les livraisons se font sur des échantillons-types, prélevés sur les grands marchés de Nantes, Le Havre, Bordeaux et Marseille, et renouvelés chaque année par les soins du Comité de l'Intendance, assisté, à cet effet, d'experts désignés par la Chambre de commerce de Paris. J'ai déjà publié (1), les analyses d'une cinquantaine de ces échantillons-types.

1. Café de Bahia, 1894; acidité . 0,118; — 2. Café Bourbon récolté au Brésil, 1895; — 3. Café Rio de l'administration de la Guerre, 1893; acidité : 0,142; — 4. Id., 1894; acidité: 0,138; — 5. Café Santos, même provenance, 1894; acidité : 0,106; — 6. Id., 1895; acidité : 0,130.

	1	2	3	4	5	6
Eau..................	9,60	9,80	9,60	9,60	8,65	10,60
Matières azotées.......	11,21	11,58	11,35	11,43	10,43	10,97
— grasses......	7,65	7,90	9,10	11,28	10,45	9,50
— extractives...	56.30	55,96	57,23	55,10	56,92	54,07
Cellulose..............	11,74	11,70	8,92	9,44	10,20	11,52
Cendres..............	3,50	3,06	3,80	3,15	3,35	3,34
	100,00	100,00	100,00	100,00	100,00	100,00
	gr.	gr.	gr.	gr.	gr.	gr.
Caféine p. 100.........	0,92	0,50	0,90	0,88	0,98	0,92
Poids de moyen....	16,83	9,10	12,26	14,73	13,74	13,51
100 maximum.	20,60	12,30	16,88	19,20	16,80	17,40
grains. minimum..	11,80	6,20	7,20	9,80	8,80	8,40

Célèbes. Ceylan. Colombie. Équateur. — Café Macassar, Célèbes, 1894; acidité : 0,153; — 2. Id., 1895; —

(1) *Annales d'hygiène et de médecine légale*, 1904.

3. Café de Ceylan, 1893; — 4. Id., 1894; — 5. Café Savanilla, Colombie, 1894; — 6. Café Guyaquil, Equateur, 1895; acidité : 0,130.

	1	2	3	4	5	6
Eau..................	9,10	9,50	9,80	9,61	9,10	10,00
Matières azotées.......	13,12	11,66	12,81	11,35	11,58	11,74
— grasses......	7,10	5,90	5,75	6,05	10,00	8,70
— extractives...	55,64	57,39	55,14	56,98	56,36	54,94
Cellulose.............	11,16	11,65	12,70	12,50	9,86	10,88
Cendres.............	3,88	3,90	3,80	3,52	3,10	3,74
	100,00	100,00	100,00	100,00	100,00	100,00
	gr.	gr.	gr.	gr.	gr.	gr.
Caféine p. 100........	0,95	1,08	1,08	1,20	0,75	0,96
Poids de 100 fèves. moyen....	14,62	15,44	15,38	15,06	18,51	13,88
maximum.	17,80	0,00	18,00	0,00	22,80	18,00
minimum..	11,60	0,00	12,80	0,00	13,20	10,80

Guatémala. — 1. Café Caracoli; — 2. Café Gragé; — 3. Café ordinaire; acidité : 0,118; — 4. Id.; — 5. Café en parche récolté en 1893; 100 gr. ont donné : grains, 81 gr. 6 et parche 18,4; analyse des grains; — 6. Id., Parche.

	1	2	3	4	5	6
Eau..................	10,00	12,80	10,50	11,10	10,30	12,00
Matières azotées.......	10,82	12,59	10,89	11,36	11,66	2,14
— grasses......	9,40	7,68	10,74	8,55	6,79	1,00
— extractives...	58,93	53,68	55,88	54,64	57,36	32,31
Cellulose.............	8,75	10,60	8,64	11,45	10,94	51,70
Cendres.............	2,10	2,65	3,35	2,90	2,95	0,85
	100,00	100,00	100,00	100,00	100,00	100,00
	gr.	gr.	gr.	gr.	gr.	gr.
Caféine p. 100........	1,16	1,20	1,00	1,01	1,06	0,27
Poids de 100 grains. moyen....	15,38	15,40	17,00	16,43	17,90	»
maximum.	19,00	»	20,40	»	»	»
minimum..	12,00	»	12,00	»	»	»

Haïti. — 1. Café des Gonaïves, 1892; acidité : 0,142; — 2. Id., 1895; acidité : 0,142; — 3. Café du Môle Saint-Nicolas, 1893; — 4. Id., 1893; — 5. Café Saint-Dominique, 1893; acidité : 0,142; — 6. Café Saint-Marc, 1895; acidité : 0,165; — 7. Id., 1895; acidité : 0,161.

	1	2	3	4	5	6	7
Eau	10,70	9,70	11,50	10,60	9,30	10,00	9,20
Matières azotées	12,28	11,82	12,74	12,79	12,28	13,20	11,82
— grasses	9,76	9,30	6,05	7,00	10,20	7,90	10,40
— extractives	53,94	54,78	54,66	54,25	53,97	53,58	52,98
Cellulose	9,32	10,62	11,15	12,50	10,35	11,72	11,98
Cendres	4,00	3,78	3,90	2,86	3,90	3,60	3,62
	100,00	100,00	100,00	100,00	100,00	100,00	100,00
	gr.	gr.	gr.	gr.	gr.	gr.	gr.
Caféine p. 100	0,96	1,28	1,08	1,02	0,94	1,04	1,25
Poids de 100 grains — moyen	16,48	17,51	15,92	11,30	15,97	16,02	16,55
Poids de 100 grains — maximum	19,10	»	»	13,00	18,80	»	»
Poids de 100 grains — minimum	12,60	»	»	8,50	12,60	»	»

Hawaï. Indes. — 1. Café Hawaï, Iles Sandwich, 1893 ; acidité : 0,130 ; — 2. Café de Mysore, Indes, 1893 ; — 3. Id., 1894 ; — 4. Café de Salem, natif, 1893 ; — 5. Id., Cultivé ; — 6. Id., Gragé.

	1	2	3	4	5	6
Eau	9,00	10,30	10,50	9,90	10,00	11,60
Matières azotées	10,66	12,28	13,66	11,58	11,66	11,82
— grasses	5,48	6,30	6,75	7,90	7,40	7,65
— extractives	60,65	56,67	56,14	55,67	56,14	55,29
Cellulose	10,86	10,95	9,95	11,65	11,60	10,96
Cendres	3,35	3,50	3,00	3,30	3,20	2,68
	100,00	100,00	100,00	100,00	100,00	100,00
	gr.	gr.	gr.	gr.	gr.	gr.
Caféine p. 100	0,96	1,06	1,10	0,96	1,00	1,01
Poids de 100 grains — moyen	17,24	13,60	13,90	13,58	11,90	16,00
Poids de 100 grains — maximum	19,60	18,20	»	18,40	16,70	22,40
Poids de 100 grains — minimum	15,00	8,80	»	9,10	7,70	11,00

Java. Libéria. — 1. Café Bœnge, Java, 1893 ; — 2. Café Déméari, Java, 1893 ; — 3. Café Préanger, Java, 1895 ; — 4. Café de la République de Libéria, 1891 ; acidité : 0,142 ; — 5. Id., en cerises ; 100 gr. ont donné 31 gr. 3 pour les grains et 68,7 pour les parches, pulpes, etc.

CAFÉ 351

	1	2	3	4	5	6
Eau................	8,00	9,80	9,80	9,90	9,20	14,20
Matières azotées......	12,13	12,89	10,82	12,21	13,82	5,07
— grasses......	5,80	4,46	7,28	7,50	8,00	1,50
— extractives...	58,77	58,00	58,12	57,11	58,22	48,07
Cellulose............	11,30	11,05	11,20	9,98	8,50	29,36
Cendres.............	4,00	3,80	2,78	3,30	2,26	1,80
	100,00	100,00	100,00	100,00	100,00	100,00
	gr.	gr.	gr.	gr.	gr.	gr.
Caféine p. 100.......	0,94	1,06	1,00	1,02	1,05	0,20
Poids de 100 grains. moyen.....	15,62	14,88	16,67	22,83	24,95	»
maximum..	16,10	18,80	18,00	29,60	»	»
minimum..	12,40	11,30	12,00	17,80	»	»

Mexique. Moka. Porto-Rico. Transvaal. — 1. Café du Mexique, 1895; acidité : 0,153; — 2. Café de Moka, 1892; — 3. Id., 1893; — 4. Café de Porto-Rico, 1893; — 5. Id., 1894; — 6. Café du Transvaal, 1899.

	1	2	3	4	5	6
Eau................	10,00	10,80	7,20	10,90	12,10	8,70
Matières azotées......	10,89	11,21	11,19	10,66	11,36	9,94
— grasses......	9,60	8,65	8,30	11,50	6,98	7,05
— extractives...	53,81	56,39	55,21	54,91	56,05	58,11
Cellulose............	12,06	10,25	14,00	8,85	10,65	12,50
Cendres.............	3,64	2,70	4,10	3,18	2,86	3,70
	100,00	100,00	100,00	100,00	100,00	100,00
	gr.	gr.	gr.	gr.	gr.	gr.
Caféine p. 100.......	1,06	0,90	0,75	1,16	1,80	1,15
Poids de 100 grains. moyen.....	16,66	12,50	12,20	15,92	18,12	13,70
maximum..	20,00	17,00	16,80	»	20,00	17,40
minimum..	13,60	9,50	9,40	»	14,00	11,40

Venezuela. — 1. Café de La Guayra, 1893; — 2. Café Maracaïbo, 1893; — 3. Porto-Cabello, Gragé, 1894; — 4. Porto-Cabello des hôpitaux militaires, 1894; — 5. Id., 1895; — 6. Id., 1896; — 7. Id., 1900. — Les échantillons 4, 5, 6 et 7 proviennent de la Pharmacie Centrale du Service de santé de l'Armée, qui a acheté pendant quelques années cette sorte de café pour les hôpitaux.

	1	2	3	4	5	6	7
Eau	9,90	9,80	9,60	10,20	9,90	11,30	10,50
Matières azotées	12,74	11,58	13,27	12,43	12,05	11,35	13,44
— grasses	10,75	10,05	7,95	7,20	9,80	8,45	7,75
— extractives	52,73	54,10	54,21	55,21	53,01	52,64	51,61
Cellulose	10,36	11,15	11,55	11,40	11,80	13,00	13,60
Cendres	3,52	3,32	3,42	3,56	3,44	3,26	3,10
	100,00	100,00	100,00	100,00	100,00	100,00	100,00
Caféine p. 100 (gr.)	0,98	0,97	0,94	1,00	1,02	1,10	1,28
Poids de 100 grains — moyen	16,94	14,50	12,82	16,34	14,70	15,87	16,12
— maximum	20,20	17,60	16,00	19,00	17,40	18,40	»
— minimum	13,20	8,40	9,80	12,50	8,40	10,00	»

§ II. — OBSERVATIONS GÉNÉRALES ET EXPÉRIENCES SUR LES CAFÉS.

1. Voici les écarts extrêmes, observés d'une part sur l'ensemble de nos analyses (216) et d'autre part, sur 58 Rios et Santos consommés dans l'armée :

	D'après 216 analyses		D'après 58 analyses	
	Minimum. p. 100	Maximum. p. 100	Minimum. p. 100	Maximum. p. 100
Eau	7,20	13,50	8,65	13,40
Matières azotées	6,15	15,58	9,88	13,59
— grasses	3,98	11,60	5,98	11,28
— extractives	49,18	59,58	49,18	57,85
Cellulose	8,64	16,15	9,41	14,90
Cendres	2,10	5,10	2,10	4,40
Caféine (gr.)	0,00	2,05	0,78	1,35
Poids moyen de 100 grains	8,40	27,90	11,78	15,47

D'après les résultats que nous avons obtenus, il n'y a pas de relation directe entre l'azote, la graisse, la cellulose et les cendres et l'on ne saurait établir de groupements individuels par région. En dehors du poids des grains et de leur forme, qui ont, avec l'odeur et parfois la saveur, une importance capitale, on retrouve à peu près les mêmes écarts de composition dans les différentes variétés.

2. La plus forte proportion des matières azotées (15,52) a été relevée dans un café de la Martinique et la plus faible (6,15) dans un café sauvage de Mayotte; dans les cafés du commerce, elle n'est pas inférieure à 10 p. 100.

3. Le maximum des matières grasses (11,60) s'est rencontré dans un café de Madagascar, et le minimum (0,95) dans le café sauvage de Mayotte, qui donnait aussi le minimum d'azote; dans les cafés commerciaux, on ne descend pas au-dessous de 4 p. 100. Les matières grasses laissées par l'éther ont une odeur spéciale, plus ou moins forte; elles présentent souvent de fines aiguilles de caféine.

4. Le sucre total (sucre réducteur et sucre cristallisé) compris dans les matières extractives atteint au maximum 6 p. 100 du poids des grains.

5. L'acidité organique est de 0,106 à 0,165 p. 100.

6. Les plus petits grains ont été fournis par le café sauvage de Mayotte, par du Rio-Nunez et par un petit moka de la Guadeloupe. Les plus gros appartiennent au Libéria de la côte d'Ivoire.

7. La caféine est en proportions également variables dans les différentes espèces de café; elle oscille entre 0,70 et 2,05. Il n'y a d'exception que pour le café sauvage de la Grande-Comore, qui ne contient pas de caféine : les extraits éthérés de ce café ne présentent aucune trace de cristallisation au microscope (1). J'ai observé cette anomalie pour la première fois sur un échantillon qui m'avait été remis autrefois

---

(1) G. Bertrand a obtenu les mêmes résultats négatifs en opérant sur 1 kilogr. de grains. (Voy. *Sur la composition chimique du café de la Grande-Comore*, in *Comptes-Rendus de l'Acad. des Sc.*, 1901.)

par E. Darolles; puis plus tard sur un autre échantillon provenant de l'Exposition de Paris de 1900. D'après les renseignements qui me furent donnés à cette époque, la production de ce café, caractérisé par des grains assez gros, de nuance jaune orangé, ne serait annuellement que d'une centaine de kilogrammes. Une autre espèce de café, cultivé dans la même île (production : 5 tonnes), et exposée par la société Humblot, contenait 1,35 p. 100 de caféine. Il est à remarquer que les cafés récoltés dans l'île Mayotte, y compris le café sauvage, renferment de la caféine et que le Libéria, qui passe à tort pour en avoir moins que la moyenne des cafés, en contient jusqu'à 1,55 p. 100. Il n'y a d'ailleurs aucune relation entre la valeur commerciale des cafés et leur teneur en caféine.

8. Les parches et les pulpes, par rapport aux grains, contiennent un excès de cellulose et peu de graisse et de caféine. Il y a toujours moins d'azote et de matières minérales dans les parches que dans les pulpes. La plupart des cafés en parche donnent de 18 à 20 p. 100 de parches; dans un Libéria de la Martinique, on a trouvé 27 p. 100.

9. La culture du café, reprise ou introduite en ces dernières années, dans plusieurs colonies françaises (Congo, Côte d'Ivoire, Dahomey, Guyane, Madagascar, Nouvelle-Calédonie, etc.), fournit actuellement quelques excellents produits commerciaux, qui ne trouvent pas de débouchés, par suite de l'encombrement du marché européen par les cafés du Brésil. Le moment paraît venu d'appliquer, pour les cafés destinés aux troupes, les prescriptions des cahiers des charges relatifs aux blés, conserves de viande, fourrages, etc., qui imposent aux fournisseurs militaires la livraison de denrées d'origine française, ou provenant de colonies françaises.

I. — Analyses comparatives des gros grains, des petits grains et des déchets de café provenant d'un même lot. — Les gros grains et les déchets de triage, provenant d'un même lot, présentent moins d'écarts dans leur composition qu'on ne pourrait le supposer. Dans les exemples qui suivent, les gros grains et les petits grains ont été choisis entiers et bien formés. Les déchets de triage ne comprennent que les grains brisés et les grains noirs ou atrophiés, à l'exclusion des coques, parches, fragments de végétaux ou de terre. On remarquera que, si les déchets se distinguent par un excès de cellulose, de cendres et d'acidité organique, ils ont autant de caféine que les grains ordinaires.

1. Café Libéria de Madagascar, 1901; analyse des gros grains; — 2. Id., petits grains; — 3. Café Rio du Brésil, 1899; analyse de l'échantillon ordinaire; — 4. Analyse des gros grains provenant du même échantillon; — 5. Analyse des petits grains; — 6. Analyse des déchets; — 7. Café Rio, 1895; analyse de l'échantillon ordinaire; acidité : 0,142; — 8. Id., analyse des déchets; acidité : 0,153; — 9. Rio, 1899; analyse de l'échantillon ordinaire; — 10. Déchets; — 11. Rio, 1899; échantillon ordinaire; — 12. Id., déchets; — 13. Santos, 1899; échantillon ordinaire; — 14. Id., déchets.

	1	2	3	4	5	6	7
Eau	10,50	10,10	10,30	10,20	10,10	9,90	10,20
Matières azotées	14,42	13,30	10,59	12,40	10,29	13,82	12,28
— grasses	5,25	5,10	8,89	8,95	9,15	8,75	8,22
— extractives	52,98	54,10	53,81	52,18	53,96	48,43	55,81
Cellulose	13,35	13,50	12,65	12,40	12,80	13,60	9,74
Cendres	3,50	3,90	3,76	3,87	3,70	5,50	3,75
	100,00	100,00	100,00	100,00	100,00	100,00	100,00
Caféine p. 100 (gr.)	0,95	0,85	0,98	0,96	0,99	0,90	0,78
Poids moyen de 100 grains	32,20	19,40	13,20	18,20	8,39	»	12,74

	8	9	10	11	12	13	14
Eau	10,00	11,40	9,30	12,50	8,80	12,00	7,80
Matières azotées	12,05	12,89	13,20	12,58	12,89	11,36	13,05
— grasses	9,50	8,20	7,16	8,70	7,35	6,85	6,70
— extractives	54,24	52,65	53,99	51,87	53,46	53,69	52,80
Cellulose	9,96	12,20	12,35	11,60	12,90	13,05	14,65
Cendres	4,25	2,66	4,00	2,75	4,60	3,05	5,00
	100,00	100,00	100,00	100,00	100,00	100,00	100,00

	gr.	gr.	gr	gr	gr.	gr.	gr.
Caféine p. 100........	0,82	0,92	1,00	0,88	0,90	0,88	0,88
Poids moyen de 100 grains....	»	13,06	»	13,61	»	14,28	0,00

II. — *Analyses comparées de cafés, avant et après torréfaction*.

Les cafés ont été torréfiés au laboratoire à l'aide d'un petit brûloir, en usage dans les ménages. — 1. Café de Guinée, 1894, remis par E. Raoul; café vert; — 2. Id., torréfié; — 3. Café d'Haïti, 1895, remis par E. Darolles; café vert; — 4. Id., torréfié; — 5. Café ordinaire de la Nouvelle-Calédonie, remis par E. Raoul, 1895; café vert; acidité : 0,118; — 6. Id., torréfié; acidité : 0,208; — 7. Café de choix, de même provenance; café vert; — 8. Id., torréfié; — 9. Café Porto-Cabello mélangé, 1895; café vert; — 10. Id., torréfié; — 11. Café Rio, de l'administration de la guerre, 1894; café vert; — 12. Id., torréfié; — 13. Café Santos, de même provenance, 1895; café vert; acidité : 0,130; — 14. Id., torréfié; acidité : 0,142; — 15. Santos, même provenance, 1899; café vert; — 16. Id., torréfié; — 17. Santos, même provenance, 1899; café vert; — 18. Id., torréfié.

	1	2	3	4	5	6
Eau..................	9,30	1,60	10,20	1,20	10,50	2,30
Matières azotées.......	10,74	12,58	13,12	14,27	11,58	12,05
— grasses......	4,65	7,85	8,65	16,45	9,14	13,14
— extractives...	62,96	63,21	53,11	52,48	55,59	57,45
Cellulose.............	10,25	11,90	11,72	12,15	10,04	11,70
Cendres..............	2,10	2,86	3,20	3,45	3,15	3,36
	100,00	100,00	100,00	100,00	100,00	100,00

	gr.	gr.	gr.	gr.	gr.	gr.
Caféine p. 100.........	1,20	1,46	0,94	0,99	0,80	0,84
Poids moyen de 100 grains	8,90	»	14,53	»	13,77	11,31

	7	8	9	10	11	12
Eau	10,00	1,70	9,80	1,76	9,50	1,38
Matières azotées......	10,66	11,82	10,97	13,27	11,74	12,78
— grasses......	10,10	11,65	9,35	15,65	10,94	16,05
— extractives ..	54,09	58,81	53,01	51,32	53,72	50,56
Cellulose	12,15	12,90	12,95	13,80	10,30	15,25
Cendres.............	3,00	3,12	3,92	4,20	3,80	3,98
	100,00	100,00	100,00	100,00	100,00	100,00

	gr.	gr.	gr.	gr.	gr.	gr.
Caféine p. 100........	1,00	1,19	0,92	1,26	1,00	1,16
Poids moyen de 100 grains....	12,30	»	13,15	»	15,87	»

	13	14	15	16	17	18
Eau..................	11,40	2,10	10,10	0,40	10,50	3,30
Matières azotées.......	10,59	12,74	10,44	13,11	10,29	13,05
— grasses.......	10,88	13,28	6,75	10,50	7,65	12,40
— extractives...	52,33	55,28	56,36	57,13	55,13	54,76
Cellulose.............	11,46	12,50	12,85	14,16	13,85	13,15
Cendres..............	3,34	4,10	3,50	4,70	2,58	3,34
	100,00	100,00	100,00	100,00	100,00	100,00

	gr.	gr.	gr.	gr.	gr.	gr.
Caféine p. 100........	1,02	1,10	1,35	1,50	1,15	1,35
Poids moyen de 100 grains.....	14,60	»	13,80	12,10	12,70	11,20

Café Rio, trié, 1900; la perte, pendant la torréfaction, a été de 15 p. 100. Le marc desséché à l'air, dont l'analyse suit, provient d'une expérience faite dans les conditions ordinaires, à raison de 30 gr. de poudre de café torréfié pour 300 cmc. d'eau bouillante. L'infusion obtenue (180 cmc.) contenait 2,53 d'extrait sec pour 100 de liquide. — 1. Analyse du café vert; acidité : 0,117; — 2. Analyse du café torréfié; acidité : 0,166; — 3. Analyse du marc, desséché à l'air. — Le café venant d'être torréfié ne contenait que des traces d'eau. L'analyse a été faite huit jours après la torréfaction. Les matières grasses laissées pendant plusieurs heures à l'étuve, à 110°, perdent en produits volatils : 0,35 pour le café vert et 0,55 pour le café torréfié, soit pour 100 de matières grasses de chacun de ces cafés : 3,19 et 3,80.

	1		2		3	
	A l'état normal.	A l'état sec.	A l'état normal.	A l'état sec.	A l'état normal.	A l'état sec.
Eau..................	9,60	0,00	4,30	0,00	5,60	0,00
Matières azotées......	12,46	13,79	14,00	14,63	12,88	13,64
— grasses......	10,95	12,09	14,45	15,10	9,45	10,01
— extractives...	50,59	55,97	48,85	51,05	50,27	53,25
Cellulose.............	12,20	13,50	13,60	14,21	19,60	20,77
Cendres..............	4,20	4,65	4,80	5,01	2,20	2,33
	100,00	100,00	100,00	100,00	100,00	100,00

	gr.	gr.	gr.	gr.	gr.	gr.
Caféine p. 100........	1,15	1,27	1,35	1,41	0,65	»
Poids moyen de 100 grains.....	13,77	»	11,67	»	»	»

*III. — **Expériences relatives à des torréfactions de cafés, faites à l'usine de Billancourt, mars 1900**.* — Le café vert employé était un mélange de Rio et de Santo ; le volume pour 100 kg. était de 0 mc. 157, soit 1570 cmc. pour 1 kg. La première opération a donné un café clair ; la deuxième et la troisième, un café demi-foncé ; la quatrième, un café foncé.

Opérations.	Poids du café vert.	Volume du café vert.	Durée de la torréfaction.	Poids du café torréfié.	Poids des pellicules.	Volume du café torréfié.
	kg.	mc.		k.	gr.	mc
1.	35	0,055	65'	29,2	305	0,093
2.	35	0,055	60'	29,0	200	0,102
3.	35	0,055	60'	28,9	200	0,102
4.	35	0,055	65'	26,8	100	0,105

Le volume du café vert est, par suite, de 1,571 cmc. pour 1 kg. et, pour le café torréfié, de 3,184 cmc. dans la première opération, 3,517 dans la deuxième, 3,570 dans la troisième et 3,917 dans la quatrième.

La perte par la torréfaction serait de 16,5 p. 100 pour le café clair, 17,3 pour le café demi-foncé et 23,4 pour le café foncé.

Analyses des cafés et pellicules.

1. Café vert ; — 2. Café torréfié clair ; — 3. Id., foncé ; — 4. Pellicules claires ; — 5. Id., foncées. — On remarquera que le café vert contient une proportion d'eau plus élevée que celle que l'on trouve habituellement dans les cafés de l'armée.

CAFÉ   359

	1	2	3	4	5
Eau	15,80	4,30	2,00	6,90	4,20
Matières azotées	12,13	14,27	14,43	11,21	13,51
— grasses	5,78	9,46	12,40	10,80	13,80
— extractives	49,89	55,22	52,27	31,99	30,49
Cellulose	13,00	12,65	14,20	34,10	33,20
Cendres	3,40	4,10	4,70	5,00	4,80
	100,00	100,00	100,00	100,00	100,00
	gr.	gr.	gr.	gr.	gr.
Caféine p. 100	1,08	1,20	1,40	0,98	0,94

IV. — Cafés torréfiés au torréfacteur automatique, système Thirion, mars 1903. — Les échantillons proviennent de la place de Toul. Le café vert employé était un mélange de Rio et de Santo de 1897. Les matières grasses du café vert, maintenues à l'étuve à 100° pendant plusieurs heures, perdent 0,85 de produits volatils, soit 8,81 pour 100 de matières grasses; dans les mêmes conditions, les matières grasses du café torréfié ont perdu 1,85, soit 12,80 p. 100.

	Café vert.		Café torréfié.	
	A l'état normal.	A l'état sec.	A l'état normal.	A l'état sec.
Eau	9,60	0,00	3,30	0,00
Matières azotées	12,88	14,25	14,42	14,91
— grasses	9,50	10,52	14,45	14,94
— extractives	50,87	56,27	48,53	50,19
Cellulose	12,95	14,32	14,30	14,79
Cendres	4,20	4,64	5,00	5,17
	100,00	100,00	100,00	100,00
	gr.	gr.	gr.	gr.
Caféine p. 100	1,10	1,21	1,60	1,65

V. — Conclusions à tirer des précédentes expériences sur les cafés torréfiés. — 1. La quantité d'eau contenue dans les cafés torréfiés est assez variable; elle est à peu près nulle, immédiatement après la torréfaction; mais, avec le temps, elle s'élève progressivement, jusqu'à 4,30 p. 100. Dans un local humide, cette proportion peut être de beaucoup dépassée, au grand détriment de la conservation du café. Des grains entiers, abandonnés pendant un mois dans une cave humide, ont pris 30 p. 100 d'eau.

Les matières azotées et, avec elles la caféine, se retrouvent à peu près en même proportion dans les cafés torréfiés que dans les cafés verts au même taux d'hydratation. Il en est de même pour la cellulose résistante et pour les cendres, qui représentent les matières minérales.

Les matières extractives sont en partie détruites par la torréfaction; le sucre a même entièrement disparu.

Les matières grasses sont au contraire en plus forte quantité. Il y a donc, dans les cafés verts, des principes gras insolubles dans l'éther, qui seraient décomposés pendant la torréfaction et transformés en principes solubles. On constate d'ailleurs qu'il y a toujours plus d'essences volatiles dans les matières grasses des cafés torréfiés que dans celles des cafés verts. L'acidité organique est également plus élevée dans les cafés torréfiés.

En résumé, la torréfaction se traduit dans les analyses par une augmentation de matières grasses et une diminution de l'eau et des matières extractives. Si l'on prend, pour exemple, les analyses effectuées sur le Rio trié de 1901, où 100 gr. de café vert ont produit 85 gr. de café torréfié anhydre, on a, en effet, comme données correspondantes :

Eau...........................	9,60	0,00
Matières azotées...............	12,46	12,43
— grasses...............	10,95	12,84
— extractives...........	50,59	43,39
Cellulose......................	12,20	12,08
Cendres.......................	4,20	4,26
	100,00	85,00
	gr.	gr.
Caféine.......................	1,15	1,19

2. Le rendement des cafés verts en cafés torréfiés est très variable; il est étroitement lié à la quantité d'eau contenue dans les cafés au moment de leur torréfaction. Dans les cafés peu hydratés, comme ceux de l'armée, qui sont conservés longtemps en magasin, la perte se rapproche assez de 16,5 p. 100. Avec les cafés dont l'hydratation est supérieure à 13 p. 100, le rendement est nécessairement moins élevé; les pertes peuvent atteindre 20 à 22 p. 100. Ce sont des considérations que l'on ne doit jamais perdre de vue lorsque l'on a recours à des torréfactions automatiques.

3. Le poids moyen des grains va en diminuant progressivement pendant la torréfaction, et la différence de poids, que l'on observe entre les grains verts et les grains torréfiés, permet une estimation exacte du rendement. Si nous revenons encore aux expériences relatives au Rio trié, on voit que la différence entre le poids moyen des grains, avant et après torréfaction, est de $13,77 - 11,67 = 2,10$, soit 15,2 p. 100, c'est-à-dire la perte obtenue par pesées directes. En même temps que le poids des grains diminue, le volume augmente; il peut doubler.

4. Les pellicules, qui se détachent du café pendant la torréfaction, peuvent être évaluées à 4 grammes par kilogramme; dans les cafés très fortement torréfiés, la proportion est moindre. Ces pellicules donnent presque autant de caféine et de matières grasses que le café, mais elles renferment beaucoup plus de cellulose.

5. L'infusion obtenue dans les conditions ordinaires, en versant de l'eau bouillante sur la poudre de café, contient environ la moitié de la caféine et des matières minérales du café, et le tiers de ses matières grasses.

VI. — *Expériences sur des cafés anciens*. — Il est admis que les cafés se bonifient en vieillissant. Le général Morin (1) a rapporté le cas d'un Moka authentique de quarante-six ans, ayant conservé beaucoup d'arome et une grande finesse de goût. Nous avons eu à examiner des Rios de l'Administration de la guerre, qui avaient été conservés dans diverses places d'Est pendant vingt ans; ils étaient moins colorés que les cafés ordinaires, mais n'avaient rien perdu de leur arome. Ils donnaient, après torréfaction, une infusion très agréable, onctueuse, presque entièrement exempte de ce goût de vert, si désagréable dans les cafés jeunes.

1. Café Rio, provenant de Chalons; — 2. Id., Reims; — 3. Id., Vitry; — 4. Id., Epinal; café vert; — 5. Id., même café torréfié.

	1	2	3	4	5
Eau	9,20	8,90	9,10	9,30	1,60
Matières azotées	11,70	11,35	11,74	11,78	12,51
— grasses	5,86	5,35	5,10	5,60	14,64
— extractives	56,70	58,52	60,56	57,72	55,57
Cellulose	13,10	12,50	10,10	12,36	11,48
Cendres	3,44	3,38	3,40	3,24	4,20
	100,00	100,00	100,00	100,00	100,00
	gr.	gr.	gr.	gr.	gr.
Caféine p. 100	0,90	0,98	1,08	0,97	1,19
Acidité p. 100	0,165	0,165	0,165	0,142	0,117
Poids moyen de 100 grains	13,30	13,02	12,50	13,10	10,90

D'après ces analyses, on voit que, de tous les éléments dosés, il n'y a que les matières grasses qui apparaissent en moindre proportion que dans les cafés récemment récoltés. C'est d'ailleurs une observation que nous avons relevée

---

(1) Général Morin, Notes sur diverses variétés de cafés (*Annales du Conservatoire des arts et métiers*, t. XI, 1879).

pour le blé, l'avoine, le riz et d'autres denrées, conservées en magasin pendant très longtemps; les corps gras n'ont point disparu, puisqu'on les retrouve en plus grande quantité après la torréfaction; mais ils ont subi des transformations que les expériences suivantes mettent en évidence.

Exp. I. — Le café d'où l'on a retiré les matières grasses, épuisé à nouveau par douze traitements successifs à l'éther, n'a donné que 1,3 p. 100 d'extrait, formé à parties à peu près égales de résine et de graisse, avec très peu de caféine. Les matières résineuses sont solubles dans l'eau.

Exp. II. — Les cafés provenant des épuisements précédents, additionnés d'une petite quantité d'acide chlorhydrique dilué à 1/20, et séchés à l'étuve, ont été repris par l'éther; ils ont fourni 3 à 4 p. 100 de matières grasses.

Exp. III. — Un café Santos, récolte 1901, traité directement par l'éther, a donné 8,20 p. 100 de matières grasses et 10 p. 100 avec l'éther contenant 1 p. 100 d'acide chlorhydrique. Le même café, traité d'abord par l'acide chlorhydrique étendu à 1/20, desséché à l'étuve, puis épuisé par l'éther, a donné 10,90 p. 100 de matières grasses.

Exp. IV. — Des échantillons de cafés en grains provenant de nos premières analyses, examinés après quatre ans, ont présenté assez approximativement la même acidité et la même proportion de matières grasses. Les échantillons de même origine, qui avaient été moulus pour les analyses, donnaient deux à trois fois plus d'acidité et presque la moitié moins de matières grasses solubles dans l'éther. Dans les premiers, les matières grasses contenaient de 33 à 46 p. 100 d'acides gras solubles dans l'alcool et, dans les derniers, de 68 à 92.

§ III. — ANALYSES DE DIFFÉRENTES PRÉPARATIONS DE CAFÉS.

I. — Tablettes de café de l'armée française. — Les tablettes de café, actuellement en usage dans l'armée française, sont fabriquées à l'usine de Billancourt. Elles sont obtenues par compression directe de la poudre de café torréfié, sans addition d'aucune matière étrangère. Chaque tablette pèse 30 grammes, représentant deux rations. Longueur, 0 m. 062; largeur, 0 m. 035; épaisseur, 0 m. 017. Les tablettes, préalablement recouvertes d'une feuille de papier d'étain et d'une feuille de papier ordinaire, sont immergées dans un bain de paraffine. — 1. Tablette fabriquée en août 1894 et analysée en mars 1903 ; — 2. Tablette fabriquée en mai 1896 et analysée en mars 1903 ; — 3. Tablette fabriquée en mars 1899 et analysée en mars 1903 ; — 4. Tablette fabriquée en mars 1900 et analysée deux mois plus tard.

	1	2	3	4
Eau	7,20	5,10	5,90	4,60
Matières azotées	14,28	16,10	15,20	14,58
— grasses	16,15	18,90	17,25	16,25
— extractives	49,27	47,60	47,20	51,07
Cellulose	8,60	7,80	9,75	9,05
Cendres	4,50	4,50	4,70	4,45
	100,00	100,00	100,00	100,00
	gr.	gr.	gr.	gr.
Caféine p. 100	1,35	1,40	1,30	1,35
Acidité p. 100	0,313	0,254	0,205	0,178

On voit que l'acidité va en augmentant avec l'ancienneté des tablettes. Cette augmentation de l'acidité est due à des acides gras, insolubles dans l'alcool, formés aux dépens de l'huile de café. Ces acides se développent lentement et ont une saveur amère désagréable, que l'on retrouve dans les infusions obtenues avec l'eau bouillante.

Les matières grasses exposées pendant plusieurs heures à l'étuve à 100° ont perdu 1,15 de leur poids, dans les plus anciennes tablettes, et 1,69 dans les dernières; soit 7,12 et 10,40 p. 100.

II. — Tablettes de café en usage dans l'armée austro-hongroise. — En tablettes comprimées de 70 gr. représentant deux rations de 35 gr. Elles sont constituées par un mélange de sucre et de poudre de café torréfié. Ce mélange a été autrefois employé dans l'armée française; le procédé actuel a paru préférable, au point de vue de la conservation.

III. — Tablettes de café en usage dans l'armée belge. — En rondelles de 20 gr., représentant une ration. Composition : poudre de café torréfié, 12 gr.; poudre de chicorée torréfiée, 2 gr.; sucre, 5 gr. La chicorée paraît avoir été ajoutée, autant pour favoriser la compression des rondelles que pour satisfaire à des habitudes locales.

IV. — Préparations diverses. — De nombreuses préparations à base de café, liquides ou solides, ont été présentées à l'Administration de la guerre depuis une quinzaine d'années. Les produits liquides étaient généralement constitués par de l'extrait de café, associé à l'eau-de-vie ordinaire ou à l'alcool fort. Les solides affectaient les formes les plus diverses : poudres, logées dans des étuis en carton ou en fer blanc; tablettes rectangulaires, carrées, cylindriques, recouvertes de papier ordinaire, de papier paraffiné ou de papier d'étain.

La composition est très variable; nous y avons trouvé de la poudre de café torréfié, de l'extrait de café, de la poudre de café épuisé, de la poudre de chicorée, du sucre cristallisé, de la cassonade, de la mélasse, du miel, de la poudre de lait, de la gomme, etc... Cette simple énumération suffit pour montrer combien le contrôle de telles denrées serait délicat.

Parmi les produits examinés, ceux qui suivent nous ont paru mériter une mention particulière :

1. *Café liquide, présenté par un industriel de la Nièvre;* en flacons. — Liquide noir, sirupeux, présentant un léger dépôt; 100 grammes contiennent 84 grammes d'eau et 16 grammes d'extrait sec, dont 1,58 pour les matières minérales et 0,22 pour la caféine; il n'y a pas de sucre.

2. *Poudre de café, présentée par un industriel de Paris ;* en flacons. — Très minces paillettes miroitantes, brunes, ayant l'aspect de certains extraits pharmaceutiques préparés dans le vide. Odeur très agréable de café torréfié. Saveur âcre, non sucrée. Abandonnées au contact de l'air libre, les paillettes perdent leur brillant et augmentent de poids ; dans une atmosphère humide, elles finissent par se liquéfier entièrement. Le produit est un extrait de café anhydre, contenant 16,2 p. 100 de matières minérales et 3,60 de caféine.

3. *Tablettes de café, présentées par un industriel de Toulouse.* — Chaque tablette recouverte d'une feuille de papier ordinaire pèse en moyenne 21 gr. et présente les dimensions suivantes : longueur, 0 m. 044 ; largeur, 0 m. 030 ; épaisseur, 0 m. 015. La solution dans l'eau est complète, saveur fortement sucrée, peu aromatique. L'analyse a donné pour 100 parties : eau, 0,30 ; sucre cristallisé, 95 ; extrait sec de café, 4,70, dont 0,08 de caféine.

4. *Tablettes de café, présentées par un industriel de Paris.* — Tablettes de 10 gr., recouvertes d'une feuille de papier d'étain exempt de plomb. — Longueur, 0 m. 040 ; largeur, 0 m. 025 ; épaisseur, 0 m. 008. Elles paraissent avoir été obtenues en plongeant des morceaux de sucre ordinaire dans un extrait très concentré de café. Composition p. 100 : eau, 6,60 ; sucre, 91 ; extrait sec de café, environ 2,50 ; traces de caféine.

Tous ces produits donnent des infusions beaucoup moins aromatiques et savoureuses que celles que l'on obtient avec les cafés nouvellement torréfiés. En vieillissant, ils prennent une saveur très amère.

V. — Cafés enrobés. — On a cherché à enrober les cafés torréfiés, pour les soustraire à l'action de l'air et prolonger leur conservation. Les échantillons que nous avons eu à examiner ne répondaient point au but proposé : exposés pendant un mois dans une cave humide, ils ont pris autant d'eau que les grains qui n'avaient pas subi d'enrobage.

§ IV. — SUCCÉDANÉS DU CAFÉ. CAFÉ NÈGRE.

Les produits employés comme succédanés du café sont très nombreux. Les professeurs Villiers et Collin, dans l'excellent Traité qu'ils viennent de publier sur les falsifications des substances alimentaires, ont consacré à l'étude de ces produits un chapitre du plus haut intérêt, auquel nous renvoyons le lecteur (1). Nous ne mentionnerons que le *café nègre*, dont les indigènes de nos colonies font une grande consommation.

Café nègre. — Le café nègre est constitué par les grains de la casse occidentale (*Cassia occidentalis*), dont l'aire d'extension est considérable. On trouve en effet cette légumineuse dans le sud de l'Asie, l'est et l'ouest de l'Afrique, et surtout aux Antilles. Les semences de la casse occidentale, comme toutes les graines de légumineuses, contiennent une forte proportion de matières azotés. Elles sont grises, légèrement comprimées, un peu plus longues que larges (1 mm. 5 à 2 millimètres). Les légères propriétés laxatives qu'elles possèdent, avec d'autres espèces de *Cassia*, disparaissent par la torréfaction.

1. Café nègre de la Guadeloupe; — 2. Id., Madagascar; — 3. Id., de la Martinique; — 4. Id., du Soudan. — Ces produits viennent de l'Exposition de 1900.

	1	2	3	4
Eau.............................	14,90	11,40	9,00	11,00
Matières azotées............	17,54	14,87	16,74	16,94
— grasses................	2,15	3,10	2,20	2,90
— extractives..........	53,61	57,43	62,81	55,26
Cellulose.......................	7,50	9,65	5,60	10,10
Cendres........................	4,30	3,55	3,65	3,80
	100,00	100 00	100,00	100,00
	gr.	gr.	gr.	gr.
Poids moyen de 100 grains....	1,72	1,97	1,73	1,50

(1) Voy. également BRETEAU, Guide pratique d'analyses et falsifications des substances alimentaires. Paris, 1907.

CHAPITRE III

CHOCOLAT

Le Cacaoyer ordinaire (*Theobroma Cacao*) est un petit arbre, spontané dans les forêts du fleuve des Amazones, de l'Orénoque et de leurs affluents, jusqu'à une élévation d'environ 400 mètres. Il était cultivé dans l'Amérique Centrale, lors de la découverte de l'Amérique et l'usage de boire du chocolat y était général. Les Espagnols ont transporté le cacaoyer d'Acapulco aux îles Philippines, en 1674. Il réussit parfaitement dans quelques-unes de nos colonies. Le commerce des cacaos, qui se chiffrait, en 1894, par 69.000 tonnes, atteint aujourd'hui près du double. La France, qui fut pendant longtemps à la tête de la chocolaterie universelle, a été distancée par les États-Unis (28.000 tonnes contre 21.000).

Le chocolat est une pâte alimentaire préparée avec des amandes de cacao, du sucre et des aromates : sa composition moyenne se rapproche de celle qui a été donnée précédemment (p. 303). On donne également le nom de *chocolat* à la boisson préparée avec cette pâte, dissoute dans de l'eau ou du lait.

§ I. — ANALYSES DE CACAOS DES COLONIES FRANÇAISES

Congo. Côte-d'Ivoire. — La culture du cacaoyer est récente au Congo, et à la Côte d'Ivoire. Au Congo, où cette culture prend le plus de développement (320 hectares en

1900), un cacaoyer, vers la sixième année, donne de 30 à 50 cabosses pesant chacune de 250 à 700 gr. Chaque cabosse contient une quarantaine de graines.

1. Cacao de Kouilou, sur la côte du Congo; Exposition de 1900; 100 gr. fèves donnent : amandes, 92,5 et coques 7,5; — 2. Cacao de l'Ile aux perroquets, à l'estuaire du Gabon; 100 gr. fèves donnent : amandes, 90 gr. et coques, 10 gr.; — 3. Cacao des plantations de Prolo, sur les bords de Cavally, Côte d'Ivoire; 100 gr. fèves donnent : amandes, 92 gr. et coques 8 gr.

	1		2		3	
	Amandes.	Coques.	Amandes.	Coques.	Amandes.	Coques.
Eau................	6,30	14,70	5,20	12,10	5,70	4,20
Matières azotées......	11,35	9,30	13,24	11,24	13,40	11,21
— grasses........	42,40	1,70	43,80	3,90	47,60	1,40
— extractives...	30,25	52,70	29,26	50,26	25,50	46,39
Cellulose...........	6,50	15,00	5,50	15,30	4,60	20,80
Cendres............	3,20	6,60	3,00	7,20	3,20	6,00
	100,00	100,00	100,00	100,00	100,00	100,00
	gr.	gr.	gr.	gr.	gr.	gr.
Poids de 100 grains. moyen.....	96,20	»	90,90	»	113,60	»
maximum.	110,10	»	104,80	»	128,00	»
minimum..	80,10	»	76,00	»	95,00	»

Dahomey. Guadeloupe. — La culture du cacaoyer est toute récente au Dahomey. A la Guadeloupe, elle couvre actuellement plus de 2.000 hectares et s'étend de jour en jour; on exporte généralement le cacao, après l'avoir fait sécher au soleil; mais quelques planteurs ont adopté récemment la méthode vénézuélienne du terrage du cacao, qui consiste à faire ressuer les amandes dans la terre.

1. Cacao du Dahomey; 100 gr. fèves donnent : amandes, 94 gr. et coques, 6 gr.; — 2. Cacao séché, Guadeloupe; 100 fèves donnent : amandes, 89,8 et coques 10,2; — 3. Cacao terré, même provenance; 100 fèves donnent : amandes, 84,5 et coques 15,50.

	1		2		3	
	Amandes.	Coques.	Amandes.	Coques.	Amandes.	Coques.
Eau................	6,10	15,40	4,80	11,30	6,40	11,20
Matières azotées.......	12,93	10,90	14,03	13,51	12,44	14,28
— grasses......	53,50	1,60	46,75	1,90	47,40	0,80
— extractives....	21,37	41,00	26,12	52,34	18,06	20,52
Cellulose.............	2,90	26,60	5,10	15,15	7,50	27,10
Cendres...........	3,20	4,50	3,20	5,50	8,20	26,10
	100,00	100,00	100,00	100,00	100,00	100,00
	gr.	gr.	gr.	gr.	gr.	gr.
Poids de 100 grains. moyen.....	87,72	»	131,50	»	119,10	»
maximum.	100,50	»	149,00	»	154,00	»
minimum..	72,50	»	108,00	»	84,00	»

Guyane. — Des forêts de cacaoyers, signalées, en 1729, dans le haut Oyapock et retrouvées, il y a quelques années, par Henri Coudreau, sont encore inexploitées en raison de leur éloignement et de tous moyens de communications (1). L'exportation qui, de 1837 à 1841, dépassait 44.000 kg., n'est aujourd'hui que de 12.000 kg.; mais le cacaoyer tend à s'améliorer : de nouvelles plantations ont été créées et d'anciennes, qui avaient été longtemps abandonnées, ont été nettoyées et remises en état.

1. Cacao de Kourou, administration pénitentiaire; 100 gr. fèves donnent : amandes, 93 gr. et coques, 7 gr.; — 2. Id., propriété Bourquin; 100 gr. fèves donnent : amandes, 90,1 et coques, 9,9; — 3. Id., propriété Pascaud; 100 gr. fèves donnent : amandes, 88,4 et coques, 11,6; — 4. Cacao de la Montagne d'argent; 100 gr. fèves donnent : amandes, 88 gr. et coques, 12 gr.; analyse des amandes;— 5. Id., coques.

	1	2	3	4	5
Eau..................	6,50	5,00	4,40	5,30	13,70
Matières azotées.........	13,19	12,77	13,10	13,32	11,19
— grasses.........	47,40	48,00	42,10	40,90	5,10
— extractives......	24,91	26,13	31,30	32,98	48,01
Cellulose..............	5,50	4,90	5,90	4,70	15,50
Cendres...............	2,60	3,20	2,90	2,80	6,50
	100,00	100,00	100,00	100,00	100,00

(1) *Bulletin de la Société de géographie commerciale*, p. 718, année 1895.

		gr.	gr.	gr.	gr.	gr.
Poids de	moyen......	89,30	94,34	84,74	113,63	»
100	maximum...	92,80	100,40	104,40	124 80	»
grains.	minimum....	84,40	88,00	64,00	100,40	»

Indes. Indo-Chine. Madagascar. — Les cacaoyers de Madagascar ont été importés de Maurice et de la Réunion; ils ne commencent à rapporter que lorsqu'ils ont dépassé l'âge de trois ans.

1. Cacao de Mahé ; exposition de 1900; 100 gr. fèves donnent : amandes, 91,3 et coques, 8,7 ; — 2. Cacao en poudre, Cochinchine ; exposition de 1900 ; — 3. Cacao de Tamatave, Madagascar, 1899 ; 100 gr. fèves donnent : amandes, 93,8 et coques, 6,2 ; — 4. Id., Tamatave, 1901 ; 100 gr. fèves donnent : amandes : 93,5 et coques, 6,5 ; — 5. Cacao de Vatomandry, 1899 ; 100 gr. fèves donnent : amandes, 88 gr. et coques, 12 gr.

	1	2	3	4	5
Eau.....................	6,20	4,70	7,60	5,50	5,70
Matières azotées.........	14,28	9,05	11,41	14,14	13,39
— grasses........	46,60	36,88	43,10	38,10	43,90
— extractives.....	23,62	42,77	26,09	25,36	26,81
Cellulose................	6,20	3,70	7,90	12,70	6,20
Cendres.................	3,10	2,90	3,90	4,20	4,00
	100,00	100,00	100,00	100,00	100,00
	gr.	gr.	gr.	gr.	gr.
Poids moyen de 100 grains.	105,25	»	108,63	104,00	69,00

Martinique. Mayotte. Réunion. — La culture du cacaoyer, entreprise à la Martinique par Benjamin Dacosta, en 1661, ne prit quelque développement qu'à partir de 1684. En 1789, on comptait 1.134 hectares plantés en cacaoyers : en 1860, ce chiffre était tombé à 300; il est remonté depuis à 1.500 et il tend à s'élever. Les plantations à la Grande Comore sont récentes et promettent de bons résultats. Les produits exportés par la Réunion (environ 2.000 kg.) sont d'excellente qualité.

1. Cacao de la Martinique, exposition de 1900; 100 gr. fèves donnent: amandes, 88,3 et coques, 11,7; — 2. Id., même provenance; 100 gr. fèves donnent: amandes: 90,2 et coques, 9,8; — 3. Cacao récolté à la Grande Comore; 100 gr. fèves donnent: amandes, 88,7 et coques, 11,3; — 4. Cacao de la Réunion; 100 gr. fèves donnent: amandes, 92 gr. et coques, 8 gr.

	1	2	3	4
Eau	5,10	5,90	6,60	7,60
Matières azotées	13,70	13,85	13,09	12,40
— grasses	44,00	47,40	46,60	53,80
— extractives	26,90	23,15	19,61	18,50
Cellulose	6,90	6,60	10,40	4,00
Cendres	3,40	3,10	3,70	3,70
	100,00	100,00	100,00	100,00
	gr.	gr.	gr.	gr.
Poids moyen de 100 grains	125,00	92,50	100,00	90,92

§ II. — OBSERVATIONS GÉNÉRALES SUR LES CACAOS

1. Les écarts extrêmes obtenus pour les amandes et les coques se résument ainsi:

	Amandes.		Coques.	
	Min. p. 100	Max. p. 100	Min. p. 100	Max. p. 100
Eau	4,40	7,60	9,20	15,40
Matières azotées	11,35	14,28	9,30	14,28
— grasses	38,10	53,50	0,80	5,10
— extractives	18,16	32,48	20,42	52,70
Cellulose	2,90	12,70	15,00	27,10
Cendres	2,60	8,20	4,50	26,10

Les plus gros grains ont été observés dans le cacao de la Guadeloupe et les plus petits dans le cacao de la Guyane.

2. Dans les amandes, les matières extractives contiennent de l'amidon, du sucre, et une substance colorante rouge (rouge de cacao) que l'on retrouve plus abondante dans les

coques; ce produit colore fortement les liqueurs employées au dosage de la cellulose.

Les matières grasses, représentées presque en totalité par du beurre de cacao, contiennent des traces de caféine et de théobromine. Ces alcaloïdes existent dans les amandes et les coques; en opérant comme on l'a fait pour les cafés, on a trouvé, au maximum, 0,74 p. 100 dans les amandes et 0,20 dans les coques : ces chiffres, surtout pour les amandes, sont inférieurs à ceux que l'on trouve dans quelques ouvrages.

Les cendres contiennent généralement des traces de manganèse.

CHAPITRE IV
THÉ — MATÉ — CAT.

I. — THÉ.

Le thé (*Thea chinensis*) paraît originaire des pays montueux qui séparent les plaines de l'Inde de celles de la Chine. L'emploi de ses feuilles, en infusion, est très ancien en Chine (2.700 ans avant Jésus-Christ). Le thé existe également depuis longtemps en Cochinchine, mais non dans l'Inde. C'est, vers 1640, que des navigateurs hollandais rapportèrent, de Macao, les premiers échantillons de thé en Europe.

On admet aujourd'hui une seule espèce de thé comprenant plusieurs variétés suivant le mode de fabrication (thés noirs, thés verts). La hauteur des arbustes à thé de la Chine méridionale dépasse rarement 1 mètre; on procède à une première cueillette lorsque les feuilles, qui apparaissent en février, atteignent un centimètre. Elles fournissent le thé destiné à la consommation de l'Empereur, de sa famille et des hauts mandarins. En avril, on procède à une deuxième cueillette et en juin à une troisième, cette dernière donne des feuilles épaisses, fibreuses et un thé de qualité inférieure.

Les feuilles sont détachées une à une; on peut en récolter 7 kilogr. par jour; et chaque arbuste, en produit de 1 kilogr. 5 à 2 kilogr. par an. On les expose au soleil; on leur fait subir une série de manipulations, pour enlever une partie de l'huile (1) qu'elles contiennent et qui communiquerait ulté-

---

(1) Cette huile, obtenue en exprimant les feuilles dans des sacs de coton, est utilisée en Chine pour la peinture, et même pour l'alimentation.

rieurement au produit une saveur désagréable ; on les soumet à la fermentation, puis à une légère torréfaction.

Les thés de l'Annam, importés de Chine par des missionnaires, il y a une centaine d'années, sont appelés à un grand avenir en raison de la quantité très élevée de caféine qu'ils renferment. Depuis quelques années, ils sont préparés avec le plus grand soin, suivant les méthodes chinoises et ils comptent de nombreux partisans. Les thés du Tonkin n'ont pas atteint le même degré de perfection.

Les cultures à Madagascar promettent de bons résultats, mais sont encore peu développées.

Dans les analyses qui suivent, la caféine a été dosée en suivant les indications données précédemment (p. 334). Les matières grasses comprennent environ 1 p. 100 de produits volatils ; les cendres contiennent du manganèse.

1. Thé noir de l'Annam, 1899 ; — 2. Thé noir de l'Annam, 1900 ; — 3. Thé Annamite de Cho-Bo, Tonkin, 1899 ; — 4. Thé en tablettes de 2ᵉ qualité, venant de la haute région du Tonkin. Exposition de 1900 ; — 5. Thé du Tonkin, mélangé de thé chinois ; — 6. Fleurs de thé, Cambodge, exposition de 1900 : 100 fleurs, avec les pédoncules, pèsent en moyenne 3 gr. 85 ; au maximum 5 gr. 60 et au minimum 2 gr. 80 ; — 7. Thé noir de Betsiléo, Madagascar, 1899 ; — 8. Thé noir de Tananarive, 1899 ; — 9 et 10. Thés provenant des approvisionnements du service de santé de l'armée, 1899 ; — 11. Id., 1901 ; — 12. Thé vert du commerce, 1901.

	1	2	3	4	5	6
Eau.................	8,70	12,50	9,30	10,80	9,80	13,30
Matières azotées......	22,39	19,57	24,02	22,84	22,56	12,24
— grasses......	3,90	2,35	4,80	5,00	2,20	1,10
— extractives...	51,71	53,63	43,28	39,16	49,84	53,46
Cellulose...........	8,20	7,45	12,40	14,50	10,60	15,70
Cendres............	5,10	4,50	6,20	7,70	5,00	4,20
	100,00	100,00	100,00	100,00	100,00	100,00
Caféine p. 100.......	gr. 4,00	gr. 3,84	gr. 1,75	gr. 2,25	gr. 3,10	gr. 1,60

	7	8	9	10	11	12
Eau..................	11,10	11,60	11,30	8,70	7,60	9,30
Matières azotées......	26,78	21,91	26,74	18,57	23,03	21,19
— grasses......	1,65	1,35	1,55	2,70	3,40	2,12
— extractives...	49,42	52,94	49,46	54,48	51,41	54,24
Cellulose............	6,35	7,10	5,55	10,05	9,96	7,95
Cendres.............	4,70	5,10	5,40	5,50	4,60	5,20
	100,00	100,00	100,00	100,00	100,00	100,00
	gr.	gr.	gr.	gr.	gr.	gr.
Caféine p. 100.......	5,20	3,75	1,65	2,12	2,75	1,35

II. — MATÉ. CAT.

Le maté (*Ilex Paraguayensis*), connu aussi sous les noms de *thé du Paraguay*, *thé des missions*, *thé des jésuites*, est utilisé, de temps immémorial, par les Indiens de l'Amérique du sud qui en préparent une boisson stimulante d'un usage journalier. On estime à 100 millions de kilogrammes la consommation annuelle des feuilles de maté.

Le cât d'Arabie (*catha edulis*), originaire d'Abyssinie, est un arbrisseau de la famille des Célastrinées. On mâche les feuilles qui produisent une excitation très agréable.

1. Maté du Paraguay, provenant de l'Exposition de 1900; — 2. Id., même provenance; — 3. Feuilles de cât, provenant de Djibouti; exposition de 1900.

	1	2	3
Eau................	7,00	9,70	8,40
Matières azotées.......	11,35	12,13	8,98
— grasses.......	5,60	9,95	6,30
— extractives.....	62,30	50,22	52,57
Cellulose............	9,25	12,60	13,50
Cendres.............	4,50	5,40	10,25
	100,00	100,00	100,00
	gr.	gr.	gr.
Caféine (1)...........	0,55	1,67	0,00

---

(1) Dans un travail *Sur le maté*, publié dans le *Journal de pharmacie et de chimie* de 1870, le pharmacien-principal E. Lacour, en opérant sur 100 gr., par un procédé différent du nôtre, a obtenu 1,35 de caféine.

SIXIÈME PARTIE

LES FOURRAGES

On désigne plus spécialement, sous le nom de *fourrages*, les tiges, feuilles et racines des plantes dont les bestiaux se nourrissent; mais nous étendons cette définition à toutes les substances, d'origine végétale et même animale, qui concourent à leur alimentation.

Procédés employés pour l'analyse. — Les foins, pailles, luzernes, etc., ont été préalablement coupés au hache-paille et les fragments mélangés à la main, de façon à avoir, pour les analyses, des prises aussi homogènes que possible. On a, sur ces prises, procédé au dosage des divers éléments, suivant les indications décrites pour l'analyse des céréales.

CHAPITRE PREMIER

LES PRINCIPALES PLANTES FOURRAGÈRES

Les plantes fourragères que nous avons examinées appartiennent aux deux grandes familles des graminées et des légumineuses. Ce sont, par ordre alphabétique : l'agrostide, l'avoine jaune, la crételle, le dactyle, la fétuque, la fléole, le fromental, la jarosse, la lupuline, la luzerne, le paturin, le sainfoin, le trèfle, la vesce et le vulpin ; on y trouve aussi les joncs, les laiches et les roseaux, qui ne sont pas de véritables plantes fourragères, c'est-à-dire, cultivées comme fourrages, mais que l'on rencontre souvent en forte proportion dans les prairies marécageuses.

I. — AGROSTIDE. AVOINE JAUNE.

L'agrostide blanche, fiorin, ou foin rampant (*Agrostis alba*), indigène en Europe, en Asie, en Afrique et dans l'Amérique du Nord, est cultivée depuis plus d'un siècle en Angleterre, comme plante fourragère. Sa culture sur le continent est plus récente (1840).

L'avoine jaune (*Avena flavescens*) se trouve à l'état sauvage en Europe, en Afrique et en Asie. On la rencontre dans les prés avec l'avoine des prés (*Avena pratensis*), qui lui est inférieure comme valeur alimentaire.

1. Agrostide provenant de fourrages verts distribués au quartier de cavalerie de l'École militaire, 17 juin 1897 ; Poids de 56 plantes fauchées : 29 gr. ; — 2. Agrostide provenant

de fourrages verts récoltés dans les environs de Melun, 22 juin 1897; 24 plantes fauchées, d'une longueur maxima de 0 m. 65, pèsent 11 gr. 60; — 3. Avoine jaune retirée de fourrages verts récoltés à Melun, juin 1897.

	1		2		3	
	À l'état normal.	À l'état sec.	À l'état normal.	À l'état sec.	À l'état normal.	À l'état sec.
Eau	62,20	0,00	54,60	0,00	45,60	0,00
Matières azotées	1,83	4,84	2,35	5,18	3,25	5,98
— grasses	0,66	1,75	0,50	1,10	0,96	1,76
— extractives	21,17	56,01	29,68	65,37	30,93	56,86
Cellulose	12,02	31,80	10,06	22,15	15,31	28,15
Cendres	2,12	5,60	2,81	6,20	3,95	7,25
	100,00	100,00	100,00	100,00	100,00	100,00

II. — CRÉTELLE. DACTYLE. FÉTUQUE.

La crételle des prés (*Cynosurus cristatus*) est indigène dans la plupart des régions de l'Asie et de l'Europe. Sa culture a été préconisée par les Anglais.

Le dactyle (*Dactylis glomerata*) est indigène dans toute l'Europe, ainsi qu'en Algérie et en Asie. On le cultive aujourd'hui en grand; il réussit dans presque tous les sols.

La fétuque des prés (*Festuca pratensis*) est indigène dans presque toute l'Europe; elle n'a été introduite dans les cultures prairiales que vers 1850.

1. Crételles retirées d'un bon foin de Marly, juin 1897; traces de manganèse dans les cendres; — 2. Dactyles retirés de fourrages verts venant de Melun, juin 1897; Poids de 51 plantes fauchées : 16 gr. 50; longueur : 0 m. 80; — 3. Fétuques recueillies dans des fourrages verts de même provenance; poids de 32 plantes fauchées : 15 gr. 20; longueur : 0 m. 66.

	1		2		3	
	A l'état normal.	A l'état sec.	A l'état normal.	A l'état sec.	A l'état normal.	A l'état sec.
Eau....................	13,10	0,00	49,00	0,00	56,90	0,00
Matières azotées......	7,86	9,03	3,00	5,88	2,34	5,44
— grasses......	2,07	2,39	1,35	2,65	0,69	1,60
— extractives..	42,76	49,21	28,70	56,27	26,32	61,06
Cellulose.............	28,45	32,74	15,43	30,25	11,31	26,25
Cendres..............	5,76	6,63	2,52	4,95	2,14	5,65
	100,00	100,00	100,00	100,00	100,00	100,00

III. — FLÉOLE. FROMENTAL. JAROSSE.

La fléole des prés (*Phleum pratense*) est indigène dans l'ancien monde, comme dans le nouveau. La culture s'est faite d'abord dans l'Amérique du Nord, puis en Angleterre, en France, en Allemagne, dans le nord de l'Europe et partout où l'on trouve des prairies artificielles.

Le fromental, ray-grass de France, faux-froment ou avoine élevée (*Avena elatior*), est très commun en Europe. Cette graminée, qui était déjà cultivée en Lorraine, vers 1760, abonde dans les bonnes prairies.

La jarosse ou petite gesse (*Lathyrus cicera*) est originaire de la région comprise entre l'Espagne et la Grèce. Elle est plus ou moins cultivée en Italie, en France et en Espagne, mais il n'y a pas d'indice que cette culture remonte à des temps anciens. Les graines peuvent occasionner de graves accidents aux chevaux.

1. Fléoles retirées d'un bon foin de Marly, juin 1897; — 2. Fromental retiré des fourrages verts distribués aux troupes de Paris, juin 1897; — 3. Jarosse retirée des fourrages verts distribués aux troupes de Paris, juin 1897; poids de 10 plantes fauchées : 100 gr.; longueur maxima : 1 m. 25.

	1		2		3	
	A l'état normal.	A l'état sec.	A l'état normal.	A l'état sec.	A l'état normal.	A l'état sec.
Eau................	11,30	0,00	47,60	0,00	82,70	0,00
Matières azotées.......	6,12	6,90	3,63	6,92	3,45	19,94
— grasses	1,96	2,20	1,39	2,65	0,54	3,10
— extractives....	45,47	51,26	30,18	57,59	7,62	44,06
Cellulose............	29,15	32,87	14,22	27,15	4,51	26,05
Cendres............	6,00	6,77	2,98	5,69	1,18	6,85
	100,00	100,00	100,00	100,00	100,00	100,00

IV. — JONC. LAICHE.

Le jonc des marais (*Juncus uliginosus*) n'est pas une plante fourragère ; il est plutôt nuisible dans les prairies humides où on le rencontre souvent. On en connaît plusieurs variétés concourant toutes à déprécier le foin.

La laiche glauque (*Carex glauca*), très envahissante, comme le jonc, se rencontre dans les prairies très marécageuses. Elle est, comme toutes les Cypéracées, coriace et de digestion difficile pour les herbivores.

1. Jonc des marais, récolté à Saint-Julien, septembre 1897 ; longueur : 0 m. 50 ; diamètre maxima : 0 m, 002. Examiné après dessication à l'air ; acidité : 0,520 p. 100 ; il y a traces de manganèse dans les cendres ; — 2. Laiche des marais, récoltée à Saint-Julien, septembre 1897 ; longueur : 0 m. 80 ; acidité : 0,361.

	1		2	
	A l'état normal.	A l'état sec.	A l'état normal.	A l'état sec.
Eau..................	10,70	0,00	10,10	0,00
Matières azotées.........	7,89	8,84	9,67	10,76
— grasses	1,45	1,63	2,06	2,29
— extractives......	49,16	55,38	47,62	52,97
Cellulose..............	26,75	29,95	24,15	26,87
Cendres..............	3,75	4,20	6,40	7,11
	100,00	100,00	100,00	100,00

V. — LUPULINE.

La lupuline, minette ou trèfle jaune (*Medicago lupulina*), est connue depuis très longtemps en Europe, mais sa culture n'a pris naissance, dans le nord de la France, que vers 1785.

1. Lupuline sèche récoltée à Limours, juin 1897; acidité : 0,370; — 2. Id., même provenance, juillet 1897.

	1		2	
	A l'état normal.	A l'état sec.	A l'état normal.	A l'état sec.
Eau....................	12,40	0,00	12,40	0,00
Matières azotées.........	14,26	16,28	12,78	14,54
— grasses..........	2,58	2,95	3,70	4,20
— extractives.......	44,77	51,10	42,45	48,30
Cellulose................	21,15	24,14	23,75	27,02
Cendres.................	4,84	5,53	5,22	5,94
	100,00	100,00	100,00	100,00

VI. — LUZERNE.

La luzerne (*Medicago sativa*) était connue des Grecs et des Romains. Ceux-ci la désignaient sous le nom de *medica* ou *herba medica*. Elle a été apportée de Médie, lors de la guerre contre les Perses, environ 470 ans avant l'ère chrétienne. La luzerne a passé d'Italie en Espagne, où elle fut très cultivée, et de là en France et dans les autres pays d'Europe. Olivier de Serres la recommande vivement aux agriculteurs. A. de Candolle fait remarquer que la luzerne, de même que le trèfle et le sainfoin, n'ont pas de nom sanscrit, ce qui permet de supposer que les Aryens n'avaient pas de prairies artificielles. Pour certains agronomes, la luzerne est la meilleure plante fourragère de tout le midi de l'Europe.

1. Luzerne de Seine-et-Oise, distribuée à la cavalerie du gouvernement militaire de Paris, en juin 1897; poids de

20 plantes fauchées : 225 gr.; analyse de la plante entière;
— 2. Id., feuilles; — 3. Id., partie supérieure des tiges; —
4. Id., partie inférieure des tiges; — 5. Luzerne des environs
de Paris; Malakoff, juin 1897; — 6. Luzerne des environs
de Paris, juin 1898; longueur 0 m. 70; les matières extractives contiennent 1,08 sucre, à l'état normal, soit 4, à l'état sec; traces de manganèse dans les cendres.

	1		2		3	
	A l'état normal.	A l'état sec.	A l'état normal.	A l'état sec.	A l'état normal.	A l'état sec.
Eau................	74,60	0,00	74,00	0,00	74,00	0,00
Matières azotées......	4,21	16,56	5,66	21,78	2,71	10,12
— grasses......	0,72	2,85	0,99	3,80	0,50	1,90
— extractives...	11,76	46,29	12,59	48,42	11,42	43,93
Cellulose............	6,93	27,30	4,65	17,90	10,24	39,40
Cendres.............	1,78	7,00	2,11	8,10	1,13	4,35
	100,00	100,00	100,00	100,00	100,00	100,00

	4		5		6	
	A l'état normal.	A l'état sec.	A l'état normal.	A l'état sec.	A l'état normal.	A l'état sec.
Eau................	71,00	0,00	77,00	0,00	73,00	0,00
Matières azotées......	2,40	8,28	4,52	19,64	3,85	14,26
— grasses......	0,42	1,45	0,59	2,55	0,72	2,65
— extractives...	13,01	44,87	10,66	46,36	14,20	52,59
Cellulose............	12,08	41,65	5,60	24,35	6,88	25,50
Cendres.............	1,09	3,75	1,63	7,10	1,35	5,00
	100,00	100,00	100,00	100,00	100,00	100,00

1. Luzerne des environs de Melun, juin 1897; longueur 1 m.; traces de manganèse dans les cendres; — 2. Luzerne récoltée à Saint-Julien, le 23 avril 1897, et analysée le 26; acidité : 0,320; — 3. Luzerne sèche récoltée à Saint-Julien en 1897; première coupe; acidité : 0,390; — 4. Id., même champ; deuxième coupe; acidité : 0,390; — 5. Id., même champ; troisième coupe; acidité : 0,218; il y a traces de manganèse dans toutes les cendres; — 6. Foin de luzerne, récolté à Limours, 1902; — 7. Id., même provenance; — 8. Foin de luzerne, récolté à Rambouillet, 1897; — 9. Regain de luzerne, de même provenance; acidité : 0,324.

	1		2		3	
	A l'état normal.	A l'état sec.	A l'état normal.	A l'état sec.	A l'état normal.	A l'état sec.
Eau	68,40	0,00	76,40	0,00	12,80	0,00
Matières azotées	4,84	15,32	4,55	19,26	12,12	13,91
— grasses	0,58	1,85	0,58	2,48	1,40	1,61
— extractives	14,17	44,83	11,07	46,90	41,53	47,62
Cellulose	10,16	32,15	6,01	25,46	27,25	31,25
Cendres	1,85	5,85	1,39	5,90	4,90	5,61
	100,00	100,00	100,00	100,00	100,00	100,00

	4		5		6	
	A l'état normal.	A l'état sec.	A l'état normal.	A l'état sec.	A l'état normal.	A l'état sec.
Eau	12,90	0,00	14,70	0,00	11,20	0,00
Matières azotées	13,18	15,13	11,99	14,07	14,56	16,39
— grasses	1,35	1,55	1,65	1,93	1,25	1,41
— extractives	42,41	48,69	44,25	51,87	40,84	45,99
Cellulose	25,36	29,12	23,15	27,13	25,35	28,55
Cendres	4,80	5,51	4,26	5,00	6,80	7,66
	100,00	100,00	100,00	100,00	100,00	100,00

	7		8		9	
	A l'état normal.	A l'état sec.	A l'état normal.	A l'état sec.	A l'état normal.	A l'état sec.
Eau	16,00	0,00	13,10	0,00	14,30	0,00
Matières azotées	15,68	18,67	10,92	12,56	13,96	16,29
— grasses	1,15	1,37	2,35	2,70	2,45	2,86
— extractives	40,37	48,06	42,87	49,33	40,68	47,47
Cellulose	20,80	24,76	24,90	28,66	22,25	25,96
Cendres	6,00	7,14	5,86	6,75	6,36	7,42
	100,00	100,00	100,00	100,00	100,00	100,00

Luzernes sèches provenant du service des vivres militaires; — 1. Faverney, 1894; — 2. Id., 1898; — 3. Libourne, 1893; — 4. Montélimar, 1893; — 5. Id., 1894; — 6. Romans, 1893; — 7. Saint-Etienne, 1894; — 8. Senlis, 1893; — 9. Valence, 1893; — 10. Id., 1894; — 11. Vendôme, 1893; acidité : 0,198; — 12. Vincennes, 1894.

	1	2	3	4	5	6
Eau........................	17,20	10,60	15,40	16,10	13,10	13,30
Matières azotées......	13,37	19,34	14,27	11,19	12,86	11,57
— grasses......	1,29	2,15	1,69	1,42	1,66	1,27
— extractives...	46,18	42,76	40,78	45,09	47,05	44,76
Cellulose................	16,40	18,65	22,50	21,40	20,65	24,10
Cendres..................	5,56	6,50	5,36	4,80	4,68	5,00
	100,00	100,00	100,00	100,00	100,00	100,00

	7	8	9	10	11	12
Eau........................	11,60	13,50	13,60	10,80	17,50	13,70
Matières azotées......	11,24	13,81	12,29	11,43	10,13	12,36
— grasses......	1,98	1,22	1,32	1,18	1,56	1,23
— extractives...	48,45	40,27	47,19	47,82	46,21	48,16
Cellulose................	22,15	26,20	20,40	24,25	19,50	20,30
Cendres..................	4,58	5,00	5,20	4,52	5,10	4,25
	100,00	100,00	100,00	100,00	100,00	100,00

VII. — PATURIN. ROSEAU.

On trouve le paturin des prés (*Poa pratensis*) à l'état sauvage dans toute l'Europe. On en connaît plusieurs variétés. Sa culture, comme d'ailleurs la culture des autres graminées fourragères, a été entreprise pour la première fois par les Anglais.

Le roseau commun (*Arundo phragmites*), avant d'avoir atteint son développement, se montre assez souvent dans les foins provenant de terrains marécageux. A l'état vert, les sommités sont très nutritives : on sait que les bourgeons du bambou, de la même famille que le roseau, sont très appréciés des Japonais (V. p. 15).

1. Paturin retiré d'un bon foin de Marly, juin 1897 ; — 2. Roseaux, de 0 m. 60 à 0 m. 80, récoltés à Saint-Julien, en septembre 1897 et desséchés à l'air ; acidité : 0,348.

	1		2	
	A l'état normal.	A l'état sec.	A l'état normal.	A l'état sec.
Eau.....................	11,40	0,00	10,20	0,00
Matières azotées.........	8,38	9,45	17,26	19,22
— grasses..........	2,12	2,39	1,95	2,18
— extractives.....	49,14	55,47	44,99	50,10
Cellulose.................	24,10	27,20	18,40	20,49
Cendres..................	4,86	5,49	7,20	8,01
	100,00	100,00	100,00	100,00

VIII. — SAINFOIN.

Le sainfoin ou esparcette (*Onobrychis sativa*) croît spontanément dans l'Europe tempérée, au midi du Caucase, autour de la mer Caspienne et même au delà du lac Baïkal (A. de Candolle). Les Grecs connaissaient la plante sauvage, mais sa culture est récente, car elle ne paraît avoir été pratiquée pour la première fois, dans le Midi de la France, qu'au XVe siècle. De là, elle s'est étendue vers le Nord, en, Angleterre, puis en Italie et en Allemagne. Dans plusieurs régions de la France, on désigne encore souvent la luzerne sous le nom de *sainfoin*.

1. Sainfoin vert, distribué à la cavalerie du gouvernement militaire de Paris, juin 1897; 20 plantes fauchées, mesurant au maximum 0 m. 90, pesaient 453 gr., dont : fleurs, 33; feuilles, 119; tiges, 301; analyse de la plante entière; — 2. Id., fleurs; — 3. Id., feuilles; — 4. Id., partie supérieure des tiges; — 5. Id., partie inférieure des tiges; — 6. Sainfoin vert, récolté dans les environs de Melun; juin, 1897; poids de 10 plantes fauchées : 65 gr.; long. max. 1 m.; — il y a trace de manganèse dans toutes les cendres.

	1		2		3	
	A l'état normal.	A l'état sec.	A l'état normal.	A l'état sec.	A l'état normal.	A l'état sec.
Eau................	75,00	0,00	80,30	0,00	75,40	0,00
Matières azotées......	3,19	12,74	4,47	22,70	5,79	23,54
— grasses.......	0,63	2,50	0,44	2,25	1,08	4,40
— extractives...	13,90	55,61	11,46	58,15	13,69	55,66
Cellulose...........	6,37	25,50	2,59	13,15	2,44	9,90
Cendres............	0,91	3,65	0,74	3,75	1,60	6,50
	100,00	100,00	100,00	100,00	100,00	100,00

	4		5		6	
	A l'état normal.	A l'état sec.	A l'état normal.	A l'état sec.	A l'état normal.	A l'état sec.
Eau................	77,50	0,00	75,30	0,00	66,80	0,00
Matières azotées......	2,64	11,72	2,39	9,67	3,87	11,66
— grasses......	0,46	2,05	0,32	1,30	0,70	2,10
— extractives...	12,51	55,58	12,06	48,83	15,43	46,49
Cellulose...........	6,05	26,90	9,09	36,80	10,59	31,90
Cendres............	0,84	3,75	0,84	3,40	2,61	7,85
	100,00	100,00	100,00	100,00	100,00	100,00

1. Sainfoin vert, récolté à Abbeville-Saint-Lucien, juillet 1902; poids de 59 plantes fauchées : 128 gr.; longueur maximum : 0 m. 50; — 2. Sainfoin sec provenant de Limours, 1897; acidité : 0,370; — 3. Id., Rambouillet, 1897; acidité : 0,218; — 4 et 5. Verrière, 1897; les analyses de sainfoins secs ont été faites sur le fourrage, tel qu'il m'a été remis par la maison Hérard, c'est-à-dire mélangé avec quelques herbes étrangères (graminées).

	1		2	3	4	5
	A l'état normal.	A l'état sec.	A l'état normal.	A l'état normal.	A l'état normal.	A l'état normal.
Eau................	73,60	0,00	11,90	12,00	11,60	11,40
Matières azotées......	6,00	22,74	9,82	7,96	8,90	8,75
— grasses......	0,71	2,69	2,00	1,65	2,70	2,36
— extractives...	12,45	47,15	46,30	46,43	45,76	42,29
Cellulose...........	5,90	22,36	25,40	28,00	27,40	31,90
Cendres............	1,34	5,06	4,58	3,96	3,64	3,30
	100,00	100,00	100,00	100,00	100,00	100,00

Sainfoins secs, récoltés dans le même champ, à Saint-Julien, 1896 ; — 1. Première coupe, 18 juin ; acidité : 0,140 ; — 2. Deuxième coupe, 29 juillet ; acidité : 0,140 ; — 3. Troisième coupe, 21 septembre ; acidité : 0,140.

	1		2		3	
	A l'état normal.	A l'état sec.	A l'état normal.	A l'état sec.	A l'état normal.	A l'état sec.
Eau..................	12,60	0,00	13,30	0,00	14,60	0,00
Matières azotées......	9,59	10,97	10,86	12,52	15,98	18,71
— grasses.......	2,10	2,40	2,50	2,89	3,90	4,57
— extractives...	47,71	54,59	49,74	57,37	44,31	51,89
Cellulose.............	23,40	26,78	19,35	22,32	15,75	18,44
Cendres..............	4,60	5,26	4,25	4,90	5,46	6,39
	100,00	100,00	100,00	100,00	100,00	100,00

IX. — TRÈFLE.

La culture du trèfle (*Trifolium pratense*) n'existait pas dans l'antiquité, quoique sans doute la plante fût connue de presque tous les peuples d'Europe et de l'Asie tempérée occidentale. L'usage s'en est introduit d'abord dans les Flandres, au XVIe siècle, peut-être même plus tôt, et, d'après Schwerz, les protestants expulsés par les Espagnols la portèrent en Allemagne ; c'est aussi des Flandres que les Anglais la reçurent en 1633. Le trèfle est indigène dans toutes les parties de l'Europe, en Algérie, en Arménie, en Sibérie, etc. L'espèce existait donc en Asie, dans la région des peuples aryens, mais on ne lui connaît pas de nom sanscrit, d'où l'on peut inférer qu'elle n'était pas cultivée (A. de Candolle). Le trèfle, dont il existe de nombreuses variétés, est aujourd'hui parfaitement naturalisé en Amérique et dans la Nouvelle-Zélande. C'est une des plantes fourragères les plus précieuses.

1. Trèfle vert, récolté à Clamart, le 5 juin 1897 et analysé le même jour ; 26 plantes fauchées ; longueur maximum :

0 m. 70; poids : 100 gr., dont : fleurs, 17,30; feuilles, 14,70; tiges, 68,00; analyse de la plante entière; — 2. Id., fleurs; — 3. Id., feuilles; — 4. Id., parties supérieures des tiges; — 5. Id., parties inférieures des tiges; — 6. Trèfle vert, récolté à Abbeville-Saint-Lucien, juillet 1902; poids de 37 plantes fauchées, 153 gr.; long. max. 0 m. 55.

	1		2		3	
	A l'état normal.	A l'état sec.	A l'état normal.	A l'état sec.	A l'état normal.	A l'état sec.
Eau	84,50	0,00	77,50	0,00	81,00	0,00
Matières azotées	2,21	14,26	4,14	18,42	4,67	24,56
— grasses	0,44	2,80	0,53	2,35	0,85	4,50
— extractives	7,90	50,99	11,15	49,53	9,65	50,79
Cellulose	4,16	26,85	5,49	24,40	2,29	12,05
Cendres	0,79	5,10	1,19	5,30	1,54	8,10
	100,00	100,00	100,00	100,00	100,00	100,00

	4		5		6	
	A l'état normal.	A l'état sec.	A l'état normal.	A l'état sec.	A l'état normal.	A l'état sec.
Eau	86,60	0,00	85,50	0,00	78,00	0,00
Matières azotées	1,81	13,50	0,93	6,44	4,73	21,52
— grasses	0,35	2,60	0,25	1,75	0,66	2,99
— extractives	6,93	51,70	8,05	55,51	10,44	47,46
Cellulose	3,62	27,00	4,84	33,40	4,33	19,67
Cendres	0,69	5,20	0,43	2,90	1,84	8,36
	100,00	100,00	100,00	100,00	100,00	100,00

1. Trèfle vert, récolté à Saint-Julien, le 22 avril 1897, examiné le 26; — 2. Trèfle sec de même provenance, récolté en 1897; acidité : 0,392; — 3. Id., acidité : 0,370.

	1		2		3	
	A l'état normal.	A l'état sec.	A l'état normal.	A l'état sec.	A l'état normal.	A l'état sec.
Eau	85,60	0,00	16,00	0,00	13,70	0,00
Matières azotées	2,86	19,88	13,12	15,62	11,96	13,86
— grasses	0,36	2,52	2,90	3,45	2,30	2,66
— extractives	7,90	54,84	42,72	58,00	43,91	50,88
Cellulose	2,08	14,46	14,56	17,33	23,15	26,83
Cendres	1,20	8,30	4,70	5,60	4,98	5,77
	100,00	100,00	100,00	100,00	100,00	100,00

X. — VESCE. VULPIN.

La vesce ordinaire (*Vicia sativa*) est spontanée dans toute l'Europe, à l'exception de la Laponie. Elle est commune en Algérie. On la donne comme indigène dans le nord de l'Inde et au Bengale. On ne lui connaît aucun nom sanscrit (A. de Candolle). La culture de la vesce est très ancienne; elle constituait déjà, du temps de Caton, un excellent fourrage. On en cultive aujourd'hui de nombreuses variétés : l'une d'elles, la vesce de Narbonne (*Vicia Narbonnensis*), qui est spontanée dans la région de la Méditerranée, est plus hâtive et plus vigoureuse que la vesce ordinaire.

Le vulpin des prés (*Alopocurus pratensis*) est une graminée très répandue dans le nord, le centre et l'est de l'Europe, mais peu connue dans le midi. Elle est très précoce. Sa culture prairiale est récente. On a introduit le vulpin dans l'Amérique du Nord.

1. Vesce ordinaire, récoltée à Abbeville-Saint-Lucien, en juillet 1902; poids de 14 plantes fauchées : 383 gr., dont : cosses, 70 gr.; feuilles, 175 gr.; tiges, 138 gr., soit p. 100 : 18,3; 45,7 et 36, 0. Longueur max. des tiges : 1 m. 05; min. : 0 m. 55; — 2. Vesce de Narbonne, semée et récoltée dans le même terrain, et dans les mêmes conditions que la vesce précédente; poids de 14 plantes fauchées : 136 gr., dont : cosses, 63 gr.; feuilles, 25 gr., tiges, 48 gr.; soit p. 100 : 46,3; 18, 4 et 35,3; — 3. Vulpins retirés des fourrages verts, distribués aux troupes de Paris, 17 juin 1897; 128 plantes fauchées, long. max. 0 m. 82, pesaient 63 gr., comprenant 169 épis pesant 18 gr.

	1		2		3	
	À l'état normal.	À l'état sec.	À l'état normal.	À l'état sec.	À l'état normal.	À l'état sec.
Eau..................	75,00	0,00	80,70	0,00	66,00	0,00
Matières azotées	6,72	26,88	4,09	21,20	1,72	5,06
— grasses.......	0,62	2,47	0,56	2,91	0,92	2,70
— extractives...	9,96	39,85	8,67	44,91	18,08	53,19
Cellulose	5,89	23,56	4,04	20,92	9,74	28,65
Cendres.............	1,81	7,24	1,94	10,06	3,54	10,40
	100,00	100,00	100,00	100,00	100,00	100,00

XI. — ANALYSES DE QUELQUES GRAINES DE FOURRAGES VERTS.

1. *Luzerne denticulée*. — Gousse caractéristique, tordue en spirale contenant de petites graines; 100 gousses pèsent 2 gr. 5; — Analyse des fruits avec les graines. — 2. *Moha de Hongrie*; poids de 1.000 graines : 1 gr. 96; Echantillons remis par M. Vilmorin, 1900; — 3. *Sainfoin*. — Les graines sont renfermées dans une gousse à valves chagrinées, formée d'une série d'articles qui se séparent facilement à la maturation et dont chacun contient une graine; 100 articles pèsent en moyenne 1 gr. 90; Analyse des gousses avec les graines; — 4. *Trèfle*. — Très petites graines rondes, de couleur fauve, à surface unie et donnant à la mastication la saveur caractéristique des légumineuses; 100 grains pèsent : 0 gr. 167; — 5. *Téosinte*. — Le téosinte (*Euchlæna mexicana*) récemment introduit au Congo est une graminée tropicale originaire du Guatémala, qui fournit un excellent fourrage vert; Graines provenant du musée de l'Office colonial de Paris.

	1	2	3	4	5
Eau	9,50	11,70	9,40	9,60	12,60
Matières azotées	18,95	9,52	23,16	31,16	9,80
— grasses	4,30	4,75	5,50	8,20	3,35
— extractives	40,55	61,18	45,44	42,44	55,55
Cellulose	21,80	9,35	14,50	5,80	15,35
Cendres	4,90	3,50	2,00	2,80	3,35
	100,00	100,00	100,00	100,00	100,00

XII. — OBSERVATIONS GÉNÉRALES SUR LES FOURRAGES VERTS.

L'emploi des fourrages artificiels, aujourd'hui si répandu, a été combattu à différentes reprises par plusieurs agronomes, qui les considéraient comme dangereux pour la race chevaline. En 1853, le ministre de la Guerre soumettait à l'examen de la *Commission d'hygiène hippique* (1) un long

---

(1) L'origine de la Commission d'hygiène hippique se rattache à la

mémoire de Delafond, professeur de l'École vétérinaire d'Alfort, qui attribuait certaine maladie des chevaux à l'usage des fourrages artificiels. La Commission, d'accord avec son rapporteur, le pharmacien principal Langlois, exposa au ministre (1) « qu'une pareille opinion, émanant d'une personne dont le nom dans la science hippique fait autorité, n'était nullement en rapport avec celle que la Commission d'hygiène avait émise en 1844, à la suite de nombreuses et longues expériences sur l'alimentation du cheval par les fourrages artificiels. Cette Commission a soumis à ses expériences plus de 1.200 chevaux, et les résultats avantageux qu'elle a obtenus se sont trouvés confirmés par de semblables essais entrepris en même temps dans diverses localités, sur environ 74 régiments et plusieurs dépôts de remonte. Elle faisait ressortir alors combien il serait favo-

---

nomination d'une *Commission spéciale* chargée, en 1832, par le ministre de la Guerre, d'expérimenter un nouveau traitement de la morve. Cette commission prit un plus grand développement, à partir de 1836. A cette époque, elle comprenait cinq membres : le général Cavaignac; Magendie, membre de l'Institut; Dupuy et Yvart, professeurs à l'École d'Alfort; et Revel, sous-intendant militaire. En 1843, les attributions de cette commission furent étendues « à l'étude et à l'examen de toutes les questions pouvant se rattacher à la conservation des chevaux de l'armée » et elle prit le nom de *Commission d'hygiène hippique*. Elle était alors présidée par Magendie et comprenait quatre membres de l'Institut (dont deux chimistes, Boussingault et Payen); deux vétérinaires, membres de l'Académie de médecine ; et trois vétérinaires militaires. En 1852, nouvelle transformation donnant la prépondérance à l'élément militaire : un général de division, président; un médecin, membre de l'Institut; deux colonels de cavalerie; un pharmacien principal de 1re classe; trois vétérinaires, professeurs à l'École d'Alfort; et trois vétérinaires principaux.

La *Commission militaire de médecine et d'hygiène vétérinaires*, constituée par décret du 11 décembre 1894, a remplacé l'ancienne Commission d'hygiène hippique. Elle comprend un général de division, un général de brigade, deux colonels, quatre vétérinaires militaires, le sous-directeur de l'Institut-Pasteur et trois vétérinaires civils. On remarquera l'absence du pharmacien militaire, dont le rôle cependant ne saurait être contesté.

(1) *Recueil d'hygiène et de médecine vétérinaires militaires*, 1853, t. V, p. 272.

rable de remplacer, dans la composition de la ration journalière des chevaux, une partie du foin naturel par une égale quantité de fourrage artificiel. Cette mesure n'a pas tardé à être adoptée et à recevoir d'heureuses applications. Les chefs de corps l'ont accueillie avec faveur, et les vétérinaires de l'armée en signalent sans cesse les bons effets. La santé des chevaux s'en améliore, et leur vigueur semble s'accroître.

« Il faut donc, ajoute le rapporteur, chercher ailleurs que dans la nature de l'aliment l'origine de la maladie qu'on voit apparaître, il est vrai, dans quelques contrées où les fourrages artificiels se cultivent sur une grande échelle, mais qui, par contre, ne s'observe que très rarement dans d'autres régions où cette culture n'est pas moins abondante...

« Reconnaissant la nécessité de donner à ses études théoriques une base plus solide, Delafond essaie de les fortifier de quelques considérations scientifiques purement hypothétiques, mais des faits que la science a enregistrés depuis longtemps ne peuvent pas être détruits par de simples idées théoriques, lors même que ces idées s'accorderaient avec quelques observations pratiques... »

Après discussion des théories préconisées par Delafond, les conclusions suivantes furent adoptées à l'unanimité :

« 1° Le foin des prairies artificielles constitue pour les chevaux un excellent aliment, et son introduction dans la ration journalière de ces animaux, concurremment avec le foin naturel, la paille et l'avoine, doit être considérée comme un vrai progrès ;

« 2° Les plantes fourragères légumineuses, loin d'être l'objet d'une défaveur, sont appelées, au contraire, à prendre de jour en jour une plus large part dans la nourriture du cheval et des autres animaux herbivores ;

« 3° Tout porte à croire que ce n'est point à l'emploi presque permanent des fourrages artificiels, mais à des causes plus complexes, qu'il faut attribuer la maladie dont les chevaux sont atteints dans quelques contrées où les assolements en prairies artificielles ont pris une grande extension. »

Voici, d'autre part, un résumé de l'avis formulé, en 1844, par la Commission d'hygiène hippique au sujet des expériences (1) mentionnées dans le rapport de Langlois :

1° Les feuilles et les tiges du foin artificiel peuvent être données sans inconvénient, séparées les unes des autres, comme nourriture exclusive aux chevaux ;

2° Le foin artificiel, tiges et feuilles, peut être donné sans inconvénient comme nourriture exclusive aux chevaux, ce qui n'a pas lieu avec le foin des prairies naturelles. Les chevaux nourris avec du trèfle ou de la luzerne ont conservé leur embonpoint et leur vigueur, et celle-ci a augmenté chez les chevaux nourris avec du sainfoin. Cette alimentation a contribué au développement de l'abdomen, principalement chez les chevaux nourris avec du trèfle ; ils ont bu davantage. Chez ceux qui sont nourris avec du sainfoin, ces changements ont été à peine sensibles ;

3° Le foin des prairies artificielles peut être substitué avec avantage au foin des prairies naturelles : le sainfoin est le plus nutritif, la luzerne vient ensuite, puis le trèfle ;

4° Le foin artificiel, mélangé avec le foin naturel, a généralement contribué à améliorer la santé des chevaux de l'armée et à augmenter leur vigueur ;

5° En variant la nourriture, la nouvelle alimentation excite l'appétit des animaux, qui ne laissent plus de fourrages dans les râteliers, comme cela a lieu avec le foin naturel.

Composition des fourrages verts. — 1. Les principales plantes qui font partie des fourrages verts prescrits par les règlements militaires, pour la mise au vert (2) des

---

(1) Ces expériences ont été publiées en 1847, dans les *Mémoires d'hygiène et de médecine vétérinaires militaires*, t. I, pp. 57-70.

(2) La mise au vert est ordonnée, par le commandement, sur la proposition du directeur de l'intendance, et commence aussitôt que

chevaux jeunes ou fatigués, appartiennent aux familles des graminées et des légumineuses. D'après les analyses exposées plus haut, les graminées, représentées par l'agrostide, l'avoine jaune, le crételle, le dactyle, la fétuque, le fléole, le fromental, le paturin et le vulpin, présentent, après dessiccation complète à l'étuve, les écarts de composition suivants.

	Minimum p. 100.	Maximum p. 100.
Matières azotées	0,84	9,45
— grasses	1,10	2,65
— extractives	49,21	65,37
Cellulose	22,15	32,87
Cendres	4,95	10,40

Le maximum des matières azotées s'observe dans la crételle et le paturin; dans les autres graminées, le poids de ces matières n'atteint pas 7 p. 100. C'est aussi le chiffre que l'on relève pour les cendres, le maximum 10,40 n'étant atteint que dans le vulpin. Ces réserves faites, on voit que l'ensemble des fourrages graminés présente une composition assez uniforme.

Dans les produits fraîchement coupés, les divers éléments se trouvent répartis proportionnellement à leur teneur en eau. Cette quantité d'eau est très variable puisqu'elle oscille entre 46 et 67 p. 100, soit un écart de 21 p. 100 en faveur du produit le moins hydraté qui, à poids égal, se trouve aussi être le plus riche en matières alibiles.

2. Les légumineuses, représentées par la jarosse, la lupuline, la luzerne, le sainfoin, le trèfle et la vesce, se distin-

---

la saison et l'état des prairies le permettent; elle se prolonge pendant tout le temps que ce régime est reconnu favorable et elle peut, au besoin, être reprise à l'arrière-saison. Les fourrages verts sont fournis, soit à l'écurie, à la ration entière ou au quart de la ration, soit à la *soulée* dans la prairie. (*Notice sur le service des subsistances militaires.*)

guent des graminées par une très forte proportion de matières azotées. Voici les écarts de composition que l'on trouve dans les produits entièrement desséchés :

	Minimum p. 100.	Maximum p. 100.
Matières azotées..................	11,66	26,88
— grasses...............	1,85	4,20
— extractives............	44,06	55,61
Cellulose........................	14,46	32,15
Cendres.........................	3,65	10,06

Le minimum des matières azotées s'observe dans un sainfoin et le maximum dans la vesce ordinaire. Le maximum des matières grasses se trouve dans la lupuline, et le maximum des cendres dans la vesce de Narbonne.

Les plantes fraîches des légumineuses, plus charnues que celles des graminées, renferment toujours plus d'eau que ces dernières, soit 66,80 à 85,60 p. 100.

3. C'est dans les feuilles et les fleurs que réside surtout la matière azotée ; il y en a deux à trois fois moins dans les parties inférieures des tiges qui en contiennent un peu moins que les parties supérieures. Il en résulte que les fourrages les plus garnis de feuilles sont les plus azotés. Les regains de luzerne ou de sainfoin (foins de deuxième ou de troisième coupe) doivent sans doute à cette particularité d'être généralement plus riches en azote que les foins de luzerne ou les sainfoins de première coupe.

4. Les luzernes sont un peu plus azotées que les sainfoins ; mais les matières grasses sont moins aromatiques. Les écarts constatés plus loin entre les luzernes sèches (foins de luzerne) et les sainfoins secs livrés au service des vivres militaires tiennent à ce que ces denrées ne sont pas toujours constituées par de la luzerne ou du sainfoin ; elles contiennent plus ou moins de plantes étrangères, notam-

ment des graminées, qui abaissent la teneur en azote. Il y a lieu aussi de tenir compte de la nature du sol et de l'époque à laquelle la récolte a été faite avant, pendant ou après la floraison. Les cendres contiennent souvent du manganèse.

	Foins de luzerne		Sainfoins secs	
	Minimum.	Maximum.	Minimum.	Maximum.
Eau	10,60	17,50	11,40	14,60
Matières azotées	10,13	19,34	7,96	15,98
— grasses	1,18	2,45	1,65	3,90
— extractives	40,27	48,45	42,29	49,74
Cellulose	16,40	27,25	15,75	31,90
Cendres	4,25	6,50	3,30	5,46

5. Les joncs et les laiches qui caractérisent les plus mauvaises prairies marécageuses ne diffèrent pas sensiblement des graminées par leur composition chimiques.

6. Les neuf graminées herbagères les plus estimables, répondant à tous les besoins de la production herbagère, sont, d'après Boitel, ancien inspecteur général de l'enseignement agricole :

Le paturin commun (*Poa trivialis*).
Le paturin des prés (*Poa pratensis*).
Le vulpin des prés (*Alopecurus pratensis*).
La fléole des prés (*Phleum pratense*).
Le ray-grass vivace, ou ray-grass anglais (*Lolium perenne*).
Le fromental (*Avena elatior*).
L'avoine jaunâtre (*Avena flavescens*).
Le dactyle (*Dactylis glomerata*).
La fétuque des prés (*Festuca pratensis*).

Les sept meilleures légumineuses sont :

Le trèfle blanc (*Trifolium repens*).
Le trèfle ordinaire (*T. pratense*).
Le trèfle hybride (*T. hybridum*).
La luzerne (*Medicago sativa*).

La minette (*Medicago lupulina*).
Le sainfoin (*Onobrychis sativa*).
L'anthyllide ou trèfle jaune des sables (*Anthyllis vulneraria*).

Ces seize espèces, d'après Boitel (1), permettent de constituer des formules qui, dans la plupart des cas, remplissent la double condition de convenir au terrain et de fournir les produits les plus abondants et les plus estimés.

---

(1) *Herbages et prairies naturelles*, pp. 154-190; Paris, 1889.

CHAPITRE II

LES FOINS

D'une manière générale, on désigne sous le nom de *foin* toutes les herbes des prairies fauchées, séchées au soleil et conservées en vue de la nourriture des bestiaux. Dans les analyses qui suivent, il n'est question que des foins naturels, récoltés dans des prairies permanentes (prés de fauche), et non des foins artificiels (foins de luzerne, de trèfle, etc.), constitués par la culture des plantes fourragères étudiées précédemment.

Les échantillons examinés viennent en grande partie des approvisionnement militaires ou du grand commerce de Paris (Courmontagne, Grandin, Hérard, Jaffeux). Les foins étrangers suivent les foins indigènes, qui ont été groupés d'après les régions agricoles adoptées pour la France.

§ I. — ANALYSES DES FOINS

I. — Foins de France.

1re Région. — *Finistère* : 1. Brest, 1893 ; — *Ille-et-Vilaine* : 2. Rennes, 1893 ; — *Manche* : 3. Granville, 1898 ; — *Morbihan* : 4. Pontivy, 1893.

	1	2	3	4
Eau	13,70	11,60	13,60	12,20
Matières azotées	6,62	4,68	6,92	6,89
— grasses	1,28	1,86	1,50	2,40
— extractives	51,05	50,54	44,34	52,45
Cellulose	23,20	27,20	28,90	21,20
Cendres	4,15	4,12	4,74	4,86
	100,00	100,00	100,00	100,00

2ᵉ **Région**. — *Aisne :* 1. Chauny, 1895 ; acidité : 0,230 ; — 2. Condren, 1895 ; acidité : 0,218 ; — 3. La Fère, 1892 ; — 4. Id., 1896 ; — 5. Id., 1896 ; — *Eure :* 6. Pont-Authon, 1896 ; acidité : 0,196 ; — 7. Id., 1896 ; acidité : 0,174 ; — *Nord :* 8. Douai, 1896 ; acidité : 0,305 ; — 9. Lille, 1896 ; acidité : 0,283 ; — *Oise :* 10. Noyon, 1895 ; acidité : 0,236 ; — 11. Senlis, 1893 ; — *Pas-de-Calais :* 12. Béthune, 1893 ; — 13. Hesdin, 1896 ; acidité : 0,390 ; — *Seine :* 14. Noisy-le-Sec, 1897 ; acidité : 0,176 ; — 15. Romainville, 1897 ; acidité : 0,174 ; — *Seine-Inférieure :* 16. Dieppe, 1893 ; — 17. Elbeuf, 1892 ; acidité : 0,256 ; — 18. Rouen, 1896 ; acidité : 0,174 ; — *Seine-et-Marne :* 19. La Ferté-sous-Jouarre, 1896 ; acidité : 0,163 ; — 20. La Houssaye, 1902 ; — 21. Provins, 1893 ; acidité : 0,132 ; — 22. Villeneuve-Saint-Denis, 1896 : acidité : 0,261 ; — *Seine-et-Oise :* 23. Galluis, 1896 ; acidité : 0,239 ; — 24. Limours, 1896 ; acidité : 0,210 ; — 25. Marly, 1897 ; — 26. Montfort-l'Amaury, 1896 ; acidité : 0,235 ; — 27 ; Orsay, 1896 ; acidité : 0,261 ; — 28. Rambouillet, 1896 ; acidité : 0,235 ; — 29. Tacoignères, 1897 ; acidité : 0,218 ; — *Somme :* 30. Péronne, 1903 ; — *Foins de la vallée de la Marne, provenant du service des vivres de Vincennes ;* 31. Récolte, 1891 ; acidité : 0,290 ; — 32. Id., 1891 ; acidité : 0,188 ; — 33. Id., 1893 ; acidité : 0,362 ; — 34. Id. ; acidité : 0,212.

	1	2	3	4	5	6	7
Eau	11,90	11,60	13,30	11,20	11,10	12,00	10,90
Matières azotées	5,21	5,27	6,23	4,45	4,14	5,98	6,02
— grasses	1,45	2,00	1,69	1,74	1,44	2,35	2,25
— extractives	53,69	51,03	47,98	54,21	57,02	51,52	52,27
Cellulose	22,85	25,40	25,60	23,90	21,90	23,15	24,00
Cendres	4,90	4,70	5,20	4,50	4,40	5,00	4,56
	100,00	100,00	100,00	100,00	100,00	100,00	100,00

	8	9	10	11	12	13	14
Eau	10,10	10,60	10,20	12,20	15,00	10,80	16,90
Matières azotées	8,04	6,28	5,75	7,38	6,72	7,98	5,98
— grasses	2,10	1,40	2,85	1,79	1,89	2,70	2,35
— extractives	50,03	50,33	51,14	52,03	47,65	54,97	48,04
Cellulose	23,65	27,15	25,12	21,00	23,60	17,30	21,15
Cendres	6,08	4,24	4,94	5,60	5,14	6,25	5,58
	100,00	100,00	100,00	100,00	100,00	100,00	100,00

LES FOINS

	15	16	17	18	19	20	21
Eau	13,40	11,80	18,40	10,20	14,60	13,10	12,70
Matières azotées	5,21	6,56	7,40	5,98	6,52	6,30	5,15
— grasses	1,95	1,66	1,75	1,55	2,20	1,25	1,48
— extractives	47,64	51,57	41,95	50,94	47,97	51,10	49,81
Cellulose	27,00	25,15	24,60	26,75	23,25	22,85	27,20
Cendres	4,80	3,26	5,90	4,58	5,46	5,40	3,66
	100,00	100,00	100,00	100,00	100,00	100,00	100,00

	22	23	24	25	26	27	28
Eau	13,60	14,00	15,00	11,30	12,50	13,10	13,00
Matières azotées	7,13	5,67	7,13	5,98	5,21	5,21	8,67
— grasses	1,25	1,58	1,22	2,20	1,55	1,18	2,00
— extractives	47,64	49,50	46,33	50,78	52,25	46,24	47,10
Cellulose	24,90	24,90	25,10	25,00	23,35	30,25	23,35
Cendres	5,48	4,35	5,22	4,74	5,14	4,02	5,88
	100,00	100,00	100,00	100,00	100,00	100,00	100,00

	29	30	31	32	33	34
Eau	10,20	13,30	13,40	11,70	13,50	11,90
Matières azotées	6,06	6,44	6,87	6,75	6,44	6,37
— grasses	3,95	1,05	1,68	2,10	1,80	3,00
— extractives	49,25	48,31	48,29	48,69	51,32	51,79
Cellulose	25,30	24,55	24,40	25,50	21,00	22,40
Cendres	5,24	6,35	5,36	5,26	5,94	4,54
	100,00	100,00	100,00	100,00	100,00	100,00

3ᵉ Région. — *Aube* : 1. Troyes, 1893 ; — *Haute-Marne* : 2. Joinville, 1897 ; acidité : 0,174 ; — 3. Id., 1897 ; — *Marne* : 4. Vitry-le-François, 1900 ; — 5. Id., 1900 ; — *Meuse* : 6. Verdun, 1892 ; acidité : 0,176 ; — 7. Id., 1903 ; — *Vosges* : 8. Epinal, 1896 ; — 9. Id., 1900 ; — *Haut-Rhin* : 10. Belfort, 1893.

	1	2	3	4	5
Eau	14,30	10,30	10,90	10,40	10,20
Matières azotées	5,99	5,82	5,20	8,83	6,54
— grasses	1,49	3,00	2,02	2,40	2,00
— extractives	48,27	52,05	56,64	43,47	48,71
Cellulose	25,80	23,65	21,65	25,70	26,25
Cendres	4,15	5,18	3,59	9,20	6,30
	100,00	100,00	100,00	100,00	100,00

	6	7	8	9	10
Eau................	10,90	13,50	10,10	12,20	14,00
Matières azotées........	5,64	5,88	9,67	8,06	7,35
— grasses........	1,38	1,80	2,15	2,85	2,17
— extractives.....	48,42	46,32	45,08	41,34	48,71
Cellulose.............	31,26	26,90	26,80	28,80	21,85
Cendres..............	2,40	5,60	6,20	6,75	5,92
	100,00	100,00	100,00	100,00	100,00

4ᵉ et 5ᵉ Régions. — 1. Foin pressé des Charentes, provenant du service des vivres, 1893 ; — 2. Id., 1897 ; acidité : 0,392 ; — *Allier* : 3. Moulins, 1893 ; — *Creuse* : 4. Guéret, 1896 ; acidité : 0,298 ; — *Loir-et-Cher* : 5. La Mothe-Beuvron, 1893 ; acidité : 0,286 ; — 6. Montoire, 1893 ; acidité : 0,315 ; — 7. Vendôme, 1893 ; acidité : 0,242.

	1	2	3	4	5	6	7
Eau...............	10,20	10,10	11,40	10,70	16,80	12,30	13,10
Matières azotées......	6,75	6,14	4,34	7,52	10,01	6,70	6,95
— grasses......	2,26	2,10	1,57	2,20	1,75	2,12	1,85
— extractives..	53,59	53,08	49,10	48,42	46,02	53,44	49,34
Cellulose.............	23,10	24,80	29,00	26,00	20,30	21,34	22,70
Cendres............	4,10	3,78	4,59	5,16	5,12	4,10	6,06
	100,00	100,00	100,00	100,00	100,00	100,00	100,00

6ᵉ Région. — *Ain* : 1. 1893 ; — 2. Id., 1899 ; — *Côte-d'Or* : 3. Beaune, 1897 ; acidité : 0,370 ; — *Loire* : 4. 1893 ; — *Haute-Saône* : 5. Héricourt, 1896.

	1	2	3	4	5
Eau................	14,40	10,10	12,30	15,00	13,80
Matières azotées........	5,39	8,44	6,75	5,54	8,42
— grasses........	2,86	2,50	1,80	1,65	2,40
— extractives......	49,20	49,06	51,10	45,28	41,73
Cellulose.............	23,35	24,80	22,80	28,35	26,90
Cendres..............	4,86	5,10	5,25	4,18	6,75
	100,00	100,00	100,00	100,00	100,00

1. Foins récoltés à Saint-Julien ; prairie moyenne, 1896 ; acidité : 0,348 ; — 2. Prairie haute, 1897 ; — 3. Prairie moyenne : foin ; acidité : 0,392 ; — 4. Id., Regain de même provenance ; acidité : 0,436.

	1	2	3	4
Eau	10,20	13,80	14,50	16,70
Matières azotées	7,13	5,20	6,75	7,89
— grasses	2,26	1,75	1,58	2,10
— extractives	53,79	46,66	48,43	41,52
Cellulose	21,46	27,75	23,50	23,15
Cendres	5,16	4,84	5,24	8,34
	100,00	100,00	100,00	100,00

7ᵉ Région. — *Landes :* 1. Mont-de-Marsan, 1896 ; acidité : 0,174 ; — *Lot-et-Garonne :* 2. Marmande, 1896 ; — 3. Toulouse, 1900 ; — 4. Tarbes, 1892 ; acidité : 0,312 ; — 5. Vic-en-Bigorre, 1896 ; acidité : 0,320 ; — *Foins des Pyrénées :* 6. Récolte 1896 ; — 7. Id., 1897 ; acidité : 0,436.

	1	2	3	4	5	6	7
Eau	12,20	13,10	10,50	13,50	14,50	10,60	9,60
Matières azotées	5,68	7,97	7,00	5,88	6,39	5,67	6,36
— grasses	2,35	2,28	2,50	1,98	3,50	1,66	2,10
— extractives	52,29	49,47	46,95	50,16	49,35	49,73	54,79
Cellulose	22,90	22,70	27,75	24,10	21,50	29,10	22,50
Cendres	4,58	4,48	5,30	4,38	4,76	3,24	4,65
	100,00	100,00	100,00	100,00	100,00	100,00	100,00

8ᵉ Région. — *Aude :* 1. Carcassonne, 1901 ; — 2. Id., 1902 ; — *Tarn :* 3. Castres, 1892 ; acidité : 0,236 ; — 4. Id., 1893.

	1	2	3	4
Eau	13,00	13,20	12,00	12,50
Matières azotées	6,16	6,30	6,98	6,06
— grasses	1,10	1,35	3,85	1,59
— extractives	47,09	49,00	48,97	52,47
Cellulose	26,25	24,95	22,50	23,00
Cendres	6,40	5,20	6,70	4,38
	100,00	100,00	100,00	100,00

9ᵉ et 10ᵉ Régions. — *Hautes-Alpes :* 1. Briançon, 1901 ; — *Bouches-du-Rhône :* 2. Récolte 1892 ; — 3. Id., 1892 ; — 4. Id., 1893 ; acidité : 0,242 ; — 5. Id., 1894 ; acidité : 0,188 ; — 6. Id., 1895 ; acidité : 0,212 ; — 7. Id., 1900 ; — *Drôme :* 8. Montélimar, 1893 ; — 9. Romans, 1893 ; — 10. Valence, 1893. — *Corse :* 11. Bastia, 1900.

	1	2	3	4	5
Eau	12,90	11,00	13,10	11,00	10,50
Matières azotées	7,56	7,43	9,84	7,68	6,44
— grasses	2,65	1,98	2,03	1,38	2,95
— extractives	46,96	48,92	48,63	50,74	50,61
Cellulose	23,45	25,10	21,80	22,80	23,50
Cendres	6,48	5,57	4,60	6,40	6,00
	100,00	100,00	100,00	100,00	100,00

	6	7	8	9	10	11
Eau	10,30	10,80	14,10	12,60	13,80	10,90
Matières azotées	5,61	8,60	6,75	7,54	7,12	8,75
— grasses	3,10	2,20	1,65	1,59	1,72	1,96
— extractives	52,13	47,85	49,90	47,61	50,56	46,24
Cellulose	23,90	23,85	20,80	24,60	20,20	27,00
Cendres	4,96	6,70	6,80	6,06	6,60	5,15
	100,00	100,00	100,00	100,00	100,00	100,00

II. — Foins d'Algérie.

Les foins d'Algérie sont généralement plus secs que les foins de France et, par suite, plus faciles à conserver. La composition botanique est moins variée, la teinte est pâle et l'odeur moins agréable ; les tiges sont longues, grosses et souvent ligneuses : de là, moins de matières solubles dans l'éther et un excès de cellulose, non assimilable. Les graminées dominent. Parmi les mauvaises plantes, on peut citer : carotte sauvage, cerfeuil, chardon, euphorbe, menthe, moutarde, ravenelle, renoncules, scille maritime.

1. Foin de Bône, 1896 ; acidité : 0,348 ; — 2. Philippeville, 1895 ; acidité : 0,188 ; — 3. Id., 1896 ; acidité : 0,141 ; — 4. Tiaret, 1896 ; acidité : 0,305.

	1	2	3	4
Eau	10,50	10,80	9,90	10,80
Matières azotées	7,56	6,75	4,37	6,36
— grasses	1,84	1,75	1,85	1,25
— extractives	45,35	45,59	46,63	51,11
Cellulose	27,75	30,25	31,15	25,40
Cendres	7,00	4,86	6,10	5,00
	100,00	100,00	100,00	100,00

III. — Foins des pays étrangers.

Tous les foins examinés proviennent d'achats effectués à l'étranger, par les soins de l'administration de la guerre, en raison de la pénurie des fourrages français, en 1893. L'hydratation est au-dessous de la moyenne, pour certains échantillons conservés pendant quelque temps au Ministère, avant leur envoi au laboratoire.

Autriche. Canada. — En Autriche, la composition botanique est variée, comme dans les foins de France; même composition chimique. Au Canada, composition botanique très peu variée; la fléole domine avec quelques autres graminées plus dures et moins aromatiques qu'en France. Les matières grasses et azotées sont en faible proportion et la cellulose, plutôt en excès. — 1. Foin d'Autriche, 1892; — 2. Id., 1893; — 3. Foin du Canada, 1893; acidité : 0,196; — 4. Id., 1893; — 5. Id., 1893; — 6. Id., 1893.

	1	2	3	4	5	6
Eau	10,10	10,20	11,40	13,30	13,20	10,90
Matières azotées	6,80	7,25	5,28	3,72	8,07	4,50
— grasses	2,10	2,30	1,85	1,26	1,65	1,76
— extractives	50,92	52,05	45,39	48,14	46,80	47,82
Cellulose	23,18	22,80	32,90	29,58	25,52	29,62
Cendres	6,60	5,40	3,18	4,00	4,76	5,40
	100,00	100,00	100,00	100,00	100,00	100,00

Hollande. — Foins d'apparence moins commerciale que les foins français; composition botanique peu variée, comprenant surtout un nombre assez restreint de graminées : de là, moins de matières azotées que dans la moyenne des foins de France, plus riches en légumineuses. — 1. Foin de Hollande, 1892; — 2. Id., 1892; — 3. Id., 1892; — 4. Id., 1893; — 5. Id., 1893; — 6. Id., 1893.

	1	2	3	4	5	6
Eau	10,10	13,70	12,60	9,50	10,00	10,10
Matières azotées	7,76	3,97	7,38	5,52	5,31	6,06
— grasses	2,46	1,56	2,03	2,28	1,86	2,05
— extr. et cellul.	73,08	75,37	71,07	78,30	78,37	76,39
Cendres	6,60	5,10	6,92	4,40	4,46	5,40
	100,00	100,00	100,00	100,00	100,00	100,00

Italie. — Caractères botaniques et chimiques des foins français. — 1. Foin de la Lombardie, 1893; — 2. Id., 1893; — 3. Id.; acidité : 0,430; — 4. Id.; acidité : 0,198; — 5, 6 et 7. Id.; 1893.

	1	2	3	4	5	6	7
Eau	10,80	11,60	13,50	11,70	11,80	14,20	12,80
Matières azotées	7,57	9,06	6,32	7,86	8,87	6,76	6,98
— grasses	1,47	2,02	2,24	2,90	2,18	1,39	1,64
— extractives	50,20	48,88	51,08	48,19	48,63	47,49	46,92
Cellulose	24,20	23,16	21,10	23,90	22,32	24,46	25,88
Cendres	5,76	5,28	5,46	5,45	6,20	5,70	5,78
	100,00	100,00	100,00	100,00	100,00	100,00	100,00

Roumanie. Russie. — Les foins de Roumanie et de Russie offrent une composition botanique assez variée; matières grasses au-dessous de la moyenne des foins français. — 1. Foin de Roumanie, 1893; — 2, 3, 4 et 5. Id., 1893; — 6. Foin de Russie, 1893; — 7. Id.; acidité : 0,242; — 8. Id.; acidité : 0,330.

	1	2	3	4
Eau	14,30	14,10	11,60	12,40
Matières azotées	6,83	5,39	6,74	7,89
— grasses	1,79	1,86	1,17	1,95
— extractives	46,00	48,65	47,79	45,50
Cellulose	25,02	23,02	27,00	29,10
Cendres	6,06	6,98	5,70	4,06
	100,00	100,00	100,00	100,00

	5	6	7	8
Eau.............................	13,30	13,90	10,30	12,10
Matières azotées.............	6,65	8,67	7,62	9,81
— grasses...............	1,12	1,39	1,56	1,45
— extractives.........	47,07	43,32	46,68	43,76
Cellulose.........................	25,80	24,32	27,84	26,26
Cendres.........................	6,06	8,40	6,00	6,62
	100,00	100,00	100,00	100,00

§ II. — OBSERVATIONS GÉNÉRALES SUR LES FOINS

Division des prairies. — On peut rattacher les prairies naturelles ou *prés de fauche* à trois grandes divisions :

1° Les prairies basses, généralement situées dans des terrains marécageux ;

2° Les prairies moyennes, reposant sur des terres susceptibles d'être arrosées, et ni trop sèches ni trop humides ;

3° Les prairies élevées, le plus souvent à mi-coteau, et sur des terrains toujours plus secs que les précédentes.

Couleur des foins. — La couleur vert tendre, caractéristique des bonnes prairies moyennes, est d'autant plus franche que le foin est de meilleure qualité et que sa récolte a été mieux faite. Le foin des prairies élevées est d'un vert plutôt jaunâtre et celui des prairies basses d'un vert foncé bleuâtre. Dans les foins fauchés trop tard ou laissés trop longtemps sur les prés après leur fauchaison, les nuances sont moins tranchées.

Odeur des foins. — L'odeur des foins est due à des huiles essentielles, localisées de préférence dans certaines plantes. La flouve odorante, le mélilot, répandent une odeur très agréable. Les menthes (menthe à feuilles rondes, menthe Pouliot), en très petite quantité, communiquent au foin une odeur aromatique qui n'est plus tolérée lorsque leur présence est un peu élevée. Les plantes suivantes, que l'on ne doit jamais rencontrer dans les bons foins, émettent des odeurs désagréables qui répugnent aux herbivores, et surtout au cheval :

Armoise vulgaire (*Artemisia vulgaris*);
Géranium herbe à Robert (*Geranium Robertianum*);
Gratiole officinale (*Gratiola officinalis*);
Jusquiame noire (*Hyosciamus niger*);
Pulicaire commune (*Pulicaria vulgaris*);
Renoncule âcre (*Ranonculus acris*);
Renoncule bulbeuse ou bouton d'or (*Ranonc. bulbosus*);
Sauge des prés (*Salvia pratensis*);
Tanaisie vulgaire (*Tanacetum vulgare*).

Les foins des prairies élevées possèdent généralement une odeur plus fine et plus délicate que les foins des prairies moyennes. Les foins des prairies basses laissent toujours à désirer sous le rapport de l'arôme.

Saveur des foins. — Les bons foins ont une saveur douce, agréable, légèrement sucrée, tandis que les foins défectueux ont une saveur aigre, désagréable.

Grosseur des foins. — Le foin des prairies élevées est remarquable par sa finesse et sa flexibilité. Le foin des prairies moyennes est plus long et plus gros et celui des prairies basses, plus grossier, plus dur et plus cassant.

I. — Composition chimique des foins.

1. Les foins analysés au laboratoire du Comité de l'Intendance, durant une période de plusieurs années, présentent, dans leur composition centésimale, les écarts suivants :

	Minimum.	Maximum.
Eau	9,50	18,40
Matières azotées	3,72	10,01
— grasses	1,05	3,95
— extractives	41,34	57,02
Cellulose	17,30	32,90
Cendres	3,18	8,40

Ces écarts, que l'on retrouve d'ailleurs dans les foins des régions agricoles de la France prises isolément, tiennent à une foule de circonstances inhérentes à la nature du sol, à l'exposition des prés, à l'époque de la fauchaison, à l'état des saisons sèches ou pluvieuses, à l'emmagasinement, etc. Ils tiennent essentiellement à la nature et à la variété des plantes qui poussent dans les prairies. Nous avons vu que les légumineuses font les foins riches en azote et que des plantes refusées par le cheval, comme les joncs et les laiches, contiennent parfois plus de matières grasses et azotées que les meilleures graminées. C'est le point faible de l'analyse chimique. Pour avoir toute sa valeur, le bulletin d'analyse d'un foin doit toujours être accompagné d'un examen botanique sommaire.

2. On peut assigner aux meilleurs foins une composition se rapprochant de la suivante :

	A l'état normal.	A l'état sec.
Eau..........................	13,00	0,00
Matières azotées...........	7,00	8,05
— grasses............	2,00	2,30
— extractives.........	51,00	58,62
Cellulose..................	22,00	25,29
Cendres...................	5,00	5,74
	100,00	100,00

3. On remarquera, à propos de l'hydratation, que 100 kg. de foin ordinaire, à 13 pour 100 d'eau, contiennent 87 kg. de matières sèches, correspondant à 290 kg. de foin sur pied, à 70 pour 100 d'eau.

Les matières azotées sont toujours en proportions moins élevées que dans les foins de luzerne. Les matières grasses, ou plutôt l'ensemble des matières épuisées par l'éther, au moment où les dernières traces de ce dissolvant disparaissent au contact de l'air, répandent une odeur caractéristique, très agréable pour les bons foins et presque nulle pour les foins de qualité inférieure.

Les matières extractives, formées de plusieurs produits mal définis, comprennent toujours de petites quantités de matières sucrées, 1 à 3 p. 100, d'autant plus abondantes que les foins ont été fauchés plus verts. Il n'y en a que des traces dans les foins fauchés trop tard, qui sont d'ailleurs caractérisés par une plus forte proportion de cellulose.

Le manganèse est au nombre des matières salines que l'on trouve dans les foins, ainsi que le phosphore, à l'état de phosphate ou de combinaison organique.

L'acidité normale des foins est variable; elle est généralement comprise entre 0,175 et 0,300 p. 100, mais elle peut atteindre et même dépasser 0,400.

II. — Composition botanique des foins.

D'après Merche (1), les graminées entrent au moins pour sept huitièmes dans la composition des foins récoltés en France, puis viennent les légumineuses (dans la proportion d'un huitième seulement), quelques synanthérées, des labiées, des renonculacées, des crucifères, des ombellifères, plusieurs borraginées et scrophulariées, des joncs, des laiches, les rhinantes et le mille-feuille.

Foins des prairies basses. — Les plantes de ces prai-

---

(1) *La Botte de foin*, par MERCHE, vétérinaire principal, membre de la Commission d'hygiène hippique (Paris, Donnaud, sans date). — Nous avons pris beaucoup dans ce petit livre, que l'on ne trouve plus en librairie. Il y aurait grand intérêt pour tous ceux qui, dans l'armée, s'occupent de l'alimentation du cheval, à publier une nouvelle édition de l'ouvrage de Merche, en utilisant les remarquables aquarelles de l'album-atlas de la *Flore fourragère* de M. HEIDET, officier d'administration principal du service des subsistances militaires. Ces aquarelles, qui ont figuré à l'Exposition universelle de 1900, font actuellement partie des collections du Comité technique de l'Intendance.

ries appartiennent principalement aux graminées, aux légumineuses, aux synanthérées, aux ombellifères, aux labiées et aux crucifères, dont les représentants les plus répandus donnent en général un bon fourrage. Il y a aussi des cypéracées, joncées, renonculacées, etc., dont la présence abaisse la qualité du foin. Sur environ 153 espèces de plantes qu'on rencontre dans les prairies basses, il en existe à peine 27 bonnes, c'est-à-dire une bonne sur cinq mauvaises; toutefois, les espèces les plus utiles sont beaucoup plus abondantes en individus.

Parmi les graminées, nous signalerons comme bonnes plantes, d'après leur importance :

Glycérie flottante (*Glyceria fluitans*);
Fétuque roseau (*Festuca arundinacea*);
Catabrose aquatique (*Catabrosa aquatica*);
Léersie à fleurs de riz (*Leersia oryzoides*);
Fléole noueuse (*Phleum nodosum*);
Vulpin genouillé (*Alopecurus geniculatus*);
Agrostide blanche (*Agrostis alba*);
Paturin commun (*Poa trivialis*).

Et comme assez bonnes plantes :

Glycérie aquatique (*Glyceria* ou *Poa aquatica*);
Agropyre rampant ou petit chiendent (*Triticum repens*);
Alpiste roseau (*Phalaris arundinacea*);
Roseau commun (*Arundo phragmites*), acceptable seulement au premier vert.

Toutes les cypéracées, et entre autres les suivantes, donnent un foin coriace, grossier, difficile à digérer :

Souchet long (*Cyperus longus*);
Choin noirâtre (*Schœnus nigricans*);
Scirpe maritime (*Scirpus maritimus*);
Laiche glauque (*Carex glauca*).

On peut en dire autant des joncées, et en particulier du jonc à fleurs agglomérées (*Juncus conglomeratus*) et du jonc glauque (*Juncus glaucus*).

Les légumineuses appartiennent toutes à d'excellentes espèces fourragères; ce sont :

Lotier des marais (*Lotus major*);
Lotier siliqueux (*Tetragonolabus siliquosus*);
Trèfle des prés (*Trifolium pratense*);
Vesce craque ou élevée (*Cracca major*);
Gesse des marais (*Lathyrus palustris*); etc.

Parmi les bonnes synanthérées, il faut citer :

Piloselle (*Hieracium pilosella*);
Epervière à oreillettes (*Hieracium auricula*);
Laitron des marais (*Sonchus palustris*);
Laitron des champs (*Sonchus arvensis*);
Pissenlit (*Taxacum dens leonis*).

Les crucifères et les labiées, dont il existe d'assez nombreux représentants dans les prairies basses, sont peu recherchées par le cheval. Les renonculacées et les ombellifères ne fournissent que des herbes médiocres, généralement mauvaises et parfois même vénéneuses. Les plantes des autres familles offrent peu d'intérêt.

Foins des prairies moyennes. — Les prairies moyennes fournissent les meilleurs foins : ils se composent d'environ 135 espèces, dont 65 bonnes fourragères.

On y trouve les meilleures graminées :

Fléole des prés (*Phleum pratense*);
Flouve odorante (*Anthoxanthum odoratum*);
Vulpin des prés (*Alopecurus pratensis*);
Vulpin des champs (*Alopecurus agrestis*);
Sétaire verte (*Setaria viridis*);
Panic pied-de-coq (*Panicum crus galli*);

Agrostide vulgaire (*Agrostis vulgaris*);
Avoine pubescente (*Avena pubescens*);
Avoine des prés (*Avena pratensis*);
Avoine élevée ou fromental (*Avena elatior*);
Avoine jaune (*Avena flavescens*);
Houlque molle (*Holcus mollis*);
Houlque laineuse (*Holcus lanatus*);
Keulérie cristée (*Kœlaria cristata*);
Paturin des prés (*Poa pratensis*);
Paturin bulbeux (*Poa bulbosa*);
Dactyle pelotonné (*Dactylis glomerata*);
Fétuque ovine (*Festuca ovina*);
Fétuque des prés (*Festuca pratensis*);
Fétuque élevée ou fétuque roseau (*Festuca elatior*);
Orge des murs ou orge queue-de-rat (*Hordeum murinum*);
Orge seigle ou séglin (*Hordeum secalinum*);
Ivraie vivace (*Lolium perenne*);
Ivraie multiflore ou d'Italie (*Lolium italicum*).

Les cypéracées, les joncées, les équisétacées (prêles), les renoncules, les ombellifères se trouvent rarement dans les prairies moyennes, dont elles déprécient les fourrages. Il en est de même des labiées, dont l'odeur forte dégoûte les herbivores.

Les légumineuses sont toutes d'excellente qualité sous tous les rapports :

Trèfle rampant (*Trifolium repens*);
Luzerne cultivée (*Medicago sativa*);
Sainfoin commun (*Onobrychis sativa*);
Vesce cultivée (*Vicia sativa*);
Gesse sans feuilles (*Lathyrus aphaca*);
Gesse des prés (*Lathyrus pratensis*).

Les synanthérées, à part les carduacées, auxquelles appartiennent les chardons, les cirses, etc., fournissent plusieurs espèces assez recherchées; tels sont :

Centaurée jacée (*Centaurea jacea*);

Centaurée noirâtre (*Centaurea nigrescens*);
Laitue vivace (*Lactuca perennis*);
Crépide verdâtre (*Crepis virens*);
Salsifis des prés (*Tragopogon pratensis*);
Etc.

Les autres familles botaniques renferment peu de plantes de bonne qualité : elles sont, en général, dures et inertes. Quelques-unes cependant sont considérées comme assaisonnantes.

Foins des prairies élevées. — Dans les prairies élevées on trouve environ 50 bonnes espèces de plantes fourragères et 80 médiocres. Les graminées qui suivent fournissent un foin odorant et très recherché :

Fléole de Bœhmer (*Phleum Bœhmeri*);
Seslérie bleuâtre (*Sesleria cœrulea*);
Sétaire glauque (*Setaria glauca*);
Canche flexueuse (*Aira flexuosa*);
Avoine des montagnes ((*Avena montana*);
Keulérie velue (*Kœleria villosa*);
Brize élevée ou à grande fleur (*Briza maxima*);
Brize moyenne (*Briza media*);
Cretelle vivace (*Cynorosus cristatus*);
Fétuque ou vulpie fausse queue-de-rat (*Vulpia pseudomyuros*);
Brachypode ou froment penné (*Brachypodium pinnatum*);
Ivraie ténue (*Lolium tenue*);
Avoine ou gaudinie fragile (*Gaudinia fragilis*).

Tous les bromes (brome rougeâtre, brome stérile, brome droit) que l'on trouve dans les prairies élevées sont durs après la fauchaison et conviennent peu comme fourrage sec. C'est en vert seulement que ces plantes sont appréciées.

Les cypéracées et joncées sont très rares dans les prairies élevées ; on y trouve cependant quelques luzules et quelques laiches ou carex.

Les légumineuses, toutes bonnes fourragères, sont :

Trèfle incarnat (*Trifolium incarnatum*) ;
Trèfle des champs (*Trifolium arvense*) ;
Minette ou lupuline (*Medicago lupulina*) ;
Lotier velu (*Lotus villosus*) ;
Mélilot commun (*Melilotus officinalis*) ;
Mélilot blanc (*Melilotus alba*) ;
Ornithope pied d'oiseau (*Ornithopus perpusillus*) ;
Etc.

Les labiées sont représentées surtout par :

Origan vulgaire (*Origanum vulgare*) ;
Calament officinal (*Calamintha officinalis*) ;
Sauge des prés (*Salvia pratensis*) ;
Menthe à feuilles rondes (*Mentha rotundifolia*) ;
Menthe pouillot (*Mentha pulegium*).

Quelques autres familles fournissent encore un petit nombre d'espèces. Tels sont, dans les ombellifères : L'œnanthe boucage (*OEnanthe pimpinelloides*); dans les synanthérées : le millefeuille (*Achillea millefolium*); dans les renonculacées, plusieurs renoncules ; dans les borraginées, la buglosse d'Italie (*Anchusa italica*) ; enfin, dans les scrophulariées, qui ne produisent que des herbages médiocres, les scrophulaires noueuse et aquatique ; les rinanthes ; les euphraises, plantes parasites au même degré que les rinanthes.

Plantes nuisibles. — Voici, d'après G. Heuzé (1), et Ch. Cornevin (2), la liste des plantes nuisibles au bétail. Ces plantes, à l'état vert, déterminent chez les animaux des indispositions graves, des maladies ou la mort, lorsqu'elles sont prises en abondance. La plupart perdent, par la dessiccation, leurs propriétés malfaisantes.

---

(1) Heuzé, les Pâturages, les plantes naturelles et les herbages, Paris, 1887.
(2) Ch. Cornevin, Des plantes vénéneuses et des empoisonnements qu'elles déterminent. Paris, 1887.

AROIDÉES :

Gouet maculé (*Arum maculatum*). Feuilles âcres, purgatives et vénéneuses.

COLCHICACÉES :

Colchique d'automne ou safran des prés (*Colchicum autumnale*). Feuilles très vénéneuses à l'état vert.
Hellébore blanc ou varaire (*Veratrum album*). Vénéneuse.

EUPHORBIACÉES :

Euphorbe des marais (*Euphorbia palustris*). Très purgative et irritante.

HELLÉBORÉES :

Actées en épis (*Actea spicata*). Racine purgative ; les feuilles contiennent un poison actif.

LÉGUMINEUSES :

Coronille bigarrée (*Coronilla varia*). A l'état vert, produit des tremblements, des convulsions et souvent la mort.

LILIACÉES :

Ail (*Allium*). Communique au lait et au beurre un goût alliacé très désagréable.

LINTIBULARIÉES :

Grassette commune (*Pinguicula vulgaris*). Purgative et vénéneuse.

LOBÉLIACÉES :

Lobélie brûlante (*Lobelia urens*). Très vénéneuse.

NARCISSÉES :

Narcisse faux narcisse (*Narcissus pseudo narcissus*). Bulbe vénéneux ; feuilles irritantes.
Nivéole printanière ou perce-neige (*Leucoium vernum*). Bulbe vénéneux.

OMBELLIFÈRES :

Berle à longues feuilles ou ache d'eau (*Sium latifolium*).

Odeur forte, saveur âcre et désagréable; détermine des vertiges, des convulsions et la mort.

Berle à feuilles étroites ou persil des marais (*Sium augustifolium*). Vénéneuse, surtout après les grandes chaleurs.

Ciguë maculée ou ciguë des anciens (*Conium maculatum*). Vertiges, convulsions et mort, si la consommation en est abondante.

Ciguë vireuse ou ciguë des marais (*Cicuta virosa*). Très vénéneuse.

Ethuse ou petite ciguë (*Œthusa cinapium*). Vénéneuse.

Œnanthe safranée (*Œnanthe crocata*). Les racines et les tiges renferment un poison très actif.

Œnanthe aquatique (*Œnanthe aquatica* ou *Phellandrium aquaticum*). Irritante; moins active que la précédente.

Renonculacées :

Aconit napel (*Aconitum napellus*). Très vénéneux.

Aconit tue-loup (*Aconitum lycoctonum*). Très vénéneux.

Anémone des bois ou sylvie (*Anemone nemorosa*). Acre; amène la diarrhée et des pissements de sang.

Anémone des prés (*Anemone pratensis*). Mêmes accidents.

Anémone pulsatile (*Anemone pulsatilla*). Acre, corrosive.

Renoncule âcre (*Ranunculus acris*). Caustique et vésicante, surtout pendant l'hiver.

Renoncule flammette (*Ranunculus flammula*). Acre, caustique, vénéneuse.

Renoncule lancéolée (*Ranunculus lingua*). Acre, très irritante.

Renoncule scélérate (*Ranunculus sceleratus*). Très vénéneuse.

Renoncule thora (*Ranunculus thora*). Très vénéneuse.

Scrophulariées :

Gratiole officinale ou séné des prés (*Gratiola officinalis*). Très purgative.

Pédiculaire des marais (*Pedicularia palustris*). Détermine des pissements de sang et peut occasionner la mort.

III. — Altérations des foins.

Foin passé ou brûlé. — On désigne ainsi le foin qui a été fauché trop tard ; il est jaune rougeâtre, cassant, peu odorant et de médiocre qualité.

Foin lavé ou délayé. — Foin coupé, fané et rentré par temps pluvieux. L'aspect extérieur est parfois satisfaisant, mais l'odeur laisse toujours à désirer.

Foin vasé. — Foin récolté dans des prairies qui ont été inondées, couvertes de vase et de matières organiques en putréfaction. Si l'inondation a été passagère, le foin a peu souffert, mais si le contact avec l'eau vaseuse a duré plusieurs jours, le foin a perdu toutes ses bonnes qualités. Il a contracté notamment une odeur désagréable et une saveur âcre qui le font repousser des herbivores ; il est, de plus, irritant pour les conjonctives et la muqueuse des voies respiratoires et est d'une digestion laborieuse.

Foin moisi. — Foin envahi par des cryptogames et des animaux parasites, dont l'étude a été poursuivie avec un rare talent par Mégnin (1), ancien vétérinaire militaire. Les fourrages moisis sont d'un usage dangereux et doivent être refusé impitoyablement. Tous les vétérinaires sont d'accord pour leur attribuer les maladies les plus graves. Il en est de même des foins altérés par le charbon (*Uredo carbo*), par la carie (*Uredo caries*), par la rouille (*Uredo rubigo*), par la sphacélie.

Foin vieux. — On admet que le foin bien récolté et bien

---

(1) Mégnin, les Parasites et les maladies parasitaires. Paris, 1880. — Mégnin, les Acariens parasites. Paris, 1892.

emmagasiné peut se conserver pendant douze à dix-huit mois; mais avant d'atteindre ce terme il a déjà perdu une partie de ses qualités. Quelques analyses faites par Langlois (1) lui ont permis d'avancer que le foin nouveau serait plus nutritif que le foin ancien, ce dernier renfermant moins de substances solubles. Les analyses suivantes de foins que j'ai suivis pendant cinq à six ans justifient cette assertion, car elles prouvent que les matières solubles dans l'éther (graisse, cire, chlorophylle) sont transformées et vont en diminuant dans une très forte proportion, tandis que la cellulose s'accroît de 2 à 3 p. 100. La couleur s'est affaiblie considérablement et les huiles essentielles, qui donnent l'arome, ont disparu.

1. Foin de Bréviaires (Seine-et-Oise), analysé trois mois après la récolte, 1896; — 2. Id.; après six ans de conservation; — 3. Foin de la Moselle, récolté dans la région de Metz, en juin 1897 et examiné en novembre; — 4. Id.; après cinq ans de conservation; — 5. Regain du même pré, récolté en sept. 1897; — 6. Id.; après cinq ans.

---

(1) Ces analyses, citées par Merche, se trouvent dans le travail suivant : *Rapport sur des expériences faites en 1857, dans dix régiments, sur la substitution du foin nouveau au foin ancien et de l'avoine nouvelle à l'avoine ancienne, dans la ration des chevaux*, par MM. Langlois, Gillet, Goux et Laborde, rapporteur.
Voici, les conclusions de ce rapport qui a été publié dans le *Recueil d'hygiène et de médecine vétérinaires militaires*, t. IX, pp. 564-579; il paraît bon de les rappeler :
1° La substitution du foin nouveau au foin ancien dans la ration des chevaux n'a présenté aucun inconvénient; on peut donc en admettre l'usage et lever l'interdiction qui s'opposait à ce qu'il fût distribué avant le 1er septembre dans le midi de la France et avant le 1er octobre dans le nord;
2° L'admission du foin nouveau aura pour résultat de remplacer par du foin de bonne qualité le foin médiocre provenant d'une mauvaise récolte antérieure et dont le prix d'achat est souvent supérieur à celui de la récolte nouvelle;
3° L'avoine nouvelle peut être administrée sans inconvénient et même avec avantage.

	1		2		3	
	A l'état normal.	A l'état sec.	A l'état normal.	A l'état sec.	A l'état normal.	A l'état sec.
Eau................	12,60	0,00	7,50	0,00	11,90	0,00
Matières azotées......	6,98	7,99	7,00	7,57	6,06	6,88
— grasses......	1,80	2,06	0,90	0,97	1,85	2,10
— extractives...	48,69	55,71	50,60	54,70	49,90	56,64
Cellulose...........	25,05	28,66	29,20	31,57	24,65	27,98
Cendres............	4,88	5,58	4,80	5,19	5,64	6,40
	100,00	100,00	100,00	100,00	100,00	100,00

	4		5		6	
	A l'état normal.	A l'état sec.	A l'état normal.	A l'état sec.	A l'état normal.	A l'état sec.
Eau................	7,80	0,00	12,80	0,00	8,10	0,00
Matières azotées......	6,44	6,98	9,91	11,36	11,46	12,47
— grasses......	0,70	0,76	2,35	2,69	1,50	1,63
— extractives...	51,81	56,19	46,64	53,49	43,94	47,81
Cellulose...........	26,45	28,69	21,40	24,54	26,60	28,95
Cendres............	6,80	7,38	6,90	7,92	8,40	9,14
	100,00	100,00	100,00	100,00	100,00	100,00

Foins pressés. — Dans les foins comprimés à l'aide de presses spéciales, les altérations sont manifestement retardées, et il y a avantage réel à utiliser ces foins dans l'armée; ils tiennent peu de place dans les magasins et leur transport est facile. Toutefois, au moment des livraisons, il y aurait lieu de s'assurer qu'ils ne contiennent pas au-delà de 13 p.100 d'eau. Les expertises pratiquées au laboratoire du Comité de l'Intendance établissent que les altérations observées sur les foins comprimés viennent généralement de l'excès d'eau qu'ils renfermaient au moment de leur compression. Ces mêmes expertises prouvent aussi la nécessité, pour l'administration de la guerre, d'exercer une surveillance très active au cours de ces opérations, afin d'écarter les foins défectueux que l'on trouve parfois au centre des bottes (foin trop mûr, brisé, poussiéreux).

Regain. — On désigne sous le nom de *regain* la seconde coupe des prairies naturelles, qui, en France, s'effectue généralement en septembre. C'est un foin très différent du foin proprement dit. Il est toujours plus vert et plus mou que le foin ordinaire. Les tiges, peu développées, ne portent ni fleurs ni épis et sont beaucoup plus feuillues. C'est à cette particularité que les regains doivent d'être moins odorants et plus azotés que les foins. Les regains ne sont pas distribués aux chevaux de l'armée, mais ils pourraient, à l'occasion, être utilisés avantageusement.

CHAPITRE III

LES PAILLES

Les pailles sont fournies par les tiges desséchées des céréales. L'armée française utilise généralement la paille de blé pour sa cavalerie; mais elle accepte aussi les pailles d'avoine et de seigle. Les pailles de millet et de riz ont été employées avantageusement pendant la dernière expédition de Chine (1).

§ I. — ANALYSES DES PAILLES

I. — Pailles de blé.

Paille récoltée à Castres, 1897 : 1. Paille entière; analyse sur 12 tiges de 1 m. 20, pesant 16 gr. 5 (épis vides, feuilles et tiges); — 2. Epis sans tiges; — 3. Feuilles entières; — 4. Tiges sans nœuds; — 5. Nœuds seuls.

	1	2	3	4	5
Eau	11,40	11,90	12,10	11,90	15,00
Matières azotées	3,22	4,06	5,06	2,30	2,60
— grasses	1,60	1,40	3,10	1,50	0,20
— extractives	39,43	40,59	38,59	38,85	37,45
Cellulose	39,15	33,65	30,15	41,05	39,55
Cendres	5,20	8,40	11,00	4,40	5,20
	100,00	100,00	100,00	100,00	100,00

(1) Villate, *Revue Intendance*, 1902, p. 718; Rupp, *Revue Intendance*, 1903, p. 116; Barascud, *Revue Intendance*, p. 1130.

Paille récoltée en 1896 dans la plaine des Essarts (Seine-et-Oise) : 1. Paille entière; longueur 1 m. 25; — 2. Épis sans grains; — 3. Partie supérieure de la tige, coupée à 0m.10 du sommet; — 4. Partie inférieure de la même tige, coupée à 0m.10 des racines.

	1	2	3	4
Eau....................	10,20	10,20	10,00	10,10
Matières azotées.........	1,69	2,24	2,14	1,59
— grasses.........	1,45	1,15	2,15	0,95
— extractives.....	47,52	45,13	46,76	50,11
Cellulose...............	34,00	31,40	32,35	33,35
Cendres................	5,14	9,88	6,60	3,90
	100,00	100,00	100,00	100,00

1. Paille récoltée en Seine-et-Oise, à Limours, 1896; — 2. Id., Orsay, 1896; — 3. Id., Ponchartrain, 1896; — 4. Paille récoltée à Saint-Julien (Ain), 1896; — 5. Id., 1897.

	1	2	3	4	5
Eau....................	11,40	10,40	10,50	9,20	13,00
Matières azotées.........	3,22	1,59	1,76	1,76	1,22
— grasses.........	1,55	1,45	1,30	1,21	1,05
— extractives.....	43,82	46,55	47,74	45,73	43,79
Cellulose...............	35,75	33,15	32,90	35,16	36,30
Cendres................	4,26	6,86	5,80	6,94	4,64
	100,00	100,00	100,00	100,00	100,00

Pailles provenant du service des vivres militaires, récoltées dans les régions suivantes : 1. Belfort, 1903; — 2. Blaye, 1893; — 3. Brest, 1893; — 4. Chartres, 1893; acidité : 0,077; — 5. Châteaudun, 1893; acidité : 0,053; — 6. Dreux, 1893; acidité : 0,066; — 7. Elbœuf, 1893; acidité : 0,115; — 8. Guingamp, 1893; acidité : 0,044; — 9. Lafère, 1893; — 10. La Flèche, 1893; acidité : 0,077; — 11. La Motte-Beuvron, 1893; acidité : 0,088; — 12. Le Mans, 1893; acidité : 0,066; — 13. Lyon, 1895; acidité : 0,118; — 14. Marseille, 1893; — 15. Mayenne, 1893; — 16. Montélimar, 1893; — 17. Montoire, 1893; acidité : 0,066; — 18. Provins, 1893;

acidité : 0,088 ; — 19. Romans, 1893 ; — 20. Valence, 1893 ;
— 21. Vendôme, 1893 ; acidité : 0,077 ; — 22. Verdun, 1893 ;
acidité : 0,088 ; — 23. Vincennes, 1896.

	1	2	3	4	5
Eau	10,70	13,40	12,20	11,20	12,60
Matières azotées	3,50	1,76	2,02	1,65	1,24
— grasses	1,15	1,45	0,92	1,24	0,97
— extractives	45,40	44,74	44,80	45,73	44,15
Cellulose	34,95	33,75	37,00	37,18	36,64
Cendres	4,30	4,90	3,06	3,00	4,40
	100,00	100,00	100,00	100,00	100,00

	6	7	8	9	10	11
Eau	14,50	13,40	12,40	12,90	10,60	11,40
Matières azotées	2,35	2,71	1,60	1,82	1,70	2,10
— grasses	0,99	1,35	0,95	1,17	1,05	1,49
— extractives	44,54	45,24	46,39	46,51	48,01	45,59
Cellulose	33,62	33,80	35,80	34,00	35,44	34,30
Cendres	4,00	3,50	2,86	3,60	3,20	5,12
	100,00	100,00	100,00	100,00	100,00	100,00

	12	13	14	15	16	17
Eau	14,00	10,90	10,00	13,00	11,70	12,40
Matières azotées	1,64	1,01	1,59	1,86	1,66	2,01
— grasses	1,20	1,45	1,24	1,29	1,04	1,10
— extractives	45,84	45,40	45,67	45,53	47,50	46,91
Cellulose	34,12	34,10	36,70	34,80	33,00	33,58
Cendres	3,20	6,84	4,80	3,52	5,10	4,00
	100,00	100,00	100,00	100,00	100,00	100,00

	18	19	20	21	22	23
Eau	12,30	12,00	12,90	12,40	10,60	10,20
Matières azotées	1,46	1,74	1,72	2,77	1,69	1,76
— grasses	1,01	0,94	1,24	1,13	1,12	1,30
— extractives	46,07	45,12	46,94	48,04	44,79	46,84
Cellulose	34,30	34,60	32,80	32,60	38,20	36,00
Cendres	4,86	5,60	4,40	3,06	3,60	3,90
	100,00	100,00	100,00	100,00	100,00	100,00

II. — Pailles diverses.

1. Paille d'avoine, région de Lille, 1893; — 2. Paille d'avoine, récoltée dans la plaine de Rambouillet, 1896; long. 0 m. 60; analyse de la paille entière; — 3. Id., épis sans grains; — 4. Id., partie supérieure des tiges; — 5. Id., partie inférieure; — 6. Paille de millet à grappes, de Bresse, 1899; — 7. Paille de riz, Madagascar, 1903; — 8. Paille de seigle, récoltée dans la région du Mans, 1893; acidité: 0,088; — 9. Paille de seigle, récoltée à Saint-Julien, 1897; longueur 1 m. 30; paille entière; — 10. Id., tiges entières, sans épis ni feuilles.

	1	2	3	4	5
Eau	15,40	11,30	11,30	10,70	11,50
Matières azotées	1,47	2,39	3,22	2,14	1,76
— grasses	1,20	1,85	1,95	2,15	1,35
— extractives	45,23	45,99	47,71	45,16	43,23
Cellulose	32,70	33,95	31,50	35,75	37,50
Cendres	4,00	4,52	4,32	4,10	4,66
	100,00	100,00	100,00	100,00	100,00

	6	7	8	9	10
Eau	15,10	8,90	13,80	11,30	11,00
Matières azotées	5,20	5,88	1,78	1,38	1,38
— grasses	3,80	0,85	1,31	1,35	0,90
— extractives	57,15	38,22	44,71	43,82	40,82
Cellulose	14,50	30,95	36,00	38,30	42,30
Cendres	4,25	15,20	2,40	3,85	3,60
	100,00	100,00	100,00	100,00	100,00

§ II. — OBSERVATIONS GÉNÉRALES SUR LES PAILLES [1]

1. Nous avons trouvé, comme écarts extrêmes de la paille de froment :

	Minimum.	Maximum.
Eau	9,20	14,50
Matières azotées	1,01	3,22
— grasses	0,92	1,60
— extractives	39,43	48,04
Cellulose	32,60	39,15
Cendres	2,86	6,94
Acidité	0,044	0,118

---

(1) *Comptes-rendus de l'Acad. Sc.*, 20 déc. 1897.

Ces écarts tiennent à plusieurs causes. La principale vient de ce que la paille, comme le grain, n'a pas une composition identique dans toutes ses parties. Isidore Pierre (1) a montré, que la matière azotée était inégalement répartie dans les feuilles, dans la tige et dans l'épi. Nos analyses prouvent qu'il en est de même pour les autres éléments et que la valeur alimentaire de la paille, récoltée dans les conditions ordinaires, après entière maturité du grain, est étroitement liée à la grosseur des épis, au développement des feuilles et à la longueur des tiges, ainsi qu'aux nœuds qu'elles portent. Il en résulte que les pailles courtes et feuillues doivent être utilisées de préférence pour la nourriture des chevaux et que les pailles longues doivent être réservées pour leur litière.

2. Les pailles d'avoine, de seigle, de millet et de riz se rapprochent, par leur composition, des pailles de blé; toutefois ces deux dernières seraient plus azotées.

3. La statistique agricole de la France, pour 1900, donne les indications suivantes, relatives à la production totale et à la production moyenne par hectare :

	Production totale en quintaux.	Moyenne à l'hectare en quintaux.
Paille de froment.........	153.821.610	22,70
Paille de méteil..........	4.633.487	23,10
Paille d'avoine..........	63.845.540	16,19
Paille d'orge............	12.304.540	16,25
Paille de seigle..........	32.054.890	21,24

(1) *Comptes-rendus de l'Ac. des Sciences,* 1855.

CHAPITRE IV

LES SUCCÉDANÉS DES FOURRAGES VERTS

En dehors des plantes fourragères dont il a été question précédemment, il existe un très grand nombre de produits qui peuvent être avantageusement utilisés dans certaines circonstances de guerre, lorsque les denrées habituelles du cheval, du mulet, ou des troupeaux d'approvisionnement qui suivent les armées sont insuffisantes, ou font absolument défaut. Citons les céréales en vert (avoine, blé, maïs, millet, orge, sarrasin, seigle, sorgho, riz); les betteraves, carottes, choux, courges, navets, panais, pommes de terre, topinambours; les tiges vertes de la plupart des plantes potagères (fèves, haricots, lentilles, pois, courge, arachide); les feuilles et les ramilles des arbres.

§ I. — CÉRÉALES EN VERT. HERBES DIVERSES
RACINES FOURRAGÈRES

Avoine. — Avoine en vert, semée en mars 1898, à Epinay-sur-Seine. — 1. Plantes récoltées et examinées le 10 juin; grains non formés; longueur moyenne : 0 m. 90; — 2. Id., 29 juin; — 3. Id., 22 juillet. — Les matières sucrées comprises dans les matières extractives se trouvent à peu près dans les mêmes proportions que dans le blé qui suit; il y a trace de manganèse dans les cendres.

LES FOURRAGES

	1		2		3	
	A l'état normal.	A l'état sec.	A l'état normal.	A l'état sec.	A l'état normal.	A l'état sec.
Eau....................	90,60	0,00	77,90	0,00	44,70	0,00
Matières azotées......	1,19	12,72	1,63	7,36	3,54	6,40
— grasses......	0,46	4,80	1,19	5,40	2,82	5,10
— extractives...	5,00	53,28	12,45	56,34	31,97	57,80
Cellulose...............	1,92	20,40	4,99	22,60	13,27	24,00
Cendres...............	0,83	8,80	1,84	8,30	3,70	6,70
	100,00	100,00	100,00	100,00	100,00	100,00

Blé. — Blé en vert, semé à Epinay-sur-Seine, en novembre 1897; plantes coupées à quelques centimètres du sol. — 1. Plantes récoltées et examinées le 10 juin 1898; grains non formés dans les épis; longueur moyenne : 1 m. ; — 2. Id., le 29 juin; grains bien formés; longueur moyenne : 1 m. 20; — 3. Id., le 22 juillet; grains demi-mûrs; même longueur. — Les matières extractives, le 10 juin, contiennent environ 6 pour 100 de matières sucrées, à l'état sec; le 22 juillet, elles sont en moindre proportion.

	1		2		3	
	A l'état normal.	A l'état sec.	A l'état normal.	A l'état sec.	A l'état normal.	A l'état sec.
Eau....................	73,10	0,00	65,20	0,00	35,70	0,00
Matières azotées......	1,76	6,52	1,49	4,28	2,74	4,26
— grasses......	0,87	3,25	0,69	2,00	1,09	1,70
— extractives...	15,99	59,47	21,20	60,92	38,10	59,24
Cellulose...............	7,08	26,30	9,68	27,80	18,64	29,00
Cendres...............	1,20	4,46	1,74	5,00	3,73	5,80
	100,00	100,00	100,00	100,00	100,00	100,00

Betteraves fourragères. — 1. Betterave blanche à collet vert, semée à Saint-Julien en avril 1896, et récoltée, fin de septembre ; analyses des feuilles ; — 2. Id., analyse des racines ; acidité : 0,165 ; les matières extractives contiennent 3,95 sucre à l'état normal, soit 54,87 à l'état sec ; — 3. Betterave jaune, semée à Saint-Julien en avril 1896 et récoltée en septembre; analyse des feuilles; — 4. Id., analyse des racines; acidité : 0,118; les matières extractives contiennent 4,15 sucre à l'état normal, soit 55,34 à l'état sec; — 5. Betterave rouge de même provenance, semée et récoltée dans les mêmes conditions; analyse des feuilles; — 6. Id., racines; acidité : 0,070. Les matières extractives contiennent 4,05 sucre à l'état normal, soit 54,73 à l'état sec; il y a traces de manganèse dans toutes les cendres.

	1		2		3	
	A l'état normal.	A l'état sec.	A l'état normal.	A l'état sec.	A l'état normal.	A l'état sec.
Eau	82,00	0,00	92,80	0,00	88,60	0,00
Matières azotées	2,07	11,48	0,49	6,82	1,88	16,52
— grasses	0,43	2,40	0,06	0,85	0,30	2,65
— extractives	11,10	61,66	4,25	59,05	4,90	42,95
Cellulose	1,58	8,80	1,52	21,10	1,56	13,68
Cendres	2,82	15,66	0,88	12,18	2,76	24,20
	100,00	100,00	100,00	100,00	100,00	100,00

	4		5		6	
	A l'état normal.	A l'état sec.	A l'état normal.	A l'état sec.	A l'état normal.	A l'état sec.
Eau	92,50	0,00	92,20	0,00	92,60	0,00
Matières azotées	0,70	9,36	1,39	17,76	0,57	7,66
— grasses	0,07	0,93	0,12	1,60	0,06	0,81
— extractives	4,47	59,60	3,90	49,99	4,67	63,11
Cellulose	1,36	18,15	0,88	11,25	1,21	16,40
Cendres	0,90	11,96	1,51	19,40	0,89	12,02
	100,00	100,00	100,00	100,00	100,00	100,00

Carottes. — 1. Carotte blanche, semée à Saint-Julien, fin de mars 1903 et récoltée en septembre; analyse des feuilles; — 2. Id., Racines; les matières extractives comprennent 0,49 sucre à l'état normal, soit 41,5 à l'état sec; — 3. Carotte blanche de même provenance, semée en juillet 1903 et récoltée fin de septembre; analyse des feuilles; — 4. Id., Racines.

	1		2	
	A l'état normal.	A l'état sec.	A l'état normal.	A l'état sec.
Eau....................	85,70	0,00	88,20	0,00
Matières azotées.........	2,64	18,48	0,89	7,58
— grasses..........	0,33	2,30	0,19	1,60
— extractives......	6,76	47,27	8,75	74,12
Cellulose................	1,84	12,85	0,73	6,20
Cendres.................	2,73	19,10	1,24	10,50
	100,00	100,00	100,00	100,00

	3		4	
	A l'état normal.	A l'état sec.	A l'état normal.	A l'état sec.
Eau....................	87,50	0,00	88,10	0,00
Matières azotées.........	2,63	21,00	0,97	8,12
— grasses..........	0,27	2,20	0,22	1,80
— extractives......	5,30	42,40	9,10	76,48
Cellulose................	1,64	13,10	0,64	5,40
Cendres.................	2,66	21,30	0,97	8,20
	100,00	100,00	100,00	100,00

Herbes diverses. — 1. Gazon du jardin du Luxembourg, fauché le 30 juillet 1898; mélange de plusieurs graminées; les produits analysés avaient 10 à 15 cm. de longueur; — 2. Gazon de la même provenance, pris sur pied, 25 février 1899; les matières extractives contiennent 0,54 sucre à l'état normal, soit 3 à l'état sec; — 3. Feuilles vertes de haricot, récoltées à Saint-Julien, sept. 1903; — 4. Herbes indéterminées, provenant de fourrages verts consommés par la cavalerie du gouvernement de Paris, juin 1897.

	1		2	
	A l'état normal.	A l'état sec.	A l'état normal.	A l'état sec.
Eau	71,20	0,00	82,00	0,00
Matières azotées.........	5,61	19,48	3,87	21,52
— grasses..........	1,56	5,40	0,88	4,88
— extractives......	14,44	50,12	8,50	47,22
Cellulose................	4,00	13,90	2,47	13,70
Cendres.................	3,19	11,10	2,28	12,68
	100,00	100,00	100,00	100,00

	3		4	
	À l'état normal.	À l'état sec.	À l'état normal.	À l'état sec.
Eau....................	82,60	0,00	66,40	0,00
Matières azotées.........	3,39	19,44	2,64	7,86
— grasses..........	1,06	6,10	1,00	2,95
— extractives......	9,25	53,16	17,95	53,44
Cellulose...............	1,46	8,40	9,21	27,40
Cendres................	2,44	12,90	2,80	8,35
	100,00	100,00	100,00	100,00

Maïs. — 1. Pied de maïs, non arrivé à maturité, cueilli à Saint-Julien en septembre 1898; longueur 1 m. 20; analyse de la partie supérieure de la tige, sans les feuilles; — 2. Id., partie inférieure de la tige; — 3. Id., feuilles supérieures, vertes; traces de manganèse dans les cendres; — 4. Id., feuilles inférieures, commençant à jaunir; manganèse dans les cendres; — 5. Id., stigmates; manganèse dans les cendres; — 6. Maïs-fourrage récolté à Saint-Julien, 15 sept. 1903; longueur 0,90.

	1		2		3	
	À l'état normal.	À l'état sec.	À l'état normal.	À l'état sec.	À l'état normal.	À l'état sec.
Eau................	67,00	0,00	70,00	0,00	24,60	0,00
Matières azotées......	0,76	2,30	0,56	1,88	3,89	5,16
— grasses......	0,30	0,90	0,47	1,56	1,43	1,90
— sucrées......	5,15	15,60	9,06	30,20	10,10	13,80
— extractives...	19,30	58,50	13,53	45,08	38,19	50,64
Cellulose...........	6,93	21,00	5,97	19,90	16,97	22,50
Cendres.............	0,56	1,70	0,41	1,38	4,32	6,00
	100,00	100,00	100,00	100,00	100,00	100,00

	4		5		6	
	À l'état normal.	À l'état sec.	À l'état normal.	À l'état sec.	À l'état normal.	À l'état sec.
Eau................	13,50	0,00	21,00	0,00	81,00	0,00
Matières azotées......	3,44	3,98	9,02	11,42	0,92	4,88
— grasses......	1,25	1,45	1,42	1,80	0,35	1,85
— sucrées......	9,86	11,40	traces	traces	3,64	19,18
— extractives...	45,70	52,82	56,91	72,04	8,88	46,62
Cellulose...........	19,98	23,10	9,17	11,60	4,57	24,10
Cendres.............	6,27	7,25	2,48	3,14	0,64	3,37
	100,00	100,00	100,00	100,00	100,00	100,00

Navets. — 1. Navet jaune, semé à Saint-Julien en juin 1896, récolté en septembre 1896; analyse des feuilles; — 2. Id., analyse des racines; acidité : 0,118; les matières extractives contiennent 4,65 de sucre à l'état normal, soit 52,87 à l'état sec; traces de manganèse dans les cendres; — 3. Petit navet jaune semé après le blé, récolté fin de septembre 1903; analyses des feuilles; — 4. Id., racines; — 5. Navet rave, récolté à Saint-Julien en sept. 1903; analyse des feuilles; — 6. Id. racines.

	1		2		3	
	À l'état normal.	À l'état sec.	À l'état normal.	À l'état sec.	À l'état normal.	À l'état sec.
Eau	88,20	0,00	91,20	0,00	84,90	0,00
Matières azotées	2,43	20,58	0,93	10,59	1,75	11,62
— grasses	0,46	3,90	0,10	1,14	0,57	3,75
— extractives	6,10	51,73	5,34	60,62	8,64	57,23
Cellulose	1,47	12,44	1,91	21,75	1,84	12,20
Cendres	1,34	11,35	0,52	5,90	2,30	15,20
	100,00	100,00	100,00	100,00	100,00	100,00

	4		5		6	
	À l'état normal.	À l'état sec.	À l'état normal.	À l'état sec.	À l'état normal.	À l'état sec.
Eau	85,00	0,00	88,70	0,00	90,00	0,00
Matières azotées	0,71	4,74	2,71	23,98	1,41	14,13
— grasses	0,25	1,67	0,30	2,62	0,28	2,84
— extractives	11,56	77,03	4,88	43,17	6,21	62,07
Cellulose	1,49	9,96	1,42	12,55	1,20	12,00
Cendres	0,99	6,60	1,99	17,68	0,90	8,96
	100,00	100,00	100,00	100,00	100,00	100,00

Orge. Seigle. — 1. Orge en vert, cueillie à Epinay, 10 juin 1898; courte, épi non formé; les matières extractives contiennent 0,60 sucre à l'état normal, soit 5 à l'état sec; — 2. Seigle en vert, semé à Epinay en sept. 1897; examiné le 10 juin; — 3. Id., examiné le 29 juin; les matières extractives contiennent 2,52 sucre à l'état normal, soit 6 à l'état sec.

	1		2		3	
	A l'état normal.	A l'état sec.	A l'état normal.	A l'état sec.	A l'état normal.	A l'état sec.
Eau................	88,10	0,00	65,40	0,00	58,00	0,00
Matières azotées......	2,50	21,02	2,81	8,12	2,22	5,29
— grasses.......	0,54	4,50	0,69	2,00	0,82	1,96
— extractives...	6,13	51,52	20,75	59,99	26,43	62,92
Cellulose.............	2,24	18,86	8,86	25,60	10,86	25,85
Cendres.............	0,49	4,10	1,49	4,30	1,67	3,98
	100,00	100,00	100,00	100,00	100,00	100,00

Sarrasin. — 1. Plante verte, coupée 10 jours avant la récolte, Saint-Julien, 1903; analyse de la tige avec les feuilles et les graines; traces de manganèse dans les cendres; analyse à l'état normal; — 2. Id., à l'état sec; — 3. Plante prise au moment de la récolte, séchée à l'air et examinée un mois plus tard, Saint-Julien, 1897; long. 0 m. 65; analyse des feuilles; — 4. Id., analyse des sommités dépourvues de grains, mais ayant encore des débris de fleurs tardives; — 5. Id., analyse de la tige nue; acidité : 0,327.

	1	2	3	4	5
Eau................	72,40	0,00	8,10	8,00	11,30
Matières azotées......	2,35	8,51	22,70	13,50	4,28
— grasses.....	0,48	1,72	4,95	3,10	1,20
— extractives..	15,57	56,43	41,40	54,50	36,72 (1)
Cellulose.............	5,92	21,45	7,65	15,90	39,90
Cendres.............	3,28	11,89	15,20	5,00	6,60
	100,00	100,00	100,00	100,00	100,00

(1) Dont 5.70 de sucre. Cette proportion élevée de sucre vient de ce que la floraison et la maturité du sarrasin sont successives. Les grains de la partie inférieure de la tige sont, en effet, déjà mûrs quand il y a encore des bouquets de fleurs au sommet. Si l'on attendait pour la récolte que les feuilles soient tombées, que les tiges soient sèches et toutes les fleurs passées, on perdrait les meilleurs grains. On coupe ordinairement le sarrasin lorsque les trois quarts des grains ont pris une couleur brune et on laisse en javelles, pendant quelques jours, pour achever la maturité et activer la dessiccation.

§ II. — FEUILLES ET RAMILLES

Les feuilles d'arbres et les ramilles ont servi, de tout temps, à l'alimentation du bétail. On peut dire avec Parmentier (1) qu'il y a peu d'arbres dont les feuilles et les jeunes pousses ne conviennent aux bestiaux. Les plus recherchés sont le charme, l'érable, le mûrier, l'orme, le saule, le tilleul et la vigne.

Voici la liste des produits que nous avons examinés. Tous ne sont pas utilisables; quelques-uns peuvent même occasionner des accidents, tels que l'ailanthe glanduleux, le buis et le sureau : nous avons pensé, néanmoins, que leurs analyses intéressaient la physiologie végétale, et c'est à ce titre que nous les rapportons.

Acacia blanc ou robinier faux acacia (*Robinia pseudo-acacia*).
Ailanthe glanduleux ou vernis du Japon (*Ailanthus glandulus*).
Aubépine (*Cratœgus*).
Aune commun ou glutineux (*Alnus glutinosa*).
Bouleau (*Betula alba*).
Buis (*Buxus sempervirens*).
Cerisier (*Prunus cerasus*).
Charme ou charmille (*Carpinus betulus*).
Châtaignier (*Castanea vulgaris*).
Chêne (*Quercus robur*).
Figuier (*Ficus carica*).
Fraisier (*Fragaria vesca*).
Frêne (*Fraxinus excelsior*).
Groseillier (*Ribes rubrum*).
Houx (*Ilex aquifolium*).
Lierre (*Hedera helix*).
Marronnier d'Inde (*Œsculus hippocastanum*).
Noisetier (*Corylus avellana*).
Orme (*Ulmus campestris*).
Pêcher (*Amygdalus persica*).
Peuplier du Canada (*Populus monilifera*).
Pin (*Pinus sylvestris*).
Platane (*Platanus orientalis*).
Poirier (*Pyrus communis*).
Pommier (*Pyrus malus*).
Prunier (*Prunus domestica*).
Saule (*Salix alba*).
Sureau (*Sambucus nigra*).
Tilleul (*Tilia Europea*).
Vigne (*Vitis vinifera*).

Acacia blanc. Ailanthe glanduleux. — 1. Feuilles d'acacia blanc (Robinier faux acacia) tombées de l'arbre le

---

(1) Instruction sur les moyens de suppléer à la disette des fourrages. Paris, 1785.

jour de l'analyse ; Paris, 4 novembre 1898 ; — 2. Feuilles d'ailanthe (vernis du Japon); deux feuilles entières comprenant 33 pétioles pèsent 16 gr. 3; Paris, oct. 1898; les matières extractives contiennent 5,70 sucre à l'état normal, soit 16 à l'état sec ; — 3. Id., feuilles du même arbre, examinées en août 1899.

	1		2		3	
	A l'état normal.	A l'état sec.	A l'état normal.	A l'état sec.	A l'état normal.	A l'état sec.
Eau................	65,20	0,00	64,40	0,00	66,40	0,00
Matières azotées......	2,94	8,46	4,06	11,42	6,50	19,34
— grasses	0,84	2,41	1,73	4,85	1,59	4,75
— extractives...	21,68	62,30	22,97	64,51	19,83	59,01
Cellulose............	7,18	20,63	3,44	9,67	2,52	7,50
Cendres.............	2,16	6,20	3,40	9,55	3,16	9,40
	100,00	100,00	100,00	100,00	100,00	100,00

Aubépine. Aune. Bouleau. — 1. Pousses nouvelles d'aubépine de 0 m. 15; bois de Meudon, 20 juin 1898; analyse des feuilles seules ; — 2. Id., analyse des tigelles ; — 3. Pousses de l'année; bois de Meudon, 24 oct. 1898; analyse des feuilles ; — 4. Id., analyse des tigelles ; — 5. Feuilles d'aune commun, Saint-Julien, 15 sept. 1903 ; — 6. Pousses nouvelles de bouleau de 0 m. 15; Meudon, 20 juin 1898 ; analyse des feuilles ; — 7. Id., analyse des tigelles; les matières grasses retirées des feuilles et des tigelles ont l'aspect d'un vernis épais; elles comprennent des matières cireuses, résineuses et chlorophylliennes; il y a traces de manganèse dans les cendres ; — 8. Pousses de l'année; Meudon, 24 oct. 1898; analyse des feuilles ; — 9. Id., analyse des tigelles.

	1		2		3	
	A l'état normal.	A l'état normal.	A l'état normal.	A l'état sec.	A l'état normal.	A l'état sec.
Eau................	58,70	0,00	62,70	0,00	55,80	0,00
Matières azotées......	9,50	23,00	7,12	19,90	5,35	12,10
— grasses.......	1,40	3,40	1,64	4,40	1,46	3,30
— sucrées.......	3,72	9,00	2,98	8,00	traces	traces
— extractives...	21,64	52,40	16,83	45,10	26,05	58,94
Cellulose............	2,89	7,00	6,94	18,60	8,78	19,86
Cendres.............	2,15	5,20	1,49	4,00	2,56	5,80
	100,00	100,00	100,00	100,00	100,00	100,00

	4		5		6	
	A l'état normal.	A l'état sec.	A l'état normal.	A l'état sec.	A l'état normal.	A l'état sec.
Eau..................	46,30	0,00	58,50	0,00	66,40	0,00
Matières azotées......	1,59	2,96	8,71	21,00	7,19	21,40
— grasses......	1,18	2,20	3,23	7,78	6,25	18,60
— sucrées......	traces	traces	2,70	6,50	2,02	6,00
— extractives...	22,25	41,44	21,47	51,73	12,93	38,50
Cellulose.............	26,75	49,80	2,89	6,96	3,43	10,20
Cendres..............	1,93	3,60	2,50	6,03	1,78	5,30
	100,00	100,00	100,00	100,00	100,00	100,00

	7		8		9	
	A l'état normal.	A l'état sec.	A l'état normal.	A l'état sec.	A l'état normal.	A l'état sec.
Eau..................	69,20	0,00	62,00	0,00	42,50	0,00
Matières azotées......	4,25	13,80	4,26	11,20	2,99	5,20
— grasses......	2,23	7,25	4,99	13,15	3,68	6,40
— sucrées......	1,85	6,00	traces	traces	traces	traces
— extractives...	12,74	41,35	18,68	49,15	30,32	52,74
Cellulose.............	8,47	27,50	8,09	21,30	18,29	31,80
Cendres..............	1,26	4,10	1,98	5,20	2,22	3,86
	100,00	100,00	100,00	100,00	100,00	100,00

Buis. Cerisier. — **1.** Feuilles de buis, du jardin botanique de l'Ecole de pharmacie de Paris, 4 novembre 1898; traces de manganèse dans les cendres; — **2.** Feuilles de cerisier, Saint-Julien, 18 sept. 1899.

	1		2	
	A l'état normal.	A l'état sec.	A l'état normal.	A l'état sec.
Eau..................	59,30	0,00	36,60	0,00
Matières azotées......	5,20	12,78	5,92	9,34
— grasses......	1,78	4,36	2,54	4,00
— extractives....	25,60	62,91	42,79	67,50
Cellulose.............	5,90	14,50	6,50	10,26
Cendres..............	2,22	5,45	5,65	8,90
	100,00	100,00	100,00	100,00

Charme. Châtaignier. — 1. Feuilles de charme; Meudon, 4 novembre 1898; traces de manganèse dans les cendres; — 2. Id., Saint-Julien, 15 sept. 1903; — 3. Feuilles de châtaignier, tombées de l'arbre; Meudon, 4 novembre 1898; poids de 40 feuilles : 12 gr. 4. Les feuilles de châtaignier et les châtaignes en grumes sont employées en Corse pour l'alimentation du bétail, et en particulier des mulets et des chevaux.

	1		2		3	
	A l'état normal.	A l'état sec.	A l'état normal.	A l'état sec.	A l'état normal.	A l'état sec.
Eau.................	49,30	0,00	65,40	0,00	37,10	0,00
Matières azotées......	4,06	8,00	5,85	16,92	2.00	3,18
— grasses......	0,68	1,35	1,16	3,35	1,83	2,90
— extractives...	33,94	66,95	20,23	58,46	40,48	64,36
Cellulose.............	8,80	17,36	4,97	14,35	16,54	26,30
Cendres..............	3,22	6,34	2,39	6,92	2,05	3,26
	100,00	100,00	100,00	100,00	100,00	100,00

Chêne. — 1. Pousses de chênes nouvelles, longueur 0 m. 15; Meudon, 20 juin 1898; analyse des feuilles; les matières extractives contiennent 1,47 sucre à l'état normal, soit 6 à l'état sec; il y a traces de manganèse dans les cendres; — 2. Id., analyse des tigelles; manganèse dans les cendres; — 3. Pousses de l'année ; même provenance, 24 oct. 1898; analyse des feuilles; traces de sucre; manganèse dans les cendres ; — 4. Id., analyse des tigelles ; — 5. Glands tombés du même arbre; 22 glands, sans cupules, pèsent 50 gr. dont : amandes 35,2 et enveloppes 14,8; analyse des amandes; les matières extractives comprennent une forte proportion d'amidon qui justifie l'emploi des glands dans l'alimentation du bétail et parfois de l'homme (1); — 6. Id., analyse des enveloppes; — 7. Id. Analyse des cupules.

(1) « L'armée française cantonnée dans les environs de Salamanque (1812), où se trouvaient d'immenses forêts de *quercus ballota*, vécut, pendant plusieurs jours, des fruits de cet arbre. Ce sont des glands d'une saveur agréable, qui tient le milieu entre celle de la noisette et celle de la châtaigne. Fée. *Flore de Virgile*, art. *Quercus*. » Voy. d'autre part : Balland, la Chimie alimentaire dans l'œuvre de Parmentier, p. 27.

	1		2	
	A l'état normal.	A l'état sec.	A l'état normal.	A l'état sec.
Eau....................	75,50	0,00	77,00	0,00
Matières azotées.........	4,74	19,34	2,05	8,90
— grasses........	1,10	4,50	0,92	4,00
— extractives......	14,77	60,27	14,91	64,85
Cellulose................	3,01	12,30	4,51	19,60
Cendres.................	0,88	3,59	0,61	2,65
	100,00	100,00	100,00	100,00

	3		4	
	A l'état normal.	A l'état sec.	A l'état normal.	A l'état sec.
Eau....................	36,00	0,00	42,50	0,00
Matières azotées.........	5,52	8,62	2,19	3,82
— grasses........	1,83	2,86	1,09	1,90
— extractives......	42,20	65,94	35,96	62,53
Cellulose................	11,44	17,88	17,14	29,80
Cendres.................	3,01	4,70	1,12	1,95
	100,00	100,00	100,00	100,00

	5		6		7	
	A l'état normal	A l'état sec.	A l'état normal.	A l'état sec.	A l'état normal.	A l'état sec.
Eau....................	49,40	0,00	56,00	0,00	31,60	0,00
Matières azotées.........	2,63	5,20	1,02	2,32	2,30	3,36
— grasses......	1,72	3,40	0,62	1,41	0,31	0,45
— extractives...	44,01	86,98	30,37	69,02	37,08	54,21
Cellulose................	1,28	2,52	11,00	25,00	24,21	35,40
Cendres.................	0,96	1,90	0,99	2,25	4,50	6,58
	100,00	100,00	100,00	100,00	100,00	100,00

Figuier. Fraisier. Frêne. — 1. Feuilles entières de figuier, avec pétioles; Paris, 18 octobre 1898; 6 feuilles pèsent 70 gr.; — 2. Feuilles de fraisier, Saint-Julien, 18 septembre 1899; — 3. Feuilles de frêne; Meudon, 24 octobre 1898.

	1		2		3	
	A l'état normal.	A l'état sec.	A l'état normal.	A l'état sec.	A l'état normal.	A l'état sec.
Eau..................	74,30	0,00	39,60	0,00	78,80	0,00
Matières azotées......	2,81	10,92	5,79	9,58	2,37	11,20
— grasses......	0,81	3,18	3,84	6,36	0,89	4,20
— extractives...	15,22	59,20	36,25	60,01	12,53	59,10
Cellulose.............	4,01	15,60	8,21	13,60	2,72	12,80
Cendres..............	2,85	11,10	6,31	10,45	2,69	12,70
	100,00	100,00	100,00	100,00	100,00	100,00

Groseillier. Houx. Lierre. — Feuilles de groseillier rouge, Paris, 4 nov. 1898; — 2. Feuilles de houx; jardin botanique de l'Ecole de pharmacie de Paris, 25 février 1899; 16 feuilles pèsent 30 gr. 50. Les feuilles de houx sont employées pendant l'hiver, comme fourrage vert, dans certaines parties du Morbihan (1); — 3. Feuilles de lierre, Paris, 4 nov. 1898; les feuilles sont recherchées par les moutons et les chèvres.

	1		2		3	
	A l'état normal.	A l'état sec.	A l'état normal.	A l'état sec.	A l'état normal.	A l'état sec.
Eau..................	66,40	0,00	57,10	0,00	68,50	0,00
Matières azotées......	4,27	12,72	3,84	8,96	3,54	11,24
— grasses......	1,96	5,85	2,69	6,28	1,02	3,25
— extractives...	20,28	60,33	24,47	57,04	20,73	65,86
Cellulose.............	3,86	11,49	8,19	19,10	4,36	13,85
Cendres..............	3,23	9,61	3,71	8,65	1,83	5,80
	100,00	100,00	100,00	100,00	100,00	100,00

Marronnier d'Inde. — Feuilles entières, prises sur l'arbre; Paris, 11 avril 1899; manganèse dans les cendres; — 2. Feuilles entières; Paris, 12 mai 1899; — 3. Fleurs du même arbre, 12 mai 1899; — 4. Pédoncules floraux, 12 mai 1899; — 5. Feuilles entières, tombées de l'arbre; Paris, oct. 1899; 5 feuilles pèsent 23 gr. 5; — 6. Feuilles de la 2ᵉ pousse, même arbre, oct. 1899; 10 feuilles pèsent 32 gr.

---

(1) J. PIERRE, Etudes d'agronomie, t. II, p. 80.

	1		2		3	
	À l'état normal.	À l'état sec.	À l'état normal.	À l'état sec.	À l'état normal.	À l'état sec.
Eau.................	79,20	0,00	67,00	0,00	37,40	0,00
Matières azotées......	4,61	22,18	5,58	16,98	4,61	7,36
— grasses......	0,78	3,76	1,32	3,97	1,09	1,75
— extractives...	11,83	56,81	16,91	51,40	38,37	61,29
Cellulose.............	2,15	10,35	6,89	20,95	12,77	20,40
Cendres.............	1,43	6,90	2,30	6,70	5,76	9,20
	100,00	100,00	100,00	100,00	100,00	100,00

	4		5		6	
	À l'état normal.	À l'état sec.	À l'état normal.	À l'état sec.	À l'état normal.	À l'état sec.
Eau.................	82,50	0,00	60,60	0,00	73,00	0,00
Matières azotées......	3,21	18,34	4,41	11,20	4,31	15,96
— grasses......	0,43	2,45	0,49	1,25	1,13	4,20
— extractives...	8,66	49,51	23,52	59,70	15,19	56,24
Cellulose.............	3,78	21,60	9,30	23,60	5,26	19,50
Cendres.............	1,42	8,10	1,68	4,25	1,11	4,10
	100,00	100,00	100,00	100,00	100,00	100,00

1. Fruit du marronnier; Paris, 3 juillet 1899; analyse des amandes; — 2. Analyse des enveloppes; — 3. Fruit, 28 sept. 1899; un fruit entier pesant 56 gr. a donné : capsule épineuse 27 gr. 2 et trois marrons dont 22 gr. pour l'amande et 6,80 pour les enveloppes, soit p. 100 : capsule épineuse, 48,58; enveloppes des marrons, 12,14; amande des marrons, 39,28; analyse de la capsule épineuse; — 4. Id., analyse des enveloppes; — 5. Analyse des amandes. — D'après Le Maout et Decaisne (1), les marrons d'Inde seraient donnés, en Turquie, aux chevaux poussifs. D'après Cornevin on peut, dans une certaine mesure, les utiliser dans l'alimentation du bétail.

	1		2		3	
	À l'état normal.	À l'état sec.	À l'état normal.	À l'état sec.	À l'état normal.	À l'état sec.
Eau.................	70,50	0,00	71,60	0,00	78,20	0,00
Matières azotées......	3,53	11,96	1,65	5,80	1,71	7,86
— grasses......	0,70	2,38	0,43	1,50	0,16	0,75
— extractives...	23,18	78,56	15,39	54,19	11,48	52,65
Cellulose.............	0,91	3,10	10,01	35,25	6,53	29,94
Cendres.............	1,18	4,00	0,92	3,76	1,92	8,80
	100,00	100,00	100,00	100,00	100,00	100,00

(1) Traité général de botanique, p. 337. Paris, 1876.

	4		5	
	À l'état normal.	À l'état sec.	À l'état normal.	À l'état sec.
Eau........................	54,60	0,00	54,40	0,00
Matières azotées...........	1,62	3,58	8,52	18,69
— grasses............	1,11	2,45	1,80	3,95
— extractives........	31,09	68,47	31,90	69,96
Cellulose..................	9,58	21,10	1,65	3,62
Cendres...................	2,00	4,40	1,73	3,78
	100,00	100,00	100,00	100,00

Noisetier. — 1. Pousses nouvelles de 0 m. 15; Meudon, 20 juin 1898; analyse des feuilles; traces manganèse dans les cendres; — 2. Id., analyse des tigelles; — 3. Pousses de l'année; même provenance, 4 nov. 1898; analyse des feuilles; — 4. Id., analyse des tigelles.

	1		2	
	À l'état normal.	À l'état sec.	À l'état normal.	À l'état sec.
Eau........................	73,80	0,00	81,60	0,00
Matières azotées...........	5,14	19,64	1,92	10,42
— grasses............	0,92	3,50	0,40	2,20
— extractives........	14,71	56,16	10,66	57,96
Cellulose..................	3,54	13,50	4,10	22,30
Cendres...................	1,89	7,20	1,32	7,12
	100,00	100,00	100,00	100,00

	3		4	
	À l'état normal.	À l'état sec.	À l'état normal.	À l'état sec.
Eau........................	55,00	0,00	46,50	0,00
Matières azotées...........	4,00	8,90	3,44	6,44
— grasses............	1,35	3,00	0,64	1,20
— extractives........	29,26	65,02	32,96	61,60
Cellulose..................	7,56	16,80	15,14	28,30
Cendres...................	2,83	6,28	1,32	2,46
	100,00	100,00	100,00	100,00

Orme. Pêcher. Peuplier. — 1. Feuilles d'Orme; Paris, 4 nov. 1898; — 2. Feuilles de pêcher; Paris, oct. 1898; 75 feuilles pèsent 32 gr.; les matières grasses contiennent des matières cireuses — 3. Feuilles de peuplier du Canada ; Paris, nov. 1898.

	1		2		3	
	À l'état normal.	À l'état sec.	À l'état normal.	À l'état sec.	À l'état normal.	À l'état sec.
Eau....................	49,60	0,00	62,60	0,00	54,00	0,00
Matières azotées......	5,65	11,22	4,19	11,20	1,76	3,82
— grasses......	2,29	4,55	2,81	7,50	1,49	3,25
— extractives...	32,13	63,74	21,45	57,35	28,87	62,77
Cellulose.............	5,87	11,65	4,09	10,95	7,13	15,50
Cendres..............	4,46	8,84	4,86	13,00	6,75	14,66
	100,00	100,00	100,00	100,00	100,00	100,00

Pin. Platane. — 1. Feuilles de pin ; Paris, 4 nov. 1898 ; traces de manganèse dans les cendres ; — 2. Feuilles entières de platane ; Paris, 4 nov. 1898 ; — 3. Écorce de platane, détachée du même arbre.

	1		2		3	
	À l'état normal.	À l'état sec.	À l'état normal.	À l'état sec.	À l'état normal.	À l'état sec.
Eau....................	62,10	0,00	68,60	0,00	12,00	0,00
Matières azotées......	2,80	7,39	2,48	7,91	2,06	2,34
— grasses......	1,66	4,38	0,62	1,96	3,87	4,40
— extractives...	22,22	58,62	21,99	70,04	44,75	50,85
Cellulose.............	9,53	25,15	4,84	15,40	29,42	33,43
Cendres..............	1,69	4,46	1,47	4,69	7,90	8,98
	100,00	100,00	100,00	100,00	100,00	100,00

Poirier. Pommier. — 1. Feuilles de poirier ; Saint-Julien, 18 sept. 1899 ; — 2. Id. ; Paris, 15 juin 1902 ; — 3. Feuilles de pommier ; Saint-Julien, 18 sept. 1899 ; — 4. Id. ; Paris, 15 juin, 1902.

	1		2	
	À l'état normal.	À l'état sec.	À l'état normal.	À l'état sec.
Eau....................	37,00	0,00	40,30	0,00
Matières azotées.........	4,76	7,56	11,45	19,18
— grasses.........	4,07	6,45	2,33	3,90
— extractives......	41,77	66,30	33,75	56,52
Cellulose..............	7,40	11,75	6,86	11,50
Cendres..............	5,00	7,94	5,31	8,90
	100,00	100,00	100,00	100,00

	3		4	
	A l'état normal.	A l'état sec.	A l'état normal.	A l'état sec.
Eau.....................	51,10	0,00	59,30	0,00
Matières azotées.........	3,87	7,91	5,98	14,70
— grasses..........	3,45	7,05	1,43	3,50
— extractives......	33,08	67,66	27,47	67,50
Cellulose................	6,09	12,46	3,87	9,50
Cendres.................	2,41	4,92	1,95	4,20
	100,00	100,00	100,00	100,00

Prunier. Ronce. — 1. Feuilles de prunier; Paris, 18 oct. 1898; 54 feuilles pèsent 50 gr.; — 2. Id.; Saint-Julien, 18 sept. 1899; — 3. Feuilles de ronce; Meudon, nov. 1898.

	1		2		3	
	A l'état normal.	A l'état sec.	A l'état normal.	A l'état sec.	A l'état normal.	A l'état sec.
Eau..................	60,00	0,00	38,20	0,00	59,20	0,00
Matières azotées.......	3,26	8,15	7,29	11,79	2,58	6,33
— grasses......	2,32	5,80	2,72	4,40	2,08	5,10
— extractives...	24,60	61,50	39,98	64,70	28,78	70,53
Cellulose.............	4,26	10,65	6,04	9,78	6,12	15,00
Cendres..............	5,56	13,90	5,77	9,33	1,24	3,04
	100,00	100,00	100,00	100,00	100,00	100,00

Saule. Sureau. — 1. Feuilles de saule; Paris, nov. 1898; — 2. Id., Saint-Julien, 15 sept. 1903; traces de manganèse dans les cendres; — 3. Feuilles de Sureau; Paris, nov. 1898; manganèse dans les cendres.

	1		2		3	
	A l'état normal.	A l'état sec.	A l'état normal.	A l'état sec.	A l'état normal.	A l'état sec.
Eau..................	20,20	0,00	75,00	0,00	69,70	0,00
Matières azotées.......	8,12	10,17	5,34	21,36	7,19	23,72
— grasses......	2,35	2,97	0,78	3,10	1,10	3,65
— extractives...	56,78	71,15	14,18	56,70	13,79	45,53
Cellulose.............	9,15	11,45	2,44	9,78	3,64	12,00
Cendres..............	3,40	4,26	2,26	9,06	4,58	15,10
	100,00	100,00	100,00	100,00	100,00	100,00

Tilleul. — 1. Jeunes pousses, prises au pied d'un vieux tilleul de l'Hôtel des Invalides; longueur 0 m. 15; 13 juin 1898; analyse des feuilles; — 2. Id.; analyse des tigelles; — 3. Feuilles fanées, tombées de l'arbre, août 1898; — 4. Pousses de l'année; 1er février 1899; analyse des extrémités; — 5. Id.; analyse de l'écorce de la partie inférieure; — 6. Id.; analyse des bourgeons; 722 bourgeons pèsent 22 gr.

	1		2		3	
	À l'état normal.	À l'état sec.	À l'état normal.	À l'état sec.	À l'état normal.	À l'état sec.
Eau................	81,60	0,00	81,70	0,00	16,70	0,00
Matières azotées.....	3,33	18,10	2,19	11,96	11,63	13,96
— grasses......	0,75	4,10	0,55	3,00	2,46	2,95
— extractives...	10,85	58,95	11,54	63,09	43,06	51,69
Cellulose...........	2,26	12,30	3,15	17,20	15,49	18,60
Cendres............	1,21	6,55	0,87	4,75	10,66	12,80
	100,00	100,00	100,00	100,00	100,00	100,00

	4		5		6	
	À l'état normal.	À l'état sec.	À l'état normal.	À l'état sec.	À l'état normal.	À l'état sec.
Eau................	58,60	0,00	43,80	0,00	60,50	0,00
Matières azotées.....	4,64	11,21	3,30	5,86	5,03	12,72
— grasses......	2,67	6,44	3,20	5,70	2,09	5,30
— extractives...	24,74	59,76	33,49	59,59	24,34	61,62
Cellulose...........	7,02	16,95	13,85	24,65	5,73	14,50
Cendres............	2,33	5,64	2,36	4,20	2,31	5,86
	100,00	100,00	100,00	100,00	100,00	100,00

Vigne. — 1. Feuilles entières; 14 feuilles pèsent 20 gr., nov. 1898; — 2. Id., Paris, 15 juin 1903.

	1		2	
	À l'état normal.	À l'état sec.	À l'état normal.	À l'état sec.
Eau................	72,50	0,00	87,20	0,00
Matières azotées.....	2,66	9,66	3,43	26,74
— grasses......	2,23	8,10	0,60	4,70
— extractives...	17,90	65,09	7,01	54,76
Cellulose...........	2,73	9,95	0,97	7,60
Cendres............	1,98	7,20	0,79	6,20
	100,00	100,00	100,00	100,00

§ III. — OBSERVATIONS GÉNÉRALES

1. Les feuilles des arbres, cueillies en juin, renferment jusqu'à 87 p. 100 d'eau (vigne). Les matières grasses, sucrées et azotées, y atteignent leur maximum. En octobre, ces mêmes éléments s'y trouvent en moindre proportion.

2. Dans les feuilles à l'état sec, entièrement desséchées à l'étuve, les matières azotées oscillent entre 4 p. 100 (châtaignier, peuplier) et 26 p. 100 (vigne); les matières grasses, représentées par toutes les matières solubles dans l'éther, sont généralement comprises entre 2 et 5 p. 100 : on ne relève un écart considérable que dans le bouleau (18 p. 100). Les matières sucrées atteignent 16 p. 100 dans l'ailante, mais dans les autres feuilles elles ne s'élèvent pas au delà de 8 à 9 p. 100. La cellulose varie le plus souvent entre 10 et 17 p. 100 ; le pin fait exception : on trouve jusqu'à 25 p. 100. Le poids des cendres est plutôt inférieur que supérieur à 10 p. 100 ; le maximum est de 15 p. 100 (peuplier).

3. Les feuilles les plus recherchées par le bétail ont une composition qui se rapproche beaucoup de celle des plantes fourragères ou des foins. Les analyses montrent, en effet, qu'au même degré d'hydratation l'aubépine, le frêne, le lierre, le noisetier, l'orme, le tilleul et la vigne contiennent autant d'azote et de graisse, avec moins de cellulose, par conséquent plus de matières nutritives, que les meilleures luzernes. Les feuilles de charme, de saule, moins azotées, se classeraient plutôt avec les bons foins.

4. Les pousses des arbres, au cours de leur évolution, ont une composition très variable; le maximum d'hydratation est en juin, et il y a plus d'eau dans les tigelles que dans les feuilles : c'est l'inverse en octobre. On trouve aussi, dans les pousses de juin, plus de matières grasses, sucrées et azotées.

Ces matières vont en diminuant progressivement. En octobre, l'azote et la graisse ont diminué parfois de moitié et le sucre a presque entièrement disparu. Tous ces éléments existent d'ailleurs, en octobre comme en juin, en plus forte quantité dans les feuilles que dans les tigelles. La cellulose est toujours plus abondante dans les tigelles et va constamment en augmentant. Les matières minérales, représentées par les cendres, varient peu ; elles sont plus élevées dans les feuilles que dans les tigelles et dans les écorces de celles-ci, il y en a plus que dans les parties sous-jacentes. Les jeunes pousses d'arbre ont à peu près la même composition que les jeunes feuilles : leur valeur alimentaire va en diminuant avec le développement ligneux des tigelles.

5. Il résulte encore, de l'ensemble de nos recherches, que les feuilles, au moment où elles tombent des arbres, contiennent une proportion considérable d'azote qu'il importerait de conserver pour l'agriculture, en les mêlant au fumier au lieu de les brûler en tas, comme on le fait dans beaucoup de fermes.

6. Les feuilles comprises dans le tableau ci-dessous passent pour être toxiques à des degrés divers (1).

Ailanthe glanduleux *ou* vernis du Japon (*Ailanthus glandulosa*). — Feuilles irritantes, vénéneuses.

Aristoloche clématite (*Aristolochia clematites*). — Mêlée à d'autres fourrages, en fortes proportions, elle peut occasionner des accidents sur les chevaux.

Bois joli *ou* Bois gentil (*Daphne mezereum*). — Feuilles âcres et vénéneuses.

Buis (*Buxus sempervirens*). — Feuilles vénéneuses.

Camelée à trois coques (*Cneorum tricoccum*). — Feuilles âcres, drastiques.

Chêne rouvre (*Quercus robur*). — L'abus des jeunes feuil-

---

(1) On trouvera, dans l'ouvrage de Ch. Cornevin mentionné plus haut, des détails sur les effets qu'exercent ces feuilles sur les animaux.

les, au premier printemps, provoque sur les jeunes animaux le *mal de brou*.

Clématite vigne blanche *ou* Viorne (*Clematis vitalba*). — Feuilles vénéneuses, mais beaucoup moins après dessiccation.

Corroyère à feuilles de Myrte *ou* Redoul (*Coriara myrtifolia*). — Feuilles et surtout jeunes pousses vénéneuses.

Cytise commun (*Laburnum vulgare*). — Feuilles vénéneuses, surtout avant la formation de la graine.

Fusain d'Europe *ou* Bois carré (*Evonymus europæus*). — Feuilles vénéneuses avant la floraison.

Gui à fruits blancs (*Viscum album*). — Les baies, qui accompagnent les feuilles, sont vénéneuses.

If (*Taxus baccata*). — Feuilles très vénéneuses.

Laurier-cerise (*Cerasus lauro-cerasus*). — Les feuilles récoltées en juillet sont plus vénéneuses que celles recueillies au printemps.

Laurier-rose (*Nerium oleander*). — Feuilles vénéneuses.

Phytolaque à dix étamines *ou* Raisin d'Amérique (*Phytolacca decandra*). — Dans le Midi de la France, on a constaté l'empoisonnement de chevaux qui avaient mangé des feuilles de cet arbrisseau.

Rhododendrum ferrugineux *ou* Rose des Alpes (*Rhod. ferrugineum*). — Les pousses et les feuilles occasionnent des accidents aux moutons et aux chèvres.

Sabine (*Juniperus sabina*). — Feuilles vénéneuses.

Sumac vénéneux (*Rhus toxicodendron*). — Feuilles âcres, vésicantes.

CHAPITRE V
LES SUCCÉDANÉS DES FOURRAGES SECS

Les fourrages secs employés normalement pour subvenir aux besoins journaliers de l'armée sont : les foins, les avoines, les orges et les pailles de blé, d'avoine ou de seigle. A ces produits, qui ont été examinés précédemment, on peut substituer occasionnellement : les grains de blé, seigle, maïs, riz, sarrasin; les fèves, les féveroles, les pois et d'autres légumineuses indigènes ou exotiques; le millet, le sorgho, les caroubes, etc., les pailles de maïs, millet, riz, sarrasin ; les sons, le pain de munition, le pain de guerre, les tourteaux et tous les fourrages condensés qui, depuis quelques années, tendent à prendre de plus en plus d'extension.

§ I. — FEUILLES ET COSSES SÈCHES

1. Feuilles sèches de maïs entourant l'épi, Saint-Julien, 1902; — 2. Id., Madagascar, 1903; — 3. Cosses sèches de Cajan de Madagascar; — 4. Cosses sèches de doliques de Madagascar; — 5. Id., du Soudan; — 6. Cosses sèches de haricot Mungo, de Madagascar. — La composition de ces cosses se rapproche de celles qui ont été données pour d'autres légumineuses exotiques (arachides, haricots, voandzou, pages 3, 106, 188).

	1	2	3	4	5	6
Eau	10,40	9,90	11,80	10,30	11,40	10,50
Matières azotées	2,38	2,80	3,64	6,70	6,44	5,88
— grasses	0,65	0,45	0,85	0,90	1,28	0,72
— extractives	70,97	56,35	53,56	46,70	22,63	49,50
Cellulose	13,10	28,70	27,15	32,30	56,85	26,90
Cendres	2,50	2,80	3,00	3,10	1,40	6,50
	100,00	100,00	100,00	100,00	100,00	100,00

§ II. — FOURRAGES CONDENSÉS

Tous les produits qui suivent ont été envoyés à l'administration de la guerre, depuis la création du laboratoire du Comité de l'intendance.

1. *Avénine*. Présentée par un industriel du département du Nord, juin 1894; Poudre grossière constituée par un mélange de plusieurs produits hachés ou concassés (avoine, tourteaux divers); acidité : 0,101; les matières extractives contiennent 3,4 de sucre. — 2. *Biscuit Bucéphale*. Présenté par un industriel des environs de Paris, novembre 1895; en petites galettes uniformes, très résistantes, bises, obtenues à l'aide d'un moule; poids moyen, 8 gr.; longueur, 0 m. 045; largeur, 0 m. 035; épaisseur, 0 m. 005. Ces galettes prennent plus de leur poids d'eau, sans se déliter. L'examen microscopique met en évidence la présence des légumineuses et d'issues de mouture de blé; acidité : 0,131. — 3. *Biscuit-fourrage*. Présenté par une maison de Paris, mais de fabrication autrichienne, novembre 1899; bloc rectangulaire, très compact, de 0 m. 05 à 0 m. 06 de côté sur 0 m. 12 de long; poids, 800 gr. Le produit se désagrège rapidement dans l'eau et laisse voir, à cet état, de nombreux fragments d'avoine concassée.

	1	2	3
Eau..................	9,40	11,00	10,40
Matières azotées.....	22,50	17,50	12,13
— grasses.....	7,86	1,92	4,75
— extractives.	44,70	57,96	60,02
Cellulose............	8,22	7,90	9,00
Cendres.............	7,32	3,72	3,70
	100,00	100,00	100,00

Galettes comprimées, pour chevaux. — Trois variétés, présentées en janvier 1897. Elles ont été obtenues avec des moules semblables, car elles ont exactement les mêmes dimensions : longueur, 0 m. 155; largeur, 0 m. 095; épaisseur, 0 m. 030. Le poids varie avec la nature des denrées employées. Toutes ces galettes ont subi l'action d'une forte chaleur et ont l'aspect et la consistance de véritables biscuits : les matières extractives comprennent 1 à 2,5 de matières sucrées. — 1. Galette avec avoine seule : poids : 272 gr. ; acidité : 0,144 ; — 2. Galette avec avoine et orge : poids : 305 gr. ; acidité : 0,140 ; — 3. Galette avec orge et maïs : poids : 315 gr. ; acidité : 0,103.

	1	2	3
Eau................	7,40	9,60	9,80
Matières azotées.....	9,91	10,16	9,74
— grasses.....	3,70	2,15	1,80
— extractives.	65,62	72,23	74,22
Cellulose............	9,55	3,60	2,06
Cendres.............	3,82	2,26	2,38
	100,00	100,00	100,00

Rations de réserve concentrées, pour chevaux. — Présentées en mai 1896, par deux industriels de Paris. Poudre grossière, constituée par un mélange de différentes denrées concassées : avoine, orge, tourteaux de noix et de lin. Les mêmes industriels ont, en septembre 1896, présenté un produit semblable, mais qui était contenu dans des boîtes en fer-blanc, hermétiquement soudées. — 1. Produit présenté en mai 1896 ; acidité : 0,424 ; — 2. Produit, présenté en septembre ; acidité : 0,472.

Rations intégrales de fourrage comprimé. — En usage dans l'armée anglaise pendant la guerre sud-africaine, juin 1903 ; — 3. Mélange de farine d'avoine et de paille hachée ; en balles de 0 m. 50 de longueur, 0 m. 35 de largeur et 0 m. 20 de hauteur, représentant la ration journalière de quatre chevaux.

	1	2	3
Eau................	8,50	10,20	11,70
Matières azotées.....	21,20	19,60	11,62
— grasses.....	14,40	12,90	2,65
— extractives.	45,20	45,78	53,58
Cellulose............	6,50	7,36	15,55
Cendres.............	4,20	4,16	4,90
	100,00	100,00	100,00

Tablettes comprimées. — Tablettes carrées, de poids et de dimensions variables, portant la marque *Fromentine;* Présentées par un industriel du département du Nord, novembre 1896. Toutes ces galettes, dont il est assez facile de déterminer la composition botanique, après macération dans l'eau, paraissent avoir été obtenues en soumettant simplement à une très forte pression les mélanges, probablement humectés de vapeur d'eau chaude. —1. Poids, 1 k. 500 ; 0 m. 20 de côté, sur 0 m. 022 d'épaisseur ; l'examen du produit, après macération dans l'eau, montre qu'il est constitué par des résidus de moutures de blé (son); acidité : 0,515; — 2. Galette présentant les mêmes caractères; acidité : 0,329 ; — 3. Sons parsemés de grains d'avoine; poids, 900 gr. ; 0 m. 20 de côté, sur 0 m. 025 d'épaisseur; acidité : 0,453 ; — 4. Son et débris de graines de lin ; poids : 700 gr. ; 0,20 de côté sur 0,016 d'épaisseur; acidité : 0,515; — 5. Son et fragments d'avoine concassés, de fèves, de graines de lin (en moindre proportion), de foin et de paille courtement hachés; poids, 1,000 gr.; 0 m. 20 de côté sur 0 m. 025 d'épaisseur; acidité : 0,390.

	1	2	3	4	5
Eau	10,70	11,20	11,40	10,70	10,60
Matières azotées	15,32	14,26	11,66	15,32	15,04
— grasses	4,65	6,30	4,50	5,75	3,15
— extractives	59,13	58,54	62,06	56,71	56,65
Cellulose	5,00	5,06	6,60	6,62	10,76
Cendres	5,10	4,64	4,08	4,90	3,80
	100,00	100,00	100,00	100,00	100,00

Tablettes à la kola, pour chevaux. — Présentées par un professeur de Marseille, janvier 1894. Galette ronde de 0 m. 10 de diamètre, sur 0 m. 028 d'épaisseur; poids : 210 gr. On a pu retirer du produit 70 gr. d'avoine entière, qui était agglutinée à l'aide d'une pâte spéciale. L'avoine, examinée séparément, présentait la composition de l'avoine ordinaire avec 10,9 p. 100 de matière azotée. Le tourteau dans lequel elle était incrustée, beaucoup plus riche en matière azotée, provient, comme l'indique le microscope, d'une graine de légumineuse. On y rencontre également des agglomérations rouge-brique, dues au rouge-kola. La présence de la kola, en dehors de l'examen microscopique et de l'odeur spéciale qu'elle donne aux tablettes, est d'autre part révélée à l'analyse chimique par la présence d'environ 0,04 p. 100 de caféine et d'une très faible quantité de beurre de cacao. Le produit, pulvérisé au mortier de fer, a donné dans son ensemble :

Eau...............................	10,20
Matières azotées...................	18,53
— grasses...................	3,95
— amylacées.................	55,59
Cellulose...........................	8,13
Cendres............................	3,60
	100,00

Tourteau-fourrage. — 1. Présenté par l'intermédiaire du consul de France à Milan, juin 1896 ; Masse lourde, solide, constituée par un mélange de foin, de paille et d'avoine grossièrement hachés. Le mélange a été imprégné de vapeur d'eau, avant d'être soumis à une très forte compression, acidité : 0,519 ; traces de sucre.

Tourteau au gluten de maïs pour chevaux. — 2. Présenté par un industriel de Paris, mars 1896 ; en plaques dures, jaunâtres, à saveur caractéristique du maïs. Poids, 1,500 gr. ; longueur 0 m. 35 ; largeur, 0 m. 25 ; épaisseur, 0 m. 015. Avec l'eau chaude, le tourteau donne une sorte d'empois, tenant en suspension beaucoup de débris d'enveloppes de grains de maïs. Il se dilate dans l'eau froide, à la façon de l'éponge, et donne une espèce de bouillie, semi-fluide, assez consistante, renfermant environ 60 p. 100 d'eau ; traces de sucre.

	1	2
Eau.......................	11,70	9,30
Matières azotées............	10,80	22,90
— grasses............	4,10	10,60
— extractives........	49,40	47,19
Cellulose...................	17,50	7,07
Cendres....................	6,50	2,94
	100,00	100,00

Produits divers. — Remis par le sous-intendant militaire Adrian, en 1899 et 1901 (1). — 1. Drèche sèche provenant d'usines de Courrières; — 2. Drèche sèche de brasserie, de provenance autrichienne; — 3. Drèche sèche de distillerie (maïs); provenance autrichienne; — 4. Pulpe sèche de betterave (par diffusion); provenance autrichienne; les matières extractives comprennent environ 8 à 10 de matières sucrées; — 5. Radicelles provenant de malteries du département du Nord; — 6. Résidu de féculerie de provenance belge; poudre noirâtre, grossière, non poisseuse; — 7. Résidu de la fabrication de gruaux de maïs déshuilé mélangé avec des déchets de féculerie; en galettes comprimées de 0,010 d'épaisseur; provenance belge; — 8. Résidus de féculerie avec divers tourteaux; galettes comprimées de 0,010 d'épaisseur; provenance belge; les matières extractives dans ces trois derniers produits comprennent 10 à 12 p. 100 de matières sucrées.

	1	2	3	4
Eau...........................	10,80	7,80	7,00	9,20
Matières azotées............	28,71	16,73	24,56	6,76
— grasses............	17,75	5,35	14,00	0,25
— extractives.........	32,87	52,57	33,89	64,79
Cellulose....................	9,65	14,25	11,25	16,50
Cendres.....................	0,22	3,30	9,30	2,50
	100,00	100,00	100,00	100,00

	5	6	7	8
Eau...........................	10,20	10,60	12,00	13,50
Matières azotées............	23,49	10,75	12,59	21,03
— grasses............	1,45	8,10	4,30	4,05
— extractives.........	45,51	63,55	63,26	46,87
Cellulose....................	13,55	4,35	5,05	7,55
Cendres.....................	5,80	2,65	2,80	7,00
	100,00	100,00	100,00	100,00

(1) Voy. Adrian, *Utilisation des drèches, des radicelles et des pulpes pour la nourriture des animaux.* (*Revue de l'Intendance*, 1900.)

§ III. — FOURRAGES MÉLASSÉS

Ajonc mélassé (1). — 1. Ajonc décortiqué par le procédé Horteloup; — 2. Ajonc mélassé obtenu par le procédé Horteloup; en masse noirâtre, ne collant pas à la main et formant à la pression des mottes qui ne persistent pas et s'effritent aussitôt. — **Gallia**. — 3. Tourteau rectangulaire de nuance jaune brun, portant la marque *Gallia;* présenté par un industriel de Péronne; épaisseur, 0,018; longueur, 0 m. 46; largeur, 0 m. 170; poids : 1,500 gr.

	1	2	3
Eau	8,90	12,00	10,30
Matières azotées	10,08	11,88	27,58
— grasses	1,10	1,00	4,85
— sucrées	traces	25,00	29,41
— extractives	42,57	24,92	5,51
Cellulose	35,05	18,50	11,65
Cendres	2,30	6,70	10,70
	100,00	100,00	100,00

Mélassine. — Présentée par un industriel de Paris, août 1902; — 1. Poudre grossière, noirâtre, poisseuse, constituée par des fragments de son et de radicelles enrobés de mélasse. — **Paille-mélasse**. Présentée par un industriel de Toury, avril 1902. — 2. Masse noirâtre, pulvérulente, constituée par des fragments de paille finement hachés et imprégnés de mélasse.

	1		2	
	A l'état normal.	A l'état sec.	A l'état normal.	A l'état sec.
Eau	22,30	0,00	21,70	0,00
Matières azotées	6,96	8,96	9,19	11,74
— grasses	1,16	1,50	0,35	0,45
— sucrées	13,75	17,70	36,93	47,16
— extractives	22,96	29,54	10,76	13,74
Cellulose	19,12	24,60	14,05	17,25
Cendres	13,75	17,70	7,02	8,96
	100,00	100,00	100,00	100,00

---

(1) Voy. ADRIAN, *l'Ajonc et la mélasse* (*Revue Intendance*, février 1904). De 3.000 kg. d'ajonc frais, M. Horteloup retire 2.000 kg. d'ajonc desséché, donnant après décortication 600 kg. d'ajonc propre au fourrage et 1.400 kg. de déchets ligneux, destinés à la fabrication du papier.

Pain-mélassé Vaury. — Galettes, de nuance plus ou moins brune, obtenues par compression de déchets de mouture préalablement imprégnés de mélasse. Poids moyen : 1.650 gr.; longueur, 0 m. 235; largeur, 0 m. 170; épaisseur, 0 m. 050. — 1. Galette reçue en mars 1901; — 2. Galette reçue en novembre 1902.

	1		2	
	A l'état normal	A l'état sec.	A l'état normal.	A l'état sec.
Eau	17,70	0,00	18,30	0,00
Matières azotées	10,50	12,76	12,32	15,08
— grasses	0,75	0,91	0,70	0,86
— sucrées	41,66	50,62	31,25	38,25
— extractives	7,44	9,04	16,23	19,87
Cellulose	14,95	18,17	14,80	18,11
Cendres	7,00	8,50	6,40	7,83
	100,00	100,00	100,00	100,00

Sucréine. — Présentée par un industriel de Valenciennes, mai 1902; — Deux échantillons, 1 et 2, constitués par une poudre grossière, noirâtre, poisseuse; — Débris de sons et fragments de radicelles imprégnés de mélasse.

	1		2	
	A l'état normal.	A l'état sec.	A l'état normal.	A l'état sec.
Eau	16,80	0,00	25,50	0,00
Matières azotées	10,41	12,51	9,36	12,56
— grasses	1,31	1,58	1,26	1,69
— sucrées	38,33	46,07	13,41	18,00
— extractives	0,87	1,04	15,87	21,31
Cellulose	26,37	31,70	29,34	39,38
Cendres	5,91	7,10	5,26	7,06
	100,00	100,00	100,00	100,00

Produits divers. — A. Produits présentés par un industriel d'Arras, mai 1902. Sortes de petites galettes ayant la consistance de tourteaux, les uns de forme cylindrique,

d'autres de forme quadrangulaire ; poids assez uniforme :
100 galettes pèsent en moyenne 40 gr. ; composées de mélasse et de radicelles finement coupées. — 1. Forme cylindrique ; — 2. Forme quadrangulaire.

	1		2	
	A l'état normal.	A l'état sec.	A l'état normal.	A l'état sec.
Eau....................	23,00	0,00	22,30	0,00
Matières azotées...........	19,46	25,28	16,66	21,44
— grasses...........	0,90	1,17	0,50	0,64
— sucrées...........	31,35	40,71	31,25	40,21
— extractives.........	7,69	9,98	12,39	15,94
Cellulose.................	9,00	11,69	9,20	11,86
Cendres.................	8,60	11,17	7,70	9,91
	100,00	100,00	100,00	100,00

B. Produits présentés par un industriel de Bordeaux, avril 1902 ; — 1. Galette rectangulaire compacte, très lourde, grisâtre. Poids, 770 gr. ; longueur, 0 m. 18 ; largeur, 0 m. 11 ; épaisseur, 0 m. 035 ; déchets de riz ; — 2. Poudre grisâtre, légèrement poisseuse ; présente comme la galette, dont elle a presque la même composition chimique, de nombreux fragments d'enveloppes et de brisures de riz.

C. Produits présentés par le syndicat de défense agricole de l'Oise, février 1902 ; — 3. Galette rectangulaire : 0 m. 165 de longueur ; 0 m. 135 de largeur ; 0 m. 015 d'épaisseur ; la surface porte des rainures transversales très accusées ; l'intérieur, de couleur très brune, présente la structure vitreuse de l'ancien biscuit de troupe ; paraît avoir été obtenue en mêlant de la mélasse avec des résidus de mouture de blé ; provenance de Roye ; — 4. Galette rectangulaire : 0 m. 55 de longueur ; 0 m. 17 de largeur ; 0 m. 014 d'épaisseur ; surface à rainures transversales, moins profondes que précédemment ; à l'intérieur, nuance plus terne ; consistance de tourteaux : les résidus de blés sont accompagnés de fragments de tourteaux (lin, arachide, colza) ; provenance de Noyon ; — 5. Poudre très brune, grossière, poisseuse au toucher, formée de débris de tourteaux et de fragments de foin imprégnés de mélasse ; provenance de Saint-Leu-d'Esserent ; il y a des traces de manganèse dans les trois derniers produits.

	1	2	3	4	5
Eau	14,30	14,40	10,50	14,30	16,30
Matières azotées	8,26	8,40	9,80	23,24	21,84
— grasses	0,95	1,80	1,25	4,10	2,45
— sucrées	44,64	32,10	27,77	22,72	21,73
— extractives	26,00	39,10	44,03	16,49	13,08
Cellulose	1,85	1,10	2,95	13,45	16,60
Cendres	4,00	3,10	3,70	5,70	8,00
	100,00	100,00	100,00	100,00	100,00

D. Paille-mélasse Lambert et poudre mélassée Vaury, mises à l'essai dans l'armée française. — D'après les prescriptions du cahier des charges, la paille-mélasse Lambert doit contenir 20 p. 100 d'eau au maximum, 25 p. 100 de sucre au minimum et 7,5 p. 100 de matières azotées. La poudre Vaury doit contenir les mêmes proportions d'eau et de sucre avec 9 p. 100 de matières azotées. Pour les expériences en cours à Meaux, à Paris et à Vincennes, ces deux produits ne sont reçus qu'après avoir été analysés au laboratoire du Comité de l'Intendance. — 1. Paille-mélasse Lambert, avril 1903; Meaux; — 2. Id.; Paris; — 3. Id., Vincennes; — 4. Id., août, 1903; — 5. Id., nov. 1903; — 6. Id., déc. 1903; — 7. Poudre mélassée Vaury, avril 1903; Meaux; — 8. Id., Paris; — 9. Id., Vincennes; — 10. Id., août 1903; — 11. Id., déc. 1903; Meaux; — 12. Id., Paris. Il y a des traces de manganèse dans toutes les cendres.

	1	2	3	4	5	6
Eau	19,10	15,90	19,00	21,10	20,00	21,10
Matières azotées	8,05	7,85	7,91	8,16	9,38	8,40
— grasses	0,45	0,45	0,35	0,48	0,45	0,45
— sucrées	34,62	35,04	37,27	26,74	27,75	27,50
— extractives	14,94	15,67	9,92	17,50	13,27	19,95
Cellulose	15,50	17,20	18,50	18,10	19,75	16,70
Cendres	7,34	7,89	7,05	7,92	9,40	5,60
	100,00	100,00	100,00	100,00	100,00	100,00

	7	8	9	10	11	12
Eau....................	19,90	22,80	22,70	22,00	23,00	23,10
Matières azotées.......	8,62	9,84	9,35	9,94	10,78	9,80
— grasses........	0,65	0,50	0,50	0,65	0,50	0,60
— sucrées........	32,04	37,59	27,19	27,30	26,50	26,00
— extractives...	15,52	8,16	9,91	18,09	18,17	19,25
Cellulose..............	15,95	12,15	11,55	13,40	10,35	13,15
Cendres...............	7,32	8,96	8,80	8,62	10,70	8,10
	100,00	100,00	100,00	100,00	100,00	100,00

E. Produits présentés par un officier d'administration du service des subsistances, Saint-Germain, 1904. — 1. Galette ronde, grisâtre, percée de plusieurs trous, très résistante, diamètre, 0 m. 11 ; épaisseur, 0 m. 117; poids, 111 gr. ; se délite rapidement dans l'eau tiède et plus lentement dans l'eau froide : cette opération met en évidence des fragments d'avoine, d'orge et de maïs, ainsi que des débris de foin portant parfois de petites graines ; — 2. Galette jaunâtre, de même forme et de même consistance, mais un peu plus épaisse (0 m. 019) ; poids, 129 gr. ; constituée par des résidus de mouture de blé et des fragments de foin avec graines.

F. 3. Mélasse de betterave provenant du département du Nord, janvier 1902; analyse faite sur le produit conservé pendant plusieurs mois.

	1	2	3
Eau................	10,40	11,00	8,40
Matières azotées.....	9,06	11,04	5,43
— grasses.....	2,75	1,90	0,35
— sucrées.....	17,85	19,50	61,20
— extractives.	52,29	48,01	15,77
Cellulose............	4,50	4,80	0,00
Cendres............	3,15	3,75	8,85
	100,00	100,00	100,00

§ IV. — FOURRAGES-VIANDE

Les jeunes chevaux qui vivent exclusivement du lait de leurs mères témoignent en faveur de la valeur alimentaire de cet aliment par excellence qui renferme à la fois des matières azotées (caséine), des matières grasses (beurre) et des matières hydrocarbonées (sucre de lait), c'est-à-dire les trois éléments indispensables à leur nutrition. L'usage du lait a été autorisé, à titre exceptionnel, pour l'alimentation de certains chevaux malades ou convalescents, en traitement dans les infirmeries vétérinaires de l'armée (*Décision ministérielle du 2 juin 1904*).

Des matières animales autres que le lait sont utilisées pour l'alimentation des chevaux. Sans remonter à Hérodote qui nous apprend que les Thraces nourrissaient leurs chevaux avec des poissons, les voyageurs ont constaté qu'aujourd'hui encore, dans toute l'Europe arctique, la morue séchée et mélangée avec des algues est employée en guise de fourrage. (Voy. pages 223, 235.) On sait d'ailleurs que les Arabes du Sud, de temps immémorial, préparent pour leurs chevaux une sorte de galette dans laquelle il entre de la chair de chameau. Pendant le siège de Metz de 1870, M. Laquerrière, vétérinaire militaire, se rappelant cette pratique arabe, proposa de nourrir les chevaux de l'armée avec de la viande de cheval et les résultats qu'il en obtint furent des plus concluants. Plus récemment, M. Dunkelberg a fait nourrir, avec un biscuit composé d'avoine concassée et de conserves de viande d'Amérique, des chevaux de l'armée anglaise qui ont montré une supériorité marquée sur ceux qui étaient à la ration ordinaire. Enfin, M. Chardin, vétérinaire militaire, a, en mars 1891, présenté à l'administration de la guerre un pain préparé avec du sang, qui aurait été assez bien accepté par quelques chevaux, mais qui n'a pas été expérimenté en grand. Son aspect était peu favorable et sa conservation très limitée. M. Chardin a publié, dans le *Journal des connaissances médicales* du 8 janvier 1891, une note très détaillée sur la préparation de ce pain.

§ V. — OBSERVATIONS GÉNÉRALES

1. L'exposé qui précède montre que les fourrages condensés, obtenus sans mélasse, affectent les formes les plus diverses : tantôt ce sont des poudres grossières, plus ou moins bien mélangées ; tantôt des galettes ou des tablettes, plus ou moins dures, plus ou moins épaisses et le plus souvent carrées ou rectangulaires.

2. L'eau n'est pas en proportion plus élevée que dans les foins bien conservés ; mais les autres éléments s'y trouvent en quantités bien différentes. Ils varient suivant la nature des produits employés : avoines, foins, pailles, maïs, orges hachés ou concassés ; issues provenant de moutures de blé, de fèves, de riz, de seigle, etc. ; tourteaux d'arachides, de colza, lin, noix, etc.; drêches et radicelles de brasseries ou de distilleries ; pulpe sèche de betterave, etc. C'est ainsi que la matière azotée peut osciller entre 10 et 24 p. 100, la graisse entre 0,25 et 10 p. 100 et la cellulose inerte ou non assimilable entre 2 et 18 p. 100. De tels écarts indiquent combien est variable, pour ne pas dire arbitraire, la valeur alimentaire des fourrages condensés.

3. Les produits dans lesquels il entre de la mélasse, et qui sont plus spécialement désignés sous le nom de *fourrages mélassés*, affectent les mêmes formes que les précédents. On les prépare avec les mêmes denrées auxquelles on associe des quantités très variables de mélasse. Ils sont plus ou moins poisseux au toucher et leur saveur est manifestement sucrée. La proportion d'eau est plus élevée que dans les foins ; elle atteint jusqu'à 25 p. 100. La matière azotée est comprise entre 7 et 27 p. 100, la graisse entre 0,35 et 5 p. 100, la cellulose inerte entre 2 et 29 p. 100 et l'en-

semble des matières sucrées (saccharose et glucose) entre 13 et 45 p. 100.

4. La composition des avoines s'écarte beaucoup de ces données. Elles sont moins azotées que la plupart des fourrages mélassés, mais plus riches en matières grasses, et l'on sait que ces matières y sont toujours accompagnées d'une huile essentielle spéciale, que l'on ne rencontre que dans les avoines, et qui est un puissant stimulant pour le cheval.

La substitution, dans la ration du cheval de guerre français, de 2 kg. de fourrage mélassé à 2 kg. d'avoine, n'est pas justifiée, et, encore moins, celle de 2 kg. de mélasse brute qui a été également proposée. Dans 2 kg. d'avoine, il y a environ 100 gr. de matières grasses extrêmement nutritives et excitantes. Les mélasses de betteraves n'en contiennent pas. Elles n'ont pas de composition définie ; elles varient d'une usine à l'autre. Ce sont des résidus, de véritables déchets de fabrication. Elles renferment bien jusqu'à 60 p. 100 de sucre et 10 p. 100 de matières azotées ; mais si le sucre est entièrement assimilé, il n'en est pas de même de leurs matières azotées. Des expériences physiologiques l'ont prouvé ; aussi, depuis quelque temps, cherche-t-on à utiliser les mélasses pour la fabrication des cyanures (1).

On trouve également, dans les mélasses, des alcaloïdes spéciaux tels que la *bétaïne*, qui ne seraient pas sans action sur l'économie animale et 8 à 9 p. 100 de matières salines, peu favorables à l'alimentation (2), provenant soit des

---

(1) Voy. ROBINE et LENGLEN, *l'Industrie des Cyanures*, Paris, 1903.
(2) « Les mélasses de betteraves contiennent en moyenne : sucre 50 parties ; non sucre 30 parties et eau 20 parties. Des 30 parties de non sucre, 10 sont formées de substances inorganiques dans lesquelles la potasse prédomine (et qui renferment toujours du salpêtre), tandis que les 20 autres parties consistent en substances organiques : acides divers, qui sont combinés avec la potasse et d'au-

betteraves, soit des moyens employés pour déféquer les jus (sels de potasse, de chaux, de baryte, de strontiane).

5. Les fourrages mélassés renferment donc, en dehors du sucre dont le rôle alimentaire ne peut être contesté (1), des éléments anormaux que l'on ne trouve point dans les aliments qui constituent la ration actuelle du cheval de guerre. Ajoutons que le contrôle, si facile à exercer lorsqu'il s'agit des denrées fourragères ordinaires, devient d'une difficulté extrême et parfois impossible. Comment caractériser un produit dans lequel on pourrait faire entrer tous les déchets des brasseries, distilleries, huileries, meuneries, sucreries, etc., sans compter les sous-produits des greniers à grains ou des parcs à fourrages ?

---

tres bases inorganiques, ainsi qu'avec la bétaïne, combinaisons azotées, dérivés et produits de décomposition de l'albumine, du protoplasma, des cellules de la betterave, de la bétaïne et d'un grand nombre d'autres substances, la plupart non encore isolées. Les recherches effectuées jusqu'à ce jour montrent que dans les 30 parties de non sucre, il y a environ 5,5 pour 100 de potasse et 1,8 à 2,4 p. 100 d'azote (11,25 à 15 p. 100 de matières azotées). A cause de son odeur et de sa saveur désagréable, la mélasse ne peut que rarement être employée comme aliment. » WAGNER et FISCHER, *Traité de chimie industrielle*, traduit par L. GAUTIER.

(1) Les dattes, les figues et les raisins ont été, de tout temps, utilisés pour l'alimentation de l'homme et des animaux. (Voy. *Dictionnaire des antiquités grecques et romaines* publié sous la direction de DAREMBERG et SAGLIO: art. *Cibaria*).

SEPTIÈME PARTIE

LE PHOSPHORE ET LE SOUFRE
DES ALIMENTS

CHAPITRE PREMIER
LE PHOSPHORE

Les physiologistes ont depuis longtemps admis que le phosphore joue un très grand rôle dans l'organisme. On le trouve, en effet, en proportions variables, dans tous les aliments, soit à l'état de composés organiques, soit à l'état de phosphates. Les expériences que j'ai poursuivies, de 1901 à 1905, avec le concours de deux jeunes chimistes, Droz et Hennebutte, affectés, pendant une partie de leur service militaire, au laboratoire du Comité de l'Intendance, jettent un peu plus de lumière sur la répartition de cet élément dans les produits alimentaires étudiés précédemment.

Procédé employé pour le dosage du phosphore. — Les dosages de phosphore dans les aliments étaient autrefois généralement effectués sur les cendres; mais on sait, notamment par les travaux de la Station de chimie végétale de Meudon, que l'on obtient ainsi des résultats trop faibles, une partie du phosphore se trouvant dans les végétaux à l'état de composés organiques qui échappent à une incinération, même très ménagée (1).

Nous avons opéré tantôt sur les produits à l'état naturel, tantôt sur les produits préalablement desséchés à l'étuve. Dans le premier cas, les résultats ont été calculés, pour l'état sec, en partant des chiffres trouvés à l'état normal et, inversement pour le second cas, en partant des chiffres trouvés à l'état sec.

Dans un ballon, semblable à ceux que nous avons employés pour les dosages d'azote, on met 5 gr. de matière convenablement échantillonnée; on introduit 20 cmc. d'acide sulfurique et 20 cmc. d'acide nitrique purs. On chauffe modérément, tant qu'il se dégage des vapeurs nitreuses (environ 1 heure); on ajoute alors un gramme de mercure pour favoriser la destruction des matières organiques; on continue à chauffer jusqu'à ce que la liqueur soit devenue limpide (1/2 heure). On laisse refroidir; puis on verse peu à peu, de l'eau distillée (environ 80 cmc.); on filtre pour séparer la silice; on lave, ballon et filtre, avec de l'eau distillée. On met le liquide filtré (environ 130 cmc.) dans un grand verre conique; on ajoute 15 cmc. de citrate d'ammoniaque (2), de l'ammoniaque en excès (environ 75 cmc.), puis 4 à 5 cmc. d'une mixture magnésienne préparée avec chlorure de magnésium 150 gr., chlorhydrate d'ammoniaque 200 gr., et ammoniaque au tiers, quantité suffisante pour 1000 cmc.

Après refroidissement, on agite, et on laisse au repos, pendant la nuit. Le lendemain on filtre, après avoir détaché, à l'aide d'un agitateur recouvert d'un tube en caoutchouc, le précipité adhérent aux parois du verre. On lave à plusieurs reprises avec l'ammoniaque au tiers; on laisse égoutter et sécher à l'air; finalement on incinère dans une capsule de

---

(1) BERTHELOT, *Chimie végétale et agricole*, t. IV, p. 90. Paris, 1899.
(2) Obtenu avec 200 gr. d'acide citrique et quantité suffisante d'ammoniaque pour 1000 cmc.

platine, en chauffant progressivement jusqu'au rouge vif. Le poids du pyrophosphate de magnésium ainsi obtenu ($P^2O^7Mg^2$) permet de représenter en anhydride phosphorique ($P^2O^5 = 142$) tous les produits phosphorés, organiques ou minéraux, contenus dans 100 parties de la matière soumise à l'analyse. Pour avoir ces mêmes produits à l'état de phosphore ($P = 31$), on a multiplié par le coefficient 0,4366 les chiffres donnés pour l'anhydride phosphorique.

On s'est assuré que le pyrophosphate de magnésium ne retenait ni silice, ni magnésie libre.

Le lecteur retrouvera, dans l'exposé qui suit, beaucoup de denrées analysées précédemment auxquelles il pourra se reporter. L'hydratation indiquée est celle du produit au moment du dosage du phosphore.

§ I. — CÉRÉALES.

Blé	Eau p. 100	P À l'état normal.	P À l'état sec.	P^2O^5 À l'état normal.	P^2O^5 À l'état sec.
Ain. — Saint-Julien, 1894	13,10	0,31	0,35	0,70	0,80
— 1897	12,00	0,33	0,37	0,77	0,88
— 1903	13,40	0,37	0,43	0,87	1,00
— 1904	12,20	0,37	0,42	0,87	0,99
Aisne. — Chateau-Thierry, 1894	13,60	0,30	0,34	0,68	0,79
Allier. — Montluçon, 1895	13,00	0,37	0,42	0,87	1,00
Aude. — Castelnaudary, 1893	12,00	0,28	0,32	0,65	0,74
Cher. — Blé blanc, 1894	11,10	0,38	0,42	0,89	1,00
Corse. — Bastia, 1897	12,30	0,42	0,48	0,98	1,12
Eure. — Charleval, 1894	14,10	0,41	0,47	0,96	1,11
— —	14,50	0,37	0,43	0,87	1,02
— —	14,40	0,39	0,45	0,91	1,06
— —	14,30	0,34	0,40	0,79	0,92
Eure-et-Loir. — Chartres, 1894 (1)	13,50	0,37	0,43	0,87	1,01
Jura. — Dôle, 1894, blé blanc de pays	13,00	0,35	0,40	0,81	0,92

(1) Un dosage effectué comparativement sur les cendres fortement calcinées au moufle, n'a donné que des traces de phosphore.

	Eau p. 100	P		P_2O_5	
		À l'état normal,	À l'état sec,	À l'état normal.	À l'état sec.
Jura.— Dôle, 1894, blé rouge de Bordeaux..................	13,00	0,42	0,48	0,98	1,12
Jura.— Dôle. — blé rouge du Jura......................	12,20	0,42	0,48	0,98	1,11
Loir-et-Cher, Blois, 1893........	12,20	0,26	0,29	0,60	0,69
Nièvre.— Clamecy, 1894........	13,50	0,38	0,44	0,89	1,03
— Dérizé, 1894..........	12,90	0,32	0,37	0,73	0,84
Nord. — Bergues, 1895.........	13,60	0,42	0,48	0,98	1,13
Oise.— Beauvais, 1902, hérisson.	12,60	0,36	0,41	0,82	0,94
— — bélotouska.	13,20	0,30	0,34	0,68	0,78
— — pétanielle...	13,00	0,34	0,39	0,79	0,90
— — à six rangs.	12,80	0,38	0,43	0,89	1,02
— Crépy, 1894.............	12,90	0,44	0,50	1,01	1,26
Puy-de-Dôme, 1894, blé d'Auvergne.....................	11,20	0,32	0,36	0,73	0,82
Puy-de-Dôme, 1894, blé de Limagne.....................	12,80	0,40	0,45	0,92	1,05
Puy-de-Dôme. 1894, blé Chiddam.......................	13,10	0,40	0,46	0,92	1,06
Puy-de-Dôme, 1894, blé Raquelin.......................	13,00	0,35	0,40	0,81	0,93
Basses-Pyrénées.— Anglet, 1902.	11,10	0,49	0,55	1,11	1,24
Haut-Rhin. — Belfort, 1903.....	15,50	0,35	0,41	0,81	0,96
Haute-Saône. — Vesoul, 1893...	13,00	0,40	0,46	0,92	1,05
Somme. — Blé blanc, 1894.....	12,90	0,39	0,45	0,90	1,03
Vienne.— Blé du Poitou, 1895.,.	13,50	0,26	0,30	0,60	0,69
Yonne.—Charny,1894,tendre....	12,70	0,34	0,39	0,79	0,90
— — de Noé....	13,00	0,36	0,41	0,82	0,94
— — Mitadin....	12,90	0,37	0,42	0,87	1,00
— — blé bleu....	13,00	0,37	0,42	0,86	1,00
— — rouge d'Ecosse....	12,80	0,36	0,42	0,83	0,95
— — Victoria tendre...	13,00	0,38	0,44	0,89	1,02
— — Victoria d'automne	12,90	0,37	0,42	0,87	1,00
— — blé de Bordeaux.	13,10	0,29	0,33	0,68	0,78
— Joigny, 1895..........	13,00	0,28	0,32	0,66	0,76
Algérie.— Alger dur, 1902......	12,30	0,42	0,47	0,98	1,11
— Birabalou dur, 1899..	12,50	0,30	0,34	0,69	0,79
— Mitidja, tendre, 1899.	12,50	0,33	0,38	0,76	0,87
— Oran, dur, 1896.......	12,40	0,35	0,40	0,82	0,93

LE PHOSPHORE

	Eau p. 100.	P		P^2O^5	
		A l'état normal.	A l'état sec.	A l'état normal.	A l'état sec.
Algérie.— Oran tendre, 1896....	12,00	0,36	0,41	0,83	0,94
Côte des Somalis.— Errer, 1899.	12,70	0,41	0,47	0,96	1,10
Indes.— Salem, 1899..........	11,50	0,42	0,47	0,97	1,10
Madagascar.—Bétafo, 1899.....	10,00	0,43	0,48	0,99	1,10
— Bétafo, 1899.......	11,30	0,43	0,49	0,99	1,11
— Blé barbu, 1899...	10,50	0,31	0,35	0,71	0,79
— Blé de Médéah, 1899	12,20	0,35	0,41	0,81	0,92
— Blé de Noé, 1899...	10,90	0,30	0,34	0,69	0,77
— Ambohidravaka, 1903..........	14,00	0,46	0,53	1,08	1,25
— Mahazina, 1903...	13,70	0,37	0,42	0,87	1,00
— Fierenana, 1903...	13,80	0,36	0,41	0,83	0,96
Nouvelle-Calédonie, 1899, dur d'Afrique......	13,00	0,49	0,56	1,12	1,28
—	12,50	0,43	0,49	1,00	1,14
— Blé du Canada..	12,30	0,38	0,43	0,89	1,01
— Blé de Toscane..	12,60	0,46	0,52	1,07	1,22
Soudan. — Kati, 1898..........	11,30	0,34	0,38	0,78	0,83
Araucanie, 1893................	12,10	0,37	0,42	0,87	0,98
Australie, 1899................	12,50	0,15	0,17	0,35	0,40
— —	12,40	0,18	0,20	0,42	0,47
Canada. — Manitoba, 1899......	12,70	0,41	0,47	0,95	1,09
Danube. — 1894...............	11,10	0,33	0,37	0,76	0,85
— 1895...............	12,30	0,41	0,47	0,95	1,08
Etats-Unis.— Californie........	12,30	0,38	0,43	0,89	1,01
— Saint-Louis......	12,30	0,43	0,49	0,99	1,12
— 1895, Walla-Walla.	12,10	0,41	0,46	0,95	1,08
—	12,50	0,35	0,40	0,81	0,92
République-Argentine.—LaPlata	12,00	0,42	0,48	0,97	1,10
Russie, 1895.— Azima Azoff......	11,10	0,38	0,42	0,89	1,00
— — Théodorie.	11,40	0,32	0,36	0,73	0,82
— Girka Azoff......	12,00	0,42	0,47	0,98	1,11
— — Nicolaieff..	12 00	0,44	0,50	1,02	1,16
— Blé dur d'Azoff...	11,50	0,41	0,46	0,94	1,06
— — d'Yest...	12,50	0,37	0,42	0,87	0,99
— Blé de Pologne. — Odessa.....	12,40	0,45	0,51	1,04	1,18
Uruguay, 1894................	10,90	0,38	0,42	0,89	1,00

	Eau p. 100.	P À l'état normal.	P À l'état sec.	P²O⁵ À l'état normal.	P²O⁵ À l'état sec.
Avoine					
Bresse-St-Julien, 1900	13,00	0,35	0,40	0,81	0,93
Bretagne, noire, 1893	10,10	0,34	0,37	0,79	0,87
Nord, 1903, région de Cambrai	11,50	0,47	0,53	1,08	1,22
— — —	10,60	0,41	0,46	0,96	1,07
— Région Douai	10,50	0,43	0,48	1,00	1,11
— — —	10,50	0,46	0,51	1,06	1,18
Normandie 1897, Auffray blanche	11,80	0,37	0,42	0,86	0,97
— — jaune	11,30	0,34	0,38	0,79	0,89
— Authieux	13,40	0,33	0,38	0,76	0,88
— Braquemont	11,30	0,34	0,38	0,79	0,89
— Héronchelle	11,70	0,29	0,32	0,68	0,77
— Fontelaye	11,80	0,37	0,42	0,86	0,97
— Massy	15,00	0,36	0,42	0,83	0,97
— Mortemer	13,70	0,28	0,32	0,66	0,76
— Pavilly	13,80	0,38	0,44	0,88	1,02
— Rouen	12,10	0,36	0,41	0,83	0,94
— Vieux-Manoir	13,60	0,35	0,40	0,81	0,93
— Yvetot	13,00	0,37	0,42	0,86	0,98
Carcassonne, 1902	9,30	0,26	0,28	0,60	0,66
Perpignan, amandes	9,60	0,33	0,36	0,75	0,83
— balles	8,00	0,013	0,014	0,030	0,032
Port-Vendres	7,80	0,22	0,24	0,50	0,54
Algérie, Milianah, 1902	10,70	0,40	0,44	0,92	1,03
Madagascar, Fianarantsoa, 1904	13,20	0,24	0,28	0,57	0,65
— —	13,40	0,25	0,29	0,59	0,68
— Manisana, 1899	10,80	0,34	0,38	0,79	0,88
— —	10,50	0,36	0,40	0,84	0,97
Nouvelle-Calédonie, 1899, avoine du Cap	11,80	0,26	0,29	0,61	0,65
— 1899, avoine de Pologne	12,70	0,43	0,49	1,00	1,14
Réunion, 1899	12,00	0,28	0,32	0,66	0,75
Australie, 1899	10,90	0,38	0,43	0,88	0,99
Canada, 1899	12,10	0,43	0,48	0,99	1,12
Transwaal, 1899	10,80	0,33	0,37	0,77	0,86
Maïs					
Beauvais, 1902	12,60	0,29	0,33	0,67	0,77
Ajaccio, 1902	11,20	0,29	0,32	0,68	0,76
Landes, 1903, blanc	13,70	0,21	0,24	0,49	0,56

	Eau p. 100.	P A l'état normal.	P A l'état sec.	P²O⁵ A l'état normal.	P²O⁵ A l'état sec.
Landes, jaune	14,40	0,20	0,23	0,47	0,53
Algérie, 1902	12,70	0,33	0,37	0,76	0,87
Tunisie, 1899	13,70	0,30	0,34	0,70	0,81
Côte-d'Ivoire, 1902	11,70	0,38	0,43	0,88	1,00
Côte des Somalis, 1903	9,30	0,34	0,37	0,79	0,87
Guyane, 1899	9,20	0,31	0,34	0,72	0,79
Madagascar. — Ambositra	11,70	0,26	0,29	0,61	0,69
— Arivonimamo	13,10	0,31	0,35	0,71	0,81
— Betafo	11,60	0,31	0,35	0,72	0,81
— Betafo	14,00	0,33	0,38	0,75	0,87
— Iboaka, 1904, maïs blanc	14,20	0,27	0,31	0,64	0,74
— — jaune	14,50	0,32	0,37	0,74	0,86
— — rouge	14,80	0,30	0,35	0,70	0,82
— — poulet	14,60	0,33	0,38	0,76	0,88
— Majunga	11,40	0,34	0,38	0,78	0,88
— Mananyany	13,70	0,30	0,34	0,69	0,79
— Miarinarivo	12,20	0,33	0,37	0,75	0,85
Nouvelle-Calédonie, 1899	12,40	0,31	0,35	0,72	0,82
Réunion, 1899	12,00	0,35	0,39	0,80	0,90
Sénégal, 1899	11,50	0,30	0,34	0,69	0,80
Australie, 1899	13,10	0,31	0,35	0,72	0,80

Millet

	Eau p. 100.	P normal.	P sec.	P²O⁵ normal.	P²O⁵ sec.
Guinée, petit mil	14,00	0,22	0,26	0,51	0,60
Madagascar, Manisana	12,20	0,39	0,44	0,90	1,02
Sénégal, panic	11,50	0,32	0,36	0,73	0,82

Orge.

	Eau p. 100.	P normal.	P sec.	P²O⁵ normal.	P²O⁵ sec.
Ain. — Saint-Julien, 1893	11,90	0,23	0,26	0,53	0,60
Côte-d'Or. — Beaune, 1893	11,80	0,32	0,36	0,73	0,82
Gers, 1893	12,50	0,31	0,35	0,72	0,82
Rambouillet, 1893	12,10	0,26	0,29	0,60	0,68
Algérie, 1895	12,40	0,27	0,31	0,63	0,72
— 1899	12,50	0,29	0,33	0,67	0,76
— Aïn-Sefra, 1902	12,20	0,31	0,35	0,71	0,81
— Boghari, 1902	12,30	0,29	0,33	0,67	0,76
— Goléa, 1902 { amandes	11,10	0,38	0,42	0,89	1,00
{ glumelles	9,00	0,07	0,08	0,17	0,19
Côte des Somalis. — Errer	8,20	0,34	0,37	0,78	0,84

	Eau p. 100.	P A l'état normal.	P A l'état sec.	P₂O₅ A l'état normal.	P₂O₅ A l'état sec.
Madagascar, 1903	13,60	0,41	0,47	0,96	1,11
Australie, 1899	11,50	0,17	0,19	0,39	0,44
Canada, 1899	14,30	0,30	0,35	0,70	0,81

Riz.

	Eau p. 100.	P normal.	P sec.	P₂O₅ normal.	P₂O₅ sec.
Guinée. — Konakry, 1902	13,70	0,19	0,22	0,44	0,51
— —	14,00	0,10	0,11	0,23	0,27
— Riz rouge, 1899	11,70	0,12	0,14	0,27	0,30
Inde. — Pondichéry, 1899	11,70	0,13	0,15	0,31	0,35
Indo-Chine, Cochinchine, 1899.	12,00	0,15	0,17	0,35	0,39
— — riz travaillé.	12,10	0,11	0,12	0,25	0,28
— — —	11,80	0,12	0,13	0,27	0,30
— Hué, 125 ans	13,60	0,26	0,30	0,61	0,70
— Tonkin, 1899	12,30	0,17	0,19	0,38	0,43
Madagascar. — Androhibé, 1902	13,50	0,33	0,38	0,75	0,87
— Fort-Dauphin	13,00	0,29	0,33	0,67	0,77
— Madinika, en paille	14,10	0,31	0,36	0,71	0,82
— — travaillé.	14,00	0,17	0,20	0,39	0,45
— Maevatanana, 1902	13,60	0,35	0,40	0,82	0,94
— —	13,20	0,34	0,39	0,77	0,88
— Majunga	10,90	0,33	0,37	0,76	0,85
— Maladylaza, en paille	13,50	0,29	0,33	0,67	0,77
— — travaillé.	13,40	0,14	0,16	0,32	0,37
— Malainbandy, 1902	13,50	0,38	0,43	0,88	1,01
— Mananjary, 1902	13,00	0,20	0,23	0,46	0,53
— Manazary, 1902	14,00	0,17	0,20	0,36	0,42
— Marovatana, 1902	13,40	0,33	0,38	0,75	0,86
— Monabé, en paille.	13,90	0,29	0,33	0,67	0,78
— — travaillé.	13,70	0,18	0,21	0,41	0,47
— Sainte-Marie, 1902	14,10	0,34	0,39	0,77	0,89
— Tamatave, 1899	8,60	0,26	0,27	0,60	0,65
— —	8,40	0,31	0,33	0,71	0,77
— —	11,20	0,27	0,30	0,62	0,72
— —	11,10	0,30	0,33	0,70	0,78
— Tanguenoni, 1902	14,00	0,30	0,34	0,70	0,81
— Vatomandry, riz de montagne	13,60	0,22	0,25	0,51	0,59
— — riz de marais.	13,40	0,17	0,20	0,37	0,43
Nouvelle-Calédonie, riz travaillé.	13,80	0,11	0,13	0,26	0,30

	Eau p. 100.	P		P²O⁵	
		A l'état normal.	A l'état sec.	A l'état normal.	A l'état sec.
Sarrasin.					
Ain. — Saint-Julien, 1894	13,50	0,28	0,32	0,65	0,75
Oise. — Beauvais, 1902	13,10	0,23	0,26	0,54	0,62
Madagascar, 1899	12,10	0,35	0,39	0,81	0,92
— 1904	14,20	0,31	0,36	0,72	0,84
Nouvelle-Calédonie, 1899	11,80	0,33	0,37	0,75	0,85
Canada, 1899	13,00	0,33	0,38	0,75	0,86
Seigle.					
Ain. — Saint-Julien, 1895	11,50	0,30	0,34	0,69	0,78
Loiret, 1895	12,00	0,33	0,37	0,76	0,86
Seine-et-Marne, 1895	12,00	0,38	0,43	0,88	1,00
— 1895	12,40	0,31	0,35	0,72	0,82
Australie, 1899	11,90	0,32	0,36	0,73	0,83
Canada, 1899	13,50	0,31	0,36	0,72	0,83
Sorgho.					
Algérie, 1899	10,70	0,31	0,34	0,70	0,78
— 1902	11,70	0,19	0,21	0,45	0,54
Congo, 1902	12,70	0,33	0,38	0,76	0,87
Dahomey, 1899	11,40	0,43	0,48	0,99	1,11
Guinée, 1899	11,50	0,33	0,37	0,76	0,86
Madagascar, 1899	11,70	0,37	0,42	0,87	0,98
— 1899	12,30	0,29	0,33	0,67	0,76
Eleusine des Indes	13,50	0,26	0,30	0,60	0,69
Fonio de Guinée	13,40	0,14	0,16	0,32	0,37
Tef d'Abyssinie	9,20	0,42	0,46	0,97	1,07

§ II. — PRODUITS RETIRÉS DES CÉRÉALES.

	Eau p. 100.	P		P²O⁵	
		A l'état normal.	A l'état sec.	A l'état normal.	A l'état sec.
Pain de Paris	29,00	0,08	0,11	0,18	0,25
—	29,30	0,06	0,09	0,15	0,21
Pain de munition	31,00	0,13	0,18	0,29	0,49
Pain de guerre français	12,00	0,16	0,18	0,37	0,42
— —	13,50	0,12	0,14	0,27	0,31
— — belge	11,30	0,22	0,24	0,52	0,58
Biscuit-gâteau	11,10	0,04	0,05	0,09	0,10
—	10,30	0,05	0,06	0,10	0,11
Gâteau pour thé	9,20	0,14	0,15	0,32	0,35
Triscuit	8,80	0,38	0,41	0,90	0,98
Baba	43,20	0,05	0,08	0,11	0,19
Levure de bière	73,00	0,49	1,81	1,12	4,15

I. — Expériences sur des produits de mouture militaire. — Mouture par meules, faite à Billy en novembre 1902 ; les produits, au moment de l'analyse, contiennent 12 à 13 p. 100 d'eau.

	P	P^2O^5
Blé entier.............................	0,34	0,77
Boulange.............................	0,34	0,77
Farine de 1er jet.....................	0,14	0,33
— des gruaux blancs...........	0,20	0,45
— des gruaux bis...............	0,35	0,79
Fleurages............................	0,70	1,60
Recoupettes.........................	0,95	2,17
Sons gros et moyens, mélangés....	1,30	2,98

II. — Expériences sur des produits de mouture de l'Assistance publique de Paris. — Mouture par meules ; échantillons remis par M. Boulais, décembre 1902. Eau 12 à 13 p. 100. — A. Dosage du phosphore total. — B. Dosage du phosphore soluble dans l'eau ; on a épuisé 10 gr. de farine par de l'eau distillée, et, dans les liqueurs filtrées, on a dosé le phosphore.

	A		B	
	P	P^2O^5	P	P^2O^5
1. Farine 1er jet, environ 15 p. 100 de blé.	0,126	0,29	0,010	0,024
2. — des 1ers gruaux, environ 15 p. 100 de blé.............................	0,148	0,34	0,033	0,076
3. Farine des 2es gruaux, environ 7 p. 100 de blé.............................	0,148	0,34	0,033	0,076
4. Farine des 3es gruaux, environ 5 p. 100 de blé.............................	0,180	0,42	0,043	0,100
5. Farine panifiable, environ 72 p. 100 de blé.............................	0,130	0,30	0,028	0,064
6. Farine des 4es gruaux, vendue comme issues..................................	0,240	0,55	0,074	0,170

III. — Expériences sur des farines douze-marques du marché de Paris. — Mouture par cylindres ; douze échantillons, étalons de décembre 1902, remis par M. Lucas ; examinés après avoir été conservés pendant quelques jours au laboratoire, d'où la faible teneur en eau.

LE PHOSPHORE

	Eau.	Azote.	Graisse.	Cendres.	P A l'état normal.	P A l'état sec.	P^2O^5 A l'état normal.	P^2O^5 A l'état sec.
1....	11,60	1,70	0,90	0,40	0,082	0,092	0,19	0,21
2....	12,00	1,66	1,15	0,50	0,082	0,093	0,19	0,21
3....	12,20	1,68	1,10	0,50	0,096	0,109	0,22	0,25
4....	12,10	1,86	1,25	0,40	0,082	0,092	0,19	0,21
5....	12,80	1,66	1,05	0,50	0,087	0,099	0,20	0,23
6....	12,50	1,68	1,05	0,60	0,117	0,133	0,27	0,31
7....	12,80	1,59	1,15	0,50	0,113	0,129	0,26	0,29
8....	12,90	1,68	1,05	0,50	0,117	0,134	0,27	0,31
9....	12,10	1,59	1,05	0,60	0,087	0,098	0,20	0,22
10..	11,20	1,52	1,15	0,50	0,100	0,112	0,23	0,26
11....	10,90	1,59	1,15	0,70	0,100	0,112	0,23	0,26
12....	11,40	1,57	1,20	0,60	0,120	0,135	0,28	0,31

IV. — Expériences sur des glutens. — A. Phosphore des farines à l'état normal (eau : 12 à 13 p. 100). — B. Phosphore des glutens, à l'état sec, retirés des mêmes farines.

	A P	A P^2O^5	B P	B P^2O^5
1. Farine douze-marques..............	0,082	0,19	0,16	0,36
2. — —	0,082	0,19	0,17	0,38
3. — —	0,096	0,22	0,18	0,41
4. — —	0,082	0,19	0,18	0,41
5. Farine militaire...................	0,120	0,27	0,24	0,55
6. — —	0,140	0,32	0,27	0,63
7. — —	0,170	0,40	0,37	0,85
8. Queues de moutures................	0,400	0,93	0,55	1,26

V. — Expériences sur des germes de blé. — Exp. I. — On a mis en contact, à froid, pendant 24 heures, 5 gr. de germes mêlés de débris de son provenant d'issues de mouture par cylindres, avec une solution à 0,5 d'acide chlorhydrique pour 1.000 d'eau; on a filtré puis lavé le résidu un grand nombre de fois; les liqueurs filtrées ont été évaporées à siccité et brûlées par l'acide sulfurique. On a trouvé 0,38 p. 100 de phosphore, soit en anhydride phosphorique, 0,87.

Les germes, provenant de la précédente opération, ont été traités, à chaud, par une solution à 5 d'acide chlorhydrique p. 100 d'eau; on a maintenu l'ébullition pendant 2 heures;

on a filtré, lavé, évaporé et calciné comme précédemment. On a trouvé 0,25 p. 100 de phosphore correspondant à 0,57 d'anhydride phosphorique.

Les germes, épuisés par les deux traitements précédents, desséchés et brûlés par l'acide sulfurique ne contenaient plus trace de phosphore.

Le produit analysé renfermait donc :

Phosphore minéral...	0,38, soit en anhydride phosphorique		0,87
— organique.	0,25	—	0,57
	0,63		1,44

Le dosage direct sur le produit primitif a donné :

Phosphore total.. 0,58, soit en anhydride phosphorique 1,34

Exp. II. — On a répété les mêmes essais sur un autre lot de germes comprenant également des petits sons. On a trouvé :

Phosphore minéral.	0,67 soit en anhydride phosphorique	1,55
— organique	0,36 —	0,82

Et dans le produit traité directement :

Phosphore total.... 1,02, ou en anhydride phosphorique 2,33

Exp. III. — Dans les matières grasses obtenues par l'éther, on a trouvé :

	P	P^2O^5
1er lot.............	0,050	0,13
2e lot.............	0,065	0,15

Le premier lot contenant 4,50 de matières grasses p. 100, et le deuxième 7,75, il y a, par suite, dans 100 gr. de germes plus ou moins mélangés de petit son (1).

	P	P^2O^5
1er lot.............	0,002	0,006
2e lot	0,005	0,011

---

(1) Le premier lot contenait 9,80 p. 100 d'eau; 16,94 de matières azotées, 3,30 de cendres; le deuxième 8,80 d'eau, 26,46 de matières azotées, 4,80 de cendres.

VI. — *Expériences sur l'huile de blé.* — On a épuisé par l'éther 500 gr. de blé concassé; les matières grasses ont été partagées en deux lots. Le premier lot a été calciné en présence d'un mélange de 3 gr. de carbonate de sodium et de 5 gr. de nitrate de sodium (il a fallu environ 10 gr. de ce mélange pour détruire 5 gr. d'huile). Le résidu de la calcination a été repris par l'eau distillée, acidifié par l'acide chlorhydrique et le phosphore a été précipité par la méthode que nous avons adoptée.

Le deuxième lot a été détruit par l'acide sulfurique, et le résidu traité comme précédemment.

On a obtenu :

	P	P^2O^5
1er lot	0,139	0,32
2e lot	0,152	0,35

Comme le blé contenait 1,30 d'huile p. 100, il y a par suite, dans 100 gr. de blé :

	P	P^2O^5
1er lot	0,0018	0,0042
2e lot	0,0019	0,0045

VII. — *Expériences sur l'huile d'avoine.* — On a épuisé par l'éther 450 gr. d'avoine concassée. La matière grasse obtenue, détruite par un mélange d'acide sulfurique et d'acide nitrique, dans une grande capsule en porcelaine, a donné :

P	P^2O^5
0,073	0,19

L'avoine contenant 6,40 de matières grasses p. 100, il y a, par suite, dans 100 parties d'avoine :

P	P^2O^5
0,005	0,012

§ III. — LÉGUMES. — FRUITS. — CONDIMENTS.

	Eau p. 100	P A l'état normal.	P A l'état sec.	P²O⁵ A l'état normal.	P²O⁵ A l'état sec.
Ail...	62,20	0,09	0,24	0,21	0,55
Amande sèche...	4,50	0,22	0,23	0,51	0,53
Arachides, graines...	7,00	0,44	0,47	1,02	1,09
— germes...	5,00	0,57	0,60	1,32	1,40
Arbre à pain, fruit...	14,40	0,12	0,14	0,27	0,31
— fécule...	16,00	0,07	0,08	0,16	0,19
Artichaut, feuilles...	77,90	0,06	0,25	0,13	0,59
— fond...	87,20	0,02	0,18	0,05	0,42
Asperges, pointes...	92,10	0,07	0,88	0,16	2,01
— pousses...	93,60	0,03	0,51	0,07	1,17
— cuites...	90,40	0,03	0,32	0,07	0,73
Bambou, pointes sèches...	13,70	0,59	0,68	1,37	1,58
Banane, Guadeloupe...	13,50	0,11	0,13	0,27	0,31
— Tahiti...	20,10	0,08	0,10	0,19	0,24
Baobab, graines...	5,40	0,58	0,62	1,34	1,41
Cajan, Madagascar...	10,90	0,36	0,40	0,84	0,94
— Malaimbandy...	9,70	0,32	0,35	0,74	0,82
— Manisana...	11,30	0,44	0,49	1,01	1,13
— Vatomandry...	11,80	0,26	0,29	0,61	0,69
— Nouvelle-Calédonie...	12,40	0,44	0,50	1,01	1,14
— Réunion...	14,20	0,44	0,51	1,01	1,15
Carotte rouge...	92,00	0,04	0,55	0,10	1,25
— —...	84,80	0,03	0,22	0,08	0,51
Caroube. — Candie...	9,20	0,10	0,11	0,24	0,26
— Chypre...	11,00	0,08	0,09	0,18	0,20
— Crête...	12,00	0,10	0,11	0,24	0,29
— Grèce...	10,80	0,08	0,09	0,18	0,20
— Portugal...	11,80	0,07	0,08	0,16	0,18
Cerises noires...	82,70	0,02	0,13	0,05	0,30
— rouges...	85,40	0,03	0,21	0,07	0,49
Champignon, truffe...	74,20	0,22	0,85	0,51	1,96
— Annam...	13,70	0,23	0,26	0,54	0,62
— —...	13,70	0,20	0,23	0,47	0,54
— —...	21,90	0,55	0,70	1,27	1,62
— Nouvelle-Calédonie.	11,70	0,16	0,18	0,38	0,43
— Tahiti...	12,20	0,11	0,12	0,26	0,29
— Tonkin...	12,80	0,20	0,23	0,48	0,55
— —...	13,30	0,37	0,43	0,86	0,99
Châtaigne, amande...	56,80	0,06	0,13	0,13	0,31

	Eau p. 100.	P A l'état normal.	P A l'état sec.	P²O⁵ A l'état normal.	P²O⁵ A l'état sec.
Châtaigne, écorce................	12,60	0,017	0,02	0,04	0,05
Chicorée sauvage...............	86,50	0,07	0,49	0,15	1,13
Chou, feuilles internes.........	92,60	0,04	0,53	0,09	1,21
— externes......	90,80	0,03	0,35	0,07	0,80
— trognon.......	87,60	0,06	0,50	0,15	1,16
Choufleur, cuit à l'eau..........	85,90	0,06	0,45	0,15	1,04
Citron entier...................	85,50	0,01	0,05	0,02	0,12
Coleus Dazo....................	77,30	0,06	0,25	0,13	0,59
— Langouassis............	87,10	0,06	0,45	0,13	1,04
— rotondifol. alba.........	76,40	0,07	0,31	0,17	0,70
— — nigra........	72,90	0,06	0,21	0,13	0,49
— — rubra........	78,20	0,07	0,32	0,16	0,72
Colocase, taro Guyane	13,80	0,11	0,13	0,25	0,29
— Tahiti............	11,20	0,20	0,22	0,48	0,54
Colza, graines..................	6,20	0,83	0,88	1,91	2,03
Coton d'Egypte, graines.......	6,30	1,17	1,24	2,69	2,87
Datte, Bassorah................	16,40	0,13	0,15	0,30	0,37
— Algérie, pulpe...........	25,00	0,12	0,16	0,29	0,38
— noyau............	13,00	0,15	0,17	0,34	0,39
Doliques, Indo-Chine, Tonkin..	12,10	0,57	0,64	1,32	1,50
— Madagascar, Béforana.	12,80	0,32	0,37	0,74	0,85
— Anossibé...............	11,90	0,41	0,46	0,93	1,05
— Réunion...............	7,00	0,47	0,50	1,07	1,15
— Soudan................	11,80	0,33	0,38	0,75	0,85
Estragon.......................	80,90	0,09	0,45	0,20	1,04
Fèves, Bresse, 1904............	11,30	0,50	0,56	1,15	1,29
— Lorraine, 1900..........	13,60	0,44	0,51	1,02	1,18
— Picardie, 1900..........	11,10	0,61	0,68	1,40	1,57
— Algérie, 1902...........	11,60	0,33	0,37	0,75	0,84
— Tunisie, 1899...........	11,40	0,37	0,41	0,86	0,97
— Nouvelle-Calédonie, 1899.	12,40	0,63	0,71	1,45	1,65
— Transvaal, 1899.........	11,80	0,44	0,50	1,02	1,15
Figues sèches..................	24,90	0,07	0,10	0,17	0,22
Fraises........................	89,40	0,03	0,29	0,07	0,67
Groseilles, petites.............	86,20	0,05	0,38	0,12	0,87
— grosses............	86,40	0,08	0,59	0,18	1,35
Haricots, Chevrier..............	13,40	0,45	0,52	1,04	1,20
— blanc...................	13,70	0,44	0,51	1,00	1,16
— —	11,20	0,47	0,53	1,08	1,21
— — amandes.........	12,50	0,42	0,48	0,96	1,09
— — germes..........	10,00	0,71	0,79	1,62	1,80
— Lingot.................	14,00	0,33	0,38	0,76	0,88

	Eau p. 100	P A l'état normal.	P A l'état sec.	P²O⁵ A l'état normal.	P²O⁵ A l'état sec
Haricots, Petits-plats........	13,20	0,33	0,38	0,76	0,87
— roses..........	12,50	0,43	0,49	0,98	1,12
— rouges..........	14,00	0,35	0,40	0,81	0,94
— —	13,10	0,32	0,37	0,74	0,85
— — Chartres......	13,40	0,45	0,52	1,04	1,20
— Cambodge..........	12,10	0,45	0,51	1,02	1,16
— Madagascar, Ambositra	12,50	0,31	0,36	0,71	0,81
— Anjozorobé.......	12,70	0,34	0,39	0,80	0,91
— Diégo-Suarez.......	13,20	0,40	0,45	0,93	1,07
— Mananjary........	11,90	0,38	0,43	0,89	1,01
— Tamatave.........	11,70	0,35	0,39	0,82	0,93
— —	12,80	0,46	0,52	1,06	1,21
— Vagaindrano......	12,50	0,44	0,50	1,00	1,14
— Mayotte..........	13,10	0,51	0,58	1,19	1,36
— Nouvelle-Calédonie.	13,30	0,65	0,75	1,28	1,47
— — ...	13,80	0,48	0,55	1,11	1,28
— — ...	11,50	0,42	0,47	0,96	1,08
— Réunion..........	12,00	0,44	0,50	1,02	1,16
— Soudan..........	13,00	0,34	0,39	0,77	0,88
— Birmanie.........	12,80	0,40	0,45	0,93	1,07
— Californie........	12,40	0,36	0,41	0,83	0,94
— Canada..........	12,00	0,41	0,46	0,94	1,06
— Russie...........	10,30	0,54	0,60	1,28	1,43
Haricot Mungo, Indes........	10,20	0,45	0,51	1,04	1,12
— — Madagascar..	12,10	0,33	0,37	0,75	0,85
— — Réunion.....	13,00	0,42	0,48	0,96	1,10
Igname, Cochinchine..........	14,70	0,08	0,09	0,19	0,22
— Guyane..........	13,70	0,09	0,10	0,21	0,24
Laitue pommée, filles blanches.	96,10	0,04	1,02	0,09	2,35
— — vertes...	93,70	0,08	1,23	0,18	2,82
— romaine feuilles blanches.............	94,10	0,04	0,65	0,09	1,50
— — — vertes..	92,40	0,05	0,67	0,12	1,55
Lentilles, Auvergne...........	13,50	0,49	0,56	1,13	1,30
— Cambodge.........	11,00	0,48	0,54	1,09	1,22
— Tunisie...........	11,40	0,28	0,31	0,69	0,78
— Nouvelle-Calédonie..	12,70	0,58	0,66	1,34	1,53
— Réunion..........	12,50	0,30	0,34	0,70	0,80
— Bohême..........	12,50	0,35	0,40	0,84	0,92
— Egypte (1)........	12,50	0,42	0,48	0,98	1,12

(1) Le dosage effectué comparativement sur le produit délayé dans

	Eau p. 100	P A l'état normal.	P A l'état sec.	P₂O₅ A l'état normal.	P₂O₅ A l'état sec.
Lentilles d'Espagne	11,70	0,29	0,32	0,66	0,74
— Moravie	12,00	0,43	0,49	0,99	1,12
— Russie	13,00	0,42	0,48	0,96	1,10
— — décortiquée	9,60	0,46	0,50	1,06	1,17
Lotus nymphea, graines	11,10	0,13	0,15	0,30	0,34
Lupin blanc	8,10	0,38	0,41	0,87	0,94
Manioc, Dahomey	9,50	0,08	0,09	0,19	0,21
— Guyane	10,00	0,04	0,04	0,10	0,11
Moutarde, Alsace	6,30	0,88	0,94	2,03	2,16
— Cochinchine	6,20	0,83	0,88	1,92	2,04
Navet	93,70	0,034	0,054	0,08	1,23
Nélombo, graines, Cambodge	9,00	0,71	0,78	1,64	1,80
Noisettes	5,80	0,35	0,37	0,81	0,86
—	5,20	0,41	0,43	0,93	0,98
Oignon	90,20	0,04	0,44	0,10	1,02
—	87,60	0,047	0,38	0,11	0,87
Orange (1), pulpe sans pépins	88,20	0,022	0,19	0,05	0,45
Oxalis du Mexique	79,90	0,066	0,33	0,15	0,76
Patate, Cochinchine	71,30	0,07	0,25	0,16	0,57
— Guinée	54,50	0,10	0,23	0,24	0,54
— fécule granulée, Cochinchine	12,00	0,026	0,03	0,60	0,68
Pavot	5,10	0,88	0,92	2,02	2,12
Persil, queues	88,00	0,055	0,46	0,13	1,05
— feuilles	82,90	0,09	0,52	0,20	1,19
Piment doux d'Espagne	92,00	0,03	0,36	0,07	0,83
Poire	85,20	0,025	0,17	0,06	0,40
Poireau (2), partie blanche	86,50	0,06	0,44	0,13	1,01
— — verte	87,40	0,045	0,36	0,10	0,84
— racines	76,00	0,09	0,37	0,20	0,86
Poireau, préparé pour pot-au-feu	90,40	0,07	0,73	0,17	1,82
Pois, Petit pois verts (3) graines	82,00	0,10	0,57	0,27	1,52
— — cosses	82,30	0,05	0,30	0,12	0,68
Pois sec, Nord	12,80	0,35	0,40	0,82	0,94

une solution de carbonate de potassium, desséché à l'étuve et calciné, a donné les mêmes résultats.

(1) Poids de l'orange entière, 155 gr., dont : écorce 57, pulpe 93 et pépins 5.

(2) Poids du poireau entier : 126 gr. dont partie blanche 42,2 ; partie verte, 77,8 ; racines 6 (mars, 1903).

(3) Poids de 145 grains : 15 gr. 4 ; poids de 31 cosses : 50 gr. 1 (5 juin 1903).

	Eau p. 100.	P A l'état normal.	P A l'état sec.	P^2O^5 A l'état normal.	P^2O^5 A l'état sec.
Pois secs, Noyon	13,00	0,42	0,48	0,96	1,10
— Indes	10,40	0,39	0,43	0,89	0,99
— Madagascar	11,00	0,32	0,36	0,75	0,84
— Canada	12,80	0,33	0,37	0,76	0,87
— Hollande	13,60	0,42	0,48	0,96	1,11
Poivre Cambodge, blanc	11,40	0,19	0,21	0,43	0,49
— — noir	13,60	0,18	0,21	0,41	0,48
Poivre d'Ethiopie, graines	9,30	0,13	0,14	0,29	0,32
Poivre Maniguette, Gabon	12,00	0,20	0,22	0,47	0,53
— — Guyane	12,90	0,17	0,19	0,40	0,46
Pomme	84,50	0,01	0,06	0,02	0,13
Pommes de terre nouvelles	47,50	0,10	0,19	0,22	0,43
— épluchées	79,30	0,08	0,41	0,19	0,95
— —	77,00	0,06	0,24	0,12	0,54
— —	74,00	0,12	0,48	0,29	1,11
— desséchées	12,00	0,46	0,52	1,06	1,20
— frites dans graisse	59,60	0,07	0,18	0,16	0,40
Radis	95,00	0,01	0,18	0,02	0,41
Raisins verts (1)	87,40	0,02	0,17	0,05	0,40
Raisins de Corinthe (2)	33,20	0,05	0,08	0,12	0,18
Rave	90,60	0,02	0,22	0,05	0,52
Sorbes	65,60	0,05	0,13	0,11	0,32
Thym	53,40	0,11	0,23	0,25	0,54
Tomate	94,90	0,02	0,33	0,04	0,76
Voandzou, Madagascar	11,30	0,25	0,28	0,58	0,65
— Sénégal	9,80	0,31	0,34	0,72	0,79

§ IV. — VIANDES.

	Eau p. 100.	P A l'état normal.	P A l'état sec.	P^2O^5 A l'état normal.	P^2O^5 A l'état sec.
Bœuf, Bouilli (3)	62,30	0,19	0,53	0,45	1,22
—	52,20	0,18	0,39	0,43	0,90
Bifteck grillé	49,80	0,19	0,39	0,45	0,90
Veau, escalope sautée	51,00	0,36	0,75	0,70	1,61
Chevreuil	71,40	0,16	0,57	0,37	1,32
Agneau, gigot rôti	63,80	0,24	0,68	0,57	1,59
Mouton, épaule cuite à la casserole	43,90	0,15	0,28	0,36	0,64

(1) Poids de 145 grains : 13 gr. (30 juillet 1903).
(2) Poids de 13 grains : 21 gr.
(3) Cuisines de la caserne Latour-Maubourg, 1903.

LE PHOSPHORE

	Eau p. 100.	P A l'état normal.	P A l'état sec.	P^2O^5 A l'état normal.	P^2O^5 A l'état sec.
Porc, Lard, partie grasse	7,00	0,019	0,021	0,043	0,046
— — maigre	5,90	0,10	0,11	0.24	0,26
— Boudin	41,40	0,08	0,14	0,19	0,33
— Rillettes de Bayonne	20,10	0,12	0,15	0,28	0,35
— Saucisson	27,80	0,21	0,29	0,48	0,67
— Saindoux	0,00	»	0,005	»	0,012
Poulet rôti, cuisse	59,80	0,22	0,56	0,51	1,29
Ablettes entières, frites	53,80	0,57	1,46	1,55	3,35
Anchois saumurés	50,40	0,44	0,89	1,02	2,05
Gardon frit	46,70	0,50	0,95	1,16	2,17
Goujon, entier	51,90	0,82	1,72	1,90	3,95
— sans têtes	55,50	0,67	1,51	1,54	3,46
— têtes seules	44,60	1,30	2,71	3,43	6,20
Morue, huile blonde des pharmacies	0,00	»	0,05	»	0,12
Orphie	70,50	0,26	0,89	0,60	2,05
Huîtres	82,70	0,12	0,67	0,26	1,53
Moules	82,50	0,14	0,78	0,31	1,79
Seiche	79,50	0,27	1,31	0,62	3,00
Escargots de jardin	73,50	0,24	0,91	0,35	2,10

Expériences sur des jeunes chats. — Les deux chats sur lesquels on a opéré au moment de leur naissance étaient d'une même portée, comprenant trois sujets.

Exp. I. — Le premier chat, pesant 107 gr., a été entièrement desséché à l'étuve et pulvérisé au mortier de fer. L'analyse a donné :

	Pour 100 parties.		Pour le chat entier.
	A l'état normal.	A l'état sec.	
Eau	80,10	0,00	86,00
Matières azotées	13,52	68,98	14,49
— grasses	2,19	11,20	2,35
— extractives	1,73	8,82	1,85
Cendres	2,16	11,00	2,31
	100,00	100,00	107,00

BALLAND. — Les Aliments. II.

Le phosphore se trouvait ainsi réparti :

	P	P²O⁵
Dans 100 parties à l'état sec........	2,06	4,73
— normal....	0,40	0,93
Dans le chat entier................	0,132	0,991
Dans 100 parties de la matière grasse soluble dans l'éther...............	0,083	0,190

Exp. II. — On a séparé les principaux organes du deuxième chat pour y doser, dans chacun d'eux, l'eau et le phosphore : ce dernier a été calculé pour 100 parties à l'état sec.

	Eau pour 100.	P	P²O⁵
Cervelle...............	82,47	1,98	4,67
Cœur et poumons.....	82,99	1,34	3,07
Estomac et intestins...	81,88	1,20	2,75
Foie et rate...........	79,15	0,89	2,05
Reins..................	82,69	1,42	3,26

Expériences sur des souris. — Les souris avaient été nourries pendant une dizaine de jours avec du blé seul, à l'exclusion de tout autre aliment ; — 1. Analyse du blé ; — 2. Analyse des excréments recueillis pendant les derniers jours de l'expérience.

	1	2
Eau...........................	10,80	12,10
Matières azotées...............	11,62	46,66
— grasses.................	1,30	3,90
— amylacées ou extractives.	72,63	19,74
Cellulose......................	1,65	9,90
Cendres.......................	2,00	7,70 dont : silice 0,20
	100,00	100,00

Le dosage du phosphore a donné :

	P	P²O⁵
Pour 100 de blé............................	0,39	0,90
Pour 100 d'excréments, traitement direct........	1,67	3,84
Pour 100 d'excréments, dosage sur les cendres...	1,59	3,65

Expériences sur des œufs de poule. — Exp. I. — Un œuf, pesant 54 gr. 44, a donné : coquille 5,74; jaune 18,01 ; blanc 30,69, soit, pour la partie alimentaire 48,70. Le dosage de l'eau et du phosphore a donné, pour 100 parties :

	Eau p. 100.	P A l'état normal.	P A l'état sec.	P^2O^5 A l'état normal.	P^2O^5 A l'état sec.
Jaune	49,19	0,589	1,16	1,346	2,65
Blanc	84,85	0,021	0,14	0,048	0,32

Il y a, par suite :

	P	P^2O^5
Dans 18,01 de jaune	0,1062	0,2423
Dans 30,69 de blanc	0,0064	0,0147
Et dans 48,70 représentant l'œuf entier	0,1126	0,2570

Le jaune, à l'état sec, épuisé par l'éther a donné 65 gr. 33 de matières grasses p. 100 qui contenaient :

	P	P^2O^5
Pour 100 parties	0,93	2,14
Soit, pour 65,33	0,60	1,39

Le jaune d'œuf, à l'état sec, ayant donné 2,65 d'acide phosphorique total p. 100, il en résulte que le phosphore insoluble dans l'éther serait dans le jaune, représenté par :

P .... $1,16 - 0,60 = 0,33$
P^2O^5 .... $2,65 - 1,39 = 1,26$

Exp. II. — On a dosé comparativement le phosphore sur un jaune d'œuf desséché, en opérant d'une part sur le produit de la combustion au rouge et d'autre part sur le produit attaqué directement par l'acide sulfurique. On a obtenu, pour 100 parties :

	P	P^2O^5
Par calcination au rouge	0,48	1,10
Par combustion sulfurique	1,17	2,69

Exp. III. — Un jaune d'œuf desséché, épuisé par l'éther, a laissé 34,46 p. 100 de matières insolubles qui contenaient :

	P	P²O⁵
Pour 100 parties...............	1,48	3,39
Soit, pour 34,46................	0,51	1,17

Expériences sur l'urine humaine. — Exp. I. — Sur l'urine d'un jeune homme sain, récemment émise, on a dosé comparativement le phosphore : 1° Sur 100 cmc. d'urine qui ont été précipités directement, par la solution magnésienne ; 2° sur 100 cmc. d'urine évaporés et brûlés par l'acide sulfurique.

On a trouvé, dans le 1er cas, 1 gr. 370 d'acide phosphorique par litre d'urine et 1 gr. 410 dans le second.

Exp. II. — En opérant, de la même manière, sur l'urine d'un diabétique qui contenait 76 gr. 92 de sucre par litre, on a trouvé par le traitement direct : 2 gr. 03 d'acide phosphorique et par la destruction avec acide : 2 gr. 10.

§ V. — LAITAGES.

	Eau p. 100.	P A l'état normal.	P A l'état sec.	P²O⁵ A l'état normal.	P²O⁵ A l'état sec.
Beurre d'Isigny...............	13,30	0,06	0,07	0,13	0,15
Lait comprimé, Hatmaker.....	7,60	0,80	0,86	1,85	2,00
FROMAGES :					
Brie...........................	49,10	0,30	0,59	0,68	1,34
Camembert (1)................	26,20	0,48	0,65	1,09	1,48
Cantal, Riom..................	39,00	0,53	0,86	1,21	1,98
— Serres................	35,40	0,52	0,80	1,19	1,83
— Laguiole..............	34,50	0,56	0,85	1,28	1,95
Gervais, salé..................	39,00	0,18	0,30	0,43	0,70
Gex, Mijoux...................	31,50	0,62	0,90	1,42	1,97
— façon Lepuy............	32,10	0,63	0,91	1,44	2,12
Gorgonzola....................	45,90	0,32	0,59	0,74	1,36
Gruyères, Bons................	27,50	0,79	1,09	1,81	2,49
— Grançot...............	32,90	0,74	1,06	1,62	2,41
— Héria.................	28,30	0,70	0,98	1,61	2,24
— Maillat...............	28,90	0,78	1,09	1,78	2,50
— Mont-Monnet..........	28,20	0,72	1,00	1,65	2,29
— Pringy................	33,10	0,72	1,08	1,65	2,46
— Paris.................	28,70	0,67	0,94	1,52	2,15

(1) Les matières grasses extraites par l'éther contenaient, pour 100, 0,20 d'anhydride phosphorique.

	Eau p. 100.	P À l'état normal.	P À l'état sec.	P^2O^5 À l'état normal.	P^2O^5 À l'état sec.
Gruyères, Paris............	31,80	0,76	1,01	1,74	2,51
Hollande, pâte rose........	32,60	0,71	1,05	1,62	2,40
— façon Lozère......	38,80	0,61	0,99	1,40	2,28
Olivet cendré..............	28,40	0,15	0,21	0,34	0,47
Pont-l'Evêque..............	44,00	0,44	0,78	1,01	1,80
Port-Salut................	37,10	0,62	0,99	1,42	2,27
Roquefort.................	35,70	0,31	0,48	0,72	1,12
—	32,00	0,56	0,82	1,29	1,89
— façon Saint-Sauve.	32,20	0,32	0,47	0,74	1,09

§ VI. — CONSERVES.

	Eau p. 100.	P normal.	P sec.	P^2O^5 normal.	P^2O^5 sec.
Conserve de bœuf; viande et bouillon mélangés; armée française................	62,00	0,18	0,48	0,42	1,11 (1)
Id., armée autrichienne.....	66,20	0,12	0,35	0,27	0,80
Id., armée belge...........	59,60	0,19	0,48	0,44	1,10
Pain de viande, armée belge.	70,00	0,09	0,29	0,20	0,66
Pâté de viande, armée autrichienne................	46,40	0,25	0,46	0,56	1,05
Saucisses à la gelée ; gelée...	86,40	0,08	0,59	0,18	1,36
— saucisses.	64,50	0,08	0,25	0,20	0,57
Saucisses à la saumure : saucisses....................	63,90	0,12	0,34	0,28	0,79
Soupe Richelieu, sans viande	7,70	0,25	0,27	0,59	0,64
Soupe aux pois, avec lard...	6,50	0,30	0,32	0,70	0,74
Tablettes avec légumes et viande, pour ordinaires des régiments................	11,50	0,59	0,66	1,34	1,51
Caséine du lait (2).........	12,80	0,65	0,74	1,49	1,71
Plasmon...................	11,30	1,06	1,19	2,43	2,74

§ VII. — BOISSONS.

	Eau p. 100.	P normal.	P sec.	P^2O^5 normal.	P^2O^5 sec.
Cidre, extrait sec..........	0,00	»	0,21	»	0,49
Hydromel, miel............	31,60	»	0,06	»	0,08
Vin d'Algérie, extrait sec....	0,00	»	0,45	»	1,02

(1) Le dosage, effectué comparativement sur les cendres, a donné 0,70.

(2) Ce produit, présenté en 1903, à l'Administration de la Guerre, par la Chambre syndicale des fabricants de caséine de France, est en poudre grumeleuse, jaunâtre, rappelant le gluten pulvérisé. L'analyse a donné, pour 100 parties : eau, 12,80 ; matières azotées, 76,08 ; matières grasses, 0,86 ; matières extractives, 5,90 ; cendres, 4,36.

	Eau p. 100.	P A l'état normal.	P A l'état sec.	P²O⁵ A l'état normal.	P²O⁵ A l'état sec.
Café de Madagascar. Anjozo-robé	7,70	0,13	0,14	0,28	0,30
Café de Madagascar. Arabic...	10,20	0,17	0,19	0,39	9,43
Café du Brésil, Rio et Santos mélangés, vert	9,60	0,15	0,16	0,35	0,38
Café du Brésil, Rio et Santos, torréfié	3,30	0,16	0,16	0,37	0,38
Café du Brésil, Rio vert	9,60	0,14	0,15	0,33	0,36
— torréfié	4,30	0,16	0,167	0,38	0,397
— marc desséché à l'air	5,60	0,12	0,127	0,28	0,296
Cacao du Congo	6,30	0,45	0,48	1,04	1,11
— —	5,20	0,42	0,44	0,96	1,01
Cacao de la Côte d'Ivoire	5,70	0,44	0,46	1,01	1,07
Cacao du Dahomey	6,10	0,48	0,51	1,11	1,18
Cacao de la Guadeloupe	4,80	0,39	0,41	0,90	0,94
—	6,40	0,44	0,47	1,02	1,09
Cacao de la Guyane	6,50	0,42	0,45	0,97	1,03
— —	5,00	0,41	0,43	0,94	0,99
— —	4,40	0,38	0,40	0,89	0,93
— —	5,30	0,43	0,45	0,99	1,04
Cacao des Indes	6,20	0,47	0,50	1,07	1,14
Cacao de Madagascar	7,60	0,54	0,58	1,25	1,35
— —	5,50	0,55	0,58	1,26	1,33
— —	5,70	0,57	0,60	1,30	1,38
Cacao de la Martinique	5,10	0,47	0,49	1,08	1,13
— —	5,90	0,44	0,46	1,01	1,07
Cacao de Mayotte : Grande Comore	6,60	0,54	0,57	1,23	1,31
Cacao de la Réunion	7,60	0,50	0,54	1,15	1,24
Chocolat au lait	52,00	0,27	0,56	0,62	1,29

§ VIII. — FOURRAGES

	Eau p. 100.	P A l'état normal.	P A l'état sec.	P²O⁵ A l'état normal.	P²O⁵ A l'état sec.
Foin de Briançon, pressé	12,60	0,12	0,13	0,29	0,33
Foin de Carcassonne, 1901	13,00	0,10	0,11	0,24	0,27
— 1902	13,20	0,11	0,12	0,25	0,29
Foin de la Moselle	7,80	0,21	0,22	0,48	0,52
— regain	8,10	0,36	0,39	0,82	0,89
Foin de Péronne	13,30	0,20	0,23	0,45	0,52
Foin de Seine-et-Marne	13,40	0,14	0,16	0,32	0,37
Foin de Seine-et-Oise	13,60	0,11	0,12	0,25	0,29

	Eau p 100.	P A l'état normal.	P A l'état sec.	P²O⁵ A l'état normal.	P²O⁵ A l'état sec.
Foin de Verdun, pressé.......	11,50	0,16	0,18	0,38	0,43
Foin de luzerne, Limours.....	11,20	0,24	0,27	0,56	0,63
— Rambouillet.	13,10	0,22	0,25	0,52	0,59
Paille de blé, Belfort.........	10,70	0,05	0,06	0,13	0,14
Paille de riz, Madagascar......	8,90	0,015	0,016	0,035	0,038
Blé en vert (1) tiges, parties blanches.................	75,60	0,24	0,98	0,56	2,24
Blé en vert tiges, parties vertes.	69,80	0,17	0,57	0,39	1,28
— racines...........	64,70	0,18	0,50	0,41	1,15
Maïs, fourrage vert...........	81,00	0,03	0,15	0,07	0,35
Sarrasin vert, plante entière...	72,40	0,04	0,15	0,10	0,35
Betterave fourragère jaune, feuilles...................	88,60	0,04	0,34	0,09	0,80
Betterave fourragère rouge, feuilles...................	92,20	0,04	0,47	0,08	1,08
Carottes blanches semées en mars, feuilles..............	85,70	0,07	0,51	0,17	1,18
Carottes blanches semées en mars, racines..............	88,20	0,05	0,44	0,12	1,02
Carottes blanches semées en juillet, feuilles.............	87,50	0,07	0,52	0,15	1,21
Carottes blanches semées en juillet, racines.............	88,10	0,04	0,38	0,11	0,89
Navet jaune, sept. feuilles....	84,90	0,03	0,20	0,07	0,48
— racines....	85,00	0,03	0,23	0,08	0,54
Navet-rave, sept. feuilles......	88,70	0,03	0,24	0,06	0,57
— racines......	90,00	0,04	0,39	0,09	0,90
Haricot, cosses sèches........	12,00	0,04	0,05	0,10	0,11
Maïs, feuilles sèches de l'épi, Madagascar...............	9,90	0,005	0,006	0,013	0,014
Téosinte du Congo, graines....	12,60	0,28	0,32	0,66	0,75
Feuilles d'artichaut...........	81,00	0,16	0,83	0,36	1,91
— d'aune...............	58,50	0,07	0,16	0,16	0,38
— cerisier..............	67,50	0,40	1,24	0,92	2,84
— charme..............	65,40	0,13	0,38	0,31	0,89
— haricot ordinaire.....	34,50	0,28	0,43	0,65	0,99
— poirier..............	40,30	0,15	0,25	0,35	0,58
— pomme de terre......	90,50	0,07	0,72	0,16	1,65

(1) Blé semé en octobre 1902 et cueilli le 12 avril 1903; hauteur 0 m. 15 à 0 m. 20; poids de 108 tiges 26 gr.

	Eau p. 100.	P		P²O⁵	
		À l'état normal.	À l'état sec.	À l'état normal.	À l'état sec.
Feuilles, pommier	59,30	0.09	0,23	0,22	0,54
— saule	75,00	0,08	0,31	0,18	0,73
— tilleul, 28 mars	76,20	0,17	0,72	0,39	1,66
— — 2 avril	74,10	0,19	0,75	0,45	1,71
— — 26 mai	60,60	0,06	0,19	0,13	0,43
— — 10 sept	12,00	0,10	0,12	0,25	0,29
— vigne	87,20	0,07	0.054	0,16	1,23
Ajonc décortiqué	8,90	0.08	0,09	0,18	0,20
— mélassé	12,00	0,10	0.11	0,24	0,27
Mélassine	22,30	0,11	0,14	0,25	0,32
Produit mélassé, avec débris de tourteaux	14,00	0,23	0,26	0,53	0,61
Produit mélassé, avec débris de tourteaux	16,00	0,28	0,33	0,64	0,76
Galettes mélassées, St-Germain nº 1	10,40	0,24	0,27	0,55	0,61
Galettes mélassées, St-Germain nº 2	11,00	0,67	0,75	1,55	1,74

§ IX. — OBSERVATIONS GÉNÉRALES SUR LA DISTRIBUTION DU PHOSPHORE DANS LES ALIMENTS.

1. Le dosage du phosphore dans les cendres des aliments fournit des données absolument insuffisantes. Pour obtenir tout le phosphore existant soit à l'état de composés organiques, soit à l'état de phosphates, il est indispensable d'opérer préalablement la destruction des matières organiques en partant du produit naturel; le mélange d'acide sulfurique et d'acide nitrique, employé dans ce but, donne d'excellents résultats.

2. Les produits phosphorés des blés, tels qu'on les trouve dans le commerce, représentés en anhydride phosphorique (P^2O^5), oscillent entre 0,65 et 1,11 p. 100. Ces écarts, sauf pour l'Australie, où le phosphore est sensiblement au-des-

sous, s'observent dans les blés des différentes régions du globe. Dans les avoines, on trouve, à peu près, les mêmes proportions ; dans les maïs, les millets, les orges, les seigles, les sorghos et les sarrasins, le maximum se rapproche de 0,80. Dans les riz, ce chiffre n'est atteint que dans les produits bruts ; dans les riz glacés, il tombe à 0,25.

3. Le phosphore est inégalement réparti dans les divers produits de la mouture du blé : il y en a moins dans les farines de premier jet que dans les farines des derniers passages; le maximum se trouve dans les germes et dans les sons. Il y a, par suite, une relation étroite entre le taux de blutage d'une farine et sa teneur en phosphore ; dans les farines premières marques du commerce servant à préparer le pain de Paris, les produits phosphorés s'élèvent à peine à 0,20 p. 100 alors qu'ils atteignent le double dans les farines destinées au pain de munition. L'affaiblissement progressif du phosphore et de l'azote des farines, les principaux vecteurs de ces deux éléments dans l'organisme humain, allant en augmentant d'année en année avec les perfectionnements apportés dans la meunerie, on ne saurait trop réagir contre un blutage exagéré des farines (1).

4. Les oscillations du phosphore dans les légumes verts, tels qu'on les utilise dans la cuisine, sont beaucoup plus accusées que dans les céréales. Dans les carottes, les choux, les navets, les oignons, on trouve environ 0,10 d'anhydride phosphorique ; dans les pointes d'asperges, les chicorées, le chou-fleur, les laitues, les poireaux, le maximum atteint 0,18 ; dans les patates et les pommes de terre, 0,29, et dans les truffes, 0,50.

Parmi les légumes secs ; le cajan, le lupin, les pois don-

---

(1) *Comptes-rendus de l'Acad. des Sciences*, 2 février 1903.

nent de 0,61 à 1,00 ; les doliques, les haricots, les lentilles donnent jusqu'à 1,35 et les fèves 1,45.

5. Dans les fruits ordinaires tels que les cerises, les fraises, les groseilles, les oranges, les poires, les pommes, les raisins, le phosphore, représenté en anhydride phosphorique, est le plus souvent au-dessous de 0,10. Dans les châtaignes il est un peu plus élevé ; dans les figues sèches, les dattes, les bananes, il atteint 0,30 ; dans les amandes et les noisettes sèches : 0,90.

6. Dans les viandes de bœuf, de veau, de mouton, dans la volaille, on ne trouve guère au delà de 0,45 qui est la moyenne fournie par les conserves de viandes de bœuf en usage dans l'armée. Dans la chair des poissons, elle est plus élevée (0,60) ; dans les goujons frits entiers, on a, avec les arêtes et les têtes : 1,90, et, avec les arêtes sans les têtes : 1,54 ; dans les escargots, les huîtres et les moules, la proportion est comprise entre 0,26 à 0,35.

7. C'est dans les fromages que l'on trouve les plus fortes réserves de phosphore : le maximum 1,81 s'observe dans le Gruyère ; puis viennent : le Hollande avec 1,62, le Port-Salut et le Cantal 1,28, le Camembert et le Pont-l'Évêque 1,10, le Brie 0,78.

8. Dans les grains de cafés torréfiés, le phosphore, calculé comme précédemment à l'état d'anhydride phosphorique atteint 0,40 ; dans les marcs ayant servi à préparer l'infusion de café, il en reste 0,28.

Dans les cacaos, il y a trois fois plus de phosphore que dans les cafés ; le maximum 1,30 est donné par Madagascar. Le chocolat au lait, préparé dans les conditions habituelles, en fournit 0,62 pour 100 de liquide.

9. Dans les foins, on trouve de 0,25 à 0,56 d'anhydride phosphorique; dans la paille de blé 0,13, et dans les racines fourragères (betteraves, carottes, navets), de 0,07 à 0,17.

10. Le phosphore est inégalement réparti dans les divers organes des mammifères : il y en a plus dans la cervelle que dans les reins, et plus dans les reins que dans le foie.

Dans un œuf de poule ordinaire, le phosphore est représenté par 0,26 dont 0,015 seulement pour le blanc ; en traitant le jaune par l'éther, on en retire un peu plus de la moitié des produits phosphorés.

Les matières grasses du blé, extraites par l'éther, contiennent jusqu'à 0,32 d'anhydride phosphorique et celles de l'avoine 0,20. Cette dernière proportion se rencontre également dans les extraits éthérés des viandes et des fromages. Dans le beurre d'Isigny, on trouve 0,13; dans l'huile de foie de morue 0,05 et dans le saindoux 0,02.

11. MM. Müntz et Rousseaux (1) ayant avancé que l'acide phosphorique fait défaut dans la plupart des terres de Madagascar, on était autorisé à penser que cet élément pouvait également se rencontrer en quantité insuffisante dans les denrées alimentaires récoltées dans l'île. Les analyses des nombreux produits que j'ai examinés (2) établissent que

---

(1) Etude sur la valeur agricole des terres de Madagascar (*Bulletin du ministère de l'Agriculture*, 1900, pp. 910-1124).

(2) J'ai reçu du ministère de la Guerre, après mon admission à la retraite, la lettre suivante du Général Galliéni que l'on m'excusera de reproduire ici :

Tananarive, le 15 janvier 1905.

Le Général Galliéni, commandant supérieur du groupe de l'Afrique Orientale, et Gouverneur général de Madagascar et dépendances, à Monsieur le ministre de la Guerre.

Dans ces dernières années, j'ai eu l'honneur de vous adresser à diverses reprises de très nombreux échantillons de produits de Madagascar, pour lesquels M. le Pharmacien-principal de 1re classe Balland directeur du Laboratoire du Comité de l'Intendance, a bien voulu, en

le phosphore s'y trouve, en proportions normales et parfois même en plus grande quantité, que dans les produits similaires des régions les plus favorisées.

---

dehors de son service habituel, procéder à des analyses consciencieuses, extrêmement intéressantes et fort utiles à la Colonie.

Les déterminations faites par M. Balland ont fourni, en effet, des indications très précieuses aux colons pour la mise en valeur agricole et industrielle de la Grande-Ile.

Aussi, cet officier supérieur étant atteint par la limite d'âge le 15 janvier 1905, je crois devoir, au moment où il va quitter le service actif, vous signaler les services qu'il a rendus à la colonie de Madagascar et vous demander de vouloir bien, si vous le jugez convenable, lui transmettre mes remerciements pour sa précieuse collaboration.

GALLIÉNI.

CHAPITRE II

LE SOUFRE

Tout ce qui a été dit précédemment au sujet du dosage du phosphore dans les cendres des aliments s'appliquant également au soufre, nous avons opéré directement sur les produits à l'état naturel, en donnant la préférence au procédé suivant.

Procédé employé pour le dosage du soufre. — On met dans une capsule de platine, 10 gr. de matière convenablement échantillonnée ; on arrose avec une solution à 1 p. 100 de carbonate de potassium pur ; on dessèche à l'étuve et on calcine lentement. Les cendres sont traitées par un léger excès d'acide nitrique étendu, puis additionnées d'eau distillée de façon à avoir, après la filtration et le lavage du filtre, 30 à 40 cmc. de liquide. On précipite à chaud par le chlorure de baryum et on pèse le sulfate de baryum obtenu, après l'avoir recueilli sur filtre, lavé, séché et calciné. On part du poids de ce sulfate pour exprimer à l'état de soufre ($S = 32$) ou d'acide sulfurique ($SO^4 H^2 = 98$), tous les produits à base de soufre (organiques ou minéraux), contenus dans 100 parties de la denrée analysée.

§ I. — CÉRÉALES

	Pour 100 parties	
	S	SO^4H^2
Avoine de Bretagne.....................	0,065	0,200
Blé. — Ain. — Saint-Julien.............	0,032	0,100
— — —	0,028	0,088
— Aisne. — Château-Thierry.........	0,031	0,096
— Aude. — Castelnaudary............	0,034	0,105
— Cher. — Blé blanc................	0,032	0,100
— Loir-et-Cher. — Blois............	0,040	0,121
— — Blé roux...................	0,034	0,105
— , Puy-de-Dôme. — Blé d'Auvergne.....	0,041	0,126
— Haut-Rhin. — Belfort.............	0,046	0,142
— Haute-Saône. — Vesoul............	0,039	0,121
— Somme. — Blé blanc...............	0,030	0,092
— Vienne. — Blé du Poitou..........	0,038	0,117
— Algérie. — Blé dur d'Oran........	0,043	0,134
— Madagascar. — Ambohydravaca......	0,031	0,096 (1)
— — Mahazina...................	0,028	0,088 (2)
— — Fierenana..................	0,041	0,126 (3)
— Araucanie........................	0,031	0,096
— Australie........................	0,035	0,109
— Danube. — Bulgarie...............	0,035	0,109
— —	0,030	0,092
— Etats-Unis. — Californie.........	0,030	0,092
— — Saint-Louis....................	0,037	0,113
— — Walla-Walla....................	0,039	0,121
— —	0,027	0,084
— République Argentine.— La Plata...	0,037	0,113
— Russie. — Azima, Azoff...........	0,035	0,109
— — Théodosie......................	0,027	0,084
— Girka, Azoff....................	0,031	0,096
— — Nicolaïeff....................	0,041	0,126
— Blé dur d'Azoff................	0,038	0,117
— — Yest.........................	0,028	0,088
— Blé de Pologne, Odessa..........	0,037	0,113
— Uruguay..........................	0,035	0,109
Maïs blanc des Landes....................	0,035	0,109
Orge. — Ain.— Saint-Julien...............	0,031	0,096

(1) Dosage pour les cendres, sans addition de carbonate, 0,013
(2)   —   —   —   0,017
(3)   —   —   —   0,017

	Pour 100 parties	
	S	SO^{4}H^2
Orge de Madagascar	0,031	0,096 (1)
Riz ancien de Hué (125 ans)	0,096	0,296
Sarrasin. — Ain. — Saint-Julien	0,072	0,222
Seigle. — Ain. — Saint-Julien	0,031	0,096
— du Loiret	0,032	0,100 (2)
— de Seine-et-Marne	0,038	0,107 (3)
— du Canada	0,035	0,109 (4)

§ II. — LÉGUMES ET PRODUITS DIVERS.

	S	SO^{4}H^2
Abricot, état sec	0,021	0,067
Cacao, Guadeloupe	0,049	0,151 (5)
— Madagascar	0,043	0,134 (6)
Carotte, état sec	0,092	0,282
Cerises —	0,100	0,306
Champignon, Annam, état sec	0,130	0,400
Coleus rotundifolius, alba —	0,076	0,232
— — nigra —	0,074	0,224
Fèves, Saint-Julien	0,085	0,260
Fraises, état sec	0,012	0,033
Haricot, chevrier	0,028	0,088
— blanc	0,032	0,100
— lingot	0,037	0,113
— petits plats	0,043	0,134
— rouge	0,034	0,105
— —	0,058	0,180
— — Chartres	0,063	0,193
— Soissons	0,032	0,100
— Mayotte	0,180	0,550
— Nouvelle-Calédonie	0,106	0,333
— Californie	0,052	0,158
— Galicie	0,042	0,130
— Illyrie	0,035	0,109
Laitue, état sec	0,214	0,656
Lentilles, Auvergne	0,045	0,138
— Réunion	0,041	0,129

(1) Dosage dans les cendres, sans addition de carbonate.... 0,021
(2) — — — 0,034
(3) — — — 0,025
(4) — — — 0,042
(5) — — — 0,088
(6) — — — 0,121

	Pour 100 parties	
	S	SO_4H_2
Lentilles Bohême....................	0,124	0,382
— Egypte......................	0,074	0,227 (1)
— Moravie.....................	0,030	0,092
— Russie......................	0,086	0,264
Navet, état sec......................	0,180	0,567
Pêche —	0,114	0,353
Poireau —	0,397	1,210
Pois, Nord..........................	0,146	0,449
— Noyon........................	0,094	0,290
— Canada.......................	0,076	0,235
— Hollande......................	0,072	0,222
Pomme de terre, état sec............	0,100	0,310
— —	0,123	0,377
Sorbes, état sec.....................	0,043	0,134
Foin, Péronne.......................	0,136	0,420
Paille, Belfort......................	0,123	0,378

§ III. — OBSERVATIONS SUR LA DISTRIBUTION DU SOUFRE DANS LES ALIMENTS

Il résulte des précédentes analyses (2) que le soufre organique et inorganique, dans le blé, le maïs, l'orge et le seigle, oscille entre 0,027 et 0,046 et qu'il est un peu plus élevé dans les avoines et le sarrasin.

Dans les légumes secs (fèves, haricots, lentilles, pois), le maximum 0,180 a été observé dans des haricots de Mayotte.

Dans les légumes verts (carottes, laitues, navets, poireaux, pommes de terre), le minimum est dans les carottes et le maximum dans les poireaux.

Dans les abricots et les fraises, il y a moins de soufre que dans les cerises et les pêches.

Le foin et la paille de blé donnent environ 0,130.

---

(1) Dosage dans les cendres, sans addition de carbonate, 0,125

(2) Ma mise à la retraite ne m'a pas permis de donner plus de développement à ces recherches sur le soufre dans les principaux aliments ; j'ai dû renoncer aussi aux dosages du chlore, que j'avais résolu d'entreprendre.

TABLE DES MATIÈRES

DEUXIÈME PARTIE
LES LÉGUMES, LES FRUITS, LES CONDIMENTS (1).

Abricotier. — Ail.	2
Amandier	3
Ananas. — Anis vert	4
Arachide	5
Arachides d'Algérie, du Congo, de Guinée, de Madagascar, de la Nouvelle-Calédonie, du Soudan, du Transvaal. — Cosses d'arachides.	
Arbre à pain	8
Aréquier	9
Arrow-root	10
Artichaut	11
Asperge	12
Aubergine	13
Badianier. — Balisier. — Bambou	14
Bananier	15
Baobab	17
Betterave	19
Cajan	21
Cannelier	22
Cardamome	24
Carotte	25
Caroubier	26
Carvi. — Coriandre. — Cumin	28
Caryot. — Sagou. — Talipiot	29
Céleri. — Cerfeuil	30
Cerisier. — Merisier	31
Champignons	33
I. — *Agaric comestible*	34
II. — *Chanterelle*	35
III. — *Morille*	35
IV. — *Truffe*	36
V. — *Champignons exotiques*	36
Châtaignier	37

(1) La première partie se trouve dans le tome I.

TABLE DES MATIÈRES

§ I. — Analyses de marrons....................................	38
I. — *Châtaigniers de France*........................	38
II. — *Châtaigniers d'Italie*.........................	42
§ II. — Analyses d'enveloppes et de germes de marrons.......	44
§ III. — Observations générales sur les marrons.............	44
Chicorées..	46
Choux..	47
Ciboule. — Ciboulette. — Cocotier...........................	51
Cognassier...	53
Coleus et plectranthes..	54
Colocase. — Colophanus. — Taro. — Tavolo.................	57
Concombre...	59
Cotonnier. — Courge..	60
Cresson..	61
Crosnes..	62
Curcuma. — Dattier...	63
Doliques...	65
Echalotte. — Epinard...	68
Estragon. — Fenouil..	69
Fenu grec..	70
Fève...	71
§ I. — Analyses de fèves..	71
I. — *Fèves de France*.............................	71
II. — *Fèves des colonies françaises et des pays étrangers*....	74
§ II. — Analyses d'enveloppes et de germes de fèves.........	76
§ III. — Produits alimentaires retirés des fèves.............	76
§ IV. — Observations générales sur les fèves................	77
Figuier..	78
Figuier de Barbarie..	80
Expériences relatives à l'alcool que l'on peut en retirer.	
Fraisier...	85
Framboisier..	86
Gingembre..	87
Giroflier...	88
Grenadier..	89
Groseillier..	90
Haricot..	92
§ I. — Analyses des haricots...................................	93
I. — *Haricots de France*.........................	93
II. — *Haricots des colonies françaises*...................	100
III. — *Haricots des pays étrangers*......................	104
IV. — *Haricots verts*............................	105

§ II. — Analyses d'enveloppes et de germes de haricots.......	105
§ III. — Analyses de cosses de haricots.....................	106
§ IV. — Observations générales sur les haricots.............	107
§ V. — Altérations des haricots par les bruches.............	108
§ VI. — Produits alimentaires retirés des haricots...........	109
Haricot courbé. — Haricot Mungo. — Haricot trilobé........	110
Ignames..	112
Jujubier...	113
Karité. — Kolatier...	114
Laitue...	115
Lentilles..	116
§ I. — Analyses de lentilles.............................	116
I. — *Lentilles de France et des colonies*.................	116
II. — *Lentilles des pays étrangers*.......................	117
§ II. — Observations générales sur les lentilles..............	118
Lotus..	120
Lupin. — Mache...	121
Macre..	122
Manioc...	123
§ I. — Analyses de maniocs...............................	124
I. — *Maniocs des colonies françaises*.....................	124
II. — *Maniocs des pays étrangers*.........................	126
Mapé. — Melia-Bombo. — Méné. — Nété......................	127
Melon..	128
Moutarde...	130
Muscadier..	131
Navet. — Rave..	132
Néflier. — Néflier du Japon..................................	134
Nigelle..	135
Noisetier. — Noyer...	136
Oignons..	137
Olivier..	138
Oranger..	139
Oseille..	140
Owala. — Ravenala..	141
Oxalis d'Amérique. — Palmier à huile.........................	142
Panais...	143
Patate...	144
Pavot. — Pin...	145
Pêcher. — Persil...	146
Phytolaque dioïque...	147
Piments..	149

Pimprenelle. — Pissenlit. — Poireau..................................	151
Poirier..	153
Pois...	154
§ I. — Analyses de pois...	154
I. — Pois de France et des colonies françaises...............	155
II. — Pois des pays étrangers......................................	156
III. — Produits alimentaires retirés des pois................	157
§ II. — Observations générales sur les pois.................	158
Pois chiche...	159
Pois mascate..	160
Pois sabre...	162
Poivre. — Poivre d'Ethiopie...	162
Pomme de terre..	165
§ I. — Analyses de pommes de terre............................	165
§ II. — Observations générales sur les pommes de terre.	170
Pommier...	172
Prunier...	173
Radis..	174
Raifort. — Rhubarbe..	175
Ricin. — Salsifis...	176
Sauge. — Thym..	177
Scorsonère..	178
Sésame...	179
Soja..	180
Sorbier. — Tamarinier...	181
Ténéfi. — Tournesol..	182
Tomate. — Topinambour...	182
Vanillier. — Vigne...	183
Voandzou...	186
Sel gemme. — Sel ordinaire..	188
Terres comestibles...	191

TROISIÈME PARTIE
LES VIANDES ET LES LAITAGES

Chapitre 1er. — Les mammifères. — Les oiseaux. — Les reptiles.	197
I. — Ane. — Cheval. — Mulet....................................	197
II. — Boeuf. — Veau...	199
III. — Chèvre. — Chevreuil..	202
IV. — Lapin. — Lièvre..	203
V. — Mouton...	204
VI. — Porc. — Sanglier..	205

TABLE DES MATIÈRES

VII. — Souris	207
VIII. — Volaille. — Oiseaux	207
Œuf de poule.	
IX. — Grenouilles	210
X. — Observations générales sur les mammifères, les oiseaux et les reptiles	211

Chapitre II. — Les Poissons, les Crustacés, les Mollusques 215

I. — Ablette. — Alose	215
II. — Anchois. — Anguille commune	216
III. — Anguille de mer. — Brème. — Brochet	216
IV. — Carpe. — Carrelet	217
V. — Daurade. — Gardon	218
VI. — Éperlan. — Goujon	219
VII. — Grondin. — Hareng	220
VIII. — Limande. — Lingue	221
IX. — Maquereau. — Merlan	222
X. — Morue. — Muge	223
XI. — Orphie. — Perche	224
XII. — Raie. — Sardine	225
XIII. — Saumon. — Sole. — Surmulet	226
XIV. — Tanche. — Thon. — Truite	227
XV. — Turbot. — Vive	228
XVI. — Crabe. — Crevette	229
XVII. — Écrevisse. — Homard. — Langouste	230
XVIII. — Cardium. — Huître. — Littorine	231
XIX. — Hélices. — Escargots	232
XX. — Moule, Peigne de Saint-Jacques, Seiche	233
XXI. — Observations générales sur les poissons, les crustacés et les mollusques	239

Chapitre III. — Les fromages 237

Classification des fromages	237
I. — Fromages de Bourgogne, de Brie	238
II. — Camembert, Cantal, Chester	239
III. — Fromages de chèvre. — Coulommiers. — Fromages a la crème; Gervais; Gournay; Bondons	239
IV. — Fromages de Gex et de Septmoncel	240
V. — Gorgonzola. — Hervé. — Livarot	241
VI. — Fromages de Gruyère	242
VII. — Fromages de Hollande	243
VIII. — Mont-d'Or. — Munster	243
IX. — Olivet. — Pont-l'Évêque. — Port-Salut	244
X. — Roquefort. — Saint-Flour	244

XI. — Saint-Pourçain. — Fromages de Savoie,................ 245
XII. — Fromages de vache ; Fromage fort................... 245
XIII. — Lait. — Crème. — Beurre......................... 246
XIV. — Observations générales sur les fromages........... 247

QUATRIÈME PARTIE
LES CONSERVES

Chapitre I. — **Les conserves de légumes et de fruits**......... 250
  § I. — Légumes desséchés................................. 250
    Carottes ; choux ; haricots verts ; juliennes ; pommes de terre.
  § II. — Conserves au naturel............................. 251
    Choucroute ; cèpes ; haricots verts ; petits pois.
  § III. — Conserves de fruits............................ 252
    Confitures de cerises ; gelée de groseilles ; marrons glacés.

Chapitre II. — **Les conserves de viande**...................... 253
  § I. — Bœuf, Veau, Mouton.............................. 253
    I. — *Conserves de bœuf*............................ 253
    II. — *Extraits de viande*.......................... 254
    Extraits pour bouillon, pour consommé. Extraits Liebig ; observations.
    III. — *Poudres de viande*.......................... 259
    IV. — *Conserves du Canada*......................... 259
    Bœuf salé ; pâtés de bœuf ; pâtés de veau ; langues de bœuf ; langues d'agneau, rognons en gelée ; tripes ; soupe de queue de bœuf ; soupe au Carry.
  § II. — Lapin. — Lièvre................................ 261
    Compote de lapin ; pâtés de lièvre.
  § III. — Porc.. 262
    I. — *Confits de porc*.............................. 262
    II. — *Conserves diverses*.......................... 262
    Chair de porc comprimée ; langue de porc en gelée ; pieds de porc désossés ; fromages de porc ; galantine de porc ; hachis de porc ; pâtés de foie de porc ; pâtés de jambon ; petit salé ; rillettes de la Sarthe et de la Touraine.
    III. — *Saucisses*.................................. 264
  § IV. — Volaille....................................... 266
    Dindon désossé ; oie rôtie ; poulet désossé ; pâtés d'oie ; pâtés de foie gras.

§ V. — Poissons... 267
    Poisson desséché; sardines au naturel; sardines à l'huile; saumons en boîtes.
§ VI. — Crustacés... 268
    Conserves de crabe, de homard.

Chapitre III. — **Les conserves pour potages et soupes**......... 270
§ I. — Produits sans viande................................. 270
    Biscuit, croquettes, galettes au gruyère; tablettes pour soupe; tapioca indigène; potages condensés à l'oseille, aux haricots, lentilles, pois; potage Gaulois; potage Guibourgé; potage moderne; potage Richelieu. — Saucissons aux pois. — Soupes aux haricots, lentilles, pois, pommes de terre, etc. — Soupe Rumfort.
§ II. — Produits avec viande............................... 273
    Haricots au lard; pâte de viande; saucisson à la viande de bœuf; soupes diverses; tablettes pour les ordinaires des régiments; graisse de Normandie.

Chapitre IV. — **Les conserves de légumes et de viandes en usage dans les principales armées**......................... 275
§ I. — Armée française..................................... 275
    I. — *Légumes desséchés et juliennes*................... 275
    II. — *Potages aux haricots*............................. 276
    III. — *Conserves de saucisses pour potage*............ 279
    IV. — *Conserves pour potage; potage national*........ 280
    V. — *Conserves de purée de légumes*.................. 281
    VI. — *Conserves de bœuf*.............................. 283
        Historique; préparation; conserves anciennes; considérations générales.
    VII. — *Bœuf demi-salé*................................. 290
    VIII. — *Porc salé*..................................... 291
§ II. — Armée allemande.................................... 293
    I. — *Conserves de soupe*.............................. 293
    II. — *Conserves de viande*............................ 294
§ III. — Armée anglaise.................................... 294
    I. — *Conserves pour potages*.......................... 296
    II. — *Conserves de viande*............................ 297
§ IV. — Armée austro-hongroise............................. 298
    I. — *Conserves de soupe*.............................. 298
    II. — *Conserves de viande*............................ 299

§ V. — Armée belge.. 300
    I. — *Conserves de bouillon et de soupe*................... 300
    II. — *Conserves de bœuf et pain de viande*............... 300
§ VI. — Armée des états-unis................................ 302
§ VII. — Armée italienne. — Armée russe.................. 303

Chapitre V. — **Aliments diététiques**....................... 305
    Energogène; nourriture Muffler; protase; protène; roborat; sanatogène; plasmon.

CINQUIÈME PARTIE
LES BOISSONS

Chapitre I. — **Eaux. — Bières. — Cidres. — Vins**...... 308
§ I. — Eaux... 308
    I. — *Eaux de la région de Cherchell*..................... 309
    II. — *Eaux de la région d'Orléansville*................. 310
    III. — *Eaux de la région de Médéah*..................... 311
    IV. — *Eaux de la région de Cambrai*..................... 312
    V. — *Eaux consommées par les troupes du IIe Corps d'armée.* 313
§ II. — Bières. — Cidres. — Hydromels.................... 317
§ III. — Pulque... 319
    Répartition du sucre dans l'agave. — Influence des feuilles sur la matière sucrée contenue dans les hampes. — Influence exercée par les rameaux floraux.
§ IV. — Vins... 324
    I. — *Vins de Médéah*....................................... 325
    II. — *Vins rouges d'Algérie de la récolte de 1899*...... 327
§ V. — Vin de palmier....................................... 328

Chapitre II. — **Café**.. 333
    Dosage de la caféine.
§ I. — Analyses de cafés.................................... 336
    I. — *Cafés des colonies françaises*...................... 336
        Congo. — Côte d'Ivoire. — Dahomey. — Guadeloupe. — Guinée. — Indes. — Indo-Chine. — Madagascar. — Martinique. — Mayotte et Comores. — Nouvelle-Calédonie. — Réunion. — Tahiti et dépendances.
    II. — *Cafés des pays étrangers*........................... 347
        Abyssinie. — Brésil. — Célèbes. — Ceylan. — Colombie. — Equateur. — Guatemala. — Haïti. — Hawaï. — Indes.

— Java. — Liberia. — Mexique. — Moka. — Porto-Rico. — Transvaal. — Venezuela.

§ II. — Observations générales sur les cafés............... 352
Écarts extrêmes observés dans les analyses de cafés. — Analyses comparatives des gros grains, des petits grains et des déchets de café provenant d'un même lot. — Analyses comparatives de cafés, avant et après torréfaction. — Expériences relatives à des torréfactions de cafés, faites à l'usine de Billancourt. — Cafés torréfiés au torréfacteur automatique Thirion. — Conséquences à tirer des expériences sur les cafés torréfiés. — Expériences sur des cafés anciens.

§ III. — Analyses de différentes préparations de cafés....... 364
Tablettes de café de l'armée française. — Tablettes de café en usage dans l'armée austro-hongroise. — Tablettes de café de l'armée belge. — Préparations diverses ; café liquide ; extrait de café ; poudre de café ; tablettes de café. — Cafés enrobés.

§ IV. — Succédanés du café...................... 367
Café nègre.

Chapitre III. — **Chocolat**........................ 368
§ I. — Analyses de cacaos des colonies françaises............ 368
Congo. — Côte-d'Ivoire. — Dahomey. — Guadeloupe. — Guyane. — Indes. — Indo-Chine. — Madagascar. — Martinique. — Mayotte. — Réunion.
§ II. — Observations générales sur les cacaos................ 372

Chapitre IV. — **Thé. — Maté. — Cât**................. 374
 I. — *Thé*.................................. 374
 II. — *Maté. — Cât*......................... 376

SIXIÈME PARTIE
LES FOURRAGES

Chapitre I. — **Les principales plantes fourragères**........... 378
 I. — Agrostide. — Avoine jaune..................... 378
 II. — Crételle. — Dactyle. — Fétuque................ 379
 III. — Fleole. — Fromental. — Jarosse............... 380
 IV. — Jonc. — Laiche.......................... 381
 V. — Lupuline............................... 382
 VI. — Luzernes............................... 382
 VII. — Paturin. — Roseau...................... 385

VIII. — Sainfoin	386
IX. — Trèfle	388
X. — Vesce. — Vulpin	390
XI. — Analyses de quelques graines de fourrages verts	391
XII. — Observations générales sur les fourrages verts	394

Travaux de la Commission d'hygiène hippique. — Composition des fourrages verts. — Graminées et légumineuses fournissant les fourrages les plus estimés.

Chapitre II. — **Les foins** 399
§ I. — Analyses de foins 399
    I. — *Foins de France* 399
    II. — *Foins d'Algérie* 404
    III. — *Foins des pays étrangers* 405

Autriche. — Canada. — Hollande. — Italie. — Roumanie. — Russie.

§ II. — Observations générales sur les foins 407

Division des prairies. — Couleur des foins. — Odeur des foins. — Saveur des foins. — Grosseur des foins.

    I. — *Composition chimique des foins* 408
    II. — *Composition botanique des foins* 410

Travaux de Merche. — Foins des prairies basses. — Foins des prairies moyennes. — Foins des prairies élevées. — Plantes nuisibles.

    III. — *Altérations des foins* 418

Foin passé. — Foin lavé. — Foin vasé. — Foin moisi. — Foin vieux; expériences sur des vieux foins. — Foins pressés. — Regain.

Chapitre III. — **Les pailles** 422
§ I — Analyses de pailles 422
    I. — *Pailles de blé* 422
    II. — *Pailles diverses (avoine, millet, riz, seigle)* 425
§ II. — Observations générales sur les pailles 425

Chapitre IV. — **Les succédanés des fourrages verts** 427
§ I. — Céréales en vert. — Racines fourragères 427

Avoine. — Blé. — Maïs. — Orge. — Sarrasin. — Seigle. — Betteraves-fourragères. — Carottes. — Navet. — Herbes diverses.

§ II. — Feuilles et ramilles 434

Acacia blanc. — Ailanthe glanduleux. — Aubépine. —

Aune. — Bouleau. — Buis. — Cerisier. — Charme. — Châtaignier. — Chêne. — Figuier. — Fraisier. — Frêne. Groseillier. — Houx. — Lierre. — Marronnier d'Inde. — Noisetier. — Orme. — Pêcher. — Peuplier. — Pin. — Platane. — Poirier. — Pommier. — Prunier. — Ronce. — Saule. — Sureau. — Tilleul. — Vigne.

§ III. — Observations générales...................... 445
Feuilles recherchées par le bétail. — Feuilles toxiques.

Chapitre V. — **Les succédanés des fourrages secs**............ 448
§ I. — Feuilles et cosses sèches...................... 448
§ II. — Fourrages condensés......................... 449
Avénine. — Galettes comprimées pour chevaux. — Rations de réserve concentrées pour chevaux. — Rations intégrales de fourrage comprimé. — Tablettes comprimées. — Tablettes à la kola, pour chevaux. — Tourteau-fourrage. — Tourteau au gluten de maïs pour chevaux. — Produits divers; drêches, pulpes, radicelles, résidus de féculeries.

§ III. — Fourrages mélassés......................... 454
Ajonc mélassé. — Gallia. — Mélassine. — Paille-mélasse. — Pain mélassé. — Sucréine. — Produits divers présentés par divers industriels ou syndicats agricoles. — Mélasses de betterave.

§ IV. — Fourrages-viande........................... 458
§ V. — Observations générales...................... 460

SEPTIÈME PARTIE
LE PHOSPHORE ET LE SOUFRE DES ALIMENTS

Chapitre I. — **Le Phosphore**........................ 463
Procédé employé pour le dosage du phosphore.
§ I. — Céréales................................... 465
§ II. — Produits retirés des céréales.................. 471
Pains. — Pâtisseries. — Levure. — Expériences sur des produits de mouture militaire. — Expériences sur des produits de mouture de l'Assistance publique de Paris. — Expériences sur des farines douze-marques du marché de Paris. — Expériences sur des glutens. — Expériences sur des germes de blé. — Expériences sur l'huile de blé. — Expériences sur l'huile d'avoine.

TABLE DES MATIÈRES

§ III. — Légumes. — Fruits. — Condiments.................... 476
§ IV. — Viandes 480
    Expériences sur des jeunes chats. — Expériences sur des souris. — Expérience sur des œufs de poule. — Expériences sur l'urine humaine.
§ V. — Laitages.. 484
§ VI. — Conserves... 485
§ VII. — Boissons... 485
§ VIII. — Fourrages... 486
  IX. — Observations générales sur la distribution du phosphore dans les aliments............................... 488

Chapitre II. — **Le Soufre**.................................. 493
    Procédé employé pour le dosage du soufre.
§ I. — Céréales... 494
§ II. — Légumes et produits divers........................... 495
§ III. — Observations sur la distribution du soufre dans les aliments... 496

Poitiers. — Imp. Blais et Roy, 7, rue Victor-Hugo.

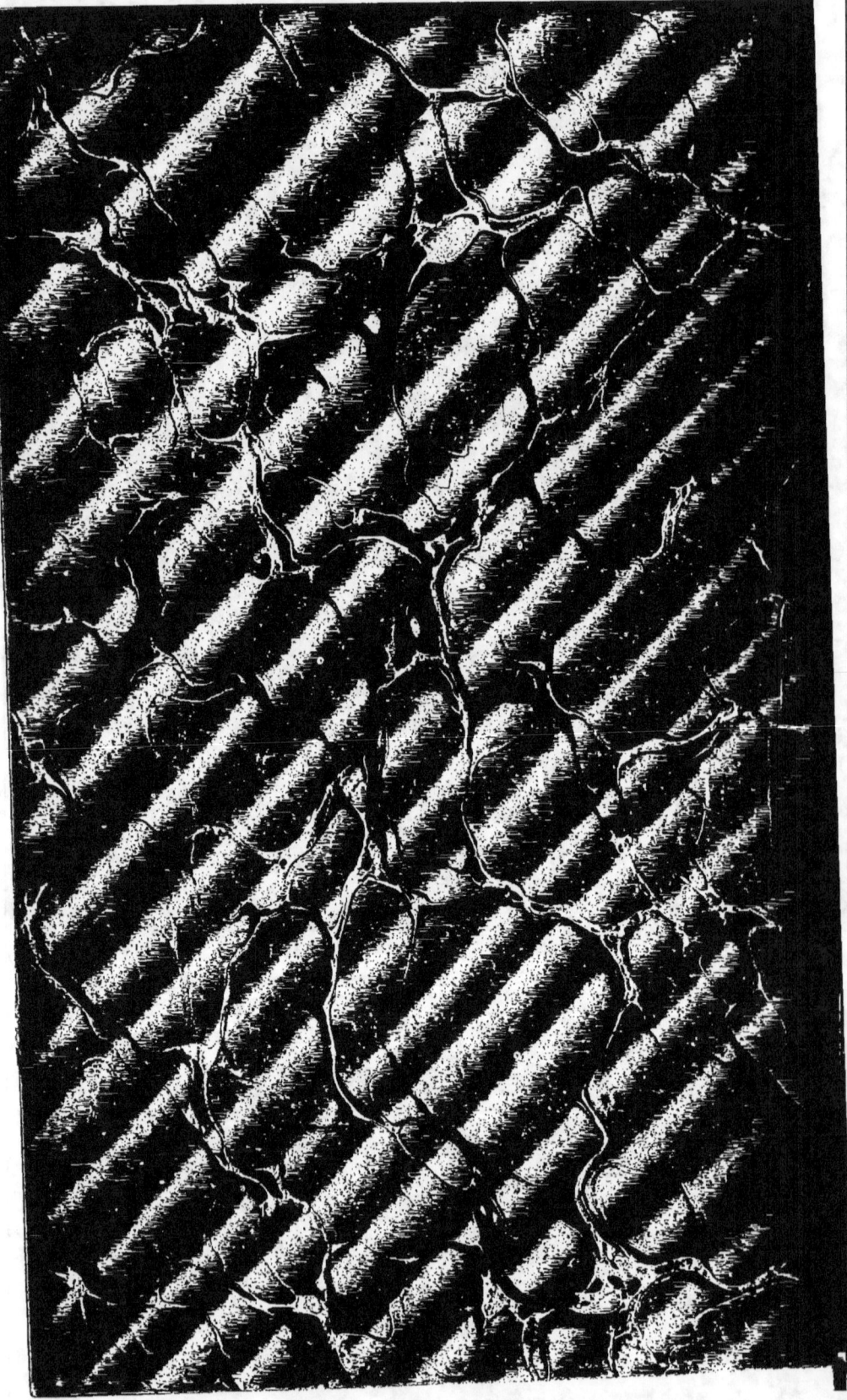

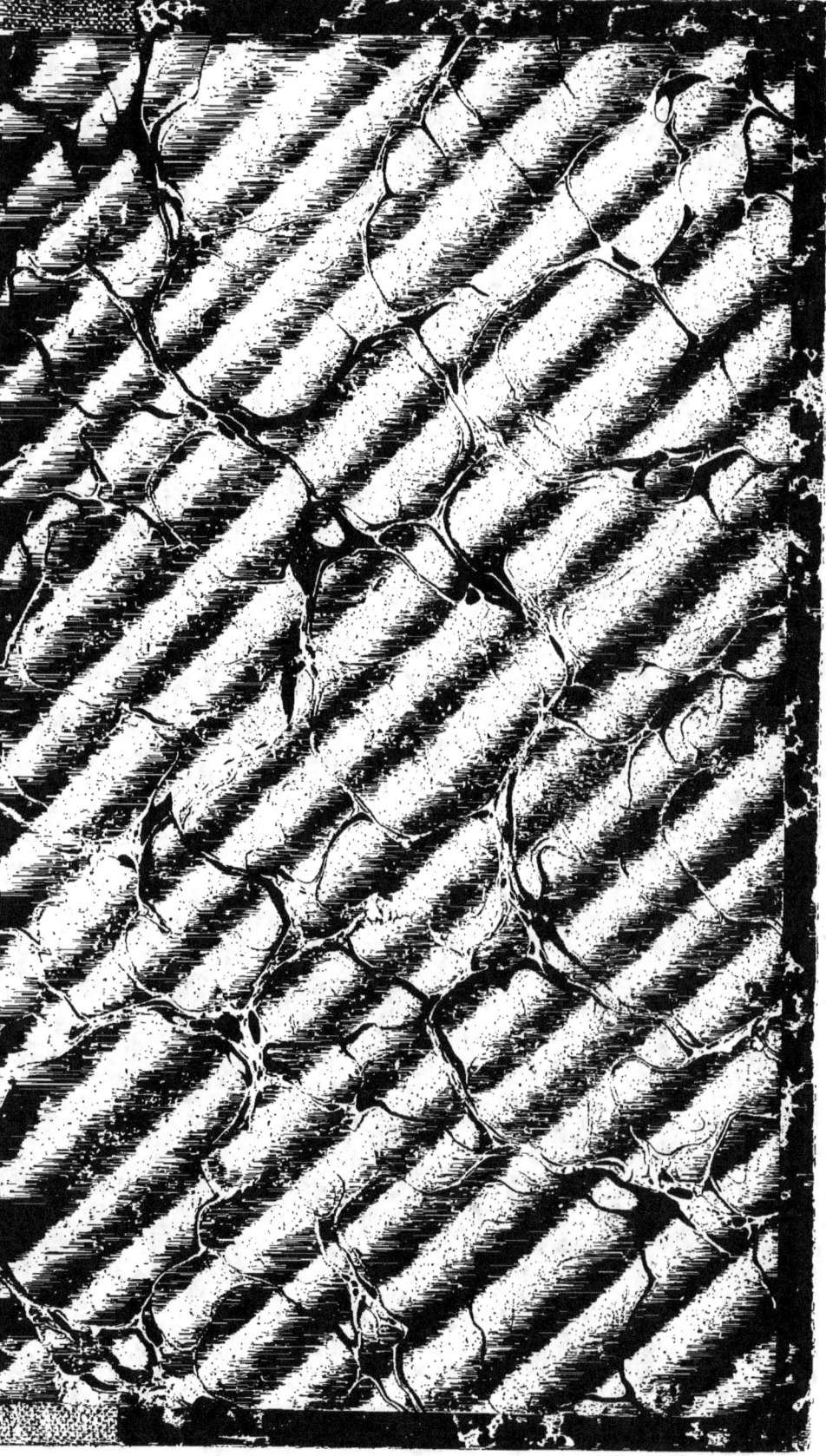

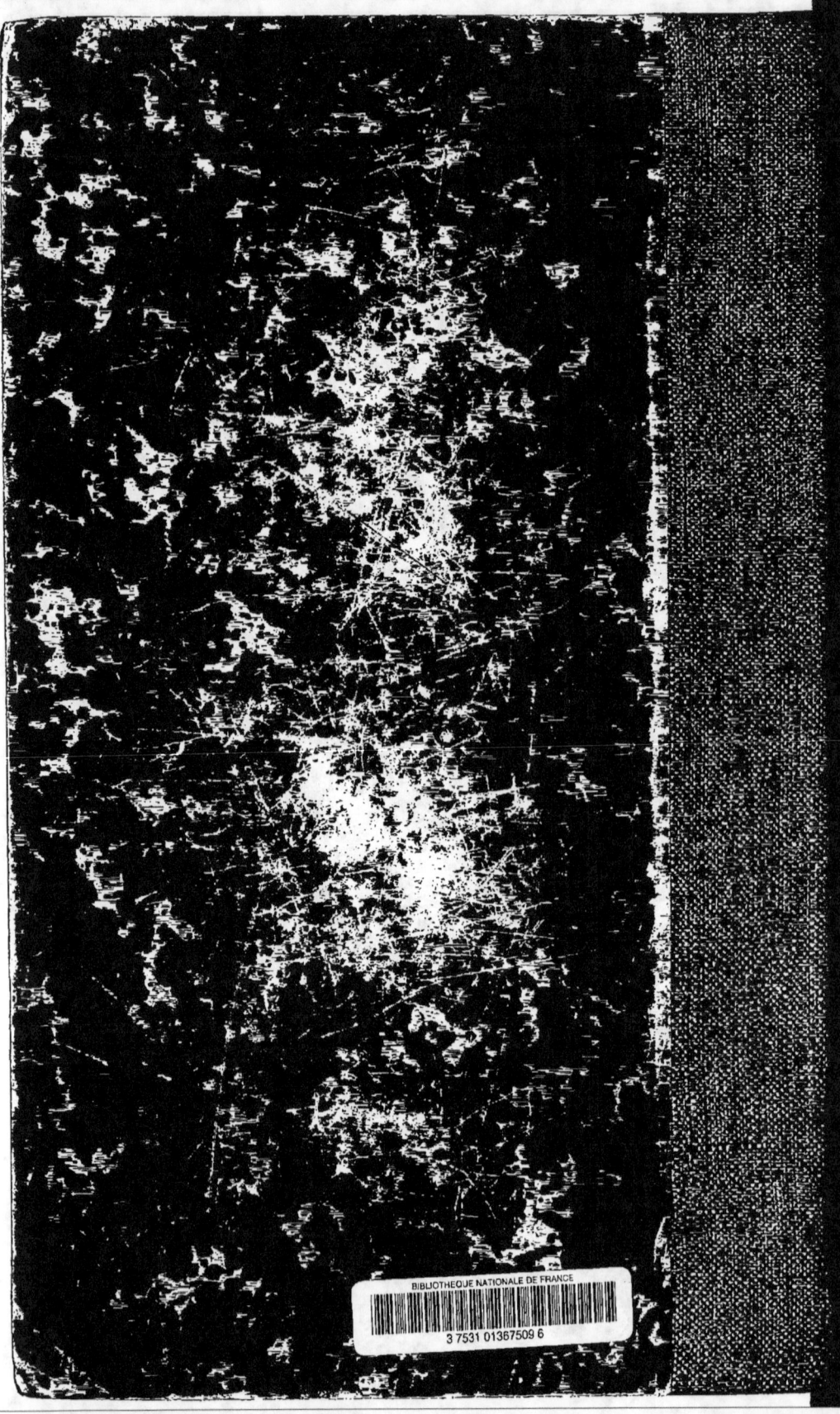

www.ingramcontent.com/pod-product-compliance
Lightning Source LLC
Chambersburg PA
CBHW050149230526
45470CB00001B/19